TRAITÉ

PRATIQUE ET RAISONNÉ

D'HYDROTHÉRAPIE.

« L'hydrothérapie n'est pas un système médical nouveau, mais elle peut y conduire. »

(SCOUTETTEN, *De l'Hydrothérapie;* Paris, 1843.)

« Sans partager l'engouement de ceux qui voient dans l'hydrothérapie une panacée universelle, j'ai toujours pensé que si elle parvenait à se placer sur la base solide des faits et de l'observation, elle ferait époque dans l'histoire de la médecine pratique. »

(SCHEDEL, *Examen clinique de l'hydrothérapie;* Paris, 1845.)

« C'est assurément aujourd'hui un des sujets de thérapeutique les plus intéressants que l'hydrothérapie. On ne peut douter qu'elle ne soit un moyen puissant, et on doit reconnaître aussi qu'il est peu de médications applicables à un plus grand nombre de cas divers. »

(VALLEIX, *Bull gén. de thérapeutique;* Paris, 1848.)

« Grâces en soient rendues à M. Fleury; la médication hydrothérapique va désormais prendre place dans la thérapeutique rationnelle. »

(RAIGE-DELORME, *Arch. gén. de méd.;* Paris, 1852.)

PARIS. — RIGNOUX, Imprimeur de la Faculté de Médecine, rue Monsieur-le-Prince, 31.

TRAITÉ
PRATIQUE ET RAISONNÉ
D'HYDROTHÉRAPIE.

RECHERCHES CLINIQUES

SUR L'APPLICATION DE CETTE MÉDICATION AU TRAITEMENT

Des congestions chroniques du foie, de la rate, de l'utérus, des poumons et du cœur; des névralgies et des rhumatismes musculaires; de la chlorose et de l'anémie; de la fièvre intermittente; des déplacements de la matrice, de l'hystérie; des ankyloses, des tumeurs blanches, de la goutte; des maladies de la moelle, des affections chroniques du tube digestif, des pertes séminales, etc.

Par Louis FLEURY,

Médecin de l'Empereur,
Médecin en chef de l'Établissement hydrothérapique de Bellevue,
Professeur agrégé à la Faculté de Médecine de Paris,
Membre des Sociétés Anatomique et Hydrologique de Paris,
Membre correspondant de la Société de Médecine de Marseille,
de l'Académie royale de Médecine de Belgique,
Chevalier de la Légion d'Honneur et de l'Ordre de Léopold de Belgique,
l'un des Auteurs du *Compendium de médecine pratique*.

Deuxième Édition,

REVUE, CORRIGÉE ET AUGMENTÉE.

«Liberam profiteor medicinam : nec ab antiquis sum, nec a novis; utrosque, ubi veritatem colunt, sequor.»

(BAGLIVI.)

PARIS.

LABÉ, ÉDITEUR, LIBRAIRE DE LA FACULTÉ DE MÉDECINE,
place de l'École-de-Médecine.

1856

AU PUBLIC MÉDICAL.

Ses sympathies ont été mon principal soutien dans la carrière que j'ai parcourue à travers tant de difficultés et tant d'obstacles, suscités par la nature même des choses et par les passions humaines.

Il a compris que le but de mes efforts est la vérité dans la science, l'humanité et la moralité dans l'art, et il a répondu à mon appel.

A M. LE PROFESSEUR BOUILLAUD.

PRÉFACE DE LA PREMIÈRE ÉDITION.

En 1837 je publiais, dans les *Archives générales de médecine*, un mémoire sur l'*hydrothérapie;* le premier, je faisais connaître en France une médication systématique née en Allemagne, et déjà employée dans une grande partie de l'Europe; j'exposais les procédés empiriques, étranges, mis en pratique, dans un hameau de la Silésie autrichienne, par un paysan ignorant, sous la tyrannique domination duquel venaient se ranger en foule les grands de la terre; je proclamais les succès remarquables et déjà nombreux obtenus par Priessnitz; j'appliquais à l'hydrothérapie ces paroles de Bordeu : *Cette méthode soulève d'importantes questions qu'il faut éclairer par l'observation,* et je prenais la résolution d'étudier sérieusement une médication dont l'incontestable puissance me semblait devoir fournir, en se régularisant, un précieux agent à la thérapeutique.

La laborieuse rédaction du *Compendium de médecine pratique* me força d'ajourner à un temps indéterminé la réalisation de mes projets.

En 1846, un asthme, dont les accès périodiques avaient depuis huit ans résisté à toutes les ressources de la médecine, me ramena vers l'hydrothérapie, non pas à titre de médecin seulement, mais encore à titre de malade. *Medice, cura te ipsum!* — Je devins le premier sujet de mes observations, de mes recherches, de mes expériences, au milieu d'une écurie et d'une remise transformées en salle de douches, dans une modeste habitation de Bellevue, où j'avais été vainement chercher les bienfaits du repos et de la campagne pour moi-même, et surtout pour une santé qui m'était chère, et que je ne devais pas, hélas! avoir le bonheur de voir s'améliorer.

Cette tentative, provoquée plutôt par le découragement et la curiosité que par une espérance raisonnée, me conduisit à des résultats qui excitèrent vivement mon intérêt; bientôt la reconnaissance et la conviction de pouvoir être utile à mes semblables me décidèrent à faire de l'hydrothérapie l'objet d'une étude attentive et suivie.

Pendant deux ans, je poursuivis, dans le silence, des recherches expérimentales et cliniques, dont mes amis les plus intimes eux-mêmes ne furent pas informés; j'en puisai exclusivement les éléments dans le cercle assez restreint de ma clientèle, et dans celui beaucoup plus vaste de la population pauvre de la commune de Meudon.

En 1848 seulement, je me crus assez éclairé et suffisamment riche de *faits* pour pouvoir enfin entretenir le public médical de mes travaux; je présentai à l'Académie des sciences, et j'insérai dans les *Archives générales de médecine*, un *mémoire sur les douches froides appliquées au traitement de la fièvre intermittente;* dans la même année, parurent, dans le même recueil, mes recherches sur l'*ankylose incomplète*, sur *les effets et l'opportunité des divers modificateurs dits hydrothérapiques*.

En 1849 je publiai, dans la *Gazette médicale de Paris*, un travail fort étendu sur les *douches froides appliquées au traitement des engorgements et des déplacements de la matrice*.

L'année 1850 vit paraître, dans la *Gazette médicale de Paris*, un mémoire sur les *douches froides et la sudation appliquées au traitement des névralgies et des rhumatismes musculaires*.

En 1851 j'insérai, dans les *Archives générales de médecine*, des recherches importantes sur l'*emploi des douches froides excitantes contre le tempérament lymphatique, la chlorose et l'anémie.*

Ce n'est qu'après six années d'études non interrompues, après avoir graduellement transformé la petite salle de douches de Bellevue en un vaste et complet établissement, après avoir expérimenté sur moi-même l'action physiologique des modificateurs hydrothérapiques, et leur action curative sur un nombre considérable de malades, que je me suis cru suffisamment autorisé à publier, sur l'hydrothérapie, un travail d'ensemble, dans lequel il fût enfin possible aux praticiens de trouver une appréciation raisonnée et scientifique d'une médication qui s'est violemment créé une place dans la thérapeutique, mais dont les effets, l'opportunité, la valeur, les dangers, sont encore un objet de doute et d'incertitude pour la plupart des hommes éclairés et impartiaux.

Depuis 1837, époque de mon premier travail, l'hydrothérapie a fait son chemin dans le monde; elle s'est acquis la faveur du public; elle a opéré des guérisons remarquables; elle a convaincu quelques médecins, et s'est imposée à beaucoup d'autres. Mais, il faut bien le reconnaître, l'intérêt industriel a dominé, et pour ainsi dire absorbé, l'intérêt scientifique; l'hydrothérapie est encore considérée, par la plupart des médecins, comme une médication empirique, un moyen extrême, une dernière ressource; qu'il n'est permis d'employer qu'après avoir épuisé toutes les autres, et en présence d'un danger qui autorise toutes les tentatives.

Comment en serait-il autrement, puisque l'hydrothérapie n'a encore été l'objet d'aucun travail sérieusement scientifique, d'aucunes recherches propres à en établir les effets physiologiques, la valeur curative, les indications et le contre-indications.

Les ouvrages justement estimés, mais déjà fort anciens de MM. Scoutetten et Schedel, ne sont qu'un exposé fidèl des pratiques suivies à Græfenberg ; n'ayant point appliqu la méthode, n'ayant aucune expérience personnelle, ces au teurs n'ont pu ajouter à leur narration que quelques aperçus quelques appréciations, quelques conseils, dont je suis loi de nier la justesse et la valeur, mais dont je ne crains poin de proclamer l'insuffisance pour le praticien qui cherche u guide capable de le diriger dans une voie inconnue et plein d'écueils.

En choisissant l'hydrothérapie pour sujet de mes investi gations, je me suis proposé de transformer une médicatioı puissante, mais empirique, systématique, exclusive, aveugle entachée d'ignorance ou de charlatanisme, en une médica tion rationnelle, méthodique, avouée par la science, en rapport avec l'état actuel de nos connaissances physiolo giques et pathologiques.

Je crois avoir réussi, et avoir rendu ainsi à la thérapeu tique un éminent service. Puisse le public, ce souverain arbitre, au jugement duquel j'en appelle, partager ma con viction, et me tenir compte des difficultés, des préventions, des obstacles de toute nature, que j'ai rencontrés sur m route.

Les détails dans lesquels je viens d'entrer, je les devais mes confrères, à moi-même, et aux quelques hommes qu m'ont encouragé et soutenu de leur bienveillante impartialité.

Bellevue, le 25 mars 1852.

L. FLEURY.

J'entreprenais, il y a quatre ans, une tâche plus difficile que celle qui consiste à faire prévaloir une idée *nouvelle*.

J'entreprenais de réhabiliter, en la transformant, une médication tombée des mains d'un empirisme ignorant et brutal, mais du moins respectable, aux mains d'un charlatanisme mercantile; une médication ridiculisée par ses excès, par ses excentricités, par l'ignorance de ses exploiteurs; condamnée par les Académies et par les Facultés; tenue en légitime suspicion par les hommes les plus éclairés et les plus impartiaux, malgré l'appui que lui prêtaient deux médecins non moins distingués qu'honorables, MM. Scoutetten et Schedel, appui d'ailleurs plein de restrictions, de réserves, et auquel manquait l'autorité de l'expérience et de la pratique, les ouvrages de ces auteurs n'étant qu'un exposé et une appréciation théorique des errements systématiques de Priessnitz.

Pour tenter une pareille entreprise, il fallait une conviction profonde, un courage préparé aux luttes les plus ardentes, et une position scientifique solidement assise sur un important traité de médecine devenu classique, et sur un titre d'agrégé de la Faculté de Paris, loyalement obtenu au concours.

Alea jacta fuit! Le combat a été vif, mais il n'a pas été long, et l'apparition de cette deuxième édition indique suffisamment de quel côté s'est fixée la victoire.

Le *Traité d'hydrothérapie*, après avoir été traduit en plusieurs langues, a suivi la route tracée par le *Compendium de médecine pratique;* il n'est guère de points dans le monde scientifique où il n'ait pénétré.

L'*hydrothérapie rationnelle* est constituée, et je lui ai créé dans le domaine de la thérapeutique, et parmi les plus puissants et les plus efficaces des agents curatifs, une place qui prend une extension rapide et qui désormais ne lui sera plus disputée.

Mon livre n'a subi que des modifications peu importantes, la bibliographie hydriatrique ne s'étant enrichie, depuis quatre ans, d'aucun travail remarquable, et le temps comme l'expérience n'ayant fait que confirmer les résultats que m'avaient fournis une méthode expérimentale sévère, et une appréciation basée sur les lois les mieux établies de la physiologie et de la pathologie. Mes opinions ont d'ailleurs été sanctionnées par tous les organes sérieux de la presse médicale française et étrangère, et par un grand nombre de médecins dont l'adhésion m'est doublement précieuse, en raison de l'autorité qui s'y rattache et des sentiments qu'elle m'exprime.

Aucune critique impartiale et fondée n'a été dirigée contre mes doctrines scientifiques ; quant aux attaques contre ma personne, propagées par l'envie et la cupidité, le mépris public en a fait justice depuis longtemps.

On trouvera néanmoins, dans cette deuxième édition, des recherches expérimentales nouvelles et comparatives sur les divers procédés à l'aide desquels on peut provoquer la sueur ; des documents nouveaux, relatifs au traitement des fièvres intermittentes par les douches froides, au traitement des phlegmasies par la médication réfrigérante, etc.

Le succès n'a d'ailleurs point ralenti mes efforts, et je n'ai point considéré ma tâche comme terminée. Après avoir établi dogmatiquement et expérimentalement l'action physiologique et médicatrice des modificateurs hydrothérapiques, j'ai pensé qu'il était de mon devoir d'en rechercher et d'en démontrer la valeur curative.

A cet effet, et malgré la laborieuse rédaction du *Cours d'hygiène fait à la Faculté de médecine de Paris*, j'ai commencé, sous le titre de *Clinique hydrothérapique de Bellevue*, la publication d'une série de fascicules, dans lesquels les praticiens trouveront plus d'un enseignement utile, et qui, je l'espère, rendront quelques services à l'humanité.

Devenu complétement étranger, depuis plusieurs années, à l'administration de l'établissement hydrothérapique de Bellevue, je me suis réservé, à titre de médecin en chef, le droit d'y traiter gratuitement, comme par le passé, autant de malades pauvres que je le jugerais convenable. Je me suis constitué ainsi un vaste service nosocomial, qui me fournira non-seulement les moyens de mettre en relief les indications et l'efficacité de la médication hydrothérapique, mais encore qui me permettra d'explorer et d'étudier un vaste domaine pathologique encore peu connu, celui des *maladies chroniques*.

Depuis vingt années, consacrées tout entières au travail, j'ai la conscience de n'avoir eu d'autre but que le progrès de la science et le soulagement de l'humanité; que ceux même qui ne partagent pas mes convictions me tiennent compte de mes intentions.

Bellevue, le 1er avril 1856.

L. FLEURY.

TRAITÉ

PRATIQUE ET RAISONNÉ

D'HYDROTHÉRAPIE.

Hydrothérapie, hydriatrie, hydrothérapeutique, hydropathie, hydrosudopathie, hydrosudothérapie. Chacun comprend aisément le sens étymologique de ces différentes dénominations; mais si, abandonnant la lettre pour l'esprit, on se demande quelle est leur valeur en médecine pratique, quelle est la médication qu'elles représentent, on se trouve dans une étrange perplexité. Les uns emploient ces mots pour désigner toute application d'eau froide, faite dans un but de curation; les autres ont principalement en vue l'administration de l'eau froide à l'intérieur et à hautes doses. Ceux-ci veulent que l'usage de l'eau froide soit accompagné de sudations abondantes, provoquées à l'aide du calorique animal; ceux-là désignent ainsi toute médication qui fait intervenir l'*eau*, à quelque titre que ce soit, froide ou chaude, seule ou associée à la sudation ou à tout autre modificateur. D'autres enfin entendent exclusivement par là une médication systématisée, que nous ferons connaître plus loin.

Si l'on tient compte de l'époque à laquelle les dénominations que nous venons d'énumérer ont été introduites dans le langage scientifique, des circonstances qui ont provoqué leur adoption, du sens qui leur a été primitivement assigné, il est incontestable qu'elles doivent être employées pour désigner exclusivement la médication empirique instituée par Priessnitz; mais, en nous plaçant à ce point de vue restreint, notre tâche se trouverait réduite aux proportions d'une stérile narration. Décrire fidèlement les divers procédés suivant lesquels l'eau froide et la sudation sont mises en œuvre à Græfenberg, et dans les nombreux établis sements hydrothérapiques où l'on suit les mêmes errements; re produire une formule à peu près invariable, et qui, en présenc des conditions pathologiques les plus différentes, ne subit qu d'insignifiantes modifications; énumérer les nombreuses maladie contre lesquelles cette médication empirique a été dirigée, san pouvoir citer, le plus ordinairement, des observations convena blement recueillies et suffisamment concluantes, sans possède les éléments d'une appréciation raisonnée : tel serait le cadre que nous aurions à remplir; tel n'est point celui que nous nous sommes tracé.

Nous donnerons à la dénomination d'*hydrothérapie* ou d'*hydrosudothérapie* (mot que nous eussions préféré, n'eût été sa composition hybride) l'acception la plus large possible, et nous l'appliquerons à l'étude thérapeutique complète de deux modificateurs puissants, qui peuvent être employés isolément ou simultanément.

L'*eau froide,* à l'extérieur et à l'intérieur;

Le *calorique,* à titre d'agent sudorifique.

Cette étude se divisera en deux *parties :*

La première, *historique et critique ;*

La seconde, *pratique et dogmatique.*

Dans la première partie, nous exposerons et nous apprécierons dans deux *chapitres* distincts :

1° Les diverses applications qui ont été faites en thérapeutique de l'eau froide et du calorique, en dehors du système de Priessnitz, soit avant, soit depuis lui.

2° La méthode de Priessnitz, c'est-à-dire l'HYDROTHÉRAPIE SYSTÉMATIQUE ET EMPIRIQUE.

Dans la seconde partie, nous exposerons nos recherches personnelles, nous dirons comment nous comprenons l'emploi thérapeutique de l'eau froide et du calorique; nous nous efforcerons de jeter les fondements de l'HYDROTHÉRAPIE RATIONNELLE ET SCIENTIFIQUE.

PREMIÈRE PARTIE.

HISTORIQUE ET CRITIQUE.

CHAPITRE PREMIER.

DES DIVERSES APPLICATIONS THÉRAPEUTIQUES DE L'EAU FROIDE ET DU CALORIQUE, FAITES EN DEHORS DU SYSTÈME DE PRIESSNITZ, SOIT AVANT, SOIT APRÈS LUI.

§ Ier. — **De l'eau froide.**

A. DES APPLICATIONS CHIRURGICALES DE L'EAU FROIDE.

L'emploi chirurgical de l'eau froide paraît remonter à la plus haute antiquité ; les Hébreux, les Scythes, les Mèdes, le tenaient, dit-on, en grand honneur.

Hippocrate connaissait les propriétés sédatives de l'eau froide ; dans les aphorismes 23 et 25 de la section 5, il en recommande l'usage contre l'hémorrhagie, l'inflammation récente, l'érysipèle non ulcéré, les tumeurs articulaires douloureuses et non accompagnées de plaies. Dans le livre *de Liquidorum usu,* dans ceux où il traite des fractures et des luxations, il fait souvent mention de l'eau ; mais ici le texte est obscur, et l'on ne sait, le plus ordinairement, s'il s'agit de l'eau chaude ou de l'eau froide : à cette dernière, il attribue une action pernicieuse sur les nerfs, les os, et les dents.

En résumé, on ne trouve dans les écrits hippocratiques que des indications vagues, auxquelles Celse, Galien, Aetius, n'ont rien ajouté. Le premier cependant vante les bons effets de plumasseaux trempés dans de l'eau froide, pour obtenir la cicatrisation des plaies : *Levis plaga,* ajoute-t-il, *juvatur si ex aqua frigida expressa spongia imponitur.* Aetius déclare, d'une manière générale, que l'eau froide est très-utile dans les maladies externes : *Optimum est hoc præsidium contra læsionem ab externis.*

Les Arabes mentionnent à peine l'eau froide ; cependant Rhazès conseille de traiter les brûlures récentes par des compresses trempées dans de l'eau glacée et fréquemment renouvelées ; Avicenne emploie l'eau froide contre les fractures et les luxations.

Pendant tout le moyen âge, l'eau froide reste dans le plus profond oubli ; mais, au xve siècle, elle reparaît sur la scène chirurgicale, principalement en Italie, où des charlatans en obtiennent, dans le traitement des plaies, des blessures, des ulcères, des effets tellement favorables qu'ils parviennent à persuader aux populations que cette action bienfaisante est due à une influence surnaturelle, à des opérations cabalistiques, etc. Pendant deux siècles, cette croyance se propage et pénètre de plus en plus dans les convictions. Elle s'établit en France, pendant la guerre d'Italie, sous François Ier, et au siége de Metz, en 1553, Ambroise Paré lui-même « a le désagrément de voir les blessés, dont il méritait, à tant de titres, l'entière confiance, lui préférer trop souvent un certain ignorant et empirique, appelé maître Doublet, lequel était devenu chirurgien de M. de Nemours, et n'avait d'autre talent que de conjurer l'eau, le linge et la charpie destinés aux pansements, ce qui lui réussissait très-bien, de l'aveu des contemporains, dans les blessures, même les plus graves. »

Sans parler de Biondo ou Blondus, et de Palatius, dont je n'ai pu me procurer les ouvrages, et dont les doctrines ont donné lieu à d'obscures controverses (1), l'Italie vit naître, dans le xvie siècle, plusieurs chirurgiens, partisans de l'eau froide dans le

---

(1) Voy. Malgaigne, *De l'Irrigation dans les maladies chirurgicales*, thèse de concours ; Paris, 1842.

traitement des plaies, qui s'efforcèrent de démontrer qu'il n'était point nécessaire de faire intervenir une puissance surnaturelle pour obtenir des résultats aussi remarquables que ceux dont se vantaient les charlatans. En France, A. Paré soutint la même doctrine : « Je ne veux laisser à dire, s'écrie-t-il, qu'aucuns guarissent les playes auec eau pure, après auoir dit dessus certaines paroles, puis trempent en l'eau des linges en croix et les renouuellent souuent. Je dy que ce ne sont les paroles ni les croix, mais c'est l'eau qui nettoye la playe, et par sa froideur garde l'inflammation et la fluxion qui pourroient uenir à la partie offensée » (1). En 1563, Gabriel Fallope préconisa également l'eau *naturelle*, comme une source féconde de succès que les chirurgiens, amis de leur art et soigneux de leur réputation, ne doivent point abandonner aux charlatans. Mais tous ces efforts restèrent impuissants contre les fraudes intéressées des uns, contre la crédulité superstitieuse des autres, et l'intervention de Martel et de Laurent Joubert ne fut guère plus efficace.

Depuis cette époque jusqu'à la fin du siècle dernier, l'eau froide subit de nombreuses vicissitudes : tantôt complétement oubliée, tantôt momentanément préconisée par quelques chirurigens, tels que Lamorier, Sancassani, Caldani, Boenneken, Danter, etc. Parmi ceux qui prirent la parole en sa faveur, Theden mérite une mention particulière.

Theden, suivant les errements de son maître Hahn, a employé l'eau froide dans des cas de violente inflammation traumatique du pied, dans des cas de hernies, contre l'érysipèle, et dans plusieurs autres circonstances dont il sera question plus loin; il a eu recours aux affusions, aux lotions, aux compresses mouillées souvent renouvelées, et il déclare que ce sont « les clabauderies de l'envie et de la méchanceté qui l'ont empêché d'étendre autant qu'il l'aurait bien voulu l'emploi de cet agent, dont il a toujours retiré les plus heureux effets » (2).

(1) A. Paré, *OEuvres complètes*, édit. Malgaigne, t. I, p. 97.

(2) Theden, *Progrès ultérieurs de la chirurgie*, traduct. de Chayron, p. 179 et suiv. ; Bouillon, 1777.

Dans une autre partie de son ouvrage, Theden indique un application de l'eau froide dont nous montrerons plus loin tout l'importance. Il s'agit de *douches froides* appliquées au traitement de l'ankylose, c'est-à-dire «de la roideur qui subsiste ordinairement dans les articulations après la guérison des plaies qui affectent ces parties.»

«L'effet que l'on peut attendre des douches, dit Theden, *est toujours en raison de la hauteur de laquelle la liqueur est versée.*» La façon la plus commode de les administrer est d'avoir un vase pourvu d'un robinet, que l'on ouvre autant qu'il le faut pour que les gouttes se succèdent aussi rapidement que possible sans se confondre, et placé à une hauteur plus ou moins considérable. «J'ai quelquefois élevé la machine à la hauteur de quatre étages. A Torgau, j'en ai établi une sous un toit, en plein air, de la hauteur de trois étages, dans la maison d'une femme *paralysée;* j'en ai placé une sur le haut d'une cheminée. La malade recevait l'eau sous le manteau de son foyer, et elle s'en est bien trouvée.»

Le malade reste exposé à la douche une demi-heure, une heure, une ou deux fois par jour, ou une fois tous les deux jours, selon les circonstances (1).

Si maintenant, pour se rendre un compte exact du rôle qu'a joué l'eau froide dans la pathologie chirurgicale depuis le XVe siècle jusque vers la fin du XVIIe, on ne se contente point de citations et d'appréciations reproduites par les auteurs sur la foi les uns des autres; si l'on remonte aux sources, si l'on compulse les écrits de Joubert, de François Martel, de de Lamotte, etc., on ne tarde pas à se convaincre que les choses ont été singulièrement exagérées par les défenseurs contemporains de l'eau froide. Il est certain pour nous que, pendant les interminables querelles que nous avons rappelées, l'eau n'a rendu, en grande partie, que des services négatifs au traitement des plaies et des blessures par armes de guerre. Employée, *souvent tiède,* pour laver, pour absterger

---

(1) Theden, *loc. cit.*, p. 89-91.

les plaies, pour humecter la charpie, elle n'a jamais servi de base à une médication régulière, suivie, méthodique; mais en se substituant exclusivement à l'huile, au vin, à la poix, aux mille topiques excitants, irritants, dont on couvrait les plaies à cette époque, en ramenant le pansement à une sage expectation et à une favorable simplicité, elle a permis à la nature d'accomplir plus vite, plus facilement et plus heureusement, un travail de réparation que l'art semblait prendre à tâche de contrarier, de rendre plus long, plus douloureux et moins sûr. Tel est, suivant nous, le véritable point de vue sous lequel la question doit être envisagée.

En 1785, un accident survenu à Strasbourg fournit l'occasion à Lombard et à Percy de faire des observations très-étendues, dans lesquelles l'eau froide occupe une place beaucoup plus sérieuse et plus importante.

Pendant des épreuves faites pour fixer l'opinion du gouvernement sur la bonté respective de différentes pièces d'artillerie, plusieurs soldats sont blessés, et transportés à l'hôpital militaire dont Lombard était chirurgien en chef; celui-ci, aidé de Percy, place le premier appareil sur ces plaies contuses et déchirées, et «tout se passa selon les règles de l'art;» mais, la nouvelle de cet accident s'étant répandue dans le pays, un meunier alsacien vint trouver l'intendant de la province, et lui persuada si bien qu'il savait rendre l'eau ordinaire infaillible pour la guérison des plaies, que ce magistrat ordonna que les canonniers lui fussent livrés pour être pansés exclusivement par lui, et afin que Lombard et Percy *ne rompissent point le charme*, on les écarta des pansements, et on ne leur permit d'y assister que le douzième, le vingtième et le trentième jour.

Le meunier se mit à laver les plaies avec de l'eau de rivière, dans laquelle, marmottant entre ses dents quelques mots inintelligibles et faisant divers signes, tantôt d'une main, tantôt de l'autre, il jetait une petite pincée de poudre blanche, qu'on reconnut être de l'alun; après les avoir bien lavées et baignées, il les couvrait avec du linge et de la charpie, qu'il trempait dans son eau, toujours en gesticulant, et prononçant à voix basse *les paroles sacrées.*

Six canonniers avaient eu les mains dilacérées, et les chirurgiens avaient été incertains s'ils n'en pratiqueraient pas la désarticulation; cinq avaient été frappés au bras par les éclats d'une pièce crevée, et les plaies étaient accompagnées d'une perte de substance et d'une contusion considérables.

«Toutes ces plaies furent cicatrisées en six semaines, sans avoir causé de grandes douleurs, et sans qu'on y eût appliqué autre chose que de l'eau préparée comme il a été dit, et toujours médiocrement froide. On ne les découvrait qu'une fois par jour; mais, de trois en trois heures, on avait soin de les arroser avec la même eau, que le meunier appelait son *eau bénite,* et qu'en effet il semblait composer de même, avec du sel, des gestes et des paroles.

«Cette leçon, ajoute Percy, ne fut pas perdue pour nous. Après avoir avoué que peut-être nous n'eussions pas obtenu une guérison aussi prompte ni aussi commode, par la méthode usitée en pareil cas, nous ne craignîmes pas d'affirmer qu'avec de l'eau simple nous réussirions aussi bien, pour ne pas dire mieux, que le meunier avec ses charmes... Quelque temps après, nous eûmes la triste occasion de tenir et de gagner notre défi. Pendant de nouvelles épreuves d'artillerie, nous eûmes trente-quatre blessés, qui furent tous pansés par Lombard avec l'eau simple, tantôt un peu tiède, tantôt froide; les parties furent soutenues avec des attelles et autres moyens mécaniques appropriés aux cas, on appliqua des bandages méthodiques, et le quarante-cinquième jour, malgré la gravité et la complication bien constatées de quelques-unes des blessures, toutes furent guéries» (1).

C'est à l'occasion de ces faits, selon Percy, que Lombard aurait publié, en 1786, son ***Précis sur les propriétés de l'eau simple employée comme topique dans la cure des maladies chirurgicales*** (2).

---

(1) Percy, *Dictionn. des sciences méd.*, art. *Eau*, t. X, p. 477-480.

(2) Lombard, *Opuscules de chirurgie ;* Strasbourg, 1786.

« L'eau froide, dit Lombard (p. 174), ralentit l'action du phlogistique, resserre le calibre des vaisseaux, et modère le jeu des fluides; par ses effets secondaires, elle fortifie les nerfs et rétablit le cours interrompu de l'esprit qui les parcourt. C'est ainsi, sans doute, qu'elle dissipe certaines douleurs, qu'elle prévient les spasmes et l'engorgement chez quelques-uns. »

Dans le pansement des plaies, *où il est absolument nécessaire d'en réitérer souvent l'application*, elle s'oppose à l'accumulation des fluides, *rend la suppuration plus prompte et moins abondante* (p. 181).

Dans l'érysipèle, Lombard craint que l'eau froide ne refoule la matière érysipélateuse et ne produise ainsi de grands maux : il lui préfère par conséquent l'eau tiède (p. 186-188).

Plus loin, il s'élève contre les préjugés qui font proscrire l'eau froide dans les plaies de tête, et il montre qu'il l'a employée plusieurs fois, en pareil cas, avec le plus grand succès.

Les fomentations et les *douches* d'eau froide calment souvent des douleurs de tête opiniâtres, dissipent l'inflammation des méninges, les mouvements convulsifs des frénétiques et des maniaques (p. 192).

L'eau froide guérit souvent les ulcères, et amène une cicatrice plus solide et plus durable que celle que l'on obtient par le feu (p. 203); elle est très-utile dans les ulcères cancéreux, pour calmer les douleurs, et on doit la préférer à tous les topiques stupéfiants.

Les contusions et la plupart des infiltrations sanguines tiennent un des premiers rangs parmi les tumeurs dont la résolution est opérée par l'eau froide; il faut encore ranger ici les engorgements qui résultent des fortes extensions, des entorses, des vraies ou fausses luxations, et des fractures; le tremblement occasionné par la faiblesse des nerfs, la paralysie, les tumeurs rhumatismales, les fluxions vénériennes des bourses, la tuméfaction de la prostate, les hernies étranglées.

L'eau froide est encore très-utile dans le traitement de plusieurs maladies des yeux, des oreilles, de la langue, des organes génito-urinaires. « Les injections froides ou glacées dans le vagin et l'utérus fortifient le tissu de ces parties et leurs ligaments.» L'eau froide est employée avec avantage contre les hémorrhoïdes externes, le circocèle, les varices des jambes, les extensions des ligaments et des muscles, la faiblesse des articulations, le rachitis, les fractures, les hémorrhagies, les brûlures, la congélation, les engelures.

Dans ce travail, Lombard résume fidèlement et avec soin toutes les recherches qui ont été faites avant lui; il produit plusieurs observations tirées de sa pratique personnelle; mais il ne fait aucune mention des faits qui, au dire de Percy, se seraient passés à Strasbourg l'année précédente, et auraient été l'occasion de sa publication. Faut-il, avec M. Malgaigne, conclure de ce singulier silence que Percy en a imposé? Nous ne le pensons point, en présence des détails circonstanciés et précis dans lesquels ce chirurgien est entré; il est probable qu'il ne s'agit ici que d'une simple erreur de date, et que l'ouvrage de Lombard est, au contraire, antérieur à l'affaire des blessés de Strasbourg.

Quoi qu'il en soit, Percy, appelé bientôt sur le vaste et sanglant théâtre des guerres de la République et de l'Empire, poursuivit, pour son propre compte, les recherches de Lombard sur les applications d'eau froide, et il a résumé, dans l'article que nous avons cité, les résultats de sa pratique.

«J'ai fait aux armées, dit-il, un grand usage de l'eau de source, de puits, de ruisseau, de rivière, comme je pouvais me la procurer. Après avoir fait laver les plaies, je mouillais la charpie et les compresses, et dans bien des cas, ce pansement durait jusqu'à la guérison... C'est principalement dans les plaies avec déchirement des membranes, des aponévroses, des tendons, que l'eau a le plus d'efficacité. Avec elle, j'ai sauvé, dans une foule de circonstances, des membres et surtout des mains et des pieds, qui étaient à tel point dilacérés et maltraités qu'il paraissait imprudent d'en différer l'amputation. De longues immersions dans de l'eau froide, l'application d'éponges ou de linges épais imbibés d'eau; l'eau enfin sous toutes les formes prévenait ou modérait les accidents, contenait dans de justes bornes l'irritation et l'inflammation, amenait une suppuration aussi bonne que le comportait la nature des parties, et j'obtenais une guérison que nul autre ne pouvait disputer à l'eau, puisque je n'avais eu recours qu'à elle... En général, lorsqu'il y a prurit, chaleur, inflammation, les lotions d'eau douce sont calmantes et rafraîchissantes. L'ardeur de l'érysipèle ne devient souvent supportable qu'à force d'eau... Il est des phlegmasies qui dégénéreraient promptement en gangrène, si on ne se pressait d'en réprimer l'excès par des affusions, immersions et applications continuelles d'eau froide... Lorsqu'on a fait une opération importante, l'eau seule peut tenir lieu de tous les topiques... Quand, dans les plaies de quelque étendue, il survient une inflammation trop vive, les ablutions et fomentations d'eau souvent répétées produisent un très-bon effet... Depuis la simple excoriation jusqu'aux plaies les plus graves, l'eau peut rendre des services réels, et rarement elle trompe l'espoir de celui qui se fie en elle et qui sait en faire usage... On redoutait encore beaucoup, il y a cinquante ans, les applications froides dans les plaies de la tête; maintenant on a éprouvé que l'eau froide est au moins aussi utile dans ces lésions que dans celles du reste du corps... A l'égard des plaies par armes à feu, je ne me lasserai pas de répéter que l'eau doit jouer le premier rôle dans leur curation, et que les chirurgiens qui en feront un usage rationnel et méthodique obtiendront incomparablement plus de succès que ceux qui n'auront pas la force de s'élever au-dessus des préventions qu'un mode de traitement si simple fait concevoir... S'il était possible, dans un coup de feu, ou toute autre blessure grave, au coude, au genou, au pied, etc., que le malade tînt, pendant les dix ou quinze premiers jours, la partie plongée dans l'eau, on aurait bien moins d'amputations à faire, et on sauverait la vie à un bien grand nombre de blessés... Il n'est personne qui n'ait éprouvé les bons effets de l'eau appliquée sur les ulcères... Dans les grandes contusions, sugillations et ecchymoses, l'eau en bain, en lotion, etc., est peut-être le meilleur de tous les résolutifs... Après des efforts trop violents qui ont fatigué les muscles, rien ne délasse et ne répare mieux que les lotions et les douches d'eau. Dans les allongements forcés de membres, dans les distensions et divulsions des articles, c'es aussi l'eau qui fait le plus de bien... Après la réduction des luxa tions, ce moyen est très-profitable. Quand on s'est fait une en torse, la première chose qu'on doit demander, c'est de l'ea fraîche... Les articulations relâchées et affaiblies se resserrent e se fortifient par les douches et les applications d'eau froide; de ***luxations spontanées*** ont été prévenues ou guéries par leu moyen. Dans ces cas et autres semblables, l'***exposition de l partie à la chute*** d'un moulin, d'une cascade, etc., produit de bons effets. On a vu des enflures chroniques des jambes, des ***tumeurs avec induration du tissu cellulaire,*** des ***ankyloses incomplètes,*** des affections atoniques du système musculaire, céder à ces espèces de douches naturelles... Rien n'est plus convenable que l'eau simple pour laver en premier lieu les membres fracturés et humecter ensuite l'appareil... ***Quand on s'est mis à arroser une fracture avec de l'eau, il faut le faire souvent...*** Dans les fractures voisines des articles, il faut prodiguer l'eau sur ceux-ci... L'eau seule détermine plus efficacement l'exfoliation des os et la séparation de leurs sequestres que tous les remèdes et agents exfoliatifs. Elle est d'une efficacité dont on ne peut assez faire l'éloge dans l'écrasement des mains et dans leurs dilacérarations... Les douleurs névralgiques s'apaisent avec une grande facilité par l'immersion dans l'eau froide; il est des stranguries qu'elle dissipe comme par enchantement... Les fluxions vénériennes ou traumatiques des testicules seraient pomptement résolues, si, dès leur invasion, on recourait encore aux bains locaux et aux applications d'eau froide... Les injections aqueuses et froides dans le vagin, l'utérus et le rectum, sont utiles dans plus d'un cas.

«Sydenham, s'écrie enfin Percy, disait qu'il renoncerait à la médecine, si on lui ôtait l'opium; pour moi, j'aurais abandonné la chirurgie des armées, si l'on m'eût interdit l'usage de l'eau» (1).

(1) Percy, ouvrage cité, p. 480-498.

Nous avons donné une large place à ces citations, parce qu'elles contiennent l'indication de la presque totalité des cas chirurgicaux dans lesquels les applications extérieures d'eau froide peuvent présenter des avantages, et nous verrons, en effet, que les recherches plus récentes n'ont que peu ajouté à cette énumération.

Percy ne se rend pas exactement compte des divers modes d'action de l'eau froide; il n'indique point les procédés très-différents auxquels il faut avoir recours, suivant qu'on veut obtenir l'effet sédatif et antiphlogistique ou l'effet excitant et tonique, l'effet révulsif ou l'effet résolutif; mais on voit cependant que l'expérience et l'observation l'ont conduit à des résultats que peut envier l'hydrothérapie méthodique de nos jours.

En 1824, Tanchou a publié un opuscule (1) dans lequel on trouve une bonne appréciation des divers effets que peut produire le froid, et des observations intéressantes.

Le premier effet du froid est presque entièrement physique : c'est le refoulement du sang et des liquides de la périphérie vers le centre; le second effet du froid, c'est la réaction, c'est-à-dire le retour du sang du centre à la périphérie. Alors le pouls devient large et plein, la peau se colore et s'échauffe, les capillaires s'injectent, la force musculaire se développe, etc. (p. 12-14). Dans les maladies, ces deux effets peuvent être utilement employés (p. 16). Tantôt le froid doit être appliqué d'une manière progressive, permanente et soutenue; tantôt d'une manière interrompue, saccadée et intermittente (p. 28). Le froid est essentiellement débilitant, il n'est tonique que par la réaction (p. 127). Le froid peut agir comme révulsif et comme résolutif (p. 130). Dans l'application de cet agent, on doit toujours avoir la réaction en vue, et si on veut s'y opposer, il faut la renouveler continuellement. Il ne faut jamais commencer par une température trop basse, il faut y arriver graduellement; en général, une température de 12, 15, 18°, convient mieux (p. 99).

(1) Tanchou, *du Froid et de son application dans les maladies*; Paris, 1824.

Jusqu'alors le froid n'avait guère été mis en œuvre qu'à titre d'agent sédatif; à Tanchou revient l'honneur d'avoir nettement établi la double action du modificateur, et d'avoir compris que la seconde pouvait rendre à la thérapeutique autant de services que la première.

Au point de vue chirurgical, Tanchou a rapporté (p. 97 et suivantes) des observations de contusions, d'écrasement des doigts, d'*érysipèle*, de ***brûlure***, dans lesquelles on voit qu'il a employé l'eau froide avec un remarquable succès. « Le froid, dit-il, est l'antidote spécifique de l'érysipèle, et quand on pense aux douleurs atroces qu'endurent les malheureux qui sont brûlés, aux accidents souvent mortels qui s'ensuivent, et au temps qu'il faut pour les guérir, on verra que le moyen que je propose est une véritable découverte et un vrai service rendu à l'humanité» (p. **106-111**).

Nous dirons seulement que Tanchou s'est attribué à tort une priorité à laquelle il n'a aucun droit, en disant : «Le froid n'avait jamais été employé avant moi contre l'érysipèle» (p. **105**). Le lecteur sait déjà combien cette assertion est erronée, puisque, sans parler de Percy, il a vu cette médication nettement indiquée dans les écrits hippocratiques.

Malgré les discussions retentissantes des XVe, XVIe et XVIIe siècles, propres du moins à provoquer l'attention et l'expérimentation des chirurgiens ; malgré les travaux importants et les assertions précises de Theden, de Lombard, de Percy, de Tanchou, l'eau froide avait de nouveau presque complétement disparu de la scène chirurgicale, et on ne la trouvait même point mentionnée dans l'ouvrage de Boyer. Guthrie, S. Cooper, Assalini, l'indiquaient, à la vérité, comme un bon moyen de prévenir ou de réprimer l'inflammation ; mais ce bon moyen ne figurait que dans quelques livres, et aucune des célébrités chirurgicales de notre pays ne l'appliquait dans la pratique civile ni dans les hôpitaux, à l'exception toutefois de Sanson (1), de M. Jobert (2), de Mar-

(1) Sanson, ***Dictionn. de méd. et de chir. prat.***, art. ***Eau;*** 1831.

(2) Jobert, ***Traité des plaies d'armes à feu***, p. 36 ; Paris, 1833.

jolin et de Blandin (1), qui en faisaient un rare et exceptionnel usage. L'oubli, à cet égard, était si profond, qu'en 1834, M. Rognetta ne craignit point de présenter comme une *découverte* l'application de l'eau froide, faite par Breschet, au traitement de deux fractures compliquées et d'un panaris (2).

L'année 1835 a vu paraître deux ouvrages importants, et comme la priorité de publication et d'application appartient à Josse, chirurgien en chef de l'hôtel-Dieu d'Amiens, et à son fils, nous nous occuperons en premier lieu du livre publié par celui-ci (3).

L'auteur expose les doctrines de son père et les résultats qu'il a obtenus par l'emploi méthodique de l'eau froide, pratiqué pendant sept années à l'hôtel-Dieu d'Amiens.

M. Josse reconnaît que, dès les temps hippocratiques, on a employé les arrosements, les fomentations d'eau froide, les compresses mouillées, les bains froids locaux; mais il réclame pour son père la première idée d'un traitement méthodique consistant en affusions incessamment continues depuis quelques heures jusqu'à trente et quarante jours (p. 15, 16), ou en compresses mouillées négligemment appliquées, incessamment renouvelées, et laissant des espaces nombreux pour le libre passage de l'air qui se charge des vapeurs formées (p. 32). Si un appareil est nécessaire, il doit être le plus léger, le plus simple et le moins serré possible. Les affusions doivent être faites en même temps sur toute l'étendue de la lésion; car, sans cela, la maladie, en cédant dans les points où la réfrigération s'opère, gagne et s'étend dans les endroits où les affusions n'arrivent pas (p. 36). L'eau n'agit qu'en s'emparant du calorique morbide, accumulé dans les tissus enflammés (p. 39). Dans les inflammations superficielles, l'effet est prompt, presque instantané; dans les inflammations pro-

(1) *Bulletin général de thérapeutique*, t. II, p. 395; 1832.

(2) *Bulletin général de thérapeutique*, t. IV, p. 183-212; 1834.

(3) Josse; *Mélanges de chirurgie pratique. Emploi de l'eau par la méthode des affusions, pansements rares, etc.*, par Josse fils; Paris, 1835.

fondes, il se fait attendre plus longtemps, mais il n'est pas moins sûr (p. 44).

Le courant des affusions doit toujours être abondant, afin que la plus grande quantité possible de calorique soit enlevée par l'eau aux tissus enflammés, sans que la température de celle-ci en soit sensiblement accrue, de telle sorte que l'action réfrigérante du topique soit continue et toujours égale. Les compresses se réchauffent et se sèchent d'autant plus vite que la vaporisation se fait plus promptement; lorsqu'on les renouvelle, la température se trouve subitement abaissée, pour s'élever encore graduellement jusqu'à ce qu'une nouvelle compresse vienne la remettre au même point. Il se produit ainsi, après chaque refroidissement, une *réaction* qui sera d'autant plus marquée qu'on aura mis d'intervalle dans le renouvellement des linges mouillés; de là l'obligation de les changer à chaque instant. Il existe entre la phlogose, la température du liquide, et son abondance, des rapports qu'il faut saisir. Si la température de l'eau est trop peu élevée, si la quantité est trop considérable, l'effet devient nuisible : la réaction s'établit, la peau rougit, *et il s'y développe une éruption vésiculeuse.* Le même phénomène se produit, si l'on continue les affusions trop longtemps, et, comme d'un autre côté, il y a danger à les cesser brusquement, il faut, à la fin du traitement, élever la température de l'eau, diminuer sa quantité, et remplacer le courant par des compresses que, par degrés, on renouvelle moins souvent et qu'enfin on supprime entièrement (p. 46-51).

Nous avons reproduit ces détails, parce que sur eux repose l'efficacité de la médication; parce qu'ils ont été souvent méconnus par des expérimentateurs qui, n'ayant obtenu dès lors que des résultats peu favorables, se sont cru en droit de contester la bonté de la méthode; enfin parce que nous aurons besoin d'y revenir, lorsque nous nous occuperons de l'hydrothérapie empirique, des services qu'elle a rendus, des excès et des exagérations dans lesquels elle est tombée, des fautes qu'elle a commises.

M. Josse fait ensuite connaître par des observations détaillées, authentiques, les remarquables succès obtenus par son père dans le traitement de l'*érysipèle*, du *phlegmon*, des *brûlures*, des *plaies simples*, *contuses*, *par armes à feu* et *par écrasement*, des *fractures comminutives*.

Pour remplir à la fois toutes les indications qui se présentent dans le traitement des brûlures, dit M. Josse, les affusions froides ne peuvent être remplacées par aucun autre topique (p. 122). Et l'auteur justifie cette assertion par des observations de brûlures étendues et profondes guéries rapidement, et presque sans douleurs, au moyen de l'eau froide. Le chapitre consacré aux plaies et fractures contient également des observations d'un intérêt et d'une importance qui doivent être appréciés par tous les praticiens.

En janvier 1835, A. Bérard fit paraître un travail dans lequel il démontra, par des observations, que, sous l'influence des irrigations continues, les accidents inflammatoires sont constamment prévenus tandis que le travail de réparation est favorisé, qu'il s'opère soit par inflammation adhésive, soit par suppuration (1).

« L'irrigation continue d'eau froide, dit Bérard, est un moyen *héroïque et infaillible pour prévenir et combattre l'inflammation* dans les cas de lésions traumatiques les plus graves, et qui provoquent ordinairement de très-violents accidents inflammatoires : ainsi dans les plaies par armes à feu, celles par écrasement, celles qui résultent de la dissection et de l'ablation partielle des kystes placés au milieu des tendons du poignet, etc. Je n'ai pas eu occasion d'essayer l'irrigation après une amputation; mais je crois fermement que ce moyen préviendrait la plupart des accidents locaux et généraux que cette opération entraîne trop souvent, en même temps qu'il favoriserait la réunion par première intention. »

Postérieurement à la publication de son mémoire, Bérard eut

---

(1) A. Bérard, *Mémoire sur l'emploi de l'eau froide comme antiphlogistique dans le traitement des maladies chirurgicales*, in *Arch. gén. de méd.*, t. VII, p. 5 ; 1835.

l'occasion d'appliquer avec succès les irrigations aux amputations, dans le but de maintenir l'inflammation suppurative nécessaire à la cicatrisation dans de justes limites, et il arriva à considérer ce moyen comme obligatoire pour les plaies, les arrachements et les amputations des doigts, en raison de la disposition des gaînes des fléchisseurs, qui permet si facilement le transport de l'inflammation à la main et à l'avant-bras (1).

Pendant plusieurs années, de 1835 à 1838, les irrigations froides furent employées par un grand nombre de chirurgiens, et principalement par MM. Jobert, Blandin, Mojon, Alquié, Christophe (2). M. J. Cloquet en obtint les plus heureux résultats dans les entorses, les fractures et l'érysipèle phlegmoneux de cause traumatique (3).

En 1836, M. Roberty (4), en 1838, M. Nivet (5), firent connaître les résultats de la pratique de Breschet; et après avoir rapporté des observations de fractures compliquées, d'écrasements du pied et de la main, de plaies graves des articulations, de plaies d'armes à feu, d'amputations, M. Roberty résume ainsi les avantages de la méthode : apaisement et disparition de la douleur; non-développement ou disparition rapide du gonflement; inflammation constamment modérée; peu ou pas de réaction générale; suppuration retardée et diminuée; absence de toute décomposition du pus; jamais d'étranglement; consolidation plus rapide des os fracturés (6).

En résumé, les irrigations continues furent expérimentées, pen-

---

(1) Godin, *Observ. d'irrigations continues d'eau froide*, in *Arch. gén. de méd.*, t. XIII, p. 343; 1837.

(2) Christophe, *Sur l'eau comme moyen thérapeutique*, in *Journ. des conn. méd.-chir.*, 1834, p. 65.

(3) Omouton, *De l'Emploi des irrigations froides continues;* thèse inaugurale de Paris, 1835, n° 100. — Roger, *De l'Irrigation continue d'eau froide dans quelques affections chirurgicales;* thèse inaugurale de Paris, 1835, n° 190.

(4) Roberty, *De l'Emploi de l'eau froide dans le pansement des plaies;* thèse inaugurale de Paris, 1836, n° 323.

(5) Nivet, *Gazette médicale de Paris*, 1838, p. 36.

(6) Roberty, thèse citée, p. 16.

dant quatre années, sur la plus vaste échelle par l'élite des chirurgiens; les résultats obtenus furent constamment aussi heureux qu'on pouvait le désirer; et cependant, chose étrange! ce modificateur si puissant, si sûrement efficace, ne figure plus, encore une fois, que dans les traités de chirurgie (1), et l'on peut dire aujourd'hui avec M. Scoutetten :

« Malgré l'utilité de l'invention, malgré le concert presque unanime des écrivains et des praticiens, ce moyen n'a pas tardé à être négligé et presque totalement abandonné. L'oubli est arrivé à ce point, que je puis affirmer, après avoir visité les principaux hôpitaux de l'Europe, qu'il n'existe pas aujourd'hui un seul praticien qui en fasse la base de sa thérapeutique dans le traitement des fractures compliquées et des accidents chirurgicaux inflammatoires » (2).

Dans un demi-siècle, surgira probablement un chirurgien qui, s'attribuant la découverte des irrigations continues, parviendra à les remettre en honneur pendant quelque temps, jusqu'à ce que l'inconstance et la versatilité des hommes les replongent de nouveau dans la vaste hécatombe des inventions humaines!

Disons cependant que MM. Baudens et Alquié, après avoir employé l'eau froide avec succès pendant nos guerres d'Afrique (3), continuent à s'en servir dans les hôpitaux militaires, et que ce modificateur rend encore tous les jours d'éminents services à M. Sédillot (4) et à plusieurs chirurgiens des départements (5).

Le discrédit dans lequel sont tombées les irrigations continues est-il dû à ce que l'expérience n'a point confirmé les avantages qu'avait attribués à cette médication un premier moment d'en-

---

(1) *Compendium de chirurgie pratique*, t. I, p. 337-424; Paris, 1840.

(2) Scoutetten, *De l'Eau sous le rapport hygiénique et médical*, p. 205; Paris, 1843.

(3) Baudens, *Clinique des plaies d'armes à feu*, p. 12; Paris, 1836.

(4) Muller, *De l'Emploi de l'eau froide en chirurgie;* thèse inaugurale de Paris, 1849, n° 162.

(5) Busquet, *De l'Emploi de l'eau froide dans les maladies chirurgicales, à l'hospice Saint-André de Bordeaux;* thèse inaugurale de Paris, 1843, n° 77.

thousiasme... qui a duré quatre ans ? C'est ce que nous allons discuter, en rendant compte d'un important travail publié par M. Malgaigne en 1842 (1).

M. Malgaigne, après avoir analysé les divers travaux que nous avons fait connaître ici, reproduit d'abord contre les irrigations continues d'eau froide (p. 34 et suiv.) des objections formulées par Sanson (2).

Dans la saison froide, les irrigations ajoutent au malaise général dans lequel le corps se trouve jeté par une température rigoureuse.

Ceci peut avoir de la valeur, lorsque, en temps de guerre, les blessés sont pansés en plein air ou dans des ambulances qui ne les protégent point suffisamment contre les intempéries atmosphériques ; mais l'objection tombe complétement devant la pratique civile et militaire des temps de paix.

Lorsque la suppuration est établie, la continuation des irrigations boursoufle les chairs, les rend blafardes et douloureuses.

Cela n'a jamais lieu, lorsque les irrigations sont faites méthodiquement ; tous les observateurs sont unanimes sur ce point. M. Malgaigne reconnaît d'ailleurs lui-même que ce reproche n'est point fondé, et que, s'il repose sur des faits, ceux-ci sont exceptionnels.

Les irrigations donnent quelquefois lieu à du malaise, à des DOULEURS INTOLÉRABLES, et M. Malgaigne ajoute qu'il les a vues, *bien supportées d'abord, devenir* INCOMMODES ET DOULOUREUSES.

Est-il sérieusement possible de contester aux applications d'eau froide la propriété de calmer, de faire disparaître les douleurs ? Non-seulement les faits observés par Sanson et par M. Malgaigne sont exceptionnels, mais encore je n'hésite pas à déclarer qu'en élevant un peu la température du liquide, en diminuant la force de l'irrigation, en la rendant intermittente, en lui substituant, au

(1) Malgaigne, *De l'Irrigation dans les maladies chirurgicales ;* thèse de concours.

(2) Sanson, *Dictionn. de méd. et de chirurg. prat.*, art. *Eau*, t. VI, p. 130 et suiv.

besoin, des compresses mouillées, etc., on se serait facilement rendu maître des accidents. Est-ce que jamais on a prétendu faire des irrigations continues un procédé opératoire immuable, auquel la sagacité du chirurgien ne dût apporter aucune modification suivant les indications particulières à chaque fait ? A moins de rétrécir le sujet aux proportions d'une question de grammaire, de dictionnaire, il est évident qu'il s'agit d'apprécier la valeur non du procédé *irrigation,* mais du modificateur *eau froide,* employé à titre d'agent sédatif.

Les irrigations empêchent quelquefois l'inflammation de se développer et retardent ainsi indéfiniment la cicatrisation.

Mais qui peut le plus peut le moins, et ceci doit être attribué non au modificateur, mais à celui qui l'a mis en œuvre et qui a substitué une formule empirique à une médication rationnelle. La durée, la continuité des irrigations, doivent varier suivant les conditions dans lesquelles se trouve la plaie : si l'inflammation, au lieu d'être simplement contenue dans les limites voulues, a été complétement abolie, c'est que votre application a été trop longue, trop continue.

Le pus s'altère sous l'influence des irrigations.

Tous les observateurs ont constaté le contraire, et M. Roberty signale particulièrement l'heureuse influence des irrigations sur la marche de la suppuration et les qualités du pus.

Les irrigations produisent quelquefois le rhumatisme ou des inflammations thoraciques.

Ceci est une assertion gratuite ; pas un seul fait n'a été publié à l'appui de cette accusation, qu'il n'est plus possible de soutenir en présence de l'hydrothérapie empirique. M. Piorry nous a dit qu'il avait fait, et qu'il faisait encore, un usage très-fréquent des applications d'eau froide sur le thorax pour combattre l'hémoptysie, et que jamais il ne les avait vues produire une phlegmasie rhumatismale, une pleurésie ou une pneumonie : nous verrons bientôt M. Jobert appliquer l'eau froide au traitement des brûlures et lui attribuer précisément l'avantage de prévenir les réactions viscérales.

On le voit, pas une seule de ces objections ne supporte l'examen; il y a lieu de s'étonner qu'un homme aussi judicieux que Sanson ait pu les produire, et qu'un esprit aussi sagace que celui de M. Malgaigne ait pu les accepter.

Remarquons toutefois que Sanson écrivait en **1831**, c'est-à-dire bien avant les recherches de Josse, de A. Bérard, et de tous ceux qui les ont suivis; que ses objections ne s'adressent point, par conséquent, aux *irrigations continues*, c'est-à-dire à une médication méthodique et raisonnée, mais à un mode irrégulier d'application que Sanson ne nous fait même pas connaître. Remarquons encore que, malgré ses réserves, Sanson s'exprime de la manière suivante, sur le compte de l'eau froide.

« C'est surtout lorsqu'il s'agit de prévenir la fluxion inflammatoire que l'eau, fraîche ou froide, jouit d'une grande efficacité, et je puis affirmer qu'il n'est pas de meilleur moyen de prévenir les inflammations traumatiques que les irrigations souvent renouvelées d'eau fraîche. Avec ce moyen, j'ai vu guérir par première intention des plaies contuses plus ou moins déchirées et étendues; j'ai pu préserver la plupart des individus auxquels j'ai pratiqué des amputations, ou d'autres opérations graves, de la fièvre dite traumatique; enfin j'ai pu guérir sans amputation, et même sans inflammation vive et sans suppuration abondante, plusieurs individus affectés de fracture d'un membre, compliquée de plaie et de saillie des fragments au dehors. »

Est-il beaucoup de modificateurs, en chirurgie, dont on puisse faire un pareil éloge, et peut-on s'appuyer sur l'autorité de Sanson pour contester les bons effets de l'eau froide?

Assez sur ce point : suivons M. Malgaigne sur le terrain de l'observation.

M. Malgaigne a voulu battre les défenseurs des irrigations continues avec leurs propres armes, sur le champ de bataille de l'observation clinique, et c'est dans les faits publiés par Josse, A. Bérard, Breschet et M. J. Cloquet, qu'il a puisé les éléments de son appréciation. Examinons si celle-ci repose sur une base plus solide.

Nous trouvons dans une première série, comprenant les observations appartenant à M. Josse, à Bérard, et à M. J. Cloquet, les éléments suivants.

Un homme a la main prise sous un éboulement de pierres. Des irrigations sont pratiquées pendant trois jours ; mais l'inflammation ne s'arrête point, elle s'étend au coude; une suppuration abondante s'établit. On pratique l'amputation, et le malade meurt.

Dans un cas d'érysipèle phlegmoneux, il se forme un abcès profond, malgré l'usage des irrigations.

Fracture de la partie inférieure de la jambe, large ouverture de l'articulation, issue des fragments au dehors. Malgré les irrigations, il se forme des abcès et des eschares ; les os se dénudent. On pratique l'amputation, et le malade meurt.

Fracture comminutive de la jambe et plaie du genou ; infiltration purulente de la cuisse. Amputation.

Fracture de la rotule, plaie de 2 pouces communiquant avec l'articulation ; érysipèle phlegmoneux. Mort.

Dans une seconde série, se trouvent quinze observations appartenant à Breschet ; elles ont fourni à M. Malgaigne deux morts, et quelques exemples d'abcès circonscrits profonds et d'eschares superficielles.

Tels sont les faits accusateurs que l'investigation attentive de M. Malgaigne a réunis contre les irrigations continues (1). Ainsi, sur plus de 50 malades affectés, pour la plupart, des maladies chirurgicales les plus graves, de fractures comminutives et compliquées d'écrasement, de plaies des articulations, d'érysipèles phlegmoneux étendus à tout un membre, nous comptons 5 morts, 1 cas d'amputation suivie de guérison, et 5 ou 6 exemples d'abcès circonscrits et d'eschares superficielles ! Et c'est sur ce résultat, que nous considérons comme le plus bel éloge qu'on puisse faire des irrigations continues, que M. Malgaigne se fonde pour contester les bons effets de cette méthode ? Mais montrez-nous

(1) Malgaigne, thèse citée, p. 40-70.

donc une statistique aussi satisfaisante obtenue en dehors des irrigations ! A-t-on prétendu, d'ailleurs, que les irrigations fussent un moyen infaillible et tout-puissant en vertu duquel la chirurgie ne compterait désormais que des succès ? On a voulu établir leur supériorité sur les autres méthodes de traitement, et vous nous opposez un résultat absolu, tandis qu'il s'agit d'apprécier des résultats comparatifs. Remarquez encore que votre appréciation repose sur des observations brièvement rapportées : vous n'avez point vu les malades, vous n'avez pu juger *de visu* la gravité de leur état; et lorsque des hommes tels que Breschet, Bérard, M. J. Cloquet, présentent, comme militant en faveur des irrigations continues, les faits que vous considérez comme s'élevant contre elles, il est bien permis, tout au moins, de mettre ces faits hors de cause.

Après s'être livré à cette investigation clinique, M. Malgaigne résume de la manière suivante ses griefs, à l'endroit des irrigations (1) :

Les irrigations continues tiennent la partie dans un état de réfrigération qui tend à appeler une réaction vive DÈS QU'ON EN SOUSTRAIRA LES AGENTS.

Si l'on ne soustrait pas les agents de la réfrigération trop tôt et trop brusquement, la réaction n'aura pas lieu; et la réfrigération est précisément le bienfait de la méthode.

ON PARVIENT, A FORCE D'IRRIGATIONS, *à étouffer toute puissance de réaction dans la partie ;* ON PARVIENT *à y produire une sorte de scorbut local par cette humidité constante, qui est l'une des causes les plus actives du scorbut général; de là le mauvais aspect des cicatrices, leur facilité à se rompre, et peut-être aussi le retard dans la consolidation du cal.*

Si le chirurgien se *proposait d'obtenir* les mauvais effets indiqués par M. Malgaigne, il est probable qu'*à force* d'irrigations il *parviendrait* à les développer; mais, s'il voulait les éviter, il n'aurait qu'à recourir à des irrigations modérées, raisonnables, et non à des irrigations *forcées*.

(1) Malgaigne, thèse citée, p. 73.

Et maintenant nous sommes complétement d'accord avec M. Malgaigne, lorsqu'il dit que la continuité des courants n'est pas indispensable, que les irrigations intermittentes sont quelquefois préférables, et que l'essentiel est que la chaleur et l'afflux du sang soient suffisamment combattus.

Ce n'est point sans des motifs sérieux que nous nous sommes décidé à entrer dans d'aussi longs développements à propos des irrigations continues.

Cette question a exercé une influence considérable sur les destinées de l'eau froide. Le plus ordinairement, l'opinion publique ne s'établit point par l'étude atttentive et comparative des faits; elle se forme d'après les jugements portés par les hommes dont elle reconnaît la compétence et l'autorité. Voyant les irrigations abandonnées par les chirurgiens qui les avaient préconisées avec le plus d'ardeur, les entendant condamner par des hommes tels que M. Velpeau, M. Malgaigne, elle les a non-seulement frappées de sa réprobation, mais elle a encore dépassé des limites que logiquement elle n'aurait point dû franchir : elle a généralisé des objections qui, même en admettant leur justesse, étaient toutes spéciales, et elle a fait peser sur l'eau froide et toutes ses applications possibles une condamnation qui ne devait atteindre, tout au plus, que la méthode des irrigations appliquée au traitement des plaies et des désordres produits par les violences extérieures.

Je crois avoir péremptoirement démontré l'inanité, l'injustice des accusations dirigées contre les irrigations; et si maintenant on cherche à se rendre compte de l'abandon dans lequel elles sont tombées, je crois qu'il faut faire intervenir les difficultés matérielles, les soins minutieux, la surveillance attentive et continuelle, qui sont inséparables de la méthode, qui sont la condition *sine qua non* de son efficacité, et qui rendent son application dans les grands hôpitaux peu aisée.

Cette explication, qu'on serait peut-être tenté de considérer comme futile et invraisemblable, deviendra plus sérieuse si l'on veut bien tenir compte de ces deux faits incontestables, à savoir : 1° que les chirurgiens qui, *dans les hôpitaux de Paris,* ne mettent plus en usage la méthode des irrigations, se hâtent d'y avoir recours dans la *pratique civile,* toutes les fois qu'ils se trouvent en présence d'une lésion traumatique grave, pouvant faire redouter le développement ultérieur de vives douleurs, de violents accidents inflammatoires locaux ou généraux; 2° que les irrigations sont encore employées avec grand avantage dans la plupart des hôpitaux de province.

Ces remarques n'ont pas échappé à M. Amussat. «Dans les hôpitaux de Paris, dit-il, les irrigations ne sont mises en usage qu'exceptionnellement; mais, dans la pratique civile, elles sont proportionnellement plus souvent employées. Mon père s'en est servi constamment dans les blessures et les fractures compliquées qu'il a eu à traiter; depuis quelques années surtout, il a généralisé l'emploi de l'eau à la plupart des affections chirurgicales et après les opérations. D'après les renseignements que j'ai pu me procurer, l'usage de l'eau en irrigation est aussi assez fréquent en province; MM. les Drs Clerc, à Saint-Germain, Guyot, à Rennes, Fontan, à Niort, Maher, à Lorient, Chaumette et Erigohen, à Bordeaux, Rigal, de Gaillac, de Vilepin, à Compiègne, Patry, etc. etc., s'en servent avec avantage» (1).

Il faut ajouter que la méthode des irrigations est encore employée avec succès dans les principaux hôpitaux de la Grande-Bretagne, par Liston, Fergusson, Miller, Arnott, etc. (2).

En résumé, MM. Velpeau (3) et Nélaton (4) déclarent que les irrigations froides continues ne constituent qu'une méthode exceptionnelle, applicable seulement à un petit nombre de cas particuliers.

Nous pensons, au contraire, qu'elles doivent être envisagées comme une méthode générale, dont les précieux avantages seront

---

(1) Amussat, *De l'Emploi de l'eau en chirurgie;* thèse de Paris, 1850, n° 243.

(2) Voy. Richet, *De l'Emploi du froid et de la chaleur dans le traitement des affections chirurgicales;* thèse d'agrégation en chirurgie, p. 22; Paris, 1847.

(3) Velpeau, *Traité de médecine opératoire;* Paris, 1833.

(4) Nélaton, *Éléments de pathologie chirurgicale;* Paris, 1844.

facilement appréciés par tous les praticiens qui voudront l'appliquer avec mesure et discernement.

L'eau froide a rendu de grands services dans le traitement des ulcères; depuis dix ans, je l'ai constamment employée tantôt comme agent sédatif pour réprimer l'inflammation, tantôt comme agent excitant pour stimuler les surfaces blafardes des ulcères atoniques; j'ai guéri par ce moyen, aidé de la compression, des ulcères simples, scrofuleux et variqueux, qui avaient résisté pendant plusieurs années aux traitements les plus variés. M. de Herdt a publié deux observations fort intéressantes, qui montrent tout le parti que les chirurgiens peuvent tirer de cette méthode de traitement (1).

A la fin du XVIIe siècle, Smith a vanté les bons effets de l'eau froide contre la brûlure. «Si, lorsque la brûlure n'est que légère, dit-il, on plonge la partie sur l'instant dans de l'eau froide (plus elle est froide, elle n'en est que meilleure), la douleur cesse dans le moment même, et elle guérit entièrement, si on continue autant de temps qu'il en faut pour faire la cure par le moyen de quelque autre remède que ce soit. Et si la brûlure est considérable, qu'il faille appliquer d'autres remèdes, on sait qu'il n'y en a aucun qui puisse ôter la douleur dans moins de deux ou trois heures; cependant, si vous y appliquez à l'instant de l'eau froide, après qu'on aura appliqué les autres remèdes à la partie, la douleur cessera immédiatement» (2).

Nous avons vu Tanchou et Josse traiter avec succès les brûlures par les applications froides. En 1834, M. Magnin de Grammont a publié un travail qui renferme des observations très-intéressantes, et dans lequel il établit la proposition suivante: «L'immersion dans l'eau fraîche fait cesser les douleurs, qui disparaissent instantanément et reparaissent immédiatement autant de fois qu'on se plonge dans l'eau et qu'on ressort, avant cinq

(1) De Herdt, *De l'Emploi de l'eau froide comme topique dans le traitement de quelques affections chirurgicales* (*l'Union médicale*, 1848, p. 607).

(2) Smith, *les Vertus médicales de l'eau commune, ou Recueil des meilleures pièces qui ont été écrites sur cette matière*, t. I, p. 99; Paris, 1730.

heures d'immersion ; mais, après ce laps de temps, on peut impunément s'exposer au contact de l'air, si l'on a eu soin de maintenir le bain à la température la plus convenable, qui est celle de + 13 à 15° R. (1).

Depuis vingt ans, nous avons traité par l'eau froide toutes les brûlures qui se sont présentées à notre observation, et nous avons constamment réussi à faire disparaître instantanément la douleur, ainsi qu'à prévenir ou à réduire à leur minimum les phénomènes de réaction générale ; mais souvent, pour obtenir ce résultat, l'immersion ou l'application des compresses a dû être continuée pendant 12, 24 ou même 36 heures.

Le Dr Kusten a publié plusieurs observations de brûlures graves et profondes traitées avec succès par les irrigations (2).

M. Jobert s'est livré, à l'hôpital Saint-Louis, à des recherches fort étendues sur le meilleur mode de traitement à opposer aux brûlures, et ses expériences comparatives l'ont conduit à adopter définitivement la médication par l'eau froide : il fait usage de bains froids prolongés, de compresses froides renouvelées, d'enveloppement dans des draps mouillés, de l'application de vessies remplies de glace ; et il résume de la manière suivante les avantages de cette méthode : « La douleur disparaît comme par enchantement, les réactions viscérales sont prévenues, la suppuration est peu abondante, les eschares secondaires sont très-rares ; les cicatrices sont peu épaisses, sans brides difformes, et sans rétraction concentrique très-prononcée » (3).

En janvier 1847, M. Chassaignac a lu à l'Académie des sciences une note sur l'emploi des irrigations conjonctivales contre l'ophthalmie purulente : « L'action des irrigations, longtemps continuée sur la surface des paupières et sur le globe de l'œil, est telle, dit-il, que dans un service où l'on avait à déplorer journellement la cécité d'un ou de plusieurs enfants, par suite du ramollisse-

---

(1) Magnin de Grammont, *Journ. des conn. utiles*, 1834, p. 228.
(2) Kusten, *l'Union médicale*, 1848, p. 226.
(3) Jobert, *Gazette des hôpitaux*, 1848, p. 64-201.

ment de la cornée, ramollissement qui est quelquefois complet au bout de quarante-huit heures, il n'y a pas eu, depuis l'établissement de l'irrigation, un seul exemple de cet accident funeste. »

Depuis cette méthode a été expérimentée sur une large échelle à l'hôpital des Enfants-Trouvés, où elle a produit des résultats fort remarquables; la cécité, les altérations graves de la cornée, la mortalité, ont disparu parmi les enfants affectés d'ophthalmie purulente; la guérison est devenue constante (1), et la médication a présenté, dans le traitement des affections chroniques de la cornée, des avantages qui ont été résumés ainsi par M. Rieux :

1° Le traitement par les douches oculo-palpébrales et les collyres à faible dose doit être employé sinon pour guérir d'une manière absolue, du moins pour prévenir souvent et améliorer sensiblement les teintes opalines, les épanchements purulents et les staphylômes de la cornée.

2° L'efficacité thérapeutique des affusions froides est d'autant plus manifeste que les désordres anatomiques de la cornée sont d'une date récente.

3° Les heureuses modifications qui peuvent survenir sont la conséquence de deux modes d'action de l'eau, qui, par sa chute d'un lieu élevé, augmente la réaction vitale des tissus, et, par sa réfrigération, détruit la vascularisation pathologique qui nourrit et perpétue l'opacité (2).

L'impulsion donnée aux expérimentateurs par les publications de Josse et de A. Bérard provoqua quelques applications de l'eau froide en dehors des plaies, des ulcères, des brûlures, des fractures, etc., c'est-à-dire des accidents franchement inflammatoires : ainsi les irrigations continues ou les bains froids locaux furent dirigés avec succès contre les luxations, l'entorse (3), les

---

(1) Chassaignac, *l'Union médicale*, numéro du 9 septembre 1847.

(2) Rieux, *De l'Efficacité des douches oculaires dans le traitement des altérations de la cornée;* Paris, 1847.

(3) Bonnet, *Traité des maladies des articulations*, t. I, p. 223; Paris, 1845. — *Compendium de chirurgie*, t II, p. 380; 1849.

tumeurs blanches; et ici nous devons entrer dans quelques détails.

Jusqu'à présent nous avons vu l'eau froide employée presque exclusivement, à titre d'agent *sédatif* et *antiphlogistique*, pour prévenir ou combattre les phénomènes de l'inflammation; nous avons vu que pour atteindre ce but, on recommandait, avec raison, d'éviter l'effet consécutif de l'application du froid, c'est-à-dire la *réaction;* nous avons vu encore que pour empêcher cette réaction, il fallait que l'eau ne fût pas à une température trop basse, que son application fût prolongée, continue, et graduellement croissante et décroissante; que son contact avec la partie lésée s'opérât soit au moyen de compresses mouillées incessamment renouvelées, soit au moyen d'un courant continu, abondant, coulant doucement sur les parties malades, sans les soumettre à la percussion que produit l'eau tombant d'une grande élévation ou s'écoulant d'un réservoir considérable, par une ouverture comparativement étroite.

Theden, à la vérité, avait bien dit avoir guéri des *ankyloses* au moyen de *douches froides*, dont l'efficacité était toujours *en raison de la hauteur de laquelle le liquide était versé.* Percy avait bien annoncé que les articulations relâchées se fortifient sous l'influence de *douches* froides; qu'en exposant les parties malades *à la chute d'un moulin ou d'une cascade*, il avait vu des *luxations spontanées*, des *ankyloses incomplètes*, des affections atoniques du système musculaire, des *tumeurs avec induration du système cellulaire*, céder à ces espèces de *douches naturelles.* Tanchou avait bien déclaré que les *deux effets* produits par le froid, c'est-à-dire la sédation et la *réaction*, peuvent être utilement employés en thérapeutique. Mais ces faits, ces indications, avaient passé inaperçus, étaient restés stériles, et pas un expérimentateur ne s'était demandé si, en mettant en œuvre les effets astringents, toniques, révulsifs et résolutifs de l'eau froide, on ne pourrait pas obtenir des résultats plus féconds et plus utiles encore que ceux dont on était redevable à l'action sédative du froid.

Dans sa thèse publiée en 1836 (1), et après avoir rapporté huit observations fort intéressantes de plaies des articulations traitées avec succès par les irrigations continues, M. Ichon nous montre une *tumeur blanche du poignet,* ayant sept mois de durée, ayant résisté à de nombreuses applications de sangsues, de vésicatoires, et à la compression; ayant donné lieu à un abcès suivi d'une plaie fistuleuse, ayant amené un gonflement considérable de l'articulation et l'abolition complète des mouvements; M. Ichon nous montre cette altération se résolvant sous l'influence d'*irrigations intermittentes* d'eau froide et se terminant par une guérison complète (2). Mais ce fait si remarquable ne lui inspire aucunes réflexions sur le mode d'action qu'a dû avoir l'eau froide pour résoudre ainsi cette grave et ancienne tumeur blanche; il sait que l'eau froide est un puissant antiphlogistique, produisant une réaction salutaire qui *redonne aux parties la souplesse et le ton qu'elles ont perdus,* et cette connaissance lui suffit pour concevoir qu'après plusieurs applications successives, «le gonflement se soit dissipé, que la mobilité ait reparu, et enfin que tous les phénomènes qui caractérisent les tumeurs blanches aient été enlevés» (p. 19).

M. Bonnet, en faisant usage d'une médication empruntée au système de Priessnitz (*sudation provoquée par l'enveloppement dans des couvertures de laine et suivie d'une immersion de* 1 *à* 4' *dans un bain à* 9°), a guéri des arthrites chroniques avec indurations, exsudations pseudo-membraneuses, ankylose incomplète, et des hydarthroses (3), et, à ce propos, M. Bonnet déclare que les douches froides doivent compter parmi les moyens les plus efficaces pour *opérer la résorption des liquides épanchés, pour faire cesser les douleurs et la gêne des mouvements* (p. 445), pour guérir les rhumatismes articulaires chroniques les plus

---

(1) Ichon, *De l'Irrigation continue d'eau froide dans le traitement des plaies des articulations et des tumeurs blanches;* thèse inaugurale de Paris, 1836, n° 273.

(2) *Idem, loc. cit.*, p. 29, 30.

(3) Bonnet, ouvrage cité, t. I, p. 418, 426, 442.

graves (p. 497, 532, 536); mais M. Bonnet lui-même a agi empiriquement et sans se rendre compte du mode d'action du traitement. « La combinaison des sudations abondantes et des bains froids, dit M. Bonnet (p. 175), agit par l'élimination de principes nuisibles, par le rétablissement de la sueur normale, par l'activité plus grande donnée à la calorification, enfin par la congestion plus active qu'elle détermine à la peau. » Mais le médecin physiologiste peut-il se contenter d'une pareille explication?

«Remarquons, dit plus loin M. Bonnet (p. 538), que n'ayant employé que les bains, sans pouvoir faire usage *de l'action si puissante des douches*, ayant traité nos malades dans des hôpitaux, c'est-à-dire dans des conditions hygiéniques peu favorables, nous sommes loin d'avoir pu produire ce que l'on obtient dans les établissements hydriatriques, où l'air, l'exercice, le régime, concourent aux résultats que tendent à produire les modes les plus variés de l'administration de l'eau.»

Les douches sont donc plus puissantes, de votre propre aveu, que la combinaison de la sudation et des bains froids, et cependant elles n'agissent pas de la manière que vous indiquez.

Nous dirons, dans la seconde partie de ce travail, de quelle manière les saines doctrines physiologiques rendent compte de l'action résolutive exercée par l'eau froide.

Tels sont, résumés aussi fidèlement que possible, les principaux travaux qui ont eu pour objet l'emploi chirurgical de l'eau froide.

Voyons maintenant quels sont ceux qui se présentent dans le champ de la pathologie interne.

B. DES APPLICATIONS MÉDICALES DE L'EAU FROIDE.

Hippocrate veut que les malades atteints de la fièvre boivent de l'eau; mais ses écrits ne renferment, en définitive, rien qui soit de nature à occuper une place ici. Celse est beaucoup plus explicite; mais, à côté de préceptes nettement formulés, on rencontre une foule d'indications vagues, de contradictions; souvent aussi

Celse veut qu'on fasse alterner l'eau chaude avec l'eau froide, sans qu'on puisse se rendre un compte satisfaisant de l'utilité qu'il rattache à cette pratique.

Rien ne fait tant de bien à la tête que l'eau froide, dit Celse; il faut donc, lorsqu'on a cette partie faible, y recevoir chaque jour, en été, une forte douche (1); l'usage de l'eau froide est avantageux à ceux qui sont sujets aux maux d'yeux ou de gorge, aux rhumes, aux fluxions; ils doivent se laver tous les jours non-seulement la tête, mais encore la bouche, avec beaucoup d'eau froide (cap. 5); ceux qui digèrent lentement doivent, avant de se coucher, boire deux ou trois verres d'eau froide (cap. 8); il ne faut boire que de l'eau quand on se sent menacé d'une maladie (lib. III, cap. 2); dans la folie triste, il faut répandre de l'eau froide sur la tête (cap. 19); le meilleur remède pour faire revenir les malades en léthargie, c'est de leur répandre tout à coup de l'eau froide sur le corps (cap. 20); si la douleur de tête vient de la chaleur, il faut répandre sur la tête beaucoup d'eau froide (lib. IV, cap. 2). Dans d'autres parties de son ouvrage, Celse prescrit de se baigner tantôt dans l'eau chaude, tantôt dans l'eau froide (lib. I, cap. 1); dans la dysenterie, il faut d'abord boire de l'eau chaude, puis de l'eau froide, pour dessécher les ulcères, et enfin se remettre à l'usage de l'eau chaude, aussitôt que les évacuations ont cessé (lib. IV, cap. 15); si le manger s'aigrit, il faut boire de l'eau tiède avant de rien prendre; si cela donne la diarrhée, il n'y a rien de mieux à faire que de boire après chaque selle un verre d'eau froide (cap. 8).

Ces citations suffisent pour montrer la manière dont Celse a envisagé et traité la question de l'eau froide.

Arétée prescrit les affusions froides dans la frénésie et dans la syncope. Galien, Cœlius Aurelianus, Alexandre de Tralles, Aetius, Paul d'Égine, n'ont rien ajouté d'important à ces indications. On voit que l'eau froide était employée comme sédatif,

(1) Celse, *de Medicina*, lib. I, cap. 4.

antiphlogistique, et appliquée surtout au traitement des maladies aiguës.

Les arabistes mentionnent à peine l'eau froide. Savanarola, Mengo Bianchelli, Barzizi, Cardan, l'indiquent contre la dysenterie, la métrorrhagie, les douleurs articulaires, la goutte et les maladies utérines; mais Fernel la laisse dans un oubli complet, et il faut arriver jusqu'à la fin du XVIIe siècle pour la voir devenir l'objet d'une étude spéciale sous la plume de Floyer, qui préconise l'eau froide contre l'encéphalite, l'angine, les hémorrhoïdes, les affections des voies urinaires, et une foule d'autres maladies (1).

L'ouvrage de Floyer eut beaucoup de retentissement en Angleterre et y fit un grand nombre de prosélytes, parmi lesquels on doit citer Smith, qui, sous le titre de ***Traité des vertus médicinales de l'eau commune***, publia une compilation fort étendue, dans laquelle figurent des citations destinées à prouver les bons effets de l'eau et empruntées à divers auteurs (Manwaring, Keill, Prat, Duncan, Elliot, Blount, Allen, Sennert, Browne, Couch, Wainwrigt, Salmon, Cook, Harris, Van der Heyden, Blair, etc.).

L'eau est la boisson la plus convenable à l'homme, dit Smith; mieux que toute autre, elle favorise la digestion des aliments et procure un bon appétit; si on en faisait un plus grand usage, on serait moins exposé aux tremblements, à la paralysie, à l'apoplexie, à la goutte, à la pierre, à l'hydropisie, aux rhumatismes, aux hémorrhoïdes, à la mélancolie hypochondriaque, aux rhumes, etc.; elle assure la santé et augmente la durée de la vie. L'eau froide, bue le matin, emporte par les urines toutes les parties bilieuses et salées; elle prévient la gravelle et peut même la faire disparaître. Si les femmes enceintes buvaient de l'eau en plus grande quantité, leurs enfants seraient moins sujets aux maladies, plus aisés à nourrir et à élever. Lorsque les nourrices

---

(1) Floyer, ***Inquiry into the right use of the hot, cold, and temperate baths, in England***; Londres, 1697.

manquent de lait, elles n'ont qu'à boire de l'eau, et leurs mamelles ne tarderont pas à se gonfler, en même temps que leur lait se rafraîchira. *Les lotions froides ou les immersions faites matin et soir, jusqu'à l'âge de neuf mois, sont le meilleur moyen de fortifier les enfants d'une constitution faible.* L'eau froide est un remède excellent dans le flux de sang, la consomption, les boutons et les rougeurs du visage, la colique, la variole, les fièvres ardentes, où, sous l'influence de l'ingestion d'une grande quantité d'eau froide, on voit le pouls se relever, les urines devenir abondantes, et la sueur couvrir le corps; la goutte, la sciatique, le scorbut, les vents de l'estomac, la toux. Les bains d'eau froide, les applications de même nature, sont très-utiles dans la faiblesse des jointures, les douleurs de tête, les insomnies qui accompagnent les fièvres, l'épistaxis, l'épilepsie, la folie, la mélancolie, les défaillances. Il n'y a pas de moyen plus prompt, plus sûr, ni plus agréable, pour guérir les écrouelles, que de baigner le malade dans de l'eau froide; les lotions, les affusions froides, sont encore très-bonnes dans la jaunisse, les douleurs de jointures, les ophthalmies, le prurit. *Veut-on ne pas être sujet à s'enrhumer à chaque instant, on n'a qu'à se laver la poitrine avec de l'eau froide tous les matins.*

Smith n'indique que les propriétés délayantes et diurétiques de l'eau; il ne cherche point à se rendre compte de la manière dont elle a pu agir pour opérer les bons effets qu'il lui attribue, dans un si grand nombre de circonstances diverses; il se contente d'enregistrer des assertions et de rapporter quelques faits; mais il n'hésite pas à déclarer cependant que l'eau froide *intus et extra* est l'un des plus puissants moyens de conserver la santé, de prévenir et de traiter la plupart des maladies, et il ajoute que les bons effets des eaux minérales dépendent probablement de l'eau simple. «Les meilleurs médecins, dit Smith, lorsqu'ils ne peuvent pas venir à bout de certaines maladies, conseillent à leurs malades l'usage de quelque eau minérale; ils prétendent, à la vérité, attribuer ses effets à quelques minéraux dont les eaux sont imprégnées. Mais une personne qui était accoutumée d'aller à

Tumbridge, et dont elle se trouvait très-bien, n'ayant pas pu s'y transporter dans la saison comme à son ordinaire, elle but la même quantité d'eau de fontaine, et elle s'en trouva tout aussi bien» (1).

Vers la même époque, parut le livre de Hancocke (2), dans lequel l'auteur, s'appuyant sur sa propre expérience, établit que l'eau froide est le meilleur des sudorifiques, et qu'il est peu de fièvres qui résistent à son administration.

«Cette manière de suer, dit-il, est la plus facile et la plus douce, et celle qui fait le moins de violence à la nature; elle est plus salutaire et fait plus d'effet que ces sueurs violentes qui viennent d'elles-mêmes au commencement des fièvres, ou qui sont excitées par les sudorifiques chauds.

«Pour ce qui est de la quantité d'eau froide, un demi-setier suffit pour faire suer un enfant d'un âge raisonnable; il en faut une chopine pour un homme ou une femme, une pinte même fera souvent mieux. Il n'est pas besoin, pour suer de cette manière, de se couvrir plus qu'à l'ordinaire.

«Dans les fièvres ordinaires, l'eau ne cause quelquefois qu'une douce chaleur; on est guéri au bout de deux ou trois heures, et on peut conclure alors qu'il ne s'agissait que d'une fièvre éphémère. Lorsque le malade sue beaucoup, on peut conclure que la maladie aurait été une fièvre putride. Quand le malade sue très-abondamment, on a raison de croire que la maladie aurait été une fièvre maligne.»

Dans les fièvres éruptives (pourpre, rougeole, variole), l'eau ne fait pas suer, mais elle abat la fièvre et rend l'éruption plus facile.

Les fièvres intermittentes sont guéries de la même manière.

L'eau froide convient encore dans les rhumes, l'esquinancie, l'asthme, l'indigestion, les vomissements, la colique, la gravelle, le rhumatisme, la goutte, dans laquelle il est bon de plonger les mains

---

(1) Smith, *Traité des vertus médicinales de l'eau commune*, traduction française; Paris, 1730.

(2) Hancocke, *Febrifugum magnum, or common water the best cure of fevers;* Londres, 1722. Trad. franç.; Paris, 1730.

et les pieds dans l'eau froide, *sans craindre de faire rentrer les humeurs*. Les lotions d'eau froide guérissent la paralysie, le mal de tête, les douleurs des épaules, du dos et des reins, etc.

Enfin Hancocke s'efforce de prouver que l'eau froide est l'un des meilleurs remèdes de la peste.

L'ouvrage de Hancocke renferme plusieurs observations intéressantes; mais les longues discussions théoriques et dogmatiques auxquelles se livre l'auteur sur la nature des fièvres, l'altération des humeurs et du sang, ne sont qu'un tissu d'hypothèses erronées ou absurdes. C'est d'ailleurs à titre de sudorifique que l'eau froide est surtout préconisée par Hancocke.

Au commencement du XVIIIe siècle, parut la dissertation de Fr. Hoffmann, tant invoquée depuis par les apologistes de l'eau froide (1). L'illustre médecin de Halle établit que l'eau convient parfaitement à toutes les constitutions, à tous les âges, dans tous les temps, et que son usage satisfait à toutes les indications, tant pour la conservation de la santé que pour la guérison des maladies. Il est clair, dit Hoffmann, qu'une fluidité exacte du sang et des humeurs est absolument nécessaire pour leur donner un cours libre et égal : c'est par là que sont empêchées les stagnations et les interruptions du cours des humeurs, de même que leurs impuretés et corruptions, qui sont les causes de toutes les maladies. Or y a-t-il dans la nature quelque remède plus excellent et plus propre que la bonne eau pure pour donner au sang cette fluidité si nécessaire?

L'eau favorise la digestion, l'appétit et l'embonpoint; affermit les dents et les rend blanches; elle est l'unique soulagement des fébricitants et le meilleur remède qu'on puisse leur donner. « Il faut avoir attention que la boisson ne soit point *trop froide*, surtout vers le temps des crises et lorsqu'on craint de l'inflammation dans les premières voies; non plus que durant le frisson, quand les parties externes sont resserrées; il faut attendre le temps qu'on

(1) Hoffmann, *de Aqua medicina universali*; Halæ, 1712.

s'aperçoive d'une disposition à la diaphorèse, et c'est alors qu'il faut toujours donner beaucoup à boire au malade. »

Les maladies chroniques viennent le plus souvent de l'obstruction des glandes et des viscères, de l'abondance et de l'impureté des humeurs et de leur stagnation. Or, pour ôter tous ces obstacles, il n'est point de remède plus sûr que l'eau commune : et ici Hoffmann se met en devoir de prouver que les bons effets des eaux minérales les plus célèbres sont dus à la quantité de l'eau simple.

Après ces considérations générales, Hoffmann cherche à établir l'efficacité de l'eau pluviale à l'intérieur et à l'extérieur, dans la mélancolie, la cachexie, l'étisie, les rhumes, les maladies de la peau, la goutte, les hémorrhoïdes et la pléthore.

C'est principalement à titre de dissolvant que Fr. Hoffmann envisage et préconise l'eau, et l'on comprend facilement toute l'importance qu'il lui accorde, en tenant compte des doctrines humorales et pathogéniques de l'époque.

Pendant la première partie du XVIIIe siècle, l'eau trouve de nombreux partisans dans les principales contrées de l'Europe. En Angleterre, Floyer, Smith et tous les observateurs cités par ce dernier; en Allemagne, Fr. Hoffmann, J.-S. Hahn (1), qui recommande l'eau froide contre les maladies chroniques, l'érysipèle, les fièvres ardentes, les ulcères, la petite vérole et les pétéchies; J.-G. Hahn (2), qui, pendant une épidémie très-meurtrière de typhus, fut le seul médecin heureux, grâce à des lotions d'eau froide pratiquées sur tout le corps avec des éponges; Schwertner, Sommer, Beer, Kruger, etc.

En Italie, l'ignorance et le charlatanisme s'emparèrent de l'eau froide et s'abandonnèrent à des excès et à des exagérations de toutes sortes. Todano prétendait guérir toutes les maladies avec

---

(1) Hahn, *Unterrichte von Krafft und Wirkung des frischen Wassers*, etc.; Breslau, 1738.

(2) Hahn, *Epidemia verna quæ Wratislaviam, anno 1737, afflixit;* in *Acta germanica*, t. X.

de l'eau froide, et souvent il y ajoutait de la neige et de la glace. Les malades devaient avaler, toutes les trois heures, jusqu'à 5 livres d'eau : ils ne devaient pas se couvrir, quand ils avaient froid, et quand ils se plaignaient trop vivement, on leur mettait sur la région du foie et sur les reins des linges trempés dans l'eau froide. Les syncopes, l'assoupissement, et autres symptômes alarmants, ne suffisaient point pour l'arrêter : seulement alors il suspendait la boisson froide; il jetait de l'eau fraîche à la figure, faisait mettre de la neige dans les mains du malade et de la glace sur les pieds; on appliquait des fomentations froides sur la tête et sur toutes les parties douloureuses. Ce traitement était employé chez les femmes en couches et chez les enfants. Sangez fut un fidèle imitateur de ces extravagances; dans les fièvres ardentes, il faisait coucher le malade, complétement nu, dans un drap double suspendu par les quatre coins, il l'entourait de neige jusqu'à la bouche, lui donnait fréquemment à boire de l'eau à la glace, et le faisait balancer jusqu'à ce que la neige fût fondue» (1). On lit l'exposition systématisée et doctrinale de cette singulière médication dans un opuscule du Père Bernard, intitulé ***Méthode pour traiter toutes les maladies avec l'eau à la glace*** (2).

Quelques médecins éclairés et honnêtes cherchèrent cependant à démêler ce qu'il pouvait y avoir de bon au milieu de toutes ces extravagances, et parmi eux on doit citer Crescenzo et Cyrillo.

Le premier distingue l'eau en très-froide, froide et fraîche, suivant qu'on l'a fait glacer avec beaucoup de neige, qu'on l'a refroidie avec une quantité médiocre de neige, ou qu'on l'a seulement rafraîchie. Les maladies dans lesquelles est indiquée l'eau froide, prise le matin à jeun et en petite quantité (7 à 8 onces), sont l'indigestion, les chaleurs d'entrailles, les aigreurs, l'hypochondrie, la gravelle et le catarrhe. L'eau froide, prise en quantité médiocre (2 ou 3 bouteilles le matin à jeun, une bouteille trois

(1) Scoutetten, ouvr. cité, p. 117, 118.
(2) Voy. *les Vertus médic. de l'eau commune*, t. II, p. 759; Paris, 1730.

heures avant le coucher du soleil, 2 bouteilles le soir), convient dans la fièvre hectique, les fièvres intermittentes, les maladies de la peau, le mal de Naples, la goutte et l'hydropisie; enfin l'eau froide, prise en grande quantité, pendant sept à huit jours, à la dose d'une bouteille chaque heure, convient dans toutes les maladies aiguës, les fièvres continues, les abcès intérieurs, le diabète, le choléra-morbus, le flux hépatique, la douleur néphrétique, la pleurésie, l'érysipèle et l'apoplexie. Suivent quelques préceptes touchant le mode d'administration de l'eau et certaines contre-indications (1).

Cyrillo reconnaît que l'usage de l'eau froide, dans le cas de fièvre, n'est pas récent; «mais, dit-il, guérir les fièvres avec la seule eau de neige, donnée pendant plusieurs jours, sans l'emploi d'aucun autre médicament, ou même sans user d'aliment, est une pratique nouvelle : c'est par cette méthode que nous avons vu des malades arrachés à la mort contre toute attente. Les médecins précédents restèrent d'abord en suspens; mais enfin, encouragés par des succès fréquents, ils tâchèrent de rendre sûre et mieux entendue une pratique qu'on employait d'abord aveuglément. Il n'y a plus de médecin qui balance maintenant à l'égard de cette méthode de traitement.»

Voici, suivant Cyrillo, les préceptes du *régime aqueux*. Après quelques heures d'une abstinence complète, on commence à boire de l'eau refroidie par l'addition de neige, à la dose de 1 à 2 livres, suivant l'état des forces et la soif du malade : la même dose doit être administrée toutes les heures ou toutes les deux heures, jour et nuit, sans interruption, à moins que le sommeil ne survienne. La diète doit être complète pendant toute la durée du traitement, qui est de sept à douze jours. Cette méthode peut être appliquée, avec des avantages incontestables, aux fièvres aiguës, malignes et mortelles, de tout genre; à la diarrhée, à la dysen-

---

(1) Crescenzo, *Règles pour bien pratiquer le remède de l'eau*, in *les Vertus médic. de l'eau commune*, t. II, p. 767.

terie, aux coliques, à la lienterie, à la dysurie, au choléra-morbus, à l'hystérie, à l'hypochondrie (1).

En France, l'eau froide eut pour principaux apologistes Hecquet, Geoffroy, Noguez, et Pomme.

Geoffroy, pour résoudre une question posée dans l'École de médecine de Paris, recherche *si l'eau est un excellent préservatif en temps de peste*. Après d'assez longues dissertations sur les causes et la nature de la maladie, il établit que l'eau est la meilleure des boissons pour apaiser la soif, pour faciliter la digestion, tempérer le chyle, fluidifier le sang et les humeurs et en corriger l'âcreté, donner de la flexibilité aux solides; il faut donc s'en servir comme d'un bon préservatif.

L'eau, ajoute Geoffroy, n'est pas seulement un préservatif; on peut la regarder comme un remède universel, propre pour toutes les maladies, et spécifique pour plusieurs d'entre elles. Il n'est point de meilleur remède dans les affections chroniques, qui viennent toutes des obstructions des viscères, dans les maladies aiguës, et les fièvres ardentes qui dépendent d'une bile âcre et ardente : ici se placent les fièvres éruptives, les fièvres malignes, la peste, etc. (2).

Heçquet répète, au milieu d'un fatras inintelligible, tout ce qui a été dit sur la nécessité d'entretenir la souplesse et l'élasticité des solides, de fluidifier le sang et les humeurs, de corriger l'âcreté de la bile, etc., et il conclut que pour satisfaire à toutes ces indications, il n'est point de meilleur moyen que l'eau (3).

Noguez se livre à des dissertations, à des explications chimiques et mécaniques fort singulières; mais il est cependant conduit par elles à entrevoir certains effets de l'eau froide, méconnus jusqu'à lui.

---

(1) Cyrillo, *de Frigidæ in febribus usu*, in *Philosophical transact.*, t. XXXVI, p. 142; 1729-1730.

(2) Geoffroy, in *les Vertus médicales de l'eau*, t. I, p. 279.

(3) Hecquet, *Explication physique et mécanique des effets de la boisson dans la cure des maladies*, in *les Vertus médicales de l'eau*, t. I, p. 341.

L'eau froide, prise à l'intérieur, est, suivant la manière dont on l'administre, un excellent purgatif; elle est le meilleur diurétique que nous possédions; elle est un fort bon sudorifique; elle est un cordial, un rafraîchissant, un adoucissant; elle est le plus puissant des délayants; elle est stomachique.

L'usage de l'eau froide, appliquée extérieurement, produit encore des effets merveilleux; et ici Noguez établit que, sous la double influence du froid et de la pesanteur, les vaisseaux de la peau se contractent et refoulent violemment et précipitamment le sang qui se portait vers l'habitude, en même temps que les pores se rétrécissent et empêchent la transpiration de sortir : d'où il faut conclure qu'il n'y a rien qui fortifie tant contre le froid que les bains d'eau froide, et qu'il n'est rien de meilleur pour enlever les liqueurs visqueuses et gluantes *qui séjournent dans les vaisseaux capillaires*, et causent les obstructions, la goutte, les écrouelles, le rhumatisme, etc.

Noguez montre encore que les applications extérieures d'eau froide sont aussi un puissant antiphlogistique, fort utile dans les cas où la chaleur est excessive (1).

Pomme considère le spasme, l'éréthisme et le racornissement des nerfs, la sécheresse des parties membraneuses, comme la cause prochaine et immédiate de toutes les *affections vaporeuses*, c'est-à-dire de toutes les maladies nerveuses, et spécialement de l'hystérie et de l'hypochondrie; l'indication est par conséquent de relâcher, d'humecter les solides, et, pour arriver à ce résultat, il faut avoir recours aux applications froides, aux bains prolongés (de 2 à 24 heures), tièdes ou froids, mais le plus ordinairement froids; aux lavements d'eau froide ou même à la glace; à l'eau froide, prise à l'intérieur à haute dose; au petit-lait, au bouillon de poulet, de grenouille, etc.

Comme complications des affections vaporeuses, Pomme indique la fièvre putride, les maladies vénériennes, les écrouelles,

(1) Noguez, *Explication physique des effets de l'eau*, in *les Vertus médicales de l'eau commune*, t. II, p. 403.

l'affection scorbutique, la leucophlegmatie, la tympanite, les pâles couleurs, les flueurs blanches, les pertes de sang, la constipation, la dysménorrhée, les éruptions cutanées, les hémorrhoïdes, la goutte, maladies dans lesquelles *le vice d'une humeur étrangère vient s'ajouter à la roideur de la fibre.* Contre ces complications, Pomme dirige des moyens spéciaux; mais les humectants doivent encore former la base du traitement (1).

Telles furent les doctrines et la pratique de Pomme; elles eurent un grand retentissement et un succès que nous comprenons difficilement aujourd'hui, en présence d'une pathogénie aussi bizarre, mais qui furent en partie légitimés par des guérisons vraiment remarquables.

Mentionnons enfin Tissot et Grimaud. Le premier recommande les bains froids, l'eau à la glace, pour toute boisson, et même la méthode de Pomme, contre les maladies nerveuses produites par le trop de roideur des fibres, la viscosité des humeurs, et la diminution de la transpiration (2). Plus loin Tissot revient sur l'utilité du bain frais (12 à 25°) ou froid (0 à +12°); le proclame le premier des toniques, par sa puissance et par les avantages qu'il a sur tous les autres (p. 248), et l'indique comme un des meilleurs remèdes contre l'épilepsie (p. 363); enfin il vante les bons effets de l'eau froide à l'intérieur et des fomentations froides sur le ventre pour combattre certains accidents de la fièvre bilieuse (p. 461). Tissot conseille aussi de laver les enfants à l'eau froide, pour les fortifier et les rendre moins impressionnables à l'effet des vicissitudes atmosphériques (3).

Grimaud reproduit les opinions de Tissot touchant l'action tonique de l'eau froide; mais il signale aussi son action antispasmodique, et il la démontre par l'exemple suivant : «Si on applique

---

(1) Pomme, *Traité des affections vaporeuses*, 6e édit.; Paris, an VII.

(2) OEuvres de Tissot, édit. de l'*Encyclopédie des sciences médicales*, p. 215; Paris, 1840.

(3) Tissot, *Avis au peuple*, t. II, p. 64; Nancy, 1780.

de l'eau très-froide sur un muscle battu de convulsions, on arrête soudainement les mouvements excessifs qui l'agitent» (1).

L'analyse rapide que nous venons de faire montre que, jusque vers la fin du XVIIIe siècle, l'eau froide n'a guère été employée en médecine que d'une manière empirique, ou bien conformément à des hypothèses pathogéniques, à des doctrines humorales, d'après lesquelles c'est à titre de dissolvant, de délayant, d'humectant, qu'on a administré l'eau froide à l'intérieur ou sous forme de bain. Les applications extérieures sont à peu près complétement négligées; les effets physiologiques du modificateur ne sont point étudiés, et il n'y a guère que Floyer et Noguez qui en entrevoient la puissance et les divers modes d'action. Cependant, au-dessus des théories et des hypothèses, se plaçaient des faits dignes de fixer l'attention des observateurs; mais ils ne sont point séparés des doctrines auxquelles ils se rattachent, ils tombent avec elles dans l'oubli et la réprobation, et c'est à peine si, en 1798, Pinel fait mention de l'eau froide dans sa ***Nosographie philosophique.***

La fin du XVIIIe siècle vit néanmoins paraître en Angleterre des travaux d'une valeur beaucoup plus sérieuse, qu'il est nécessaire d'étudier avec soin, qui ont été le point de départ des recherches faites en Italie et en Allemagne au commencement du XIXe siècle, et dans lesquels nous allons voir l'eau froide envisagée principalement dans ses applications extérieures, c'est-à-dire d'un point de vue presque entièrement nouveau.

En 1786, William Wright insère dans le ***London medical journal*** deux observations de fièvre continue (*fièvre typhoïde?*) traitée avec succès par les affusions froides (pendant trois jours de suite et deux fois par jour, trois seaux d'eau de mer jetés sur le corps en une seule fois).

En 1791, Jackson fait connaître les bons effets des affusions froides dans le traitement de la fièvre jaune à la Jamaïque (2), et

---

(1) Grimaud, *Cours complet des fièvres*, t. II, p. 407; Montpellier, 1791.
(2) Jackson, *A treatise on the fevers of Jamaïca*, etc.; London, 1791.

Brandreth préconise les lotions d'eau vinaigrée à toutes les périodes du typhus (1); en 1797, Wright (2), Gregory (3), produisent de nouveaux faits favorables à cette méthode de traitement, et Mac Lean fait connaître les résultats obtenus à Saint-Domingue dans le traitement de la fièvre jaune (4); enfin l'eau froide est encore expérimentée par un grand nombre de médecins, parmi lesquels il faut citer Dalrymple, Dimsdale, Chisholm, etc.

Tous ces travaux ayant été enregistrés par Currie dans son ouvrage (5), nous aurons occasion d'y revenir en faisant l'analyse détaillée de celui-ci, auquel nous nous hâtons d'arriver.

Les premières expérimentations de Currie eurent lieu en 1786. Pendant une épidémie de typhus, à l'hôpital de Liverpool, des affusions froides sont pratiquées d'après la méthode de Wright, et les résultats en sont tellement favorables que Currie n'emploie plus aucune autre médication d'abord, en 1787, sur 153 malades, et plus tard sur tous ceux qui se présentent à son observation. La relation d'une épidémie ayant sévi sur le 30e régiment nous montre 58 soldats gravement atteints (toux, expectoration muqueuse ou sanglante, épistaxis, pétéchies (exanthème typhoïde?), faiblesse extrême, pouls battant de 100 à 130 fois, température animale de 30 à 31° R.); 56 reçoivent des affusions d'eau froide et salée (1 partie de sel marin sur 32 ou 33 parties d'eau à 11 ou 12° R.), et tous guérissent; 2 malades sont jugés trop faibles pour être soumis à ce traitement, et tous deux succombent (6).

Bien que la maladie dont il s'agit soit considérée comme une *fièvre continue*, Currie, d'accord sur ce point avec Cullen, Vogel, de Haen, et plusieurs autres observateurs, déclare qu'elle présente dans les vingt-quatre heures une exacerbation, laquelle a

(1) Brandreth, *Medical commentaries for the year* 1791.

(2) Wright, *Medical facts and observations*; London, 1797.

(3) Gregory, *ibidem*, t. VII; 1797.

(4) Mac Lean, *An inquiry into the nature and causes of the great mortality among the troops in S.-Domingo*; London, 1797.

(5) Currie, *Medical reports on the effects of water cold and warm*, etc.; London, 1798; 2e édit en 1805.

(6) Currie, ouvrage cité, 2e édit., t. I, p. 14.

lieu ordinairement le soir, et une rémission qui se montre vers le matin; or le moment le plus favorable pour pratiquer l'affusion est celui où l'exacerbation a atteint son summum d'intensité, ou bien celui où elle commence à décroître. Il en résulte que les affusions étaient habituellement pratiquées entre six et neuf heures du soir. Cependant on peut les faire à toute heure de la journée, pourvu que le malade n'accuse point de frisson, que la température du corps soit notablement augmentée, et que la peau ne soit point couverte d'une sueur générale et abondante.

Ces trois conditions, ajoute Currie, sont de la plus grande importance; car des accidents graves peuvent être le résultat d'une affusion pratiquée pendant le stade de froid des fièvres, alors même que le thermomètre indique une élévation de la température du corps; le pouls devient faible, tremblottant, et d'une fréquence incalculable; la respiration se suspend presque complétement; la peau et les extrémités surtout deviennent froides et contractées, et il n'est point douteux que la mort ne pût survenir dans ces circonstances.

Quant à la transpiration, voilà comment s'exprime Currie :

Au début de la sudation, surtout lorsque celle-ci a été provoquée par un exercice violent, les affusions ou les immersions peuvent être pratiquées sans grand risque, et quelquefois avec beaucoup d'avantage. Lorsque la transpiration est abondante et qu'elle a déjà une certaine durée, les affusions et les immersions sont dangereuses, alors même que la température du corps dépasse son degré normal. Lorsque l'élévation de la température et la transpiration ont été produites par des moyens artificiels, les affusions et les immersions amènent un refroidissement non accompagné de réaction, lequel n'est point sans danger (1).

A l'appui de ces propositions, Currie rapporte alors des observations de fièvre continue traitée par les affusions (p. 21-52), et, dans un chapitre suivant, il discute s'il faut faire intervenir l'administration de l'eau froide à l'intérieur. Après avoir rappelé

(1) Currie, *loc. cit.*, p. 15-20.

la pratique de Hoffmann, de Smith, de Hancoke, de Cyrillo, il établit, d'après son expérience personnelle, les propositions suivantes.

L'eau froide ne doit pas être administrée pendant le stade de froid, car alors elle produit des effets analogues à ceux qui ont été indiqués à propos des affusions.

L'eau froide est utile pendant la période de chaleur, lorsque la peau est sèche et brûlante; elle peut aussi être donnée avec avantage au début de la sueur, mais elle doit être sévèrement proscrite dès que la transpiration est devenue générale et abondante; car je l'ai vue, dans ces circonstances, amener le frisson, la prostration, l'irrégularité et la difficulté de la respiration. (P. 88-96.)

Dans le second volume de son ouvrage appartenant à l'édition de 1805, Currie (1) nous apprend que pendant le temps qui s'est écoulé depuis ses premières recherches, il a constamment fait usage des affusions froides, et que le succès a dépassé ses espérances. Employées dans les trois premiers jours, les affusions ont en général arrêté la maladie; du quatrième au cinquième jour, cet heureux effet a encore été obtenu, mais plus rarement. Plus tard elles ont toujours eu pour résultat de modifier les principaux symptômes, et particulièrement l'agitation et le délire, de conduire la maladie à une terminaison plus prompte et plus sûrement heureuse.

Currie produit alors de nouvelles observations d'un grand intérêt (p. 5-14), et il termine en montrant, par des faits empruntés à divers auteurs, que sa méthode a pris une grande extension, qu'elle a été appliquée en différents lieux, et que partout son efficacité a été constatée.

Il cite ainsi Dimsdale, à Londres; Gregory et James Home, à Édimbourg; Bree, à Birmingham; Marshall, à Gosport; divers chirurgiens de marine, tels que Wilson, Harris, Trotter, Farquhar, Magrath, Cochrane, Carson, Nagle; Baeta, de Lisbonne;

(1) Currie, ouvrage cité, t. II, p. 1-3.

Gomez, Jackson, à la Jamaïque; Ord, Chisholm, aux Indes orientales; Macneil, à Surinam; Robertson, à Saint-Vincent; Selden et Whitehead, à Norfolk; Miller, à New-York; Barry, à Cork; Jeffcott, à Clifton; M' Gregor, à Canterbury; Knight et Roberts (1).

Currie conclut que les affusions froides l'emportent sur toutes les autres médications dans le traitement du typhus, de la fièvre jaune, et des autres fièvres continues.

N'est-il pas extraordinaire qu'au milieu des innombrables travaux dont la fièvre typhoïde a été l'objet dans ces dernières années, personne n'ait songé, en France, à expérimenter avec suite et méthode une médication réunissant en sa faveur le témoignage et l'observation d'un aussi grand nombre de médecins non moins honorables que distingués?

Currie a eu souvent recours aux affusions froides pendant le stade de chaleur des fièvres intermittentes, et sous leur influence, il a toujours vu l'accès se terminer immédiatement; mais, si aucun remède n'était prescrit pendant l'apyrexie, la fièvre reparaissait, en général, à son temps ordinaire. *Cependant*, ajoute Currie, *les accès suivants ont été quelquefois prévenus par des affusions pratiquées environ une heure avant l'époque présumée de leur retour, et la maladie a été complétement guérie après quatre ou cinq affusions de ce genre* (2).

Nous verrons plus loin que cette indication a été le point de départ de mes recherches sur l'effet des douches froides dans le traitement de la fièvre intermittente.

Currie a aussi employé les affusions froides au début de la petite vérole, et il assure en avoir obtenu des effets non moins heureux que dans le typhus; l'éruption a lieu plus promptement et plus facilement, la fièvre secondaire est nulle ou peu intense. Dans la variole confluente, lorsque l'éruption est complète, l'eau froide ne doit plus être employée (3).

---

(1) Currie, ouvrage cité, t. II, p. 82-284.
(2) Currie, ouvrage cité, t. I, p. 39.
(3) Currie, ouvrage cité, t. I, p. 52 et suiv.

Les affusions ont encore été mises en usage dans la scarlatine, d'abord par Gérard et Currie, plus tard par Haygarth, Clark, Blackburn, Rutter Dale, Eaton, Gregory (1), et les effets en ont été constamment heureux; l'eau froide a favorisé l'éruption, calmé la fièvre, l'agitation, le délire, et prévenu les complications; dans plusieurs cas de scarlatine maligne, les malades lui ont été manifestement redevables de la vie.

Enfin Currie a encore employé avec succès les affusions et les immersions froides dans plusieurs affections convulsives, telles que le tétanos idiopathique, le rire sardonique, le trismus, les convulsions des enfants, les attaques hystériques (t. I, p. 135-180), et ses expériences l'autorisent à dire que l'eau froide, mise en usage pendant le paroxysme des maladies convulsives, fait cesser les accidents et en retarde beaucoup le retour, lorsqu'elle ne les prévient point complétement (p. 160).

Tel est le remarquable ouvrage de Currie, qui, s'il est resté pendant bien des années à peu près inconnu en France, eut un grand retentissement en Angleterre, en Italie et en Allemagne.

L'emploi des affusions froides dans le traitement de la scarlatine fut adopté en Angleterre par la plupart des médecins, et Bateman s'exprime ainsi à son égard :

« L'efficacité constante et l'innocuité de l'eau froide dans la scarlatine ont été constatées pendant vingt années d'une manière très-manifeste. Il est très-malheureux que quelques praticiens veuillent encore s'obstiner à regarder cette pratique comme un essai, et qu'ils répètent toujours ces ridicules hypothèses sur la répercussion de la matière morbifique... Quant à moi, j'ai employé constamment cette pratique dans la scarlatine; j'ai suivi les principes thérapeutiques établis par le Dr Currie, je n'ai été témoin d'aucun inconvénient, et, bien loin de retirer de cette pratique de mauvais effets, je lui ai toujours vu produire une effi-

---

(1) Currie, ouvrage cité, t. I, p. 63 et suiv.; t. II, p. 53-76.

cacité si grande, qu'aucun autre remède ne pouvait lui être comparé» (1).

En Italie, les recherches de Currie firent naître celles de Giannini, et c'est en 1805 que l'illustre praticien de Milan publia sur les fièvres un ouvrage important, dont nous devons donner au lecteur une analyse détaillée et complète (2).

Dans son 1er chapitre, Giannini fait connaître la pratique de Currie, de Gregory, de Brandreth, de Jackson, de Mac Lean, de Cyrillo, etc.; il énumère les préjugés médicaux et populaires que soulève l'usage externe de l'eau froide, et qui ont retardé l'expansion de la nouvelle méthode.

Dans le 2e chapitre, Giannini établit que dans toute œuvre d'expérimentation il faut procéder du connu à l'inconnu, du simple au composé, et il conclut que pour étudier l'action de l'eau froide dans le traitement des fièvres, il faut commencer par la fièvre intermittente. S'occupant ensuite du procédé opératoire, il trouve que la méthode de Wright et de Currie, c'est-à-dire celle des *affusions*, présente dans un hôpital de nombreuses difficultés d'exécution, et il lui substitue celle des *immersions*, laquelle consiste à plonger le malade dans un bain d'eau, à la température extérieure, pendant un espace de temps qui varie entre cinq et quinze minutes.

Viennent alors quinze observations de fièvres intermittentes de différents types, simples, graves ou pernicieuses, traitées par les immersions froides, et, de ces faits, l'auteur tire les conclusions suivantes :

1° L'immersion froide pratiquée pendant le stade de chaleur met immédiatement fin à l'accès.

2° La rémission a lieu non-seulement dans les accès de fièvre intermittente simple, mais encore dans ceux de fièvre pernicieuse,

---

(1) Bateman, *Abrégé pratique des maladies de la peau,* traduction de Bertrand, p. 118, 119; Paris, 1820.

(2) Giannini, *De lla natura delle febbri e del miglior methodo di curarle;* Milano, 1805.

accompagnée d'accidents graves, tels que délire furieux, vomissements violents, convulsions, etc.

3° L'immersion froide établit la périodicité dans les fièvres intermittentes irrégulières, pseudo-continues, larvées, et permet ainsi d'administrer le quinquina.

4° L'immersion froide favorise, augmente l'action curative du quinquina; des fièvres qui avaient résisté à ce médicament ont guéri dès que le bain froid lui eut été associé.

5° Lorsque l'état des voies digestives ne permet point d'administrer des doses suffisantes de quinquina, lorsque le médicament est obstinément rejeté par le vomissement, l'immersion froide apaise l'irritation gastro-intestinale et amène la tolérance.

6° L'immersion froide est le remède de l'accès, mais le quinquina reste celui de l'intermittence; l'usage exclusif de l'immersion ne guérit point la fièvre intermittente.

A l'appui de cette dernière proposition, Giannini rapporte trois observations dans lesquelles on voit que 4, 8 et 7 immersions n'ont point fait cesser des fièvres tierce, quotidienne et quarte, lesquelles ont cédé à 1 ou 2 prises de quinquina.

Giannini se livre ensuite à de longues dissertations (p. 70-80) pour prouver que les immersions froides agissent à titre d'agent débilitant, sédatif, opinion qui ne rencontrera point de contradicteurs aujourd'hui, si l'on considère que ces *immersions* avaient souvent *une durée de* 15 *minutes*, et que par conséquent elles étaient transformées en un véritable *bain froid*.

Dans le 3ᵉ chapitre, Giannini établit l'existence d'un état morbide, qu'il appelle *névrosthénie*, consistant dans la rupture de l'équilibre qui doit exister entre les systèmes nerveux, artériel et musculaire, et contre lequel les immersions froides sont, selon lui, le seul remède (p. 136-157); puis il se pose cette question : *Les immersions froides sont-elles applicables au traitement des maladies inflammatoires?* Giannini avoue qu'il n'a point consulté l'expérience, et qu'il ne peut répondre qu'en s'appuyant sur le raisonnement. Or, dit-il, les immersions n'ont pas la puissance de diminuer la masse effective des humeurs, d'en modifier la densité, les qualités excitantes; elles ne peuvent remplacer les émissions de sang pour enlever à l'économie l'excès de calorique qui trouble les fonctions; d'un autre côté, les maladies inflammatoires sont accompagnées d'une exagération de la sensibilité qui rend intolérable la sensation du froid; enfin les immersions provoquent une réaction plus propre à exaspérer la diathèse inflammatoire qu'à l'éteindre. Par toutes ces raisons, Giannini conclut que les immersions froides sont le remède des maladies névrosthéniques; que dans celles-ci, elles exercent une action stimulante favorable et facilitent l'action des remèdes corroborants, mais qu'elles ne conviennent point aux maladies inflammatoires (p. 157-160).

Le 4e chapitre est consacré à la fièvre nerveuse, qui n'est point une simple débilité, mais bien une névrosthénie, c'est-à-dire une maladie dans laquelle l'altération en moins subie par le système nerveux est accompagnée d'une altération en plus des systèmes artériel et musculaire. «La fièvre continue, dit Giannini (p. 177), n'est pas autre chose qu'un paroxysme prolongé de fièvre intermittente.» Et dès lors, les immersions froides sont le moyen le plus efficace qu'on puisse lui opposer. A l'appui de ces propositions, viennent des observations sur la valeur desquelles il est assez difficile de se prononcer : les unes se rapportent évidemment à la fièvre typhoïde; d'autres, à des fièvres intermittentes anciennes avec cachexie; d'autres encore, à des affections nerveuses dont la nature n'est point établie.

Giannini étudie ensuite certains phénomènes symptomatiques, tels que la soif, la douleur (de dents, de tête), la chaleur, la sueur, l'accélération de la respiration et du pouls, le délire, la toux, etc.; il établit qu'ils sont presque constamment névrosthéniques, produits par la *distension* du système nerveux, et il déclare que les immersions froides en sont presque toujours le meilleur remède (chap. 5).

Dans le 6e chapitre, Giannini s'occupe des *fièvres contagieuses,* c'est-à-dire de la fièvre pétéchiale et de la fièvre miliaire, et il établit doctrinalement et expérimentalement que les immersions froides remplissent mieux que toute autre médication les indications du traitement dans ces maladies.

Dans le 8e chapitre, Giannini nous apprend qu'il a employé les immersions et les lotions froides dans le rhumatisme aigu et chronique, en les associant soit au quinquina, soit à l'émétique, et il résume de la manière suivante les avantages de cette méthode.

Les immersions froides favorisent l'action du quinquina pour dissiper l'orgasme fébrile et pour amener la rémittence; quelquefois elles produisent une intermittence parfaite, dont le quinquina a facilement raison. Dans tous les cas, elles calment la douleur avec une promptitude que ne possède nulle autre médication; elles guérissent la fièvre rhumatismale avec rapidité et sûreté; préviennent les récidives, abrègent la convalescence, et empêchent le développement des maladies ultérieures, dont le rhumatisme laisse après lui la prédisposition (t. II, p. 49-54).

Dans le 10e chapitre, Giannini rappelle les bons effets obtenus des affusions froides, dans le traitement du tétanos, par Wright, Currie, et Dalrymple; il émet l'opinion que les immersions doivent être utiles pour combattre les paroxysmes de l'épilepsie, de l'asthme, et certaines palpitations.

L'étude de la goutte commence le 11e chapitre. Giannini considère cette maladie comme étant primitivement une atonie des articulations, produite par l'action continue et prolongée du froid. Les artères, dit-il, ne portent plus aux nerfs la quantité de sang nécessaire; la nutrition languit, les muscles s'affaiblissent; les mouvements articulaires deviennent moins faciles, moins énergiques. Or, comme toute atonie du système nerveux peut produire une réaction artérielle générale, et que les effets de cette dernière se font principalement sentir dans les parties déjà affectées d'atonie, il en résulte que, sous l'influence de cette réaction, les articulations se tuméfient, deviennent chaudes, rouges, douloureuses, et perdent complétement la faculté de se mouvoir, et c'est ainsi que la goutte est une maladie qui est en même temps locale et générale, et dans laquelle les deux ordres de phénomènes réagissent l'un sur l'autre (t. II, p. 284-288).

Il résulte de cette doctrine que tout accès de goutte, comme tout accès de fièvre intermittente, présente deux indications thérapeutiques : combattre, d'une part, l'atonie des nerfs, et d'autre part, la réaction des artères. Or l'immersion froide ne remplit-elle point, mieux que tout autre modificateur, cette double indication (p. 293)? Et, à l'appui de cette proposition, Giannini rapporte plusieurs observations dans lesquelles il met en évidence la *prodigieuse efficacité* des immersions froides pour calmer les douleurs goutteuses et pour arrêter les accès, ainsi que celle du quinquina à hautes doses pour guérir radicalement la maladie.

L'auteur montre ensuite les bons effets des immersions et des applications froides dans l'anasarque aiguë, fébrile; dans les hémorrhagies, et spécialement dans l'hémoptysie, l'épistaxis et la métrorrhagie ; dans l'érysipèle.

Dans le 12e et dernier chapitre, Giannini produit de nouvelles et très-intéressantes observations de fièvre pétéchiale, de scarlatine et de fièvre intermittente, traitées et guéries par les immersions froides, et il termine en formulant de la manière suivante les règles générales qui doivent présider à l'application de la méthode.

1° Dans les cas d'asthénie très-considérable, les immersions froides doivent être instantanées.

Chez les sujets exténués par une maladie grave, chez ceux qui sont en danger imminent de mort, il faut faire usage d'eau tiède, et quelquefois se borner à de simples lotions.

2° Dans aucun cas, il ne faut prolonger l'immersion ou la lotion jusqu'au refroidissement; aussitôt que le frisson se manifeste, le malade doit être retiré du bain.

3° Dans aucun cas, il ne faut abaisser la température de l'eau avec de la glace ou de la neige.

4° Les immersions ne doivent pas être pratiquées pendant l'orgasme artériel universel, c'est-à-dire pendant la fièvre.

5° Dans aucun cas, il ne faut permettre au malade d'être seul pendant la durée de l'immersion ; dans les cas graves, la présence du médecin est indispensable.

6° Chez les sujets très-sensibles à l'action du froid, il faut pratiquer, pendant l'immersion froide, une application chaude sur la région du cœur.

Tel est l'ouvrage de Giannini, qui est resté fort peu connu en France, et que mentionnent à peine les auteurs qui, dans ces derniers temps, se sont occupés de la médication hydriatrique. L'analyse rapide que nous en avons faite suffit pour montrer quelles sont les doctrines pathogéniques du médecin milanais, ses idées sur l'inflammation, sur la névrosthénie, etc.; on voit qu'ici encore se placent, au-dessus des théories, des faits qui auraient dû fixer l'attention des praticiens. C'est avec un incontestable succès que Giannini a appliqué les immersions froides au traitement de la fièvre intermittente, de la fièvre nerveuse, des fièvres continues et éruptives, du rhumatisme articulaire aigu et chronique, de l'asthme, de l'épilepsie, de la goutte, de l'anasarque aiguë, des hémorrhagies; qu'il a combattu, dans certaines circonstances, la soif, la douleur, le délire, la toux, la dyspnée, les palpitations, et ces résultats de l'observation sont assez remarquables pour que l'on eût dû les prendre en considération, et les faire servir de base à une étude approfondie et physiologique des effets de l'eau froide.

En Allemagne, la pratique hydriatrique de Currie et de Giannini trouva un grand nombre d'imitateurs. Dès 1800, les affusions froides furent employées dans le traitement de la scarlatine, de la rougeole, de la variole, du typhus (fièvre typhoïde), par Reuss, et après lui par Hübertus (1804), Bodeckser, Höger, Kolbany (1810), Nasse (1811), Horn (1814), Pfeufer (1818), et enfin par Hirsch, Widekind, Göden, Greiner, Lehmann, Albers, Speier, Luter, qui les appliqua au rhumatisme aigu et aux fièvres catarrhales.

En 1821, Hufeland institua un prix de 50 ducats pour l'auteur qui traiterait le mieux ce sujet; et, en 1822, il publia dans son journal trois mémoires que lui avaient adressés MM. Fröhlich, Reuss et Pitschaft (1).

---

(1) Hufeland's *Journal der practischen Heilkunde; supplementstück des Jahrgangs* 1822, t. LV.

Fröhlich rapporte une trentaine d'observations (scarlatine, rougeole, fièvre typhoïde, érysipèle, mélancolie, manie), tirées de sa pratique, dans lesquelles il montre les bons effets qu'il a obtenus de l'eau froide, employée sous forme de lotions, d'affusions ou d'immersions. Six, huit, dix applications, sont faites en quarante-huit heures; la durée de chacune d'elles est de une à quatre minutes, et ne doit jamais se prolonger au delà de l'apparition du frisson. Sous l'influence de cette médication, la fréquence du pouls diminue de 10 à 20 pulsations par minute; quelquefois, dès la première application, la température du corps s'abaisse de 4 à 5° Fahrenheit, et l'on voit disparaître la sécheresse de la peau et de la langue, la soif, le délire, etc.

Fröhlich veut que la température de l'eau varie suivant celle du corps, et il établit à cet égard les rapports suivants :

La température du corps prise dans l'aisselle étant de	La température de l'eau doit être de
98° Fah.	90° Fah.
99	85
100	75
101	65 à 70
102 à 103	60 à 65
104	60
105	55
106	40
107 à 108	35 à 40
110 à 112	35

En ramenant ce tableau au thermomètre centigrade, on trouve approximativement :

36°,6	32°,2
37,2	29,4
37,7	23,9
38.3	18,3 à 21,1

38,8° à 39°,4	15°,5 à 18°,3
40	15,5
40,5	12,8
41,1	4,4
41,6 à 42,2	1,6 à 4,4
43,3 à 44,4	1,6

Fröhlich déclare que par cette médication, on guérit plus vite et plus sûrement que par toute autre (1).

Reuss considère l'eau froide comme un antiphlogistique ou un sédatif qui agit mécaniquement, en soustrayant du calorique à l'économie; chimiquement, en enrayant le travail phlegmasique, et dynamiquement, en diminuant l'irritabilité et la sensibilité; les maladies dans lesquelles il en conseille l'usage sont la méningite, l'encéphalite, les plaies de tête, les luxations, les fractures, l'ophthalmie, l'entérite, l'iléus, les hernies étranglées, le panaris, la brûlure, la pourriture d'hôpital, l'érysipèle, l'angine, le rhumatisme, la dysenterie, les fièvres catarrhales, les fièvres éruptives, le typhus et la manie. A cette énumération, Pitschaft ajoute le *delirium tremens*, les fièvres gastrique, bilieuse, pituiteuse; l'apoplexie, la migraine, l'amaurose, la mélancolie, la nymphomanie, les pertes séminales, l'épilepsie, l'obésité, les hémorrhagies et les contractures.

La France ne suivit point, au commencement du XIXe siècle, le mouvement hydriatrique de l'Angleterre, de l'Italie et de l'Allemagne; Currie, Giannini, Hufeland, n'y trouvèrent point d'imitateurs, et l'eau froide, à peu d'exceptions près, resta complétement exclue de la médecine française.

Récamier fit un fréquent usage des immersions et des affusions froides dans le traitement des fièvres continues graves, des fièvres éruptives anormales et compliquées, de certaines névralgies et névroses; mais, malgré de nombreux succès, obtenus

(1) Fröhlich, *Abhandlung über die aüsserliche Anwendung des kalten Wassers zur Mässigung des Fiebers.*

dans des cas réputés désespérés, les errements de l'illustre praticien furent en général accusés d'excentricité, de témérité, et aucun médecin ne voulut lui en disputer le monopole.

M. Foville préconisa les affusions froides contre la méningite et l'encéphalite; mais cette médication, blâmée par M. Calmeil, n'a point prévalu, et n'a été appliquée que dans quelques cas particuliers et isolés. Les immersions froides ont été administrées dans la chorée; les applications froides ont été fréquemment employées pour combattre l'hémoptysie et la métrorrhagie. On trouve dans les recueils périodiques des observations dans lesquelles l'eau froide a été dirigée avec plus ou moins de succès contre diverses maladies; mais on ne rencontre nulle part une exposition méthodique et complète, une appréciation raisonnée, de la médication hydriatrique.

En 1824, Tanchou, dans l'opuscule que nous avons déjà cité, essaya de régulariser l'emploi de l'eau froide, et produisit des observations intéressantes. En 1839, M. La Corbière publia un volumineux ouvrage (1), où, après avoir étudié l'action physiologique du froid, il réunit, à l'aide de recherches historiques et bibliographiques très-étendues, une quantité considérable de faits militant en faveur de cet agent thérapeutique. Mais les efforts de ces médecins vinrent se briser contre la routine, les préjugés, et les citations suivantes montreront de quelle manière les diverses applications de l'eau froide étaient appréciées, il y a peu d'années encore, dans les ouvrages réputés classiques.

« On doit considérer les douches froides, disait Rochoux, comme susceptibles de stimuler énergiquement : c'est aussi leur effet le plus ordinaire. On *croît cependant* (sic) qu'il est possible d'empêcher la réaction, en prolongeant la douche froide pendant quinze ou vingt minutes, et par conséquent de la rendre sédative.

« Le médecin peut rarement compter sur une action telle qu'il la désire, et il a souvent à craindre d'agir trop ou trop peu. Des

---

(1) La Corbière, *Traité du froid, de son action, et de son emploi intus et extra en hygiène, en médecine et en chirurgie*; Paris, 1839.

observations ultérieures apprendront sans doute, par la suite, à employer sans inconvénients un genre de modification susceptible d'une action fort énergique.

« Il est peu de praticiens qui ne peuvent citer un certain nombre de maladies dont la guérison paraîtrait avoir été due aux douches, et peut-être autant qui n'auraient éprouvé aucune amélioration, ou même peut-être se seraient empirées sous leur administration » (1).

Tandis que Rochoux ne voyait dans les douches qu'un agent excitant et mettait en doute la possibilité de leur action sédative, M. Jolly ne voulait, au contraire, employer les affusions qu'à titre de sédatif, et proscrivait leur effet excitant.

« Est-il rationnel de prescrire les affusions froides dans le dessein de provoquer une réaction, c'est-à-dire de produire une excitation générale ou locale, de tenter une perturbation du système nerveux? *A cet égard, nous ne craignons pas de nous inscrire contre une semblable médication, et de dire qu'il est peu de médecins sages qui osassent employer un moyen aussi hasardeux.* Il nous semble au contraire que, dans l'emploi des affusions, l'on doit *toujours chercher à éviter cette réaction consécutive;* et pour cela, il suffit de prolonger plus qu'on ne le fait communément la durée de l'opération.

« Nous ne considérons les affusions froides que comme un moyen de sédation, et *dans toute pratique rationnelle, on ne doit y avoir recours que dans ce seul but* » (2).

Enfin Guersant considérait les affusions froides comme un modificateur à la fois tonique et sédatif, agissant par le double effet du froid et de la percussion, et il les proclamait un moyen héroïque dans les fièvres typhoïdes graves, les fièvres éruptives anormales et compliquées, l'érysipèle, les contractures spasmodiques, les débilités musculaires, l'étisie, etc., pourvu qu'elles

---

(1) Rochoux, *Dictionn. de méd.*, t. X, art. *Douche;* 1835.

(2) Jolly, *Dictionn. de méd. et de chir. prat.*, art. *Affusions;* 1829.

fussent convenablement administrées par une main habile et exercée, *et qu'on sût provoquer une prompte réaction* (1).

Dans les traités de pathologie, l'eau est à peine mentionnée.

Dans ces dernières années, l'hydrothérapie empirique de Priessnitz a fait naître quelques applications de l'eau froide, dont les résultats ont été consignés dans divers recueils périodiques.

MM. Beau (2), Andrieux, de Brioude (3), Tessier (4), Stackler, de Mulhouse (5), ont eu recours aux enveloppements froids et aux affusions dans la période extrême de la fièvre typhoïde, dans la forme adynamique de cette maladie, et ils en ont obtenu des succès remarquables.

«Dans ces derniers temps, dit M. Stackler, une vingtaine de militaires de la garnison, affectés simultanément de la fièvre typhoïde, offrant, dès les premiers jours, et surtout dans le deuxième septénaire, les symptômes les plus graves, depuis le délire jusqu'au coma, ont été guéris, sans exception et d'une manière manifeste, par l'emploi des enveloppes froides.»

M. Jacquez (6) a expérimenté la méthode réfrigérante sur une échelle beaucoup plus vaste, et a obtenu des résultats que nous ferons connaître plus loin.

M. le Dr Burguières a employé les enveloppements dans la période algide du choléra, et voici comment il s'exprime à cet égard :

«J'insisterai particulièrement sur le traitement hydrothérapique, qui m'a donné des résultats très-remarquables, surtout au point de vue de la physiologie pathologique. Dépouillés de tout vêtement, les malades étaient enveloppés dans un drap trempé dans de l'eau de puits, et recouverts ensuite de couvertures de laine;

(1) Guersant, *Dictionn. de méd.*, t. I, art. *Affusions;* 1832.

(2) *Gazette des hôpitaux*, numéro du 16 octobre 1847.

(3) *L'Union médicale*, numéro du 28 mars 1848.

(4) Même journal, numéro du 30 septembre 1848.

(5) *Revue médico-chirurg. de Paris*, février 1850.

(6) Jacquez, *Rech. statistiques sur le traitement de la fièvre typhoïde par les réfrigérants*, in *Arch. gén. de méd.*, t. XIV, p. 91; 1847.

ils étaient ainsi laissés deux heures, pendant lesquelles on leur donnait à boire, tous les quarts d'heure, une tasse d'eau fraîche. Dans tous les cas, quel que fût le degré de l'état algide, à peine une demi-heure s'était-elle écoulée, que la chaleur s'établissait; on réappliquait alors le drap mouillé, dont on répétait l'emploi deux ou trois fois. Sur 6 malades arrivés à la période de cyanose, 4 ont guéri, 2 ont succombé. Je dois dire que ces deux derniers étaient déjà presque des cadavres, et cependant, chez eux comme chez les autres, la réaction s'est franchement opérée» (1).

M. le Dr Stackler a obtenu de très-bons effets de l'enveloppement et des compresses froides souvent renouvelées dans deux cas de rhumatisme atriculaire aigu, et dans un cas de névralgie sciatique récente (2).

Je crois avoir mentionné, dans cette analyse, tous les travaux véritablement importants qui ont eu pour objet les applications thérapeutiques de l'eau froide, et j'ai exposé en détails les doctrines de Hancocke, de Fr. Hoffmann, de Pomme, de Currie, de Giannini, de Fröhlich, etc., c'est-à-dire des hommes auxquels appartiennent les premières places dans l'histoire de l'hydriatrie. Il existe encore un nombre immense d'écrits plus ou moins utiles à consulter, et l'on trouve dans les divers journaux de médecine français et étrangers, et principalement dans le *Journal de Hufeland*, un grand nombre d'observations, de mémoires, sur les effets thérapeutiques de l'eau froide dans diverses maladies; mais une énumération serait aussi fastidieuse que stérile, et une analyse n'ajouterait rien aux notions générales que nous venons d'établir. Le lecteur qui désirera des indications plus étendues les trouvera dans la bibliographie, si complète, qui termine l'ouvrage de M. Scoutetten.

---

(1) Burguières, *Études sur le choléra-morbus observé à Smyrne*, p. 82, 83; Paris, 1849.

(2) Stackler, *l'Union médicale*, numéro du 23 mars 1848.

§ II. — Du calorique employé comme agent sudorifique.

Je n'ai point l'intention, comme on le pense bien, de faire ici l'histoire complète de la médication sudorifique ; je me bornerai à établir quelques principes, et à rappeler succinctement les applications qui en ont été faites en thérapeutique.

Lorsque l'on cherche à se rendre un compte exact de l'action des divers agents dits *sudorifiques*, on ne tarde pas à reconnaître qu'à l'exception du calorique, il n'en est pas un seul qui produise la sueur en raison d'une action spéciale et locale s'exerçant exclusivement sur la peau.

Les uns n'amènent la sueur qu'autant qu'ils sont administrés sous forme de boissons *chaudes*, et que leur action est favorisée par le séjour au lit et l'élévation de la température de l'atmosphère dans laquelle est plongé le corps ; les autres n'agissent qu'à titre d'excitants généraux, de modificateurs pyrétogénétiques.

Le calorique *intus* et *extra* est donc le modificateur sudorifique par excellence ; mais son action varie singulièrement suivant le degré auquel s'élève la température de l'agent mis en usage, suivant le mode d'application, suivant plusieurs autres circonstances, et il est nécessaire d'établir des distinctions.

A 70° et au-dessus, le calorique est un caustique, un escharotique ; il produit une mortification des tissus plus ou moins profonde suivant la température du corps mis en contact avec eux, suivant la durée de ce contact, etc. Nous n'avons pas à nous occuper ici du moxa, du marteau de Mayor, du cautère actuel, et des divers agents à l'aide desquels on obtient une eschare, qui varie depuis celle de la cautérisation transcurrente ou ponctuée jusqu'à celle du moxa.

Entre 55 et 60°, le calorique produit la vésication sans mortification, et nous laisserons encore de côté cette seconde application du modificateur que nous étudions.

Entre 40 et 55°, le calorique produit la *rubéfaction*, c'est-à-dire une excitation qu'on peut rendre partielle ou générale, et plus ou moins énergique, suivant le procédé opératoire auquel on a recours. Dans ce but, on a mis en usage le bain chaud, les bains et douches de vapeurs, les fumigations, que l'on rend ordinairement médicamenteuses par l'addition de plantes aromatiques, de soufre, de cinnabre, etc. Cette médication est assez connue pour que nous puissions nous contenter de l'indiquer ici; ses applications et ses effets ont été bien exposés et appréciés par MM. Rapou (1), Bouchacourt (2), et Lambert (3), qui ont montré les avantages que l'on peut retirer des bains et des douches de vapeurs dans le traitement des fièvres intermittentes, de certaines phlegmasies aiguës ou chroniques, du rhumatisme, de la goutte, des arthropathies, de certaines paralysies, des dermatoses, de la scrofule, des hydropisies, des névralgies et des névroses, de la syphilis, etc.

Les effets physiologiques immédiatement et directement produits par le calorique ont été bien décrits par les auteurs que nous venons de citer. Ils ont exposé avec fidélité les modifications que subissent la respiration, la circulation centrale et capillaire (4); mais ils n'ont pas recherché si un effet secondaire, indirect, n'était pas exercé sur les autres fonctions de l'économie, en particulier sur l'absorption interstitielle, et ils n'ont pu dès lors se rendre un compte satisfaisant et complet des divers modes d'action suivant lesquels la médication opérait la guérison de maladies si différentes les unes des autres.

M. Rapou, qui croit que la doctrine de l'irritation *s'applique à toutes les maladies, que par elle seule on peut se rendre raison des phénomènes morbides et concevoir la formation des altéra-*

---

(1) Rapou, *Traité de la méthode fumigatoire ou de l'emploi médical des bains et douches de vapeurs;* Paris, 1823.

(2) Bouchacourt, *Observations pratiques sur l'emploi des bains et douches de vapeurs dans plusieurs maladies,* in *Journ. des conn. médico-chir.*, numéro de novembre 1840.

(3) Lambert, *Traité sur l'hygiène et la médecine des bains russes et orientaux;* Paris, 1842.

(4) Rapou, ouvrage cité, t. I, p. 65-80.

tions organiques (1), M. Rapou trouve dans la méthode fumigatoire un effet adoucissant, relâchant, émollient; un effet excitant, révulsif; un effet dépuratif et un effet sédatif ou antispasmodique. C'est par la *dérivation* qu'il explique l'efficacité de la méthode dans les *maladies lymphatiques*, la *scrofule*, dues, selon lui, à une *irritation des vaisseaux blancs* (p. 191).

M. Bouchacourt a tenu spécialement compte de l'effet excitant. « L'action de la vapeur d'eau, dit-il, doit être étudiée à divers degrés de température; car ces variations, la durée du contact, etc., donnent tantôt lieu à un effet émollient, sédatif, relâchant, tantôt déterminent une vive excitation. Nous pouvons cependant établir d'une manière générale que les bains et les douches de vapeurs constituent un médicament essentiellement tonique et excitant. » MM. Trousseau et Pidoux se sont également placés à ce point de vue (2).

Les bains de vapeurs, *suivis d'une affusion froide*, constituent ce qu'on appelle les bains russes ou orientaux; ils ont été employés dans les mêmes circonstances que les précédents, et voici comment s'exprime à leur égard le Dr Lambert.

« Les arrosements froids, c'est-à-dire avec de l'eau à 8 ou 10° R., se pratiquent sur tout le corps immédiatement avant de quitter l'étuve. Cette pratique, la plus importante des bains russes, a pour but de rafraîchir le corps du baigneur, de diminuer la sensation incommode de la chaleur, de modérer la transpiration, en resserrant momentanément les pores de la peau, à laquelle ils donnent plus de tonicité; de réveiller l'énergie des systèmes musculaire et nerveux, et sympathiquement de tous les organes; de prévenir enfin la débilité, l'affaiblissement, suite inévitable de tous les autres bains de vapeurs, et de provoquer une réaction salutaire. Lorsque le baigneur a élevé la température de son étuve de 40 à 45° R. par exemple, et qu'il y est resté quelque temps, cette transition subite du chaud au froid, loin d'être pénible, fait

(1) Rapou, ouvrage cité, t. I, p. 175.

(2) Trousseau et Pidoux, *Traité de thérapeutique*, 3e édit., t. II, p. 486 et suiv.; Paris, 1847.

éprouver une sensation agréable, que recherchent toujours avec empressement ceux qui ont déjà pris quelques bains. Immédiatement après cet arrosement, il semble qu'on reprend une nouvelle existence; à la chaleur brûlante de la peau, qui commençait à fatiguer, succède une agréable sensation de fraîcheur; les battements du cœur, les pulsations du pouls, deviennent plus calmes, plus réguliers; la tête est libre, la respiration facile; les pieds sont plus agiles; les muscles, relâchés par la vapeur, ont recouvré et augmenté leur vigueur primitive; en un mot, on ressent dans tout son être un surcroît de vitalité et de force jusqu'alors inconnu» (1).

Les bains de vapeurs sont administrés soit par encaissement, soit dans une étuve, et les auteurs ne sont point d'accord sur le procédé auquel on doit donner la préférence. MM. Trousseau et Pidoux recommandent le premier. «Quand on emploie les bains de vapeurs dans un but thérapeutique, disent-ils (2), il est bon de n'y exposer que le torse et les membres; on évite ainsi les inconvénients que les fonctions respiratoires ressentent presque toujours du contact de la vapeur; on provoque une transpiration pulmonaire abondante et avantageusement supplémentaire, qui permet de continuer plus longtemps et avec plus d'énergie l'application de ce moyen.» M. Lambert préconise le second. «Lorsque tout le corps est plongé dans la même température, la vapeur chaude introduite dans les poumons donne lieu à des effets importants; la transpiration pulmonaire est plus abondante; les battements du cœur, et par conséquent les pulsations du pouls, sont plus fréquents; ce foyer interne de calorique facilite l'exhalation cutanée... Dans une boîte, au contraire, la tête se trouvant dans une autre atmosphère, l'air que l'on respire est plus froid. Qu'arrive-t-il alors? La transpiration pulmonaire provoquée par l'action du calorique se trouve tout à coup supprimée, et les organes

(1) Lambert, ouvrage cité, p. 68, 69.
(2) Trousseau et Pidoux, *loc. cit.*, p. 492.

de la respiration, saisis, irrités par l'air froid qui y est introduit, sont affectés de toux, de rhumes, etc. » (1).

Nous ne pouvons adopter l'opinion de M. Lambert; l'accélération des battements du cœur et des pulsations du pouls n'est rien moins qu'un avantage, et l'expérience a démontré d'une manière péremptoire que l'air frais qui pénètre dans les poumons, loin de présenter du danger, exerce une action très-salutaire.

L'application de l'air sec échauffé, soit en boîte, soit en étuve, n'a été que peu employée en thérapeutique, et nous ne possédons sur cette matière que le remarquable ouvrage de M. J. Guyot (2). Mais la doctrine de l'incubation se place à un point de vue particulier, entièrement étranger au sujet que nous étudions, et nous n'avons point par conséquent à nous en occuper ici.

Entre 30 et 40°, le calorique agit moins comme excitant général que comme sudorifique, et c'est au moyen d'une semblable température, à laquelle l'économie peut rester soumise pendant plusieurs heures, que l'on obtient la plus grande somme possible de sueur. Pour arriver à ce résultat, on a recours ordinairement au séjour dans un lit recouvert de plusieurs couvertures, d'édredon, etc.; à l'enveloppement dans une couverture de laine, à l'ingestion de boissons chaudes, d'excitants spéciaux fournis soit par le règne végétal (ombellifères et labiées, bourrache, sureau, salsepareille, etc.), soit par le règne minéral (antimoine et ses composés, soufre), soit par le règne animal (ammoniaque, musc), et c'est la réunion de ces moyens qui constitue, à proprement parler, la *médication sudorifique*.

Ce résumé, quoique bien rapide, présente fidèlement l'état où en était la thérapeutique quant aux applications du calorique, et à la manière de provoquer la sueur, lorsque, frappé des résultats obtenus par Priessnitz, à l'aide d'un procédé que nous ferons bientôt connaître, j'entrepris des recherches et des expériences

(1) Lambert, *loc. cit.*, p. 41-56.

(2) J. Guyot, *Traité de l'incubation et de son influence en thérapeutique;* Paris, 1840.

qui m'ont conduit à une méthode réunissant tous les avantages désirables, sans présenter aucun inconvénient, d'une application facile, et pouvant être graduée de façon à répondre à toutes les indications : elle sera exposée dans la seconde partie de cet ouvrage.

J'ai terminé l'exposé sommaire des principaux travaux qui, en dehors de l'hydrothérapie systématisée de Priessnitz, ont eu pour objet l'application du calorique, de la sudation, et de l'eau froide, *intus* et *extra*, au traitement des maladies. On voit que ces travaux sont nombreux, qu'ils appartiennent à toutes les époques et à tous les pays ; que l'eau froide a subi de nombreuses vicissitudes ; que tantôt elle a été prônée outre mesure et présentée comme une panacée universelle, en se fondant surtout sur des théories et sur des doctrines humorales hypothétiques ; et que tantôt elle est tombée dans un oubli immérité, entraînée par la chute de ces mêmes doctrines, dont l'inanité faisait perdre de vue les enseignements fournis à la science par des faits nombreux et significatifs.

La médecine contemporaine s'est montrée plus éclairée, moins exclusive, moins systématique ; ramenée par Bacon aux véritables principes des sciences d'observation, elle n'a point méconnu la valeur des faits, et depuis le commencement du XIXe siècle, l'eau froide a souvent figuré parmi les agents employés par la thérapeutique ; mais les applications qui en ont été faites sont restées à l'état de faits isolés, empiriques, ne se rattachant les uns aux autres par aucun lien, n'appartenant à aucune méthode nettement formulée ; ne reposant point sur une appréciation raisonnée des effets physiologiques et curatifs du modificateur, n'étant subordonnés à aucune règle, à aucun principe, et ne pouvant dès lors s'appuyer que sur des convictions individuelles.

C'est dans cet état de choses que Priessnitz, conduit par le hasard d'abord, et plus tard par des doctrines non moins erronées que celles de ses devanciers, est venu, cent ans après Hancocke, proclamer à son tour que l'eau froide est le remède à tous les maux : il est aisé de deviner l'accueil que le monde médical fit à sa déclaration. Mais Priessnitz, doué d'une grande pénétration, d'un esprit d'observation remarquable, s'aperçut bientôt que les faits ne s'encadrent pas facilement dans les systèmes, et alors, moins entêté que beaucoup d'autres, par cela même qu'il était plus étranger à toutes notions scientifiques, il résolut de prendre l'expérience seule pour guide. En suivant cette voie, Priessnitz obtint, malgré une application souvent irrationnelle et toujours empirique, des succès tellement nombreux, tellement remarquables, que les fautes et les revers restèrent dans l'ombre, et que l'hydrothérapie, conspuée par les académies et par le public scientifique, s'établit définitivement sur la scène médicale, imposée non par les médecins aux malades, mais par les malades aux médecins.

Il me reste à exposer brièvement la méthode déjà connue de Priessnitz, et à rechercher ensuite s'il n'est point possible aujourd'hui d'asseoir l'hydriatrie sur une base assez solide pour la mettre désormais à l'abri des caprices des hommes et des démentis de la science.

CHAPITRE DEUXIÈME.

DU SYSTÈME DE PRIESSNITZ, OU DE L'HYDROTHÉRAPIE EMPIRIQUE.

---

§ Ier. — Description de l'hydrothérapie empirique.

/«Vincent Priessnitz naquit, le 4 juillet 1799, dans une des maisonnettes du sommet du Græfenberg, sur les montagnes de la Silésie autrichienne, à 1800 pieds au-dessus du niveau de la mer, entre Glatz et Neiss, et près de Freiwaldau. Grâce à la position aisée de ses parents, il reçut une assez bonne éducation, qui développa chez lui un esprit d'observation, un tact et une pénétration peu ordinaires. A peine dans l'adolescence, il remarqua, en aidant son père dans ses travaux ruraux, que dans les cas d'entorse, de contusion et de tumeur aux pieds des chevaux, on obtenait rapidement la guérison en les bouchonnant avec de l'eau froide; il vérifia plusieurs fois le fait, s'assura de l'efficacité de ce moyen, et l'employa sur plusieurs animaux : le succès couronna tous ses essais, qui lui inspirèrent dès lors déjà une grande confiance dans les vertus de l'eau froide.

«En 1816, le jeune Priessnitz fut renversé par un cheval fougueux qui lui imprima ses fers sur la face, lui fit des contusions graves au bras gauche, et lui fractura deux côtes. Un chirurgien fut appelé; il fit des efforts prolongés pour remédier au déplacement qui avait lieu entre les fragments, et n'ayant pu y réussir, déclara que si le malade échappait au danger qui le menaçait, il resterait longtemps souffrant et contrefait. Le jeune homme, mécontent de cet arrêt, tenta de se traiter lui-même : dans ce but, il appuya sa poitrine contre l'angle d'une chaise, et, retenant sa respiration, fit reprendre aux deux côtes leur première direction; il se fit ensuite un bandage avec un essuie-main mouillé, but de l'eau en abondance, et fut guéri en peu de temps.

«Cette cure, bien simple pour un médecin, frappa vivement l'imagination de Priessnitz; il attribua aux moyens qu'il avait employés ce qui est tous les jours le résultat des seuls efforts de la nature, et il se livra avec une nouvelle ardeur à des recherches sur les effets généraux produits par le froid, et sur les lois qui régissent son application dans le traitement des maladies chez l'homme. Je ne rapporterai de toutes ces expériences que l'une d'entre elles : deux porcs ayant été nourris, l'un avec des aliments froids, l'autre avec des aliments chauds, chez le premier, les intestins furent trouvés fermes, blancs, résistants, tandis que chez le second ils étaient rouges, ramollis, et se déchiraient si facilement qu'ils ne purent servir à la charcuterie.

«Priessnitz, ayant été amené à reconnaître les bons effets de l'eau froide dans le traitement d'un grand nombre de maladies, crut bientôt remarquer qu'une condition indispensable, pour rendre son application la plus efficace possible, était de soumettre la peau à de fortes et fréquentes transpirations, et ces deux moyens combinés devinrent la base de sa médication; il les appliqua à quelques cas de goutte, de rhumatisme, et guérit ses malades. Ses cures firent du bruit dans les environs, et sa maison devint trop petite pour contenir les nombreux visiteurs qui venaient y chercher des conseils. Sa réputation grandit rapidement, et les montagnards ne tardèrent pas à le regarder comme un protégé du ciel. Selon eux, l'eau n'avait aucune vertu par elle-même, et ne devait son action qu'à une puissance secrète dévolue à Priessnitz; c'est ainsi que partout, aux yeux du vulgaire, les choses les plus simples prennent une apparence de merveilleux, sans laquelle elles seraient souvent rejetées avec dédain. Mais ces mêmes succès firent à Priessnitz de nombreux ennemis; les curés lancèrent des anathèmes contre son art diabolique, les médecins et les vétérinaires le dénoncèrent comme exerçant illégalement la médecine, et l'autorité fut obligée d'intervenir. En 1830, le gouvernement autrichien accorda à Priessnitz l'autorisation de recevoir des malades et de les traiter d'après sa méthode : depuis cette époque, son établissement prit un développement rapide ; car, n'ayant réuni que cinquante-quatre pensionnaires en 1830, il en compta soixante-quatre en 1831, cent dix-huit en 1832, deux cent six en 1833, deux cent cinquante-six en 1834, trois cent quarante-deux en 1835, quatre cent soixante-neuf en 1836, onze cent seize en 1842, » etc. (1).

Le reste est trop connu pour que nous le répétions ici. Græfenberg a fait concurrence aux plus célèbres eaux thermales ; les malades y ont afflué de toutes les parties de l'Europe, plus tard, de toutes les parties du monde, et Priessnitz est mort en 1852, laissant, dit-on, plusieurs millions de fortune. Des établissements hydrothérapiques nombreux ont été fondés en Allemagne, en Angleterre, en Suisse, en Russie, en Belgique, en France ; des guérisons remarquables, imprévues, se sont produites, et l'hydrothérapie a conquis sur le terrain de la médecine pratique une place dont il est nécessaire de lui tracer exactement les limites, mais dont il est impossible désormais de l'expulser.

La méthode hydrothérapique imaginée et appliquée par Priessnitz comprend : A. le *régime*, B. l'*exercice*, C. l'*administration de l'eau froide à l'intérieur*, D. la *sudation*, E. l'*application de l'eau froide à l'extérieur.*

A. *Régime.*

a. *Aliments.* — 1° *Qualité.* Priessnitz proscrivait sévèrement les acides, la moutarde, le poivre, et tous les condiments, à l'exception du sel (2).

Les malades de Græfenberg mangent des viandes rôties, du poisson, des légumes, du laitage, des fruits ; et ici nulle pro-

(1) L. Fleury, *De l'Hydrosudopathie*, in *Arch. gén. de méd.*, t. XV, p. 208 ; 1837.

(2) Schedel, *Examen clinique de l'hydrothérapie*, p. 72 ; Paris, 1845.

scription ne vient contrarier leurs goûts : si les aliments ne sont pas suffisamment variés, si trop souvent ils sont mal préparés (1), cela tient à la parcimonie du dispensateur et à certaines circonstances de localité.

2° *Quantité*. Il existe à Græfenberg une table dite *de diète*; les aliments y sont plus légers, mais non moins copieux (2).

Jamais Priessnitz ne prescrivait la diète absolue ; il conseillait parfois de manger moins, ce qui voulait dire, pour lui, de manger à son appétit, en commençant par boire, en peu de temps, quatre ou cinq grands verres d'eau. En général, Priessnitz voulait qu'on mangeât beaucoup, pour remédier à la perte de forces que produit le travail hydrothérapique, et pour faciliter les efforts de la nature, qui cherche à repousser au dehors les humeurs peccantes; aussi les malades dévorent plutôt qu'ils ne mangent, et acquièrent par là une habitude difficile à déraciner, lorsqu'ils reviennent à un genre de vie où les pertes de l'économie sont moindres (3).

3° *Température*. Selon Priessnitz, disais-je en 1837, l'alimentation chaude produit de fâcheux effets chez tous les animaux, et c'est à cette cause qu'il attribue la plupart des dérangements qui surviennent, chez l'homme, du côté des voies digestives; aussi prescrit-il le régime froid. Quelques mets chauds sont permis aux personnes qui n'ont que des maladies légères; mais, dans les cas graves, tous les aliments sont froids (4).

Les auteurs les plus récents, MM. Scoutetten, Schedel, Baldou, Lubansky, etc., ne font aucune mention de la température des aliments. Priessnitz avait-il fini par renoncer au système froid? Il y a lieu de le croire, et dans tous les cas, il est constant que celui-ci n'est point observé dans les établisements hydrothérapiques fondés depuis lui.

b. *Boissons*. — L'eau est la seule boisson tolérée à Græfenberg;

(1) Baldou, *Instruct. prat. sur l'hydrothérapie*, p. 57; Paris, 1846.
(2) Baldou, *loc. cit.*, p. 57.
(3) Schedel, *loc. cit.*, p. 71, 72.
(4) L. Fleury, *De l'Hydrosudopathie, loc. cit.*, p. 211, 212.

le vin, la bière, le thé, le café, les liqueurs alcooliques ou fermentées, sont sévèrement proscrits. Souvent les malades boivent quatre ou ciuq verres d'eau avant le repas, et un plus grand nombre pendant et après celui-ci.

B. *Exercice.*

L'exercice musculaire est une des parties les plus importantes de la médication hydrothérapique. Une distance assez longue sépare l'établissement du lieu où l'on reçoit les douches (une demi-heure de marche), et elle est franchie deux ou trois fois par jour; mais les malades sont encore tenus de faire de longues promenades, et d'exercer les membres supérieurs par des mouvements énergiques et fatigants. « Tous les malades, dit M. Schedel, sont pourvus d'une scie, d'un chevalet, et d'une hache; les dames, les jeunes personnes, comme les hommes, sont obligées de fendre et de scier du bois. Le but qu'on se propose pourrait être atteint plus agréablement peut-être par les procédés gymnastiques; mais Priessnitz les repousse, comme trop violents et capables d'occasionner des accidents » (1). La danse est permise; mais on proscrit sévèrement toute lecture prolongée, toute étude de cabinet.

C. *Administration de l'eau froide à l'intérieur.*

Les malades de Priessnitz buvaient dans les vingt-quatre heures en minimum 10, en maximum 40, et en moyenne 25 verres d'eau, dont la température variait entre + 8 et + 12° centigrades. « La règle générale, quand on n'a pas transpiré le matin, est de boire un verre d'eau après s'être nettoyé la bouche et les dents, puis plusieurs verres en sortant et pendant la promenade; de quatre à six verres avant le déjeuner, deux avant le dîner, deux après ce repas, et autant dans l'après-midi ou dans la soirée » (2).

(1) Schedel, *loc. cit.*, p. 72.
(2) Schedel, *loc. cit.*, p. 34.

D. *Sudation.*

Les nombreux documents allemands que j'ai eus entre les mains en 1837 prouvent que, pendant les premières années de sa pratique, Priessnitz soumettait la presque totalité de ses malades à de fortes et fréquentes transpirations ; il n'en a plus été de même plus tard, au dire de M. Schedel. «Ce procédé tant prôné, et encore tant employé dans les établissements hydriatriques, paraît comparativement abandonné par son auteur, auquel on reproche même cet abandon ; actuellement tel malade qu'il faisait autrefois transpirer deux fois par jour, est tout surpris de se voir défendre ce moyen, et, dans les cas où Priessnitz y a recours, c'est évidemment avec beaucoup moins d'exagération... Il est probable que certaines conséquences fâcheuses, bien avérées, l'auront rendu plus circonspect» (1).

Si Priessnitz modifia ses premiers errements, ceux-ci sont restés en honneur auprès de ses adeptes, et dans la plupart des établissements hydrothérapiques on fait encore un fâcheux abus de la sudation, sous l'empire de cette idée, qu'elle rejette au dehors le principe morbifique, et qu'elle provoque des éruptions cutanées critiques.

Pour provoquer la transpiration, Priessnitz n'avait recours ni aux médicaments dits sudorifiques, qu'il accusait de produire une excitation générale nuisible, ni aux bains de vapeurs, qui, selon lui, exercent une action fâcheuse sur les poumons et le cerveau, et ne produisent qu'une *transpiration passive.*

Pour que la sudation soit salutaire, disait Priessnitz, il faut qu'elle soit *active,* qu'elle résulte d'une suractivité des fonctions vitales, et il n'y a que le calorique animal qui puisse faire obtenir ce résultat.

Voici les deux procédés qu'il employait :

Dans quelques cas assez mal déterminés, les malades sont en-

(1) Schedel, *loc. cit.*, p. 44.

veloppés dans un drap mouillé, recouverts de couvertures de laine, et restent pendant quatre, cinq, six ou huit heures, dans cet appareil, qui finit par provoquer une transpiration plus ou moins abondante (*sudation forcée*).

Cette méthode paraît avoir été à peu près abandonnée par Priessnitz.

Le second procédé mis en usage par les hydropathes, celui qu'ils emploient presque exclusivement aujourd'hui, consiste à envelopper le malade dans une couverture de laine, et à le recouvrir ensuite d'un lit de plume, de couvertures ouatées, d'un édredon, etc. La tête demeure à l'air libre, et aussitôt que la sueur commence, on ouvre les fenêtres et l'on fait boire au patient un peu d'eau froide tous les quarts d'heure.

Le temps nécessaire pour amener la transpiration est très-variable, très-irrégulier, et quelquefois démesurément long. « L'intervalle qui s'écoule entre l'enveloppement et l'apparition de la sueur varie beaucoup non-seulement selon les individus, mais encore chez la même personne, et surtout selon la saison. Celui qui, en été, transpire en un quart d'heure, mettra de *trois à cinq heures* en hiver ; d'autres fois, un état d'atonie de la peau semble y mettre obstacle, et j'ai vu des malades ne pas transpirer *après cinq heures d'enveloppement* » (1).

On observe quelquefois que la transpiration n'est que partielle, et que divers points du corps ne transpirent pas ; dans ce cas, on applique sur ces parties, avant d'envelopper le malade, une compresse mouillée bien égouttée.

La durée de la séance, qui ne compte que du moment où la sueur s'est manifestée, varie suivant la constitution des sujets, leurs forces, et la nature de la maladie.

Dans les affections chroniques, elle est d'une demi-heure à trois heures ; mais, dans les maladies aiguës, elle se prolonge parfois pendant douze, quinze ou vingt heures (2).

---

(1) Schedel, *loc. cit.*, p. 46.
(2) Schedel, *loc. cit.*, p. 48.

Dans les premiers jours de la cure, la sueur ne s'établit que difficilement; mais bientôt elle devient tellement abondante, qu'on l'a vue traverser l'appareil, les matelas, et ruisseler à terre sous le lit des malades.

La sudation se termine constamment par une application extérieure d'eau froide.

Lorsqu'on juge convenable de mettre fin à la séance, on enlève les lits de plume, les couvertures, etc.; le malade se lève sans se débarrasser de sa couverture, se lave la figure et la poitrine avec de l'eau froide, et va se plonger dans un grand bassin plein d'eau. Cette eau, prise à différentes sources, est amenée dans l'établissement des parties supérieures de la montagne par des conduits qui ont environ 2,600 mètres de longueur; sa température, dans les plus grandes chaleurs, n'excède jamais 7° R.; en hiver, elle descend quelquefois à 2° et même à 0°. On se plonge dans ce bassin en toute saison, et on n'y reste d'abord que le temps de l'immersion; plus tard on vous y laisse deux ou trois minutes et quelquefois davantage. Ceux qui arrivent à Græfenberg n'ont souvent pas le courage d'affronter une sensation qui est en effet très-pénible au début; ils mettent alors fin à leur transpiration dans une baignoire, qui contient 5 à 8 centimètres d'eau à 12 ou 16°. Pendant ce noviciat, qui se prolonge environ une semaine, on abaisse successivement la température du bain, et l'on amène ainsi le malade à se plonger dans le bassin. Aussitôt après l'immersion, on s'habille, on va faire une promenade à pied, et on s'en revient ensuite déjeuner.

E. *Applications extérieures d'eau froide.*

Les procédés suivant lesquels, à Græfenberg, l'eau froide est appliquée à l'extérieur sont assez nombreux : nous allons les exposer brièvement.

Grand bain, bain d'immersion. L'eau est contenue dans un bassin, un réservoir ayant de 4 à 5 pieds de profondeur, et assez grand pour que le malade puisse s'y mouvoir à l'aise et même y nager ; à Græfenberg, ce bain se prend dans des cuves en bois, placées au niveau du sol, et ayant de 3 à 4 pieds de profondeur et 6 pieds de diamètre.

Le grand bain n'est guère employé que pour mettre fin à la sudation et de la manière que nous avons indiquée plus haut. Lorsque le malade est hors d'état de se jeter lui-même dans la cuve, on le place dans un drap tenu par plusieurs personnes, et on le plonge de 1 à 5 fois dans l'eau.

Bain partiel. Une baignoire en bois contient de 6 à 15 pouces d'eau, dont la température varie entre 18 et 4° R. Le malade s'assied dans la baignoire, et un ou plusieurs aides le frictionnent vivement sur toutes les parties du corps avec les mains, qu'ils trempent dans l'eau du bain, pendant un espace de temps qui varie entre 3 et 10 minutes.

Le bain partiel remplace parfois le grand bain après la sudation ; il est d'un fréquent usage après l'enveloppement dans le drap mouillé ; souvent il est employé comme dérivatif contre les diverses congestions, tant cérébrales que thoraciques, et alors on y joint des affusions d'une eau plus froide sur la partie congestionnée. La durée du bain est dans ces cas de 4, 6, et même 9 heures ; l'eau est renouvelée à mesure qu'elle se réchauffe.

« Parfois aussi il arrive à Priessnitz d'avoir recours au bain partiel pour produire une réaction violente sur toute l'économie, et alors il le fait prendre à 4 ou 6° R., et sa durée de 1 à 3 heures, temps pendant lequel on ne cesse de frotter le malade ; généralement, pour obtenir une vive réaction, il le donne alternativement avec le grand bain froid. Ainsi, après quelques minutes de frictions dans le bain partiel, le malade est plongé dans le bain de cuve, d'où on le retire aussitôt pour le mettre de nouveau dans le bain partiel ; dix minutes après, une nouvelle immersion est faite dans le grand bain ; puis on donne encore un bain partiel, et ainsi de suite, quelquefois jusqu'à ce que le malade n'en puisse plus supporter davantage » (1).

---

(1) Schedel, *loc. cit.*, p. 42.

Bain de siége. Trois à quatre pouces d'eau sont versés dans un baquet en bois ayant 2 pieds de diamètre supérieur, 1 pied 10 pouces de diamètre inférieur, et 9 à 10 pouces de profondeur. Avant de se mettre dans ce bain, le malade doit s'être échauffé par de l'exercice, et souvent on pratique des frictions avec le drap mouillé. Pendant la durée du bain, on couvre avec une couverture les parties du corps exposées à l'air : souvent on couvre la tête de compresses froides.

Ce bain est souvent prescrit dans les maladies des organes abdominaux, la constipation, les hémorrhoïdes, etc., comme moyen résolutif; sa durée est de trois quarts d'heure, une heure, ou même davantage : la température de l'eau est de 14 à 10° R.

Souvent Priessnitz se servait de ce bain comme dérivatif, dans les affections du cœur, du poumon, du cerveau, etc. : sa durée est alors de 8 à 30 minutes, et la température de l'eau varie entre 12 et 8° R.

Un bain de siége de 8 à 10 minutes et à 4 ou 5° R. agit comme tonique.

Enfin Priessnitz attribuait aux bains de siége prolongés pendant plusieurs heures une action sédative puissante.

Bain de pieds. Si l'on veut produire l'effet excitant, les pieds, préalablement échauffés par l'exercice ou par des frictions, sont plongés dans un vase en bois contenant 1 pouce d'eau à 4 ou 5° R.; la durée du bain est d'environ 5 minutes, pendant lesquelles les pieds sont vivement frottés l'un contre l'autre. Si le bain de pieds doit produire un effet dérivatif sur la tête ou la poitrine, l'eau doit avoir 2 à 3 pouces de hauteur, et être à 10 ou 12° R.; les pieds sont frottés l'un contre l'autre pendant une demi-heure ou même une heure, et les parties congestionnées sont couvertes de compresses froides.

Bains locaux. Suivant les indications, Priessnitz prescrivait des bains de tête, de menton, d'yeux, de mains, de coude, etc. Tous ces bains partiels reposent sur les mêmes principes. Si l'on veut obtenir l'effet excitant, révulsif, l'eau doit être très-froide (2 à 4° R.), le bain très-court (5 à 10 minutes), et les frictions sont très-énergiques ; si l'on recherche l'effet sédatif ou résolutif, l'eau doit avoir 12 à 14° R., et la durée du bain être de 15, 20, 30 minutes, ou même une heure.

Affusions, lotions, et ablutions. Les affusions sont rarement employées seules ; le malade, assis ou debout dans une cuve, reçoit sur le corps de l'eau froide que l'on fait tomber d'une certaine hauteur.

C'est surtout pendant le bain partiel que Priessnitz pratiquait l'affusion, soit avec l'eau du bain lui-même, soit avec une carafe ou un seau, qu'on verse sur la tête, la poitrine, l'épigastre, la colonne vertébrale, ou toute autre partie affectée.

Les lotions, les ablutions, se pratiquent soit avec un linge, soit avec une éponge, soit avec les mains : elles sont toujours accompagnées de frictions ; leur effet est surtout dérivatif.

Douches. Les douches ne doivent être prises que lorsque le corps a été préalablement échauffé par l'exercice, et elles sont placées à 20 minutes de chemin de l'établissement ; elles ont une chute de 18 pieds, et une dimension qui varie depuis un demi-pouce jusqu'à 4 pouces de diamètre ; leur durée est de 1 à 5 minutes ; dans quelques cas fort rares, elle atteint 10 minutes.

Les douches, suivant Priessnitz, *divisent et rejettent au dehors les principes morbifiques renfermés dans l'économie.*

Drap mouillé. Si l'on veut obtenir l'effet sédatif, antiphlogistique, le malade reste enveloppé pendant plusieurs heures dans un drap de toile fortement mouillé, qu'on renouvelle toutes les cinq minutes ; si l'on veut produire l'effet excitant, révulsif, on jette sur le malade, qui est debout, un drap mouillé, plus ou moins fortement tordu, et l'on pratique pendant 2 à 5 minutes, et avec les mains, d'énergiques frictions sur tout le corps.

Compresses. C'est d'après les mêmes principes que Priessnitz appliquait souvent des compresses mouillées sur telle ou telle partie du corps ; les compresses sédatives sont fortement mouillées, et renouvelées toutes les 5 minutes pendant plusieurs heures ; les compresses excitantes sont plus ou moins tordues, recouvertes d'une compresse sèche, et restent en place depuis 2 jusqu'à 12 heures, sans être renouvelées.

Ceinture. Presque tous les malades, à Græfenberg, portent la ceinture humide. C'est un bandage de corps en grosse toile, assez long pour faire le tour du tronc, et qui, après avoir été trempé dans de l'eau froide que l'on exprime soigneusement, est appliqué très-étroitement autour du ventre; sur cette ceinture on en applique une autre, sèche, faisant à peu près deux fois le tour du corps.

La ceinture humide doit être renouvelée aussitôt qu'elle est sèche; le plus grand nombre des malades la portent jour et nuit (1).

Dans les établissements qui ont été fondés dans ces dernières années, et dans celui de Bellevue, en particulier, on a construit des appareils qui sont inconnus à Græfenberg, et qui présentent des avantages très-précieux; ils permettent de mieux graduer l'emploi extérieur de l'eau froide, ils répondent à des indications spéciales qu'il serait fort difficile de remplir sans eux, et ils rendent la réaction plus facile, plus prompte et plus sûre.

Indépendamment du bassin pour le grand bain ou pour les immersions, on trouve, à Bellevue, des *douches générales verticales* en pluie ou en nappe; une *douche générale horizontale en poussière;* une *douche verticale en colonne,* dont le diamètre peut être changé à volonté; une *douche mobile,* partielle, locale, qu'on peut diriger horizontalement ou verticalement sur chacune des parties du corps, et qui est à volonté en pluie ou en colonne, le diamètre de cette dernière pouvant prendre toutes les dimensions; une *douche ascendante* pour le rectum ou le vagin; une *douche vaginale horizontale;* un *bain de siége à eau courante,* dans lequel, au moyen d'une double enveloppe, l'eau arrive très-divisée et avec une grande force par une foule de petits orifices répandus sur la surface de l'appareil, et s'écoule complétement au fur et à mesure de son arrivée; ce bain de siége est construit

(1) Schedel, ouvrage cité, p. 51-71.

de telle façon qu'on peut y prendre isolément un bain de siége à eau courante ou dormante et une injection vaginale, ou combiner celle-ci avec l'un ou l'autre des bains de siége précédents; un *bain de siége périnéal*, etc. etc.

Les différents procédés d'application que nous venons d'énumérer ne sont pas indistinctement employés, et l'on comprend qu'il est impossible d'indiquer toutes les modifications qu'on apporte dans leur succession, leur combinaison, leur nature, selon l'âge, le sexe, la force, le tempérament du malade, le genre de son affection, les complications dont elle s'accompagne, etc.; la sagacité du médecin peut seule les approprier à la circonstance, et nous ne pouvons exposer ici que les généralités. Mais on est forcé de reconnaître cependant que les modifications ne portent guère que sur les compresses et les bains locaux, qu'elles ne se montrent que dans les affections aiguës, et que tous les malades atteints d'affections chroniques sont soumis, à Græfenberg et dans tous les autres établissements hydrothérapiques, celui de Bellevue excepté, à une formule qui est la même toujours et pour tous; de telle façon qu'en décrivant, comme l'a fait M. Scoutetten, la *journée* d'un malade soumis au régime hydrothérapique, à Græfenberg, on fait connaître le traitement tout entier, dans ce qu'il a de plus essentiel et de plus général.

A quatre heures du matin en été, à cinq heures en hiver, le malade est éveillé par le garçon de bain, qui, après l'avoir fait sortir du lit, l'y replace, pour l'envelopper dans deux ou trois couvertures de laine, par-dessus lesquelles on place un lit de plume, un édredon, etc.; le malade, ainsi enveloppé, reste immobile sur son lit. Après un espace de temps qui varie depuis un quart d'heure jusqu'à cinq heures, la sueur commence à paraître; elle se manifeste d'abord sur la poitrine et sur l'abdomen, puis elle s'empare successivement de tout le corps. Le domestique ouvre alors les fenêtres de la chambre, et présente au patient, de quart d'heure en quart d'heure, un demi-verre d'eau fraîche. Le temps fixé pour la sueur étant écoulé (une demi-heure à trois heures), le malade se plonge dans la cuve pendant une à cinq minutes, s'essuie fortement, s'habille aussitôt, et va se promener à grands pas. La promenade dure environ une heure, et pendant ce temps, on boit six ou huit verres d'eau.

A huit heures, on déjeune avec du lait froid et du pain bis, et on se promène de nouveau pendant une heure.

A onze heures, frictions avec le drap mouillé, bain partiel, douche ou bain de siége; après quoi le malade provoque la réaction en fendant ou en sciant du bois.

A une heure, le dîner est servi; il se compose d'un potage, d'un plat de viande, d'un plat de légumes, et des fruits de la saison. L'eau est la seule boisson autorisée.

Après le dîner, le malade doit se promener de nouveau, sans jamais être arrêté par le mauvais temps.

Entre trois et quatre heures, le malade subit une seconde séance de sudation, ou bien il se rend à la douche.

«Au milieu d'un bois de sapins, planté sur la montagne, au-dessus et à un quart de lieue de Græfenberg, sont des baraques en planches, formant des espèces de chambres, dans lesquelles on se déshabille; dans une pièce attenante, tombe la douche, amenée par des conduits en bois. L'une de ces baraques, celle qui est exclusivement destinée aux femmes, est ouverte par le haut; c'est là, quelque temps qu'il fasse, en été comme en hiver, que les femmes les plus délicates s'exposent, le corps complétement nu, à l'action de la douche» (1).

Après la séance du soir, nouvelle promenade.

A huit heures, on soupe avec du lait froid et du pain bis.

A neuf heures, bain de siége ou de pieds; quelquefois un lavement froid.

A dix heures, on se couche.

Telle est, dans les maladies chroniques, la base immuable de l'hydrothérapie empirique, ainsi qu'il est facile de s'en convaincre en parcourant les ouvrages de MM. Baldou (2), Lubansky (3), Vi-

(1) Scoutetten, ouvrage cité, p. 40.
(2) Baldou, *Instruction pratique sur l'hydrothérapie*; Paris, 1846.
(3) Lubansky, *Études pratiques sur l'hydrothérapie*; Paris, 1847.

dart (1), les relations qui ont été publiées sur Marienberg, etc.; les accessoires seuls varient suivant la nature de la maladie ou les indications qui se présentent accidentellement.

Dans les maladies aiguës, dans les phlegmasies, Priessnitz employait quelquefois le grand bain longtemps prolongé, et il assurait s'être guéri lui-même d'une *fièvre chaude* en restant pendant dix heures de suite dans la cuve; mais le plus ordinairement il avait recours à l'enveloppement dans le drap mouillé souvent renouvelé, aux compresses sédatives appliquées *loco dolenti*, tandis que la dérivation était provoquée sur des points éloignés du mal par des frictions, des compresses excitantes, etc.

Priessnitz ne voulait appliquer son traitement ni aux enfants très-jeunes ni aux vieillards d'un âge très-avancé; il le faisait suivre pendant toute l'année, et l'hiver est la saison qu'il considérait comme la plus favorable.

«Priessnitz continue d'appliquer le traitement, dans toute sa rigueur, aux personnes du sexe, pendant l'époque même de l'écoulement menstruel..., et il fait de cette pratique une mesure presque générale; mais il doit être lui-même souvent induit en erreur, car la plus grande partie des dames en traitement suivent les conseils des baigneuses, et laissent croire à Priessnitz qu'elles continuent les procédés hydriatriques comme à l'ordinaire, tandis qu'il n'en est rien. Il en résulte pour lui l'impossibilité de se rendre compte de l'état des choses, et il doit considérer cette manière d'agir comme bien moins capable de nuire qu'elle ne l'est réellement» (2).

La durée du traitement varie, comme on le pense bien, suivant la maladie et les individus; mais elle est, au minimum, de plusieurs mois et souvent de plusieurs années. La nécessité de cette longue durée est malheureusement trop méconnue par les malades, qui, atteints depuis longtemps, souvent depuis six, huit, dix, quinze ans, d'une affection chronique qui a résisté à toutes

(1) Vidart, *Études pratiques sur l'hydrothérapie;* Paris, 1851.
(2) Schedel, *loc. cit.*, p. 94-100.

les ressources de la thérapeutique, s'imaginent que l'hydrothérapie doit les guérir en quelques jours ou, tout au plus, en quelques semaines; sans vouloir comprendre qu'on n'a point affaire ici à un embarras gastrique, que fait disparaître l'administration d'un vomitif, mais, d'une part, à une maladie ordinairement fort ancienne, chronique ou bien générale, constitutionnelle, ayant profondément altéré toutes les fonctions de l'économie; et, d'autre part, à un modificateur qui, par sa nature même, ne peut devenir efficace qu'à la condition d'une action longtemps continuée.

Si maintenant on recherche suivant quels principes, quelles doctrines, cette médication était appliquée par Priessnitz, on se retrouve en présence d'un humorisme suranné, qui témoigne d'une ignorance complète des premiers éléments de la science.

«Priessnitz suppose que, chez *tout malade*, le sang est plus ou moins chargé de *matières peccantes*, que la nature parviendrait à chasser facilement si on lui venait en aide; expulsion qui constituerait alors une *crise* salutaire plus ou moins violente; mais il rejette, comme plutôt nuisible qu'utile, l'emploi de *tout médicament*, et il en considère les effets comme plutôt propres à faire naître des obstacles qu'à favoriser les efforts de la nature. Au contraire, selon lui, les sueurs forcées, les diverses applications de l'eau à l'extérieur, et son usage abondant à l'intérieur, conjointement avec l'exercice au grand air, sont des agents qui facilitent la production de ces crises salutaires au moyen desquelles les humeurs peccantes sont expulsées, et l'économie soulagée. *Toute réaction* prononcée un peu prolongée, et qui survient pendant le cours du traitement, est donc pour lui une *crise*» (1).

Les principaux phénomènes envisagés par Priessnitz comme critiques sont les éruptions cutanées, les furoncles, les abcès, la diarrhée et le vomissement, le flux hémorrhoïdal, des sueurs fétides, des mouvements fébriles, irréguliers et intermittents, la salivation. Nous nous expliquerons bientôt sur la nature et la

(1) Schedel, *loc. cit*, p. 73.

valeur de ces manifestations morbides, que l'on voit souvent, en effet, survenir pendant l'application de l'hydrothérapie empirique et systématisée.

Les idées que nous venons d'indiquer ont été plus ou moins franchement adoptées par tous les hydropathes ; on les retrouve au fond de toutes leurs dissertations sur la nature des maladies et le mode d'agir de la médication.

«L'apparition plus ou moins prompte de l'état morbide, sa gravité, dit M. Wertheim, seront relatives à la quantité ou à la qualité de la matière morbigène qui, accumulée dans l'organisme, est l'agent matériel des troubles de la santé... L'ensemble des parties restées intègres dans l'organisme lutte contre un mal qui s'agrandit toujours, en provoquant des crises... C'est de la libre activité des forces restauratrices innées à l'organisme que dépend le retour de la santé ; le premier devoir du médecin est donc d'éloigner tous les obstacles qui pourraient les entraver, et de les aider à propos à mettre un terme à la maladie, etc. etc.»

Pour couronner ce pathos inintelligible, M. Wertheim donne pour exemple de ***crise : le sphacèle de certaines parties dans les fièvres nerveuses*** (***sic !***), et il déclare qu'il faut rejeter de la thérapeutique les purgatifs, qui ne font que diminuer la quantité du sang, sans corriger sa qualité vicieuse, et que les seuls cas qui ne contre-indiquent pas les émissions sanguines sont les cas d'apoplexie (1).

«La détérioration de nos organes par une matière morbifique, dit à son tour M. Engel, ne permet pas aux fonctions de s'accomplir avec l'accord et l'énergie que leur avait donnés primitivement la nature ; leur réaction se montre insuffisante contre les agressions sérieuses, et voilà d'où vient la foule des maladies qui nous assiégent, et pour la guérison desquelles il faut rendre à l'organisme impuissant les forces qui lui manquent pour se débarrasser du principe morbifique au moyen d'une crise. Or l'hydrothérapie

(1) Wertheim, *De l'Eau froide appliquée au traitement des maladies*, etc., p. 9-18 ; Paris, 1840.

est un traitement qui a précisément pour but d'exciter et de régler, sans le secours des médicaments, la force médicatrice innée à l'organisme pour guérir les maladies» (1).

Les doctrines des hydriatres que nous venons de nommer sont, à peu de chose près, celles de tous les hydropathes allemands et étrangers.

Si, de MM. Wertheim et Engel, on passe à M. Baldou, on se trouve en présence d'idées médicales et pathogéniques beaucoup plus saines, et plus en rapport avec les véritables principes de la science; mais la doctrine des crises trouve encore en cet auteur un ardent défenseur (2), et nous avons vu M. Scoutetten lui-même se placer également à ce point de vue (3).

Nous étudierons tout à l'heure la doctrine des crises avec tous les développements que comporte cette importante question.

Quelles sont les maladies qui ont été soumises avec avantage à l'action de l'hydrothérapie empirique ?

Priessnitz, qui en fait d'exploration organique se contentait d'examiner la peau; Priessnitz, qui, ne possédant aucune connaissance médicale, ne pouvait établir un diagnostic et était obligé de s'en tenir aux symptômes les plus apparents, sans pouvoir remonter aux causes; Priessnitz, qui attribuait toutes les maladies à un principe morbifique résidant dans l'économie, avait dû nécessairement considérer son système comme une panacée universelle, et pendant les premières années de sa carrière il a, en effet, admis à Græfenberg tous les malades qui s'y sont présentés; mais, ayant éprouvé des revers sur des phthisiques et sur des malades portant des épanchements considérables, liés à des altérations organiques graves, Priessnitz avait fini par repousser tous les sujets qui toussent, et ceux qui ont un épanchement quelconque, ascite ou anasarque.

M. Baldou ne considère, comme contre-indications absolues à

---

(1) Engel, *De l'Hydrothérapie*, p. 1-18; Paris, 1840.

(2) Baldou, *loc. cit.*, p. 637 et suiv.

(3) Scoutetten, *loc. cit.*, p. 498 et suiv.

l'emploi de l'hydrothérapie, que la phthisie pulmonaire et le cancer; cependant, ajoute-t-il, l'anévrysme, avec amincissement et dilatation des parois du cœur, impose au médecin la plus grande réserve sur l'emploi de l'eau, qui doit être à une température de **20 à 24°** (**1**).

Si l'on compulse les ouvrages qui ont été publiés sur l'hydrothérapie, on voit que les succès les plus nombreux, les plus incontestables, ont été obtenus contre la goutte, le rhumatisme musculaire chronique, la vérole constitutionnelle (*accidents tertiaires*), la scrofule (*fistules, carie*, etc.), les affections hémorrhoïdales, les phlegmasies chroniques de l'appareil digestif, les maladies du foie; viennent ensuite l'asthme, la paralysie, les névroses, certaines maladies cutanées; en troisième ordre, se présentent beaucoup d'autres maladies qu'il serait trop long d'énumérer, et quelques faits de maladies aiguës (fièvres typhoïdes, fièvres éruptives, pneumonies, pleurésies, péritonites): mais ici il est presque toujours impossible de se prononcer avec une certitude suffisante. Un des plus graves reproches que l'on puisse adresser aux hydropathes, une des causes les plus puissantes de l'accueil hostile et dédaigneux qu'ont fait à l'hydrothérapie les sociétés savantes, et beaucoup d'hommes sérieux et honorables, c'est la manière dont les faits ont été recueillis et présentés; presque tous sont tronqués, incomplets, dépourvus des données qui seules pourraient leur attribuer une valeur réelle; sans diagnostic établi ou possible, et en présence d'un pareil état de choses, on ne saurait trop admirer l'outrecuidance avec laquelle M. Wertheim accuse la *médecine pratique* « d'accorder trop peu d'importance à la symptomatologie, de s'appuyer sur des observations de maladies qui ne présentent souvent qu'un agrégat de symptômes sans cohérence, où sont empreintes les idées théoriques de leurs auteurs, et où l'on ne rencontre que rarement une narration *ingénue*, simple, du cas actuel, un développement exact des symptômes dans leur ordre naturel. »

---

(1) Baldou, *loc. cit.*, p. 621, 622.

En faisant une large part à l'*ingénuité* qui caractérise cet hydriatre et à l'étrangeté de son langage tudesque, on peut affirmer néanmoins que jamais la parabole de la poutre et de la paille n'a reçu une plus éclatante confirmation.

L'exposé qu'on vient de lire est sans doute fort incomplet, mais il donne une idée exacte et une connaissance suffisante des doctrines de l'hydrothérapie empirique; ceux qui voudront de plus amples détails les trouveront dans les ouvrages de MM. Scoutetten et Schedel. Nous n'avons eu d'autre but ici que de rendre intelligible l'appréciation que nous allons soumettre au lecteur.

---

§ II. — Appréciation de l'hydrothérapie empirique.

En 1843, M. Scoutetten, après avoir visité les principaux établissements hydrothérapiques de l'Allemagne, fit paraître un ouvrage dans lequel on trouve un aperçu historique fort bien fait de l'emploi médical et chirurgical de l'eau froide; une exposition complète de la méthode de Priessnitz, et vingt-neuf observations de diverses maladies (fièvre typhoïde, rhumatisme, fièvres éruptives, gastro-entérite chronique, scrofule, diarrhée chronique, engorgement du foie ou de la rate, goutte, etc.) traitées avec plus ou moins de succès par la médication nouvelle (1).

L'auteur termine son œuvre en formulant un système de pathogénie que nous n'avons pas à examiner ici, et il conclut que la médecine possède deux grands moyens pour combattre les causes et les effets des maladies : ce sont l'hydrothérapie et les médicaments.

« L'hydrothérapie, dit-il, agit en favorisant le retour des organes à l'état normal; *elle n'a aucune action sur les causes morbides*, mais elle en prépare l'expulsion en donnant à l'organisme

---

(1) Scoutetten, *De l'Eau sous le rapport hygiénique et médical, ou de l'hydrothérapie*; Paris, 1843.

une force de réaction suffisante ; elle a ouvert une voie nouvelle à la thérapeutique médicale, en lui indiquant les découvertes qu'il lui reste à faire pour neutraliser l'action et peut-être le principe des causes miasmatiques» (1).

Ceci suffit pour montrer à quel point de vue s'est placé M. Scoutetten : c'est celui d'un *principe morbifique*, virus ou miasme, qui s'est introduit dans l'économie, et dont l'expulsion a lieu au moyen d'une réaction organique, vitale : au moyen de *crises* provoquées, favorisées par l'hydrothérapie. M. Scoutetten ne se préoccupe point des effets physiologiques ; il n'étudie point l'action exercée par la médication sur la circulation, la calorification, l'absorption ; il ne voit pas que là est la véritable puissance de l'hydrothérapie ; que c'est en modifiant ces grandes fonctions *qu'elle exerce une action si remarquable sur un grand nombre de causes morbides*, et il n'envisage de la question que le côté le plus restreint et le plus obscur.

En 1845, parut l'ouvrage de M. Schedel (2), où l'on trouve enfin, et pour la première fois, un examen véritablement scientifique, une saine appréciation des modificateurs mis en usage par l'hydrothérapie, une étude raisonnée de leurs effets physiologiques et curatifs.

M. Schedel établit que cinq indications peuvent être remplies par l'hydrothérapie, et il distingue :

Une méthode hygiénique ou prophylactique, qui consiste dans l'usage de l'eau froide pour boisson ; dans son application fréquente à la surface du corps, sous forme de bains, de douches ; dans l'emploi de sueurs forcées. Ce traitement prophylactique est fort utile aux sujets prédisposés à la goutte, aux scrofules, à la phthisie, etc.

Une méthode antiphlogistique, qui est celle dont Currie a posé les bases scientifiques. En soustrayant du calorique, en agissant sur le système nerveux, l'eau froide amène une sédation que l'on

(1) Scoutetten, ouvrage cité, p. 528.

(2) Schedel, *Examen critique de l'hydrothérapie ;* Paris, 1845.

oppose avec succès à toute affection fébrile et inflammatoire, aux congestions, aux hémorrhagies, aux fièvres essentielles et éruptives, aux affections rhumatismales aiguës, à toutes les phlegmasies, tant externes qu'internes.

Une méthode antispasmodique, dans laquelle il faut éviter les procédés d'application trop stimulants, et qui s'adresse aux maladies nerveuses, depuis les simples malaises nerveux jusqu'à l'hypochondrie et les accidents hystériques les plus prononcés; à la manie, à l'épilepsie, à la chorée, aux affections convulsives et spasmodiques, aux crampes, à beaucoup de lésions nerveuses de l'axe cérébro-spinal et de la moelle épinière, à quelques états nerveux singuliers de l'utérus, des mamelles, des testicules, etc.

Une méthode altérante ou résolutive, qui est plus particulièrement celle dont on est redevable à Priessnitz, et dans laquelle on emploie une foule de procédés présentant des degrés d'activité très-divers. Ici viennent se placer la plupart des maladies chroniques; quelques-unes de l'encéphale, beaucoup du thorax, toutes celles de l'abdomen; la goutte et le rhumatisme chronique, les affections hémorrhoïdales, les dermatoses chroniques, la syphilis constitutionnelle, les ulcères chroniques, les fistules, les affections scrofuleuses, les tumeurs blanches, etc.

Une méthode auxiliaire ou adjuvante, qui, dans certaines maladies incurables, telles que les affections organiques du cœur, la phthisie pulmonaire, certaines paralysies, etc., peut rendre des services importants pour combattre certains phénomènes particuliers, et pour soutenir ou améliorer l'état général (1).

M. Schedel conclut :

Que l'hydrothérapie agit sur l'économie au moyen des effets physiques, du mouvement centrifuge, et de la réaction organique, développés par l'eau froide appliquée sur la peau ou administrée à l'intérieur ;

Que la sueur provoquée ne constitue qu'un procédé secondaire, et dont l'emploi est subordonné aux circonstances.

---

(1) Schedel, ouvrage cité, p. 22-28.

En envisageant l'hydrothérapie de cette manière, M. Schedel ramenait la question à ses véritables termes scientifiques. N'ayant point expérimenté par lui-même, n'ayant point, par une observation suivie et directe, décomposé tous les éléments de cette médication si complexe, étudié l'action physiologique de chacun d'eux, M. Schedel ne pouvait apprécier la méthode dans tous ses détails, et arriver à une exposition méthodique, complète et définitive; mais il ouvrait la voie nouvelle qui devait conduire à d'utiles résultats. Malheureusement aucun observateur ne s'y est engagé sérieusement après lui.

Un grand nombre des établissements hydrothérapiques qui se sont élevés dans les différentes parties du monde sont dirigés par des industriels entièrement étrangers aux sciences médicales; beaucoup d'autres sont entre les mains de médecins qui ne possèdent point des connaissances suffisantes pour éclairer ce difficile sujet d'étude du flambeau de la physiologie et de la pathologie; enfin, si quelques hommes instruits ont appliqué l'hydrothérapie, ils ont suivi les errements de Priessnitz, n'ayant en vue que la guérison de leur malade, faisant bon marché de la théorie, et s'inquiétant peu de savoir si le succès serait attribué à une médication empirique ou à un traitement rationnel et scientifique.

Cet état de choses a produit le résultat que nous avons indiqué dans les premières pages de ce livre; l'hydrothérapie est restée en dehors de la science, et s'il n'est plus permis de dire aujourd'hui *qu'elle ne repose sur aucun fait*, on peut encore répéter ce que disait M. Roche, en 1840, dans un rapport lu à l'Académie royale de médecine, à propos d'un travail présenté par MM. Engel et Wertheim : « L'hydrothérapie repose sur une théorie chimérique, en désaccord avec toutes nos connaissances physiologiques et pathologiques » (1).

Toutefois, en adoptant le rapport de M. Roche, dans les termes où il était conçu, l'Académie commit une de ces fautes qui compromettent gravement l'autorité et la compétence des socié-

(1) *Bull. de l'Acad.*, 1840, t. V, p. 493.

tés savantes officielles. Certes, il ne s'agissait point pour elle de sanctionner le système empirique et irrationnel de Priessnitz, d'approuver le travail ridicule présenté par MM. Engel et Wertheim; mais, en présence des *faits* nombreux, authentiques, remarquables, qui déjà s'étaient produits, il était de son honneur et de son devoir d'aller au delà des *doctrines chimériques* de ces hydriatres, et de provoquer une étude sérieuse et approfondie.

N'était-ce point témoigner d'un oubli complet des faits qui déjà excitaient l'attention du monde médical, d'un mépris bien extraordinaire de l'observation clinique, enfin d'une opinion préconçue bien aveugle, que de comparer l'hydrothérapie au magnétisme et à l'homœopathie? Que de s'écrier : «L'hydrothérapie ajoute-t-elle quelques connaissances nouvelles à celles que nous possédons déjà sur l'emploi médical de l'eau froide? Nous apporte-t-elle quelques faits nouveaux? A-t-elle trouvé des applications qui nous fussent inconnues? A-t-elle obtenu des succès réels, incontestables, qui la recommandent à l'attention des médecins; en un mot, a-t-elle fait faire un pas à la science, et en particulier à la thérapeutique? Rien de tout cela, Messieurs!»

Soyons plus juste que l'Académie. Reconnaissons qu'il faut répondre par l'affirmative à toutes les questions de M. Roche, et après avoir ainsi payé à Priessnitz un tribut d'éloges et de reconnaissance que ratifiera certainement la postérité, mettons en lumière les vices qui entachent son système; vices qu'il n'était pas en sa puissance d'éviter, parce que le génie le plus incontesté ne peut suppléer aux connaissances positives que l'étude seule peut faire acquérir.

Le premier reproche qu'on est en droit d'adresser à l'hydrothérapie empirique, c'est d'être une *formule systématique* à peu près invariablement appliquée à tous et à tout, et ce défaut permet à lui seul de comprendre l'hésitation, la répulsion, qu'ont montrées les médecins et les sociétés savantes à l'égard d'une méthode thérapeutique qui oppose la même médication à la goutte et aux cachexies, à la pléthore et à l'anémie, à une lésion locale et à une maladie générale, etc.

Mais, a-t-on dit, ce reproche est une calomnie; Priessnitz appropriait le traitement aux indications que présente chaque malade.

Cette assertion manque de sincérité. Certes, s'il survenait une phlegmasie intercurrente, un accident, une complication imprévue, Priessnitz était appelé, et dans ce cas, il avait recours à des moyens spéciaux et variés; mais il n'en est pas moins vrai que tous ses malades étaient soumis à un traitement identique, qui ne différait de l'un à l'autre que par quelques compresses de plus ou de moins. Les sudations forcées quotidiennes, l'eau à l'intérieur à hautes doses, la base du traitement, en un mot, ne subissait jamais aucunes modifications, et celles-ci ne portaient que sur les accessoires. M. Baldou reconnaît l'existence de cette pratique irrationnelle, il en proclame les dangers; et cependant, en lisant les observations qu'il a publiées, on voit que les sudations dans le drap mouillé ou dans la couverture de laine, que l'eau à l'intérieur, que les frictions, ont été presque constamment mises en usage par lui. On peut en dire autant de tous les médecins qui se sont occupés de l'hydrothérapie,

Cette application systématique d'une médication complexe a rejeté celle-ci dans un empirisme très-fâcheux. Quel est l'agent de la guérison? quelle est l'action de chacun des modificateurs employés?

«S'il nous était permis, disait Valleix, d'expérimenter le traitement hydrothérapique, nous chercherions à savoir quelle est la part de chacun de ses éléments. Que peut d'abord le régime seul? Quelle influence faut-il attribuer à la sudation? Que doit-il revenir à l'administration des bains, des affusions, des douches, de l'ingestion de l'eau froide? Telles sont les questions que, selon nous, devraient d'abord se poser les observateurs; et ce n'est pas tout, il faudrait encore essayer ces moyens deux à deux avant d'arriver à les employer tous ensemble. N'est-il pas, en effet, permis de penser qu'en appliquant tous ces moyens à tous les malades, comme on le fait, on les entoure d'un luxe inutile, luxe qui est toujours fort gênant quand il s'agit de médication. En veut-on une preuve? Qu'on suppose que les malades traités pour des fièvres intermittentes rebelles par M. Fleury, dont je citerai plus loin l'intéressant travail, aient eu la mauvaise chance d'aller à Græfenberg, on n'aurait pas manqué de les soumettre à la sudation, aux bains d'immersion, à l'enveloppement, à la douche, au régime; et cependant M. Fleury a obtenu une guérison aussi rapide que complète par la douche seule! Tout le reste était donc inutile.»

Ce que dit Valleix s'applique également aux affections utérines, aux ankyloses incomplètes, et à beaucoup d'autres maladies, dans lesquelles je n'ai eu recours qu'aux douches froides, et c'est à la suite d'une expérimentation instituée dans les conditions posées par Valleix, que j'ai pu dire :

1° La médication hydrothérapique ne doit pas être considérée comme une méthode, une formule thérapeutique.

2° Elle est composée de plusieurs modificateurs distincts, dont la réunion peut être inutile ou nuisible.

3° Chacun de ces modificateurs répond à des indications spéciales.

4° Si, dans quelques cas, on doit maintenir la réunion de ces modificateurs, le plus ordinairement il faut les disjoindre, et les associer entre eux de diverses manières en rapport avec les indications que présente chaque cas pathologique.

5° Le *régime*, l'*eau froide à l'intérieur*, et la *sudation* surtout, sont des agents dont la puissance ne saurait être méconnue, et auxquels revient une large part dans les succès obtenus par l'hydrothérapie; mais ils ne sont cependant que des moyens accessoires.

6° L'*eau froide appliquée à l'extérieur* est, à proprement parler, la base de la médication dite hydrothérapique. Cet agent, le plus actif de tous, est le seul dont l'emploi puisse être généralisé; seul, il peut être rationnellement appliqué à tous les cas embrassés par l'empirisme de Priessnitz (1).

---

(1) L. Fleury, *Recherches et observations sur les effets et l'opportunité des divers modificateurs dits hydrothérapiques;* in *Arch. gén. de méd.*, 1848, t. XVIII, p. 257.

Le traitement étant ramené à une formule, l'intervention de Priessnitz était inutile, et comme d'ailleurs il lui aurait été impossible de suivre tous les malades qui chaque année affluaient à Græfenberg, il en résultait que ceux-ci étaient complétement abandonnés à eux-mêmes, qu'ils dirigeaient leur traitement à leur guise, au gré de leurs caprices, de leurs préjugés, de leurs idées médicales, ou bien suivant les indications des baigneurs, des gens de service, etc. « L'inexpérience du malade le met complétement à la discrétion des domestiques qui le soignent ; il sent alors la nécessité de s'instruire auprès des malades qui sont plus anciens que lui en traitement, et il s'adresse à celui ou à ceux que le hasard a logés près de lui, qui sont ses voisins de table, avec lesquels il est entré en rapport d'une manière quelconque. On sait que tout malade a une tendance à conseiller ce qui lui a fait du bien, sans même s'informer si celui à qui il donne ce conseil a la même maladie que lui : c'est précisément ce qui arrive à Græfenberg, et le nouveau venu, ne sachant se diriger lui-même, suit souvent le même traitement que le voisin» (1).

Il est aisé de comprendre les conséquences d'un pareil état de choses; mais quoique les insuccès et les revers aient été plus fréquents à Græfenberg qu'on ne l'a dit et qu'on ne le pense, il y a lieu de s'étonner qu'ils n'aient pas été beaucoup plus nombreux encore, surtout quand on sait de quelle importance est, en hydrothérapie, le *modus faciendi ;* quand on sait ce qu'il faut au médecin d'intelligence, de tact, d'habitude, pour manier convenablement l'eau froide ; quand on sait combien les effets du modificateur varient suivant de légères différences dans la forme de la douche, la durée de l'application, et une foule d'autres circonstances dont il serait difficile de deviner l'influence *a priori,* mais dont l'expérience ne tarde pas à instruire le médecin observateur et éclairé.

L'abstention de Priessnitz avait un autre inconvénient : celui de lui donner des idées fausses sur l'action, l'efficacité, et l'inno-

(1) Baldou, *loc. cit.*, p. 606.

cuité des divers modes d'application qu'il mettait en usage ; car, tandis qu'il croyait les malades soumis au traitement qu'il leur avait indiqué, ceux-ci suivaient ordinairement des errements très-différents, et parfois entièrement opposés aux instructions qu'ils avaient reçues. A cet égard, Priessnitz était presque toujours trompé, et la manière dont les choses se passaient quant à l'application du traitement pendant l'époque menstruelle en est un exemple fort remarquable : *ab uno disce omnes !*

On peut ajouter que Priessnitz ne prenant ni observations ni notes, il lui était impossible de se rappeler les prescriptions qu'il avait faites à chacun de ses nombreux malades, et que par conséquent il était constamment obligé de s'en rapporter à ce qu'on voulait bien lui dire.

L'*exagération* est le second défaut de l'hydrothérapie empirique, et celui-ci se retrouve partout.

Les malades mangent en général beaucoup trop, et comme Bénech, Priessnitz tombait ici dans un excès qui réussit quelquefois, mais qui souvent a de graves inconvénients.

Nous avons vu plusieurs personnes qui s'étaient fort mal trouvées du passage brusque d'une diététique raisonnable au régime de Græfenberg, et M. Baldou se plaint avec raison de ce que, dans la plupart des établissements hydrothérapiques, les malades s'imaginent que plus ils mangeront, plus vite ils guériront. « De là, dit-il, est née cette manie de manger énormément, manie qui est généralement répandue parmi les baigneurs et qui n'est certainement pas, pour beaucoup d'entre eux, sans de grands inconvénients. »

M. Lubansky reproche également à Priessnitz de méconnaître les modifications que doit subir toute espèce de traitement sous l'influence de l'âge, du sexe, des habitudes, de l'affection du malade, et de prescrire un régime qui est en opposition directe avec les principes d'une bonne hygiène, autant sous le rapport de la quantité que sous celui du choix des substances alimentaires.

L'exercice était beaucoup trop violent ; indépendamment des promenades, qui étaient incessantes, obligatoires, et qui souvent n'étaient pas en rapport avec les forces des sujets, Priessnitz imposait encore des travaux manuels très-fatigants. J'ai vu des pauvres femmes que l'obligation de fendre et de scier du bois avait réduites aux abois, et mises dans la nécessité de quitter Græfenberg, plus malades et plus faibles qu'à leur arrivée.

La quantité de l'eau froide ingérée est souvent trop considérable, et les ***indigestions d'eau*** sont assez fréquentes à Græfenberg. «L'exagération que les malades apportent en général dans l'ingestion de ce fluide, dit M. Schedel (1), occasionne quelquefois beaucoup de malaises et de dérangements des fonctions gastro-intestinales, telles que des nausées, des vomissements, l'inappétence et la diarrhée : accidents qui diminuent lorsque ceux-ci, avertis par l'expérience, boivent avec plus de modération. Souvent, chez les malades robustes, ces symptômes cessent spontanément, dès que le canal digestif s'est accoutumé à ce régime; d'autres fois au contraire des accidents graves en sont les suites immédiates. Ainsi un malade peu robuste, affaibli par un traitement mercuriel prolongé, et qui était depuis huit ou dix jours soumis à l'hydrothérapie pour des douleurs vagues, s'étant avisé de boire huit grands verres d'eau ***dans un court espace de temps, et sans faire l'exercice prescrit après chaque verre,*** éprouva bientôt du malaise et un grand refroidissement des extrémités. Voulant alors se promener, il fut pris de difficulté de parler et de symptômes de congestion cérébrale, tels que céphalalgie violente, aphonie complète, perte de connaissance : les accidents ne disparurent qu'au bout de plusieurs heures, et après un vomissement copieux.»

Les sudations sont trop fréquentes et trop prolongées; elles amènent des pertes trop considérables, et jettent souvent les malades dans la faiblesse et l'amaigrissement. Cette remarque n'a point échappé à M. Baldou. «L'expérience m'a démontré, dit-il, qu'une sudation d'une heure, et même moins, continuée pendant quelque temps, occasionne une plus grande déperdition

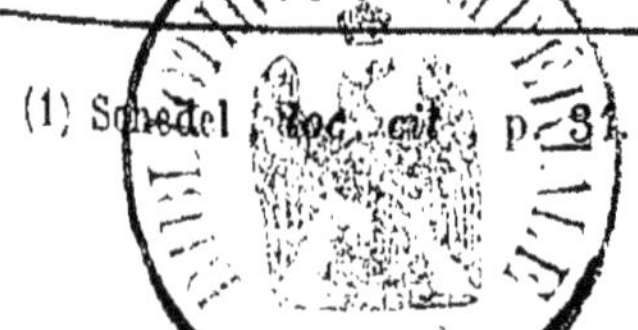

(1) Schedel, *loc. cit.*, p. 31.

de forces que le bain froid qui la suit ne peut en donner, quels que soient son degré de froid et sa durée ; d'où il suit que, si ces applications sont longtemps continuées, chaque jour apporte un déficit dans les forces du malade, qui arrive ainsi à un résultat opposé à celui qu'il espérait, et même qu'il se croyait légitimement en droit d'espérer, d'après ce qu'il avait éprouvé dans le commencement de son traitement» (1).

Enfin les applications extérieures d'eau froide sont également trop fréquentes et trop énergiques ; les grands bains, les bains partiels, les frictions en drap mouillé, les douches, les bains de siége, les compresses, se succèdent presque sans interruption, pendant toute la journée, et le moindre inconvénient de ces applications si nombreuses est d'être inutiles, ennuyeuses, et fatigantes pour le malade; dans quelques cas, elles sont manifestement nuisibles. Souvent ce sont les malades eux-mêmes qui tombent ainsi dans l'exagération, et le médecin a beaucoup de peine à les ramener à une pratique raisonnable. «A Græfenberg, dit M. Schedel, le traitement est livré au hasard, et c'est à peine si Priessnitz lui-même commence à reconnaître ses fautes passées; mais la méthode se trouvant d'ailleurs, pour ainsi dire, entre les mains des malades eux-mêmes, ils sont d'autant plus tentés d'en abuser qu'ils entendent toujours répéter que la condition *sine qua non* de tout bon traitement hydriatrique est l'expulsion des humeurs peccantes; dès lors ils ne rêvent que procédés violents, et les exagèrent à plaisir.»

A Bellevue, où ces doctrines n'ont point cours, où les malades ne sont soumis, en général, qu'à deux ou trois applications d'eau froide dans les vingt-quatre heures; où la surveillance est de tous les instants; où la direction médicale se fait constamment sentir, j'ai vu des malades, déjà soumis au traitement depuis longtemps, abuser de la confiance qu'on leur accordait, ou profiter d'un moment de liberté, pour résister aux injonctions des gens de service et prendre des douches beaucoup trop énergi-

(1) Baldou, *loc. cit.*, p. 608.

ques ou trop prolongées. On comprendra les dangers de pareils abus, si l'on veut bien se rappeler ce que nous avons dit : à savoir que de légères différences dans la forme et l'intensité de l'application froide, que quelques secondes de plus ou de moins dans sa durée, en changent complétement les effets.

C'est à l'exagération apportée dans l'emploi de l'enveloppement humide, des compresses, des frictions, que j'attribue les éruptions cutanées, les furoncles, les abcès, qui se montrent si souvent chez les malades soumis à l'hydrothérapie empirique, et qui, pour moi, sont **999** fois sur **1,000** non des phénomènes *critiques*, mais des *accidents*, des *complications*, résultant d'une irritation mécanique de la peau ; et ici je suis obligé d'accorder quelques développements à une question qui forme l'un des principaux points d'appui du système de Priessnitz et de ses adeptes.

La doctrine des crises n'est point nouvelle, et je n'ai pas l'intention de reproduire toutes les discussions qu'elle a soulevées, tous les arguments qui ont été imaginés de part et d'autre. Certes des pathologistes de la force de MM. Engel, Wertheim et consorts, donneraient matière à une discussion assez curieuse ; certes il serait fort amusant d'examiner si, comme le veut M. Baldou, *l'affection herpétique n'est autre chose que le résultat de l'exphorèse des détritus organiques, des aliments mal élaborés ou de mauvaise qualité* (sic) (1) ; si ces détritus peuvent *attaquer indistinctement toutes les parties du corps, et produire tantôt un herpe cutané, tantôt un herpe gastrique ; ici un herpe oculaire, là un herpe articulaire* (2). Mais je veux laisser de côté les théories, et j'éviterai surtout d'avoir maille à partir avec celle des *détritus organiques*, de peur que M. Baldou ne fasse peser plus particulièrement sur moi la réprobation dont il flétrit l'école médicale à laquelle je me fais honneur d'appartenir, en s'écriant : *Toujours est-il qu'il n'y eut jamais peut-être de plus pitoyable*

(1) Baldou, *loc. cit.*, p. 143.
(2) Baldou, *loc. cit.*, p. 145.

médecine que la médecine enseignée et pratiquée, dans ces derniers temps, d'après les doctrines physiologiques!

C'est en me plaçant exclusivement sur le terrain des faits que j'espère porter la conviction dans les esprits les plus prévenus, et que je tâcherai, non de ramener M. Baldou aux principes de cette médecine physiologique qu'il trouve si pitoyable, mais du moins de lui faire passer condamnation sur sa doctrine des herpes par exphorèse des détritus organiques et des aliments mal élaborés!

Des recherches continuées pendant dix ans sur une vaste échelle, et dégagées de toute idée préconçue, me permettent d'établir les propositions suivantes, et d'affirmer que leur exactitude sera constatée par tous ceux qui voudront bien les soumettre à l'épreuve d'une expérimentation bien dirigée.

1° Il est *toujours* possible de faire naître sur un *individu quelconque, sain ou malade*, et sur une *partie déterminée de son corps*, une éruption cutanée, des furoncles, un abcès, etc.; il suffit pour cela de soumettre la partie désignée à l'action continue de l'enveloppement humide, de compresses excitantes, de frictions humides énergiques, etc. L'effet sera constant, et ne variera que par l'époque de son apparition et ses caractères symptomatiques, lesquels sont en rapport avec l'âge du sujet, son sexe, sa constitution, son idiosyncrasie, les qualités de sa peau, etc.

2° L'état morbide, en général, et aucune forme pathologique en particulier, n'exercent une influence appréciable sur le développement du phénomène, sur ses caractères, sur l'époque de son apparition, etc. On observe des plaques érythémateuses, des papules, des vésicules, des bulles, des pustules, sans qu'il soit possible d'établir aucun rapport entre la forme de l'éruption et la nature de la maladie.

3° Lorsqu'une éruption se développe sans avoir été spécialement provoquée, il arrive de deux choses l'une : ou bien, les applications d'eau froide ayant été générales et uniformes, l'éruption se montre sur une partie quelconque, variable, nullement en rapport avec le siége de la maladie; ou bien, les applications froides ayant porté plus particulièrement sur une partie du corps, c'est toujours sur cette dernière que l'éruption se développe.

4° Les éruptions, furoncles, abcès, ne sont nullement nécessaires à la guérison, et ils peuvent exister sans que celle-ci ait lieu.

5° Les malades chez lesquels se montrent ces phénomènes ne guérissent, à peu d'exceptions près, ni plus sûrement, ni plus vite, ni plus complétement; souvent les phénomènes réputés critiques sont au contraire de fâcheuses complications, et M. Schedel a rapporté plusieurs exemples d'accidents très-graves occasionnés par eux.

6° Lorsque ces phénomènes exercent une influence manifestement heureuse sur la marche et la terminaison de la maladie, c'est moins à titre de *crises*; rejetant au dehors une matière morbifique, qu'à titre de *révulsifs*. Il ne m'a pas été donné d'observer un seul cas bien démontré de *crise* proprement dite, mais j'ai vu souvent des éruptions exercer une révulsion très-utile dans le traitement de certaines phlegmasies chroniques, et spécialement dans celles du tube digestif.

7° Il faut, à moins d'indications spéciales et nettement établies, éviter le développement des phénomènes réputés critiques; dans tous les cas, il faut attentivement en surveiller la marche, et ne jamais leur permettre d'acquérir une vaste étendue et une grande intensité.

Qu'opposent les partisans de la doctrine des crises aux propositions que je viens de formuler ? M. Baldou va nous le dire.

Les éruptions paraissent beaucoup plus fréquentes et plus nombreuses sur la partie des téguments recouvrant les organes souffrants, et cependant sans qu'aucune application irritante ait agi sur elle, et bien plus, alors même qu'on lui a épargné tout ce qui pouvait l'irriter (1).

---

(1) Baldou, *loc. cit.*, p. 641.

Je conteste complétement l'exactitude de cette assertion, et l'on appréciera la valeur qu'elle possède sous la plume de M. Baldou, lorsqu'on saura que l'observation présentée par lui comme la plus probante (p. 641) est celle d'une femme (p. 66) atteinte d'un rhumatisme du bras droit, chez laquelle une éruption s'est développée exclusivement sur le membre malade, bien que celui-ci n'ait été soumis qu'à des bains locaux et à des compresses *dont la température était plus élevée* (16°) *que celle des bains généraux* (10°) (p. 73); mais M. Baldou oublie que les bains généraux n'ont été comparativement que rares et très-courts (4'), tandis que le membre malade a reçu des bains locaux de trois quarts d'heure (p. 67), ET QU'IL A ÉTÉ ENTOURÉ JOUR ET NUIT DE COMPRESSES EXCITANTES ! ! (p. 68).

Si les éruptions étaient le produit seulement de l'irritation, elles devraient augmenter à proportion de la prolongation du traitement : c'est ce qui n'arrive pas (p. 641).

C'est ce qui arrive constamment sous l'influence de la prolongation non du traitement général, mais des applications froides faites sur la partie qui est le siége de l'éruption ; et si, au moment où celle-ci commence à paraître, on suspend ces applications, on voit presque constamment l'éruption avorter.

La diarrhée et le vomissement présentent-ils plus fréquemment que les éruptions les caractères qui appartiennent aux crises? Je ne le pense pas, et les observations rapportées par M. Baldou (p. 108 et 241) n'ont pas changé mes convictions. Dans certains cas de maladies du foie, de calculs biliaires, d'affections des voies digestives, il peut survenir des vomissements ou des évacuations alvines qui exercent une influence favorable sur la marche et la terminaison de la maladie, et il est parfois utile de provoquer ces phénomènes; mais le plus souvent, ils sont de véritables complications dues à la quantité trop considérable d'eau ingérée, et je ne saurais trop engager les médecins à repousser les doctrines émises à cet égard par les hydropathes. M. Schedel a vu un malade, affecté d'une névralgie, succomber à une diarrhée qu'on regardait comme critique. «Dans cette circonstance malheureuse, dit-il, il est évident que Priessnitz s'est trompé en persistant à considérer comme critique et salutaire un dévoiement qui a conduit lentement le malade au tombeau» (1).

La sudation est un dépuratif très-puissant, ainsi que nous l'avons dit plus haut, et l'on comprend facilement que les sueurs puissent, dans les cachexies plombiques et mercurielles, entraîner avec elles quelques molécules métalliques; dans la goutte, les sueurs sont quelquefois chargées de sels calcaires, et il est d'autres maladies dans lesquelles nous sommes porté à admettre l'effet dépuratif, sans pouvoir malheureusement fournir des données certaines quant à la présence et à la nature de la *matière morbifique* rejetée au dehors. Les auteurs hydropathes parlent souvent de sueurs partielles, colorées ou odorantes, provoquées par l'application du drap mouillé ou des compresses; mais ils confondent le plus ordinairement la sueur avec les produits de sécrétion des follicules sébacés; parfois on a pris pour des matières morbifiques des débris d'épiderme et les sels ordinaires de la sueur (2). M. Lubansky raconte qu'après avoir constaté avec surprise l'odeur sulfureuse répandue par la sueur de quelques malades, il reconnut, par suite d'un examen plus attentif, que cette odeur provenait des couvertures, lesquelles avaient été blanchies au soufre. «Depuis que mon marchand, dit-il, ne me fournit plus que des couvertures qui n'ont pas subi cette opération, l'odeur sulfureuse de la sueur a disparu, et me voici privé d'un fait hydrothérapique assez curieux, et que je me faisais une fête d'annoncer au public» (3).

Que d'erreurs de ce genre ont dû être commises par des expérimentateurs tout à la fois moins avisés et moins naïfs que M. Lubansky!

MM. Scoutetten, Lubansky et Gillebert-Dhercourt (4), ont com-

---

(1) Schedel, *loc. cit.*, p. 79, 80.

(2) Scoutetten, *loc. cit.*, p. 503, 504.

(3) Lubansky, *loc. cit.*, p. 95.

(4) Gillebert-Dhercourt, *Recherches pour servir à l'histoire de la sueur*, in *Gazette méd. de Lyon*, 1853, t. V, p. 77 et 94.

pris que l'analyse chimique peut seule conduire à des résultats de quelque valeur, et ils ont soumis à cet examen la sueur de plusieurs malades affectés de rhumatisme, de goutte, de myélite, d'hystérie, d'eczéma, de pertes séminales, etc.; mais aucune conclusion ne peut être légitimement tirée de leurs recherches (1), et les travaux de M. Favre ont montré de combien de difficultés cette étude est environnée (2).

Ce que nous venons de dire de la sueur s'applique en grande partie à l'urine; ici encore les données positives font défaut. En sollicitant, en activant continuellement l'action des reins, organes essentiellement éliminateurs, on provoque souvent l'expulsion de sels calcaires, d'acide urique, de graviers; on obtient souvent des résultats thérapeutiques très-favorables. Mais ces phénomènes sont dus aux effets physiologiques de la médication employée, et ils ne peuvent être considérés comme des crises proprement dites.

Le traitement hydrothérapique stimule tous les organes sécréteurs, et il survient parfois de la salivation ou une expectoration plus ou moins abondante de mucosités (3); mais ici encore il ne s'agit point de crises, et il faut toujours surveiller et réprimer ces phénomènes. Chez un moribond, réduit au dernier degré du marasme par une diarrhée colliquative que le traitement augmentait plutôt qu'il ne la diminuait, M. Schedel a vu survenir, six jours avant la mort, une forte salivation, précédée d'un mouvement fébrile prononcé, et une éruption de purpura simple. «Il était de la dernière évidence, dit M. Schedel, que cette réaction n'offrait aucun caractère critique ou utile, mais qu'elle était la dernière expression de l'effet produit sur la vitalité par des frictions générales d'eau froide souvent répétées, et cependant Priess-

(1) Scoutetten, *loc. cit.*, p. 508 et suiv. — Lubansky, *loc. cit.*, p. 98 et suivantes.

(2) Favre, *Recherches sur la composition chimique de la sueur chez l'homme*, in *Arch. gén. de méd.*, t. II. p. 1; 1853.

(3) Schedel, *loc. cit.*, p. 83.

nitz persévéra dans leur application jusqu'au dernier jour de la vie du malade. »

Le flux hémorrhoïdal s'établit très-souvent dans le cours du traitement hydriatrique, même chez des personnes qui n'en ont jamais été affectées; il est le résultat des bains de siége et des applications froides faites sur le bassin. On comprend qu'il est souvent utile de le provoquer chez des sujets pléthoriques, sanguins, affectés de congestion cérébrale ou pulmonaire, d'une maladie du foie, d'un embarras dans la circulation de la veine porte; mais que dans d'autres conditions il est au contraire une complication fâcheuse.

En résumé, tous les phénomènes considérés par les hydropathes comme des crises, toujours désirables et utiles, sont des effets physiologiques de la médication employée; ces effets sont tantôt favorables, tantôt inutiles ou nuisibles, et suivant les indications que présente chaque cas pathologique, le médecin doit les provoquer, ou bien, au contraire, s'efforcer d'en empêcher le développement; dans tous les cas, il doit les surveiller avec soin, et ne pas leur permettre de dépasser certaines limites qu'il appartient à sa sagacité de déterminer.

Tels sont les principes qui ont servi de base à notre pratique, et qui nous ont permis d'obtenir des guérisons non moins nombreuses, non moins rapides, et non moins sûres, en épargnant constamment aux malades des manifestations symptomatiques, des complications souvent pénibles et parfois dangereuses (1).

Les procédés opératoires employés par Priessnitz étaient insuffisants et défectueux; il est une foule d'indications spéciales qu'il était impossible de remplir à Græfenberg, où l'on ne pouvait varier à son gré la forme et la force des applications d'eau froide : ainsi on n'y trouvait ni douche en pluie, ni bain de poussière, ni bain de siége à eau courante, ni douche mobile, ni douche en colonne de dimension et d'énergie variables à volonté, ni douche ascendante, etc.

---

(1) Voyez *Clinique hydrothérapique de Bellevue*, 2e fascicule, obs. 1.

Les procédés employés par tous les hydropathes, sans exception, pour provoquer la sueur, sont essentiellement mauvais. L'enveloppement dans le drap mouillé a de nombreux inconvénients; l'eau qui imbibe le drap se vaporise sous l'influence du calorique qui s'accumule dans l'atmosphère circonscrite par les couvertures, et il en résulte un véritable bain de vapeurs; la peau reste exposée pendant fort longtemps à l'action de l'humidité; elle s'amollit, se ride, pâlit, et prend l'aspect d'un tissu macéré; elle perd en même temps son élasticité, sa vitalité, et une partie de ses facultés perspiratoires. Une peau qui a été soumise pendant quelque temps à ce procédé ne transpire plus que difficilement sous l'influence de l'exercice musculaire, de la marche, etc.

L'enveloppement dans la couverture présente des désavantages d'un autre genre. Le contact immédiat de la couverture de laine provoque sur toute la surface cutanée une sensation très-désagréable, et quelquefois une excitation, une irritation, que certains malades ne peuvent supporter. Il est imposible de graduer à volonté l'intensité de la chaleur; il faut ou bien la laisser s'accroître jusqu'à un certain degré qui ne peut être dépassé, ou bien mettre un terme à l'opération; enfin le temps nécessaire pour amener la transpiration est toujours très-long, et il s'écoule peu agréablement pour le malade, qui est emprisonné dans une espèce de maillot et condamné à une immobilité complète. Nous reviendons longuemeut plus loin sur cette importante question.

L'hydrothérapie empirique repousse systématiquement toute intervention de la matière médicale; il suffit d'énoncer un pareil fait pour en faire comprendre l'absurdité. Certes, il faut autant que possible éviter de rendre la médication trop complexe; il faut rejeter les médicaments dont l'action n'est point nettement déterminée, ceux qui agissent dans un sens opposé à celui de l'eau froide; mais, dans un grand nombre de cas, la matière médicale fournit, pour répondre à certaines indications, des moyens beaucoup plus sûrs, plus prompts, et plus efficaces que l'hydrothérapie. J'ai maintes fois associé avec avantage aux procédés hydriatriques, les émissions de sang, les purgatifs, les vomitifs, les spécifiques tels que les préparations hydrargyriques et l'iodure de potassium, les amers, les toniques, les ferrugineux, etc. etc.

Enfin, et ce dernier reproche ne sera pas le moins grave, l'hydrothérapie empirique a complétement négligé le côté physiologique de la question; elle n'a point cherché à se rendre compte du mode d'action des modificateurs employés par elle; elle s'est placée et elle est restée sur le terrain de l'empirisme pur, de telle sorte qu'en l'absence de toute étude méthodique, de tous principes, de toute exposition raisonnée, le médecin n'a d'autre guide que le hasard, et que pour arriver à une application efficace de la médication hydrothérapique, il est obligé de procéder par tâtonnements, par essais, jusqu'à ce qu'il ait acquis une expérience personnelle dont les malades ont fait tous les frais, et que parfois ils ont payée fort cher.

C'est pour faire cesser un aussi déplorable état de choses que nous allons essayer de ramener l'hydrothérapie aux conditions de toute médication réellement scientifique.

SECONDE PARTIE.

PRATIQUE ET DOGMATIQUE.

DE L'HYDROTHÉRAPIE RATIONNELLE ET SCIENTIFIQUE.

L'histoire des sciences médicales nous apprend qu'il existe un rapport constant, et pour ainsi dire nécessaire, entre les théories, les doctrines médicales, et la thérapeutique; de telle sorte que celle-ci est le résumé, l'image fidèle de celles-là, et que l'étude des diverses transformations qu'à subies le traitement des maladies nous indique parfaitement l'état de la science aux différentes époques correspondantes.

Tant que la médecine n'a eu pour base que des spéculations de l'esprit, des hypothèses métaphysiques, des systèmes conçus *a priori* au lieu d'être déduits de l'observation des faits, la thérapeutique n'a été qu'un recueil de formules empiriques, complexes, absurdes; de pratiques superstitieuses et cabalistiques. L'ère anatomique ouverte par Morgagni, et si glorieusement continuée jusqu'à nos jours par tant d'hommes éminents dont chacun sait les noms; les immortels travaux de Haller, l'impulsion donnée à la philosophie des sciences par l'illustre Bacon, ont inauguré des méthodes de curation plus simples, plus efficaces, et une thérapeutique rationnelle dont la médecine française peut se proclamer, avec un légitime orgueil, le représentant le plus intelligent et le plus éclairé.

Aujourd'hui une voie nouvelle et plus féconde encore s'ouvre à l'art de guérir, et, si je ne m'abuse, c'est par elle que celui-ci arrivera au terme le plus avancé qu'il lui sera permis d'atteindre, en tant que *science*. Déjà la médecine n'est plus réduite à prendre pour base unique de ses recherches et de ses efforts des altérations cadavériques, résultats ultimes d'une perturbation organique primitive; et si le principe de la vie doit rester à jamais au-dessus de ses investigations, elle peut du moins en approfondir le mécanisme, et saisir le phénomène morbide à son origine. La *médecine anatomique* fait place à la *médecine physiologique*, — non à cette prétendue médecine physiologique qui n'était qu'un système fondé sur une hypothèse, et à laquelle a survécu l'homme illustre qui l'avait enfantée, — mais à cette médecine physiologique qui s'appuie sur l'observation, sur l'expérimentation, et sur l'étude attentive des phénomènes physiques, chimiques, mécaniques, et dynamiques, qui s'accomplissent au sein de l'organisation vivante.

Les beaux travaux qui, dans ces dernières années, ont jeté une si vive lumière sur la *physiologie hygique*, ont fait naître une science corrélative, la *physiologie pathologique*, et celle-ci, à son tour, doit conduire nécessairement à la *physiologie curative*, c'est-à-dire à des méthodes thérapeutiques qui, pour maintenir ou rétablir l'état organique et fonctionnel qui constitue la santé, s'adresseront à des agents dont l'action est plus puissante, plus certaine, et mieux déterminée que celle de la plupart des agents médicamenteux : c'est-à-dire aux fonctions elles-mêmes de l'organisme.

Déjà des recherches importantes ont été faites dans cette direction, et, en première ligne, se placent celles de Récamier sur la compression et le massage ; de MM. Bourdon, Piorry, et Gerdy, sur les effets de la pesanteur ; de Pravaz et de MM. Tabarié et Bertin, sur l'air comprimé ; de Fourcault, sur les fonctions de la peau ; de MM. Mialhe, Bouchardat et Bernard, sur la digestion et l'assimilation ; de MM. Ling, Georgii, Laisné, etc., sur la gymnastique médicale ou kinésithérapie, méthode dont l'hygiène et la thérapeutique obtiendront les plus heureux effets, lorsqu'on aura pris la peine d'en faire l'objet du sérieux examen auquel elle a droit.

Par la puissance et par la multiplicité de ses influences, l'hydrothérapie rationnelle se place à la tête de la *thérapeutique physiologique* dont nous venons de parler ; on le comprendra aisément, si l'on songe qu'elle exerce sur les deux grands systèmes qui président à toutes les fonctions de l'économie, sur la circulation capillaire et l'innervation générales, une action directe et énergique, qui n'appartient à aucun autre agent, et au moyen de laquelle elle modifie profondément la calorification, l'absorption, les sécrétions et la nutrition.

En envisageant ainsi la question à son véritable point de vue, il devient facile, je le répète, de comprendre l'efficacité de l'hydrothérapie rationnelle, et de constater que, bien loin d'être, comme M. Roche le disait de l'hydrothérapie empirique, *une méthode dangereuse, chimérique, en désaccord avec toutes nos connaissances physiologiques et pathologiques*, cette médication est, au contraire, *une méthode précieuse, exempte de danger, et en rapport avec les données les plus positives de la physiologie et de la pathologie.*

Mais, pour atteindre le but, de longs efforts seront encore nécessaires, et il est urgent, en premier lieu, de suivre une voie toute différente de celle qui a été parcourue, d'abandonner des errements entachés d'un empirisme aveugle et d'une systématisation antiscientifique.

«La médication hydrothérapique telle qu'elle a été instituée et appliquée par Priessnitz, ainsi que par ses adeptes, ai-je dit ailleurs, constitue un traitement fort complexe, dans lequel interviennent des modificateurs nombreux, ayant des effets très-divers et souvent opposés. Entre les mains de l'empirique de Græfenberg, cet assemblage d'éléments hétérogènes est devenu une *formule* qu'il oppose systématiquement à presque toutes les maladies, en ne lui faisant subir que de très-légères modifications. Que de pareils errements soient suivis par un homme doué certainement d'un instinct médical très-remarquable, mais dépourvu, en définitive, de toute instruction, de toutes notions physiologiques et pathologiques, cela peut se concevoir; mais que des médecins acceptent aveuglément, servilement, une pratique aussi irrationnelle, cela est plus difficile à comprendre; et cela explique le discrédit que quelques honorables confrères font encore peser sur l'hydrothérapie, qui, telle qu'elle est, a déjà rendu à la thérapeutique des services qu'on ne saurait plus contester, mais qui en rendra de plus en plus nombreux et de plus importants encore, lorsque, cessant d'être la formule systématisée d'un aveugle empirisme, elle sera devenue l'instrument docile d'une médication éclectique et rationnelle.

«L'hydrothérapie ne possède point suffisâmment la notion sur laquelle repose toute méthode rationnelle : celle de l'action physiologique exercée par les agents employés comme moyens curatifs ; en outre, elle a constamment eu recours dans ses applications empiriques à une médication complexe, de telle sorte qu'il n'est jamais possible de reconnaître le véritable instrument de la guérison lorsque celle-ci a lieu, et que dans d'autres cas, on se trouve en présence d'une pratique manifestement irrationnelle. Ne voyons-nous point, par exemple, l'hydrothérapie opposer les boissons à haute dose aussi bien à la chlorose qu'à la pléthore, aussi bien aux névroses qu'aux phlegmasies ? Les médecins sont-ils suffisamment édifiés sur le mode d'action des divers modificateurs qu'elle met en usage ? Le procédé opératoire doit-il être systématisé ? La méthode exige-t-elle, dans tous les cas, l'emploi simultané de l'eau froide à l'extérieur et à l'intérieur, des sudations, du régime ? Peut-on, doit-on quelquefois disjoindre ces agents, si différents les uns des autres par l'influence qu'ils exercent sur l'économie ?

«Est-il nécessaire de soumettre les malades, ou du moins tous les malades, à des emmaillottements longs et fatigants, à des épreuves très-rapprochées les unes des autres ; faut-il, en un mot, suivre tous les errements de l'empirique de Græfenberg ? L'action de l'eau froide appliquée à l'extérieur varie singulièrement suivant la température du liquide, suivant le volume, l'état de division, la force de projection avec lesquels il frappe les organes ; suivant la durée du contact. Tous ces points ont-ils été sérieusement étudiés ? Divers moyens peuvent être mis en usage dans le but de provoquer la diaphorèse ; a-t-on exactement déterminé les effets et l'opportunité de chacun d'eux ? A toutes ces questions, comme à la plupart de celles qui se présentent encore, il n'est point de réponse.»

Pour satisfaire à ces exigences légitimes de la science; pour réhabiliter l'hydrothérapie, ou plutôt pour créer une hydrothérapie nouvelle, en rapport avec les doctrines scientifiques que j'ai puisées au sein de l'École de Paris, que j'ai professées, que j'ai exposées dans le *Compendium de médecine pratique* et dans beaucoup d'autres écrits, j'ai entrepris des recherches dont il me reste à faire connaître les résultats, en commençant, conformément à ce que nous avons établi tout à l'heure, par un travail préliminaire indispensable, comprenant l'étude particulière, isolée, de chacun des modificateurs mis en usage par l'hydrothérapie: c'est-à-dire du *régime alimentaire,* de l'*exercice,* de l'*eau froide à l'intérieur,* de la *sudation,* et enfin de l'*eau froide à l'extérieur.*

1° Du régime alimentaire.

Le traitement hydrothérapique, *lorsqu'il réussit,* fait éprouver aux malades le désir et le besoin d'une alimentation substantielle, abondante, et il permet ordinairement aux organes digestifs de s'accommoder de ce régime, qui devient souvent l'un des agents de la guérison. L'appétit est stimulé par les applications froides et l'exercice, les pertes sont augmentées par la sudation, et l'on comprend aisément que cette double circonstance doive exercer une influence marquée sur le régime; mais le médecin n'en doit pas moins tenir compte de toutes les indications qui se rattachent soit à l'individu, soit à la maladie, et, dans tous les cas, il doit procéder graduellement et avec prudence.

Ici donc, rien de spécial; rien qui s'éloigne des lois ordinaires de l'hygiène et de la diététique (1), des errements que suivent tous les médecins sur lesquels ne pèse plus le joug des doctrines de Broussais.

La température des aliments n'est pas indifférente, et c'est à tort que Priessnitz et ses imitateurs ont mis de côté une question

---

(1) Voyez L. Fleury, *Cours d'hygiène,* t. II, p. 19 et suivantes, 144 et suivantes.

qui présente de l'intérêt. Le régime froid ne doit être ni érigé en règle générale ni complétement abandonné ; plusieurs fois il nous a paru avoir des avantages réels.

Nyck a établi qu'après un dîner froid l'accélération du pouls est plus tardive, moins considérable, et d'une durée plus courte (1); nous avons prescrit avec succès le régime froid à des malades chez lesquels les repas étaient suivis d'un accès de fièvre ou d'un redoublement fébrile, à des malades dont les digestions étaient pénibles, laborieuses, douloureuses.

Le régime aqueux exige également une appréciation éclairée des différentes circonstances individuelles et pathologiques que présente chaque malade. L'eau froide, pour unique boisson, peut être prescrite avec avantage aux individus pléthoriques, aux malades qui ont commis de grands excès de table, qui sont atteints d'une gastrite chronique, d'une affection du foie; aux goutteux, aux graveleux, etc.; mais elle est moins salutaire lorsqu'on l'applique aux sujets chlorotiques, anémiques, scrofuleux, névropathiques, etc. Priessnitz oubliait ou ignorait les préceptes les plus vulgaires de l'hygiène. «Prise à dose immodérée dans le cours de la digestion, dit M. Londe, l'eau rend celle-ci lente et pénible, en diminuant l'excitation dont l'estomac doit être le siége pour l'accomplissement régulier de la fonction. Cet effet est d'autant plus marqué que l'individu a l'estomac moins vigoureux et moins capable de réaction. C'est surtout chez les personnes habituées aux toniques que l'eau prise immodérément produit ces effets; elle détermine même quelquefois le vomissement et la diarrhée; si l'estomac est vide, elle a l'inconvénient d'affaiblir les forces digestives, soit qu'elle délaye outre mesure le suc gastrique, soit qu'elle maintienne l'estomac au-dessous de l'excitation qui lui est nécessaire» (2).

Nous avons vu des personnes atteintes de gastralgie, d'enté-

(1) Nyck, *des Conditions qui font changer la fréquence du pouls dans l'état de santé*, in *Arch. gén. de méd.*, t. XXVI, p. 112; 1831.

(2) Londe, *Nouveaux éléments d'hygiène*, t. II, p. 230, 231; Paris, 1847.

ralgie, dont les souffrances avaient été notablement exaspérées par le régime aqueux, et dont nous n'avons obtenu la guérison qu'en substituant à celui-ci l'usage modéré des toniques, du vin, et même de certaines liqueurs alcooliques, telles que l'anisette, le curaçao; usage qui peut parfaitement s'allier avec la médication hydrothérapique. Nous devons ajouter néanmoins que les cas de ce genre sont très-exceptionnels, et qu'une eau pure, fraîche, et prise à *dose modérée*, est en général la meilleure de toutes les boissons (1). Les malades admis dans l'établissement de Bellevue ne boivent du vin, de la bière, du thé ou du café, que sur la prescription formelle du médecin.

2° De l'exercice.

L'exercice est un adjuvant puissant des applications extérieures d'eau froide pour activer la circulation capillaire générale, l'absorption, les sécrétions; pour développer le système musculaire, rétablir les fonctions de la peau, stimuler l'appétit et les fonctions digestives. Lorsqu'il est *gradué, non exagéré, opportun*, il est l'un des agents les plus énergiques et les plus utiles de la médication hydrothérapique, et son action doit être favorisée par des conditions topographiques dont l'importance est trop souvent méconnue.

C'est à la campagne, sur un site élevé, au milieu de l'air pur et vif des bois et des montagnes, que l'hydrothérapie acquiert toute son efficacité. « Il est très-regrettable, dit M. Scoutetten, que les établissements fondés en France ne soient pas dans des conditions propres à favoriser l'action du traitement; situés dans la plaine, ils sont privés d'eau de source; il leur manque aussi cet air pur et léger qui active les fonctions respiratoires et assimilatrices. N'oublions pas, en outre, qu'il faut un terrain accidenté pour les promenades, et qu'il convient de rechercher, autant que possible, les sites agréables et imposants. »

(1) L. Fleury, *Cours d'hygiène*, t. II, p. 174 et suiv.

La marche est l'exercice le plus généralement adopté; mais encore faut-il ne point l'imposer intempestivement, ainsi que le faisait journellement Priessnitz, à des sujets affectés de certaines maladies articulaires, de goutte, de déplacements utérins, d'emphysème pulmonaire, de maladie du cœur, etc. etc. Ici, comme toujours, il faut tenir compte de toutes les circonstances individuelles et pathologiques, et modifier d'après elles l'application des règles générales du traitement. L'exercice doit être gradué, progressif, proportionné aux forces des sujets, sous peine de fatiguer et d'épuiser de plus en plus les malades, au lieu de les fortifier. Ce précepte si élémentaire est trop souvent méconnu par l'hydrothérapie systématique de Priessnitz et de ses imitateurs.

La gymnastique méthodiquement appliquée, la gymnastique passive, la kinésithérapie, pourraient être associées avec grand avantage à la médication hydrothérapique : en combinant l'action des deux modificateurs, on arriverait certainement à des résultats remarquables; mais, à cet égard, tout est encore à faire, et nous ne pouvons qu'indiquer cette voie à la sagacité des expérimentateurs.

Dans certaines circonstances, l'exercice est obligatoire; il en est ainsi après l'ingestion d'une quantité considérable d'eau. La plupart des accidents observés et signalés par M. Schedel sont arrivés à des malades qui avaient négligé de marcher après avoir bu plusieurs verres d'eau à des intervalles rapprochés.

Avant et après les douches ou les diverses applications extérieures générales, l'exercice est à peu près indispensable; nous verrons plus loin que rien ne peut le remplacer pour préparer le corps à recevoir le contact de l'eau froide, et surtout pour favoriser la réaction.

3° De l'eau froide à l'intérieur.

On ne saurait nier l'importance du rôle que joue l'eau dans l'organisme vivant, et si elle a été exagérée par Fr. Hoffmann, Geoffroy, Hecquet, Pomme, etc., il ne faut point tomber dans l'excès opposé, et méconnaître des faits qui sont au-dessus de toute contestation.

« Un être vivant, dit M. Bérard, ne peut vivre que par la réunion, le concours, des solides et des liquides. Plusieurs parties du corps ne doivent leurs propriétés physiques, et par conséquent leur aptitude à fonctionner, qu'à l'eau qui les pénètre. M. Chevreul, dans un mémoire ayant pour objet l'*influence de l'eau sur les matières azotées*, montre que les tendons, le tissu jaune élastique, la fibrine, les cartilages, les ligaments, la cornée transparente et la cornée opaque, doivent leurs propriétés les plus distinctes à l'eau qu'ils contiennent.

« Rien ne peut entrer dans l'économie ou en sortir, sans avoir l'eau pour véhicule; aussi nos aliments sont-ils dissous avant d'entrer dans les voies circulatoires.

« La présence de l'eau dans les corps vivants leur donne une souplesse favorable aux mouvements organiques, aux cours des humeurs, aux transformations qui constituent la nutrition. Supposez tout rigide, les mouvements dont je parle n'auront pas lieu; l'eau seule donne la souplesse, et non les corps gras.

« Tiedemann fait remarquer que les parties les plus importantes, celles qui jouent le rôle principal, sont celles qui offrent le moins de consistance, comme le cerveau, les feuilles, les fleurs.

« Tout animal naît d'un liquide et au sein d'un liquide, et ses parties constituantes sont d'autant plus molles et plus humides qu'il est plus jeune; avec la vieillesse, la solidité, la rigidité, augmentent, et c'est là un acheminement vers la mort.

« L'eau qui imbibe les tissus favorise l'absorption, en emportant les corps dissous, mis au contact des parties vivantes, ou en les dissolvant; elle concourt aussi à l'absorption des gaz » (1).

Les bons effets de l'eau, en thérapeutique, ne sont pas moins généralement admis.

Les qualités délayantes et sédatives de l'eau sont proclamées par tous les médecins, et aucun n'hésite à prescrire l'eau à dose

(1) Bérard, *Cours de physiologie*, t. I, p. 78; Paris, 1848.

modérée et à température ordinaire. «Si l'on obéissait plus fréquemment aux indications naturelles, dit M. Guérard, l'eau pure et simple, *prise à la température ordinaire*, serait de toutes les tisanes la plus usitée» (1). M. Ratier accorde une efficacité incontestable à l'eau, considérée comme moyen thérapeutique. «C'est souvent à elle seule, dit-il, que sont dues certaines guérisons dont on fait honneur à toute autre chose : elle diminue la chaleur fébrile, elle active les sécrétions et les exhalations, et en modifie évidemment les produits... On peut dire sans exagération qu'il est peu de maladies dont l'eau, convenablement employée, ne puisse être le remède, ou dans lesquelles elle ne puisse concourir puissamment à la guérison» (2).

Mais, si l'on ne compte que des apologistes dans les limites de température et de quantité que nous avons indiquées, il n'en est plus de même en dehors de ces limites; tous les auteurs s'accordent à reconnaître que de graves accidents peuvent résulter de l'ingestion d'eau à une basse température, et tous proclament que l'abus de l'eau exerce une influence très-fâcheuse sur l'économie. «L'excès habituel des boissons aqueuses, dit M. Lévy, détruit l'appétit, produit l'atonie du tube digestif, des coliques, des diarrhées, la pléthore aqueuse, l'affaiblissement des centres nerveux, la mollesse et l'inertie des organes de la locomotion, la décoloration des téguments externe et interne» (3).

Nous nous expliquerons tout à l'heure sur l'action de l'eau froide ingérée pendant que le corps est en sueur : ici nous ne voulons examiner que la question des *hautes doses*.

Or il est certain d'abord que la température du liquide ingéré modifie singulièrement les effets qui se rattachent à la quantité de ce liquide; si les malades de Priessnitz pouvaient boire souvent impunément, quelquefois avec avantage, une quantité aussi considérable d'eau, c'est que celle-ci était *froide*, et qu'elle exer-

(1) Guérard, *Dictionn. de méd.*, t. XI, p. 23; 1835.
(2) Ratier, *Dictionn. de méd. et de chirurg. prat.*, t. VI, p. 425-429.
(3) Lévy, *Traité d'hygiène*, t. II, p. 156; Paris, 1845.

çait une *action tonique*, au lieu de l'*action débilitante* que produirait une dose égale d'eau à la *température ordinaire*. L'exercice auquel se livrent les malades est une seconde condition fort importante : car, en activant les excrétions, et spécialement l'exhalation pulmonaire et la perspiration cutanée, il permet à l'économie de se débarrasser rapidement d'une partie du liquide dont elle a été abreuvée. Priessnitz voulait qu'on ne bût, en règle générale, qu'un verre d'eau à chaque ingestion, et que les ingestions fussent séparées les unes des autres par un intervalle d'un quart d'heure, au minimum. «On a toujours tort, dit M. Scoutetten, de boire plusieurs verres coup sur coup, car on soutire alors, avec trop de rapidité, une grande quantité de calorique aux organes intérieurs, et leurs fonctions peuvent en être troublées»(1).

La basse température du liquide, les doses fractionnées, et l'exercice, sont donc les trois conditions imposées par l'hydrothérapie ; mais est-il vrai que dans ces limites l'administration de l'eau froide à l'intérieur, *et à hautes doses*, soit toujours utile ou au moins inoffensive? On peut hardiment répondre par la négative, et nous avons pu constater que la pratique de Priessnitz réussit toujours fort mal chez les sujets chlorotiques, débilités, lymphatiques, scrofuleux ; chez ceux qui sont en proie à la cachexie syphilitique, mercurielle, paludéenne, plombique, etc.

En résumé, ce sont encore les principes de la médecine rationnelle qui, dans la médication hydrothérapique, doivent présider à l'administration de l'eau froide à l'intérieur, et voici à cet égard les règles générales que l'on peut établir.

L'eau administrée à l'intérieur, à basse température et *à dose modérée*, exerce une *action tonique, locale et générale*, très-puissante. Ce modificateur est appelé à rendre de grands services aux malades irritables, névropathiques ; à tous ceux chez lesquels l'état des voies digestives, ou une affection quelconque, rend impossible ou difficile l'administration des médicaments dits toniques, stimulants, corroborants. L'hydrothérapie a mis en relief

(1) Scoutetten, *loc. cit.*, p. 214.

cette propriété, déjà connue d'ailleurs, de l'eau froide, et, sous ce point de vue, elle a droit à la reconnaissance des praticiens. Pour remplir cette indication, la température de l'eau doit être de + 4° à + 8° centigrades; la dose ne doit pas dépasser 8 à 10 verres d'eau dans les vingt-quatre heures; le malade doit faire de l'exercice, et ne boire chaque fois qu'un demi-verre d'eau.

L'eau froide administrée à l'intérieur, *à hautes doses*, exerce une *action altérante* et *sudorifique* très-précieuse ; car, étant en même temps tonique, elle permet de modifier la composition du sang, sans débiliter le malade. On y aura recours avec un grand avantage pour les sujets pléthoriques ou atteints de goutte, de gravelle, de maladies du foie, d'affections hémorrhoïdales, d'embarras dans la circulation de la veine porte. La température du liquide sera de + 6° à + 10° centigrades; la dose, de 20 à 30 verres dans les vingt-quatre heures.

Chez les sujets chlorotiques, anémiques, lymphatiques, scrofuleux, cachectiques, etc., l'eau froide doit être administrée à l'intérieur avec modération et prudence; souvent elle est mal supportée par les voies digestives, et souvent son action altérante l'emporte sur son action tonique. Dans les cas de ce genre, elle ne doit être donnée qu'en petite quantité (2 à 4 verres), et Priessnitz a commis une faute grave en méconnaissant cette contre-indication des hautes doses.

L'administration interne de l'eau froide à hautes doses n'est donc point, comme on le pense généralement, partie intégrante et nécessaire de la médication hydrothérapique rationnellement appliquée; elle n'en est que l'un des agents, et c'est au médecin qu'il appartient de décider dans quelles limites cet agent doit intervenir dans le traitement de chaque malade.

4° De la sudation.

Provoquer la transpiration au moyen d'un excitant spécial, qui ne soit point pyrétogénétique, qui n'accélère notablement ni la circulation ni la respiration : tel est le but que doit se proposer la médication sudorifique, et nous avons établi précédemment que le calorique est le seul modificateur à l'aide duquel il soit possible de l'atteindre.

L'enveloppement, mis en usage par Priessnitz, qu'il soit sec ou humide, ne produit la sueur qu'en élevant la température de l'atmosphère circonscrite par les couvertures, au moyen du calorique rayonnant fourni par le corps du malade; la présence de la tête en dehors de l'atmosphère échauffée, l'introduction dans les poumons de l'air frais extérieur, l'ingestion fréquente d'une petite quantité d'eau froide, maintiennent la respiration et la circulation dans leur état physiologique, et, sous tous les rappports, le procédé employé par Priessnitz présente des avantages réels. Il a néanmoins de graves inconvénients, que nous avons fait connaître (voyez p. 106).

Modifier ce procédé de manière à conserver les avantages et à faire disparaître les inconvénients, tel est le problème que j'ai cherché à résoudre.

Je crois y être parvenu, au moyen de l'étuve sèche et du procédé suivant :

Le malade, entièrement nu, est placé sur un siége élevé, les pieds reposant sur un escabeau; il est entouré jusqu'au cou par deux couvertures de laine, qui laissent la tête entièrement libre, qu'un cerceau ou un dossier demi-circulaire éloignent du corps, et qui l'enferment dans une atmosphère exactement circonscrite. Une lampe à alcool à quatre becs est placée sous le siége. Aussitôt que la sueur commence à couler, on ouvre une fenêtre, pour permettre à l'air extérieur de pénétrer librement dans l'appartement, et le malade boit, toutes les dix minutes, un quart de verre d'eau froide (8 à 10°). Pour mettre fin à la séance, le malade se plonge dans un bassin d'eau froide ou reçoit une douche générale, soit en pluie, soit en nappe; la durée de l'application froide ne doit guère dépasser deux minutes.

Le malade qui sort de l'étuve doit se plonger dans le bassin ou se placer sous la douche résolument, sans hésitation; il doit supporter le contact de l'eau froide pendant le temps voulu, sans chercher à s'y soustraire. Il est donc prudent, en général, de n'avoir recours à ce procédé que lorsque, par des douches ou des immersions antérieures, les malades sont déjà suffisamment familiarisés avec l'eau froide.

Tel est le procédé général; voici quelles en sont les modifications :

Lorsque l'on se propose d'employer le calorique à titre d'*excitant*, d'*irritant cutané*, d'agent de la médication transpositive, lorsque l'on veut obtenir l'*effet révulsif*, on allume les quatre becs de la lampe à alcool, l'on porte rapidement la température à + 60 ou 65°, et l'on voit alors survenir des phénomènes qui ont été bien décrits par M. Rapou : « Chaleur brûlante de la peau, vitesse et développement du pouls, battement des artères temporales, quelquefois léger gonflement des veines du front. Une sueur abondante se manifeste sur toutes les parties du corps, et principalement à la tête; la bouche est quelquefois sèche, et la soif vive; on éprouve le plus souvent une légère pesanteur de tête. » Il faut ajouter : si la température de l'étuve dépasse les limites que nous avons indiquées, si la température animale s'élève de 2 à 3° (température prise sous la langue), si l'opération se prolonge au delà d'un espace de temps qui varie, suivant les individus, entre trente et quarante-cinq minutes, le pouls s'accélère notablement, et bat de 100 à 150 fois par minute; les mouvements du cœur deviennent énergiques, tumultueux; la respiration est précipitée, suspirieuse; la face est rouge, congestionnée, les artères battent avec force; le malade éprouve des bourdonnements d'oreille, de l'anxiété, quelquefois des nausées, et si alors on ne se hâte point d'abaisser la température de l'étuve soit en enlevant la lampe, soit en éteignant un, deux ou trois becs, il survient une perte de connaissance, dont les effets se font sentir pendant plusieurs heures.

M. Rapou, bien qu'il ne les mentionne point, a probablement observé ces phénomènes, car il a soin de dire que la durée du bain ne doit point dépasser 25 à 30 minutes; il a aussi parfaitement jugé les effets physiologiques et révulsifs de ce procédé, car il ajoute : « Cette température (60 à 65°) est plus favorable à l'exhalation qu'à l'absorption ; je ne crois même pas que cette dernière puisse avoir lieu, et si, dans ce cas, on ajoute quelque vapeur sèche au calorique, ce ne peut être que pour augmenter son *action excitante.* De tels bains ne peuvent convenir que lorsqu'on veut déterminer une puissante dérivation au dehors, lorsqu'on veut fortement stimuler le système musculaire, » etc.

Du reste, Berger et Delaroche ont fait de nombreuses expériences sur les bains d'étuve sèche, et ils ont très-bien décrit les effets exercés par les hautes températures sur la circulation, la respiration, la transpiration pulmonaire et cutanée, la température animale, etc. L'on consultera également avec fruit, sur ce sujet, les leçons professées au Collége de France par M. Magendie (1) ; enfin l'on trouvera un résumé fidèle de toutes ces recherches, dans le cours d'hygiène que j'ai fait à la Faculté de médecine (2).

En 1846, dans une note lue à l'Académie des sciences, M. Robert Latour s'exprimait de la manière suivante : « Soit qu'on élève la température par l'exercice ou en entourant le corps de tissus mauvais conducteurs, de couvertures de laine, par exemple, on ne produit jamais qu'une élévation de température de 2°. »

Cette assertion peut être exacte, dans les conditions posées par M. Robert Latour ; mais il ne faudrait pas en conclure que la température animale *ne peut pas être élevée de plus de 2 degrés.* Dans mes nombreuses expériences sur l'étuve sèche, j'ai souvent obtenu une élévation de 3 degrés, et une élévation de 3°,12 a été notée par Berger et Delaroche ; mais on doit reconnaître néanmoins que 2 degrés représentent la limite qu'il n'est pas prudent de dépasser, limite qui paraît avoir été posée par la nature elle-même, car 1°,9 représente la différence qui existe entre la température des hommes qui, habitant le Sénégal, y sont soumis à une chaleur de 50°, et celle des habitants de la Sibérie, qui sont

(1) Magendie, *Leçons faites au Collége de France sur la température animale*, in *l'Union médicale*, t. IV, p. 183 ; 1850.

(2) L. Fleury, *Cours d'hygiène*, etc., t. I, p. 54 et suiv. ; Paris, 1851.

exposés à un froid de 48° (1). N'oublions pas aussi que ce n'est que dans les maladies les plus graves que l'accroissement de la température animale dépasse ces limites, et que 42° est le chiffre le plus élevé qui ait été constaté jusqu'à présent dans l'état morbide (2).

Lorsqu'on veut obtenir l'*effet sudorifique, simple, spoliatif* ou *dépuratif,* il ne faut point que la température de l'étuve dépasse 40 à 50°; en la maintenant dans ces conditions, l'opération peut avoir une durée de plusieurs heures, sans que le malade en éprouve la plus légère incommodité. La sueur s'établit, par évaporation d'abord, par transsudation ensuite, et elle ne tarde point à devenir tellement abondante, qu'elle ruisselle sur tout le corps, et qu'il est facile d'en recueillir une grande quantité dans des assiettes placées au-dessous du siége. La tête, qui reste exposée à l'air libre, ne transpire pas moins que les parties entourées par les couvertures; l'air frais introduit dans les poumons, et l'eau froide ingérée dans l'estomac, maintiennent la respiration et la circulation dans un calme parfait. Le sujet, au lieu d'éprouver l'excitation générale qui accompagne l'administration des médicaments sudorifiques, accuse une sensation de bien-être; en un mot, le calorique est ici un véritable *excitant spécial*, et il serait impossible d'obtenir, par un moyen différent, une sueur aussi abondante sous des conditions générales aussi favorables. La durée de l'opération varie d'ailleurs suivant les indications et les conditions individuelles.

Enfin la sudation est un *dépuratif* très-énergique; c'est à ce titre surtout qu'elle a été employée par l'hydrothérapie, et il faut avouer qu'à ce point de vue, Priessnitz a rendu un éminent service à la thérapeutique.

L'emploi bien ordonné de la sudation a concouru à me faire obtenir des succès inespérés dans un grand nombre de maladies diverses, et spécialement dans les affections chroniques de l'abdo-

---

(1) L. Fleury, *Cours d'hygiène*, t. I, p. 56.
(2) *Compend de méd. prat.*, t. VIII, p. 110 et suiv.; Paris, 1846.

men (engorgements anciens du foie et de la rate, gastro-entérites et entérites chroniques, gastralgies et entéralgies, constipation, affections hémorrhoïdales, etc.), dans la chlorose rebelle aux préparations martiales, dans la scrofule, la vérole constitutionnelle (accidents tertiaires), les cachexies paludéennes, mercurielles et plombiques; la goutte, la plupart des névroses (migraine, chorée, hystérie, épilepsie).

Des névralgies, des rhumatismes musculaires chroniques, fixes ou ambulants, ayant plusieurs années d'existence, ayant résisté à toutes les ressources de la thérapeutique, ont cédé à cette médication.

L'application du calorique soulève plusieurs questions fort importantes, qu'il est nécessaire de discuter.

Et d'abord, l'observation démontre péremptoirement, contre l'assertion de M. Lambert, que l'introduction dans les poumons, pendant que le corps est plongé dans une étuve par encaissement, d'un air dont la température est moins élevée que celle de l'étuve, ou même d'un air froid, ne présente aucun danger, aucun inconvénient; elle procure, au contraire, au malade une sensation de bien-être très-remarquable; elle prévient la congestion encéphalique et les troubles que les hautes températures amènent dans la respiration, la circulation, et l'hématose. Sous ce rapport, le procédé de l'encaissement l'emporte de beaucoup sur l'étuve sèche proprement dite, sur le bain de vapeurs, sur tous les procédés dans lesquels le corps tout entier est soumis à un air très-chaud, sec ou humide.

Un second fait très-remarquable ressort de l'innocuité, sinon des bons effets, de l'ingestion d'eau froide, le corps étant en sueur. L'opinion qui attribue de graves dangers à cette pratique est fort ancienne; J.-J. Rousseau l'a combattue sans pouvoir la détruire.

«Pour empêcher les enfants de boire quand ils ont chaud, dit-il, on prescrit de les accoutumer à manger préalablement un morceau de pain avant que de boire. Cela est bien étrange que, quand l'enfant a soif, il faille lui donner à manger; j'aimerais autant, quand il a faim, lui donner à boire. Jamais on ne me persuadera que nos premiers appétits soient si déréglés qu'on ne puisse les satisfaire sans nous exposer à périr; si cela était, le genre humain se fût cent fois détruit avant qu'on eût appris ce qu'il faut faire pour le conserver. Toutes les fois qu'Émile aura soif, je veux qu'on lui donne à boire; je veux qu'on lui donne de l'eau pure et sans aucune préparation, pas même de la faire dégourdir, fût-il tout en nage et fût-on dans le cœur de l'hiver. »

On trouve dans les anciens auteurs des observations nombreuses de maladies graves, de morts subites, produites par l'ingestion de l'eau froide, le corps étant en sueur; elles ont été, pour la plupart, réunies par Currie (1) et par M. Guérard (2), qui a cherché à en tirer des conclusions générales. Suivant ce médecin, le système nerveux, les appareils digestif et respiratoire, seraient principalement affectés dans les accidents qui succèdent souvent à l'usage des boissons froides, *lorsque le corps est échauffé par un exercice violent ou par toute autre cause :* ainsi on aurait observé la mort subite, le trismus, divers phénomènes spasmodiques, des défaillances, des vertiges, l'apoplexie, la stupeur, des douleurs céphaliques, articulaires ou gastriques, la gastralgie, la gastrite aiguë, la gastro-entérite, la péritonite, la dysenterie, le choléra sporadique, des vomissements spasmodiques, l'hémoptysie, la pleurésie, la pneumonie, etc.

Comme l'avait déjà fait Rush (3), M. Guérard établit que la gravité des accidents est liée aux quatre conditions suivantes : 1° échauffement préalable du corps; 2° vacuité actuelle de l'estomac; 3° grande quantité de la boisson ingérée dans un temps donné; 4° basse température de la boisson. Les accidents se manifestent plus tôt néanmoins, lorsque la température du liquide est à + 11° ou + 12° centigrades, que lorsqu'elle est à 0°.

---

(1) Currie, ouvrage cité, t. 1, p. 97.

(2) Guérard, *Mémoire sur les accidents qui peuvent succéder à l'ingestion des boissons froides lorsque le corps est échauffé*, in *Ann. d'hygiène*, t. XXVII, p. 43; 1842.

(3) Rush, *Medical inquiries and observations*, t. 1, p. 151.

Or, chez les sujets soumis à la médication dont nous nous occupons, le corps est préalablement échauffé, l'estomac est vide, la température de l'eau se rapproche de + 11° ou 12° centigrades, et cependant aucun accident ne survient. Faut-il en chercher la raison dans le mode d'administration de l'eau, qui n'est ingérée que par petites quantités successives? Faut-il dire que l'ingestion de l'eau froide n'est dangereuse que si le corps a été mis en sueur par un exercice violent, capable d'accélérer notablement la circulation et la respiration? Mais l'usage de l'eau froide n'inspire point les mêmes craintes dans nos campagnes, parmi nos populations ouvrières, et quiconque connaît les habitudes du peuple sait que journellement une grande quantité d'hommes, mis en sueur par une marche précipitée, par un exercice manuel violent, par les travaux des champs, ayant l'estomac vide, se désaltèrent amplement aux sources les plus fraîches. Et cependant nos recueils périodiques n'enregistrent aucun accident survenu à la suite de cette ingestion d'eau froide, faite dans les circonstances indiquées comme les plus défavorables. Les progrès de l'observation, du diagnostic, de l'anatomie pathologique, ne sont-ils point la véritable raison de ce fait? Lorsque l'on interroge sérieusement les observations réunies par M. Guérard, on ne tarde pas à s'apercevoir qu'aucune d'elles n'établit d'une manière positive la relation de cause à effet; que la plupart ne présentent point les données les plus nécessaires à la solution du problème; qu'elles ne mentionnent ni les circonstances qui ont accompagné l'ingestion de l'eau froide, ni l'état antérieur de la santé, ni les altérations constatées par l'autopsie, etc.

Quoi qu'il en soit, la médication hydrothérapique a réuni aujourd'hui des faits tellement nombreux, qu'il n'est plus possible de mettre en doute l'innocuité et les bons effets de l'ingestion de l'eau froide, *faite dans les conditions que nous avons indiquées et dans un but de curation.*

Ce que nous venons de dire à propos de l'ingestion de l'eau froide, pendant que le corps est en sueur, s'applique en grande partie à l'emploi extérieur de l'eau froide. On doit admettre qu'un bain froid *prolongé*, pris après un exercice violent, peut donner lieu à des accidents plus ou moins graves; mais il est certain qu'une affusion, une immersion, ou une douche de 1 à 2 minutes après un bain russe, après une sudation provoquée par les procédés de Priessnitz ou par celui que j'ai indiqué, est exempte de tous dangers, et qu'elle présente, au contraire, des avantages précieux. « L'eau froide, ai-je dit ailleurs, termine brusquement la transpiration, délivre les malades de la chaleur incommode qu'ils ressentent, en leur faisant éprouver une sensation agréable; elle les met à l'abri des accidents qui pourraient résulter du contact de l'air froid; enfin elle exerce une action tonique, locale et générale, extrêmement favorable. C'est grâce au bain froid qu'il est permis de soumettre les malades à des transpirations aussi fréquentes et aussi abondantes, sans les épuiser, sans débiliter le système musculaire; c'est grâce à lui que la peau supporte impunément une semblable suractivité de ses fonctions perspiratoires. C'est en associant le bain froid à la sudation que Priessnitz a véritablement transformé la médication sudorifique, et qu'il a rendu à la thérapeutique un service dont l'importance sera appréciée par tous les praticiens qui voudront bien expérimenter cette méthode » (1).

Maintenant, que nous avons fait connaître le procédé que nous mettons en usage pour provoquer la sudation, voyons quelles sont les indications auxquelles celle-ci répond.

L'abus des transpirations peut avoir de sérieux inconvénients, et il est aisé de le comprendre : tantôt la peau, soumise à une excitation trop énergique ou trop prolongée, s'irrite, s'enflamme, et l'on voit se développer une affection cutanée, qui, loin d'être une crise heureuse, est une complication, un accident plus ou moins grave; tantôt une action débilitante locale est exercée sur l'enveloppe cutanée : celle-ci perd son ressort, sa vitalité; elle

---

(1) L. Fleury, *Recherches et observations sur les effets et l'opportunité des divers modificateurs dits hydrothérapiques*, in *Arch. gén. de médecine*, t. XVIII, p. 280; 1848.

est comme macérée, et de même que la corde perd son élasticité pour avoir été trop tendue, la faculté perspiratoire de la peau s'affaiblit ou se perd pour avoir été trop exaltée; d'autres fois enfin, et plus fréquemment, c'est par son action spoliatrice, c'est par les pertes trop abondantes qu'elle provoque, que la sudation devient nuisible; elle amène l'amaigrissement et un affaiblissement général qui fait de rapides progrès, si l'on n'en fait point disparaître la cause. Nous avons vu plusieurs malades qui s'étaient fort mal trouvés des transpirations excessives auxquelles ils avaient été soumis dans certains établissements hydrothérapiques.

Ce n'est que pour répondre à des indications très-précises qu'il faut avoir recours à la sudation, et ce n'est qu'en l'appliquant avec intelligence et réserve qu'on peut en retirer des avantages: mais, dans certaines limites, elle constitue un modificateur très-énergique et extrêmement précieux, modificateur que les médecins négligent beaucoup trop, probablement parce qu'ils n'ont pas suffisamment étudié les divers moyens à l'aide desquels on peut le mettre en action.

Indépendamment de l'*action révulsive* exercée par le calorique, la sudation peut être employée comme *simple sudorifique*, comme *spoliatif*, et enfin comme *dépuratif*. A ces trois titres différents, elle rendra d'importants services au praticien, et Priessnitz aura bien mérité de la thérapeutique en mettant en lumière la puissance et l'efficacité, non suffisamment appréciées, de ce modificateur; en agrandissant de beaucoup le cercle de ses applications; en substituant le calorique aux médicaments dits sudorifiques; en faisant des applications froides consécutives une règle générale; en un mot, en méthodisant l'emploi d'un agent qui jusqu'alors n'avait été qu'irrégulièrement appliqué.

C'est surtout l'effet dépuratif qui a été mis en jeu par l'hydrothérapie, et c'est à lui que cette médication doit un grand nombre de ses guérisons les plus remarquables; elle l'obtient principalement par les sudations forcées, mais aussi par l'exercice et par l'administration, à l'intérieur, de l'eau à hautes doses, laquelle produit la sudation non-seulement par elle-même, mais encore par l'exercice obligatoire dont elle est suivie. C'est bien certainement de cette manière qu'il faut expliquer, dans la plupart des cas, les bons effets que Priessnitz a retirés de l'administration interne de l'eau froide.

Mais, si la sudation est appelée à jouer, en médecine pratique, un rôle beaucoup plus important que celui qui lui a été attribué jusqu'à présent, il ne s'ensuit pas qu'il faille, à l'exemple de l'hydrothérapie empirique, généraliser son emploi; elle est parfois nuisible, plus souvent inutile, et nous n'y avons pas eu recours dans le traitement hydriatrique de la fièvre intermittente, de l'ankylose, et de plusieurs autres maladies, que nous avons pu guérir par l'usage exclusif des douches froides. Elle rendra, au contraire, d'importants services toutes les fois qu'il s'agira de rétablir les fonctions abolies ou perverties de la peau, toutes les fois que celle-ci est sèche, aride, rugueuse, ainsi que cela a lieu dans l'anémie, le diabète, la plupart des congestions sanguines chroniques, les maladies ayant eu une longue durée; elle sera non moins utile dans tous les cas où la médecine indique l'usage des sudorifiques et des dépuratifs.

Le procédé de sudation que je viens de décrire, et que j'ai adopté, l'*étuve sèche*, a été l'objet de quelques critiques auxquelles je dois répondre, mais entre lesquelles il est nécessaire de faire un choix.

Parmi mes contradicteurs, il en est que je tiens pour honorables et pour convaincus. C'est à eux, exclusivement à eux, que je m'adresse. Il en est d'autres qui, dans un but facile à deviner, m'honorent depuis plusieurs années de leurs calomnies et de leurs attaques; à ceux-ci, j'entends n'opposer que le silence du mépris.

A ceux qui ont voulu faire croire que j'avais altéré le texte ou le sens de mes citations (1);

A ceux qui m'ont accusé de fouler aux pieds *la morale, les*

(1) Baldou, *Revue médicale*, t. I, p. 366; 1853.

convenances, l'instinct et la religion, parce que je considère l'hydrothérapie comme une médication énergique et d'une application difficile, exigeant l'intervention directe et continue d'un médecin instruit, au lieu de n'y voir qu'une formule systématique et empirique (1);

A ceux qui me reprochent de faire usage de l'étuve sèche (2) après avoir revendiqué publiquement le mérite d'employer le même procédé de sudation (3);

A ceux qui s'imaginent qu'ils m'injurient en m'appelant *membre de l'école physiologique et rationnaliste de Paris* (4);

A ceux qui accordent à toutes ces turpitudes le bénéfice de leur *pieuse* publicité, ou l'appui de leur autorité officielle;

A tous ceux de mes contradicteurs, en un mot, qui n'apportent dans la discussion ni bonne foi ni arguments scientifiques de quelque valeur, je ne ferai pas l'honneur d'une réponse. La science est hors de cause; l'industrialisme, après avoir fait faillite dans son *établissement modèle* de Forges, peut, tout à son aise, courir les mêmes risques à Issy, dans son *palais de l'hydrothérapie* (*Revue médicale*), et le journal qui a préconisé le massage *cadencé* du rectum a compris qu'en dehors de la loi, les questions de *pudeur médicale* ne relèvent que de la conscience et de l'honorabilité de chaque praticien.

Ceci étant dit, voyons quelles sont les objections que l'on nous oppose.

Le premier reproche adressé à l'étuve sèche, partielle et artificielle, est celui-ci :

---

(1) Wertheim, *Revue médicale*, t. I, p. 727; 1852.

(2) Wertheim, *Revue médicale*, t. I, p. 724; 1852.

(3) « Aujourd'hui M. le Dr Wertheim a recours aux procédés communément employés dans les bains de vapeurs à domicile pour opérer la sudation, et il ne paraît pas, comme on aurait pu le craindre d'abord, que cette manière de provoquer la transpiration, par l'application de la chaleur extérieure, soit moins avantageuse ou plus sujette à inconvénients que celle qui consiste seulement à développer la sueur par la concentration de la chaleur propre du corps emmaillotté de couvertures et couvert d'édredons » (Gibert, Rapport à l'Académie, séance du 30 septembre 1851).

(4) Ley, *Revue médicale*, t. I, p. 493; 1852.

En employant le calorique, vous n'obtenez qu'une sueur ARTIFICIELLE, PROVOQUÉE, FORCÉE; *elle n'est pas due à un* EFFORT SPONTANÉ DE L'ORGANISME, *à un* ACTE VITAL; *dès lors elle n'est pas aussi favorable à* L'EXPULSION DES MATIÈRES MORBIFIQUES; *elle n'est plus* CRITIQUE (1).

On voit que je ne cherche point à dissimuler la gravité des objections, mais l'on reconnaîtra en même temps, je le pense, combien je suis en droit de qualifier cette argumentation de phrases sonores, mais creuses, d'affirmations dogmatiques, mais dénuées de preuves!

Tâchons de préciser.

Et tout d'abord, je pourrais soulever une question préjudicielle. On sait, en effet, que Priessnitz, après avoir pendant longues années fait de la sudation l'une des colonnes de son système, après avoir soumis *tous* ses malades à des sueurs quotidiennes et d'une abondance excessive, avait fini par apporter successivement de notables modifications à ses premiers errements. Il avait d'abord à peu près complétement renoncé à l'*enveloppement humide*, en tant que procédé de sudation; il avait fait ensuite de celle-ci un usage de plus en plus restreint, et de moins en moins fréquent, et enfin il était arrivé à ne plus soumettre qu'un petit nombre de malades à des sueurs modérées, séparées par plusieurs jours d'intervalle. Je pourrais donc demander aux *apôtres* s'ils sont en droit d'accorder, comme ils le font, une importance prépondérante à ce qui, pour le MAITRE, était devenu un accessoire? Mais je passe condamnation sur ce point, afin de ne pas compliquer le litige et de le ramener à ses plus simples termes.

Je commencerai par prier MM. les hydriatres de vouloir bien dire si la sueur qu'ils obtiennent, en enveloppant le malade dans des couvertures de laine et en le surchargeant d'un ou de plusieurs lits de plume, édredons, etc., n'est point une sueur *artificielle* et *forcée?* Si elle n'est point *provoquée* par les susdites couvertures et les susdits lits de plume, édredons, etc.?

---

(1) Gillebert-Dhercourt, *Mém. sur la sudation;* in *Gaz. méd. de Lyon*, numéro du 29 février 1852.

Que si cette sueur est uniquement due à un ***acte vital,*** à un ***effort spontané de l'organisme;*** que si elle se développe par ***épigénèse,*** si je puis m'exprimer ainsi, pourquoi donc ces messieurs soumettent-ils leurs malheureux patients (c'est le mot) à un emmaillottement aussi dépourvu de charmes? Que ne leur permettent-ils de s'éventer agréablement et de prendre le frais?

Il est évident que, dans le maillot, comme dans l'étuve sèche, c'est en élevant la température de l'atmosphère close dans laquelle est plongé le corps du sujet, que l'on provoque la sueur. Dans celui-là, c'est uniquement le ***calorique*** qui rayonne du corps humain qui est chargé de produire cette élévation de température, et dès lors plusieurs heures s'écoulent avant que la chaleur ait atteint le degré nécessaire pour amener la sueur. Dans celle-ci, le ***calorique*** qui se dégage d'une lampe à alcool ***vient en aide au calorique rayonnant du corps,*** et dès lors, l'atmosphère close s'échauffant beaucoup plus rapidement, la sueur apparaît au bout de quelques minutes. De telle sorte que la sudation par emmaillottement étant une longue et pénible torture, la sudation par l'étuve sèche et une opération prompte, facile et agréable, pendant laquelle, comme dans l'emmaillottement, le malade respire l'air frais extérieur et boit, toutes les dix minutes, un demi-verre d'eau froide.

Telle est la seule différence que je connaisse entre les deux procédés : la seule, jusqu'à ce que MM. les hydriatres aient prouvé aux physiciens et aux physiologistes qu'il existe plusieurs espèces de ***calorique,*** et que la chaleur de l'atmosphère close du maillot diffère de la chaleur de l'atmosphère close de l'étuve artificielle.

L'on voit à quoi se réduit le reproche de ***transpiration artificielle, forcée, provoquée,*** adressé à l'étuve sèche. Comme si la ***sueur*** n'est point PROVOQUÉE dans les deux cas; comme si elle n'est point constamment le résultat d'un ***acte vital,*** d'une sécrétion; comme si la chaleur n'est point l'excitant naturel, spécial, de l'appareil sécréteur de la sueur!

Mais, à défaut de bonnes raisons et d'une théorie satisfaisante, mes contradicteurs ont-ils du moins pour eux quelques ***faits*** plus ou moins probants? Ont-ils produit des ***observations*** prouvant que l'étuve sèche est une cause d'accidents ou de non-succès? Ont-ils guéri par l'emmaillottement des malades pour lesquels l'étuve avait été nuisible ou inefficace? Ont-ils montré, par des analyses exactes, que la sueur ***obtenue*** par l'emmaillottement est plus ***critique***, a d'autres caractères physiques et chimiques que la sueur ***provoquée*** par l'étuve? Rien de tout cela! A moins que l'on ne tienne compte des caractères, qu'entre les mains de MM. les hydriatres, la sueur emprunte parfois aux couvertures (1)!

Ainsi donc, et jusqu'à preuve du contraire, nous maintiendrons que l'étuve sèche remplace très-avantageusement l'emmaillottement sec; que dans les deux procédés, la sueur est provoquée par le même modificateur : par l'élévation de la température ambiante; que dans l'un et l'autre, la sudation s'opère sous les mêmes conditions et produit des effets identiques.

L'emmaillottement est un procédé très-long, très-fatigant, très-pénible; l'étuve est un procédé prompt, facile, agréable. — Voilà tout.

Mais, dit-on encore, ***l'étuve est un excitant général, un pyréto-génétique, et voilà pourquoi nous la repoussons.***

Ce second reproche est plus spécieux, mais il manque d'exactitude et de sincérité.

L'étuve n'est un excitant général, un pyréto-génétique, que si le médecin ***veut qu'il en soit ainsi***, et qu'à cet effet il porte rapidement la température à 60° ou 65°, pour déterminer une ***action révulsive***, que le maillot ***est incapable de produire***, et dont on obtient les meilleurs résultats dans le traitement des phlegmasies catarrhales au début, des névralgies, des rhumatismes musculaires récents, etc. etc.

Dans des conditions différentes, c'est-à-dire quand on n'élève pas la température au-dessus de 40°, l'étuve sèche n'est plus un excitant général; elle est, au contraire, un ***excitant spécial***, un

(1) Voyez p. 103.

sudorifique dans la plus rigoureuse acception de ce mot, et, comme nous comprenons fort bien, d'ailleurs, qu'il ne suffit point, pour convaincre, d'opposer une assertion à une assertion, nous allons faire connaître les expériences que nous avons instituées pour apprécier, d'une manière rigoureuse, l'action de l'étuve sèche, soit en l'envisageant en elle-même et d'une façon absolue, soit en la comparant à celle de l'enveloppement. Et, à ce propos, nous ferons remarquer à MM. les hydriatres qu'au lieu de se livrer à de stériles déclamations, ils auraient beaucoup mieux fait d'appuyer leurs critiques de quelques *faits* précis, rigoureux, péremptoires; car c'est à ceux qui contestent et qui nient de fournir la preuve contradictoire. Mais ces messieurs nous ont depuis longtemps abandonné le soin de faire leur besogne, et, d'ailleurs, l'*observation*, l'*expérimentation*, ne sont-elles pas de ces niaiseries qu'il faut laisser à l'usage *de la pitoyable médecine enseignée et pratiquée, dans ces derniers temps, d'après les doctrines anatomiques et physiologiques* (1)?

Arrivons aux faits.

Expérience n° 1.

Température ambiante	17° c.
Température animale prise sous la langue	37°5
Pouls	74
Respiration	17

Je me place dans l'étuve sèche partielle à 9 heures du matin; on allume les quatre becs de la lampe à alcool.

9 h. 10'.	Température de l'étuve	33° c.
	Température animale	38
	Pouls	76
	Respiration	17
	La sueur commence.	

(1) Baldou, *Instruction pratique sur l'hydrothérapie*, p. 121, 142; Paris, 1846.

9 h. 20'.	Température de l'étuve. . . .	40° c.
	Température animale.	38°,7
	Pouls.	89
	Respiration.	19
	La sueur coule abondamment.	
9 h. 30'.	Température de l'étuve. . . .	53° c.
	Température animale.	39°,3
	Pouls.	110
	Respiration.	21
	La sueur est moins abondante.	
h. 40'.	Température de l'étuve. . . .	62° c.
	Température animale.	40°,3
	Pouls.	124
	Respiration.	23
	La sueur est presque nulle.	

A ce moment, la chaleur devient incommode; le cœur, les artères temporales et carotides, battent avec force, la face est rouge. Je sors de l'étuve; toute la surface cutanée est d'un rouge vif.

Une immersion de 3' dans de l'eau à 12° centigr. ramène l'état physiologique, le pouls conservant toutefois, pendant une heure encore, une plus grande fréquence (80).

Voilà le spécimen de l'action *excitante, révulsive.* L'étuve sèche produit ici, à un moindre degré et avec moins d'inconvénients, de danger pour l'organisme, les mêmes effets que le bain chaud et le bain de vapeurs, et c'est avec raison que tous les hygiénistes et tous les thérapeutistes, que MM. Lévy, Becquerel, Trousseau et Pidoux, etc., lui accordent la préférence sur ceux-ci. L'étuve sèche est ici un procédé opératoire qui n'a point d'équivalent, que ne peut évidemment pas remplacer l'enveloppement, et dont j'ai constaté mille fois les avantages sur moi-même et sur un grand nombre de malades.

Si maintenant, au lieu de terminer l'opération au moment indiqué, on la prolonge en continuant à faire monter la température, il est évident qu'à un degré plus ou moins élevé, suivant les individus, des accidents plus ou moins graves surviennent, comme dans toutes les autres applications artificielles du calorique, bain chaud ou bain de vapeurs, et même sous l'influence de l'insolation ou d'une température atmosphérique très-haute. Alors se manifestent le *malaise*, l'*anxiété*, les *angoisses*, les *palpitations*, la *surexcitation*, la *congestion cérébrale*, dont parlent MM. Vidart et Gillebert-Dhercourt, mais qu'il *dépend toujours du médecin de prévenir*. Si je les ai éprouvés, en expérimentant *sur moi-même* au point de vue physiologique, *c'est que telle était ma volonté*, et je n'ai pas besoin de dire que *jamais ils ne se sont produits sur aucun des nombreux malades* qui, à Bellevue, ont été soumis à l'action excitante et révulsive de l'étuve sèche.

L'expérience précitée prouve :

1° Conformément à ce que j'ai établi ailleurs, que dans l'étuve sèche partielle, la respiration n'est pas influencée par le calorique dans la même proportion que la circulation. En effet, nous avons :

A 17°	 74	pulsations et 17	inspirations;
62°	 123	— 23	—

Or la proportion 74 : 17 :: 123 : x donne $x = 28,4$ au lieu de 23.

Ce phénomène avait déjà été constaté par M. Gerdy jeune quant aux bains chauds; voici comment s'exprimait à cet égard cet observateur distingué : « Chose remarquable, la respiration est bien moins influencée que la circulation par la température des bains. Lorsque les bains modifient peu l'état de la circulation, la respiration reste assez bien d'accord avec les petites modifications du pouls, mais dans les bains très-chauds, elle s'éloigne moins de son type normal que celui-ci, et elle y revient plus vite quand la chaleur diminue, de sorte que souvent le pouls est encore notablement accéléré, quand déjà la respiration a repris son allure accoutumée. »

2° Conformément aux observations de Berger et Delaroche, de M. Rapou et de plusieurs autres expérimentateurs, qu'au delà d'un certain degré, le calorique agit moins comme sudorifique que comme excitant.

3° Conformément à mes recherches, que l'homme ne peut subir

sans incommodité, sans inconvénients, une élévation artificielle de plus de 3 à 4° centigrades dans la température générale de son corps, prise sous la langue.

A propos des accidents qui surviennent lorsque l'élévation de la température est portée trop loin, j'ai mentionné, en **1848** (1), la *perte de connaissance*. Dès mes premières expériences *personnelles,* ce phénomène attira tout naturellement mon attention; mais je ne me rendis point très-nettement compte de son mode de développement; je crus tout d'abord qu'il était le résultat d'une *congestion cérébrale*. Une étude plus attentive et souvent répétée me permet d'affirmer, aujourd'hui, qu'il doit être rapporté à une véritable *syncope*.

En effet, la perte de connaissance, ordinairement précédée de nausées, n'a eu lieu que dans les cas où la température de l'étuve avait été trop élevée, *mais elle ne s'est produite qu'immédiatement après la douche générale*, et le meilleur moyen de la faire cesser a toujours été de me placer dans la position horizontale, ou même de donner à ma tête une position légèrement déclive. On peut, je crois, légitimement conclure de ces deux circonstances que la perte de connaissance est due à ce que le sang affluant avec violence vers la tête, sous l'influence de la chaleur, en est brusquement refoulé sous celle de l'eau froide. La contre-épreuve a d'ailleurs justifié cette explication, car la perte de connaissance n'a jamais eu lieu lorsque, m'étant soumis à l'étuve dans les mêmes conditions de température, de durée, de phénomènes physiologiques et de sensation, je me suis abstenu de prendre une douche. Ceci, d'ailleurs, n'infirme en rien les faits bien connus qui démontrent qu'une congestion cérébrale peut être produite par une température trop élevée, que celle-ci soit naturelle ou artificielle, que l'agent calorifique soit le rayonnement solaire, l'étuve à vapeur, le bain chaud ou l'étuve sèche (2).

---

(1) *Rech. et observ. sur les effets et l'opportunité des divers modificateurs dits hydrothérapiques;* in *Arch. gén. de méd.*, t. XVIII; 1848.

(2) Voyez L. Fleury, *Cours d'hygiène*, t. I, p. 63-64, 586, 590.

Expérience n° 2.

Température ambiante	18° c.
Température animale	37°,2
Pouls	80
Respiration	17

J'entre dans l'étuve à 9 heures du matin. On allume les quatre becs de la lampe à alcool.

9 h. 17'.	Température de l'étuve	32° c.
	Température animale	37°,5
	Pouls	80
	Respiration	17
	La sueur commence.	

On éteint deux becs de la lampe; on ouvre les fenêtres de la salle de bains, et je bois toutes les dix minutes un demi-verre d'eau à 8° c.

9 h. 20'.	Température ambiante	12° c.
	Température de l'étuve	35
	Température animale	37,5
	Pouls	84
	Respiration	17
	La sueur coule avec abondance.	
9 h. 40'.	Température ambiante	12° c.
	Température de l'étuve	38
	Température animale	37,9
	Pouls	86
	Respiration	17
	La sueur coule par torrents.	

On éteint encore un bec de la lampe.

10 h.	Température ambiante	12° c.
	Température de l'étuve	36
	Température animale	37,5
	Pouls	82
	Respiration	17

10 h. 30'. Fin de l'opération, les conditions étant restées les mêmes, par une immersion de 3' dans de l'eau à 12°.

Voilà le spécimen de l'*action sudorifique;* voilà le procédé opératoire que je préfère à l'enveloppement, le procédé qui ne provoque jamais *ni malaise, ni anxiété, ni angoisses, ni palpitations, ni surexitation, ni congestion cérébrale, ni fatigue extrême,* qui ne réclame *ni lotions froides ou linges mouillés sur la tête, ni ingestion d'une quantité trop considérable d'eau;* le procédé auquel jamais aucun malade ne s'est montré *réfractaire.*

Que si M. Gillebert-Dhercourt veut se borner à soutenir que l'enveloppement permet d'abandonner les infortunés patients à eux-mêmes, et de les laisser seuls, sur leur lit de misère, pendant deux, quatre, six heures, tandis que l'étuve sèche exige *une surveillance attentive et certaines précautions,* alors nous serons complétement d'accord. Nous n'avons jamais contesté, en effet, que le procédé de l'enveloppement ne fût infiniment plus commode..... pour le médecin.

Quant au malade, c'est différent! et M. Gillebert avoue *qu'un ennui profond, que même le dégoût* s'empare souvent du malheureux emmaillotté. A la vérité, notre honorable contradicteur fait disparaître ce léger inconvénient en substituant à l'isolement la sudation en commun, la *salle de sudation,* dont il décrit les charmes dans un style dont nous voulons faire apprécier au lecteur l'engageante douceur.

«Là les malades réunis en commun attendent plus patiemment l'arrivée de la sueur; l'animation qui résulte toujours d'une réunion nombreuse, les incidents divers qui naissent à tout propos, *et comme exprès* (!), pour servir de texte à la conversation, la gaieté des uns, l'entrain de quelques autres, l'*excitation des sueurs* (sic!), en un mot, tout concourt à l'accomplissement du but, et contribue à soustraire le malade à l'ennui profond, même au dégoût, qui s'empare de lui quand il est enveloppé isolément.»

Voilà les excès auxquels la défense d'une mauvaise cause peut entraîner un homme de talent!

M. Gillebert-Dhercourt nous apprend qu'il fait souvent usage de l'enveloppement, non «dans le but de faire suer les malades,» mais seulement pour amener « un simple échauffement de la peau, » lequel a l'avantage « de décentraliser le calorique animal, de *mettre du calorique en réserve, de mieux tremper la peau* (sic), de la rendre plus *accessible* aux effets de l'eau froide, *par une sorte d'épanouissement qui rend certainement l'enveloppe cutanée plus accessible au resserrement moléculaire que.....* »

Sans avoir apprécié aussi lumineusement que le fait M. Gillebert-Dhercourt les bons effets du simple échauffement, nous faisons également un fréquent usage de celui-ci, mais un séjour de dix minutes dans l'étuve sèche suffit pour amener le résultat que notre savant et éloquent contradicteur n'obtient qu'à l'aide d'un pénible emmaillottement, dont la durée ne doit guère être au-dessous d'une heure.

Nous venons d'étudier, avec toute la précision et l'exactitude désirables, les effets physiologiques de l'étuve sèche partielle; il nous reste à en faire autant quant à l'enveloppement, tâche que MM. les hydriatres n'ont jamais eu l'idée de remplir à notre place.

Le 18 novembre, nous avons fait sur nous-même l'expérience suivante, avec l'assistance de notre excellent ami M. Doyère, dont personne ne contestera l'habileté, l'exactitude et la bonne foi.

La température ambiante étant de 15° centigr.; la température de mon corps, prise sous la langue, de 36°,6; mon pouls battant 86 fois par minute, et ma respiration étant à 20, je me fais emmaillotter, à deux heures de l'après-midi, dans trois couvertures de laine superposées; cinq couvertures pliées en double et un édredon sont en outre disposés de manière à m'enfermer étroitement dans le maillot. Voici quels ont été les phénomènes constatés :

Expérience n° 3.

2 h. 20'.	Température animale.	37°,05	
	Pouls.	88	
2 h. 45'.	Température animale.	37°,20	Sensation prononcée de chaleur, surtout à la tête.
	Pouls.	90	

Heure	Mesures	Observations
3 h. 15'.	Température animale. 36° 90 Pouls. 86	La sensation de chaleur a disparu; frisson au plus léger mouvement, malgré l'épaisseur et l'étroitesse du maillot.
3 h. 45'.	Température animale. 36°,85 Pouls. 86	Mêmes phénomènes. On s'efforce de rendre l'enveloppement plus exact, surtout vers le cou, où une serviette est disposée en cravate.
4 h. 5'.	Température animale. 37° Pouls. 88	
4 h. 25'.	Température animale. 37°,10 Pouls. 90	Malaise très-désagréable, chaleur à la tête, céphalalgie sus-orbitaire.
4 h. 40'.	Température animale. 37°,20 Pouls. . . . . 94 Respiration. 22	Le malaise est plus violent encore; moiteur à la poitrine.
5. h.	Température animale. 37°,30 Pouls. . . . . 96 Respiration. 24	Chaleur et douleur insupportables à la tête, malaise, agitation. La sueur coule sur la poitrine. Moiteur légère sur le front.
5 h. 20'.	Température animale. 37°,40 Pouls. . . . . 104 Respiration. 21	La sueur est générale et assez abondante. Le malaise, l'agitation, diminuent et la respiration se calme.
5 h. 45'.	Température animale. 37°,45 Pouls. . . . . 104 Respiration. 21	

Fin de l'opération par une douche générale. — Un thermomètre, placé entre les jambes, indique que la température de l'atmosphère circonscrite par le maillot est de 35°,6.

Ces chiffres parlent d'eux-mêmes. Ils montrent avec la dernière évidence :

1° Combien est insuffisant, incomplet, irrégulier, l'agent calorifique et sudorifique mis en usage : « C'est le moyen âge de la science, » s'écriait M. Doyère, en présence de cette torture de quatre heures et de ce modificateur, que l'expérimentateur ne peut ni modifier ni réglementer.

2° Que la sudation, l'élévation de la température animale, et l'accélération du pouls, sont trois phénomènes intimement liés les uns aux autres.

3° Que dans l'étuve naturelle, comme dans l'étuve artificielle, la sueur n'apparaît que lorsque la température de l'atmosphère close est assez élevée (de 35 à 38° c.) pour faire monter la température animale et accélérer le pouls.

4° Que dans l'étuve naturelle, bien que la sueur ait été beaucoup moins abondante, la température animale s'est élevée davantage que dans l'étuve artificielle (0°,85 *au lieu de* 0,70), que le pouls et la respiration y ont subi une plus grande accélération (18 *pulsations au lieu de* 6, *et* 4 *inspirations au lieu de* 0), ce qu'il faut attribuer à la gêne, au malaise, à l'excitation nerveuse produits par la position et la nature de l'appareil, puisque la température de l'atmosphère close de l'étuve naturelle était un peu moins élevée que celle de l'atmosphère close de l'étuve artificielle. C'est à la même cause qu'il faut encore rattacher l'accélération subie par la respiration, laquelle n'a pas été modifiée par l'étuve artificielle.

5° Que, beaucoup plus que l'étuve artificielle, l'étuve naturelle est un excitant général, un pyrétogénétique qui ne provoque le développement de la sueur qu'en donnant naissance à un véritable accès fébrile.

Et maintenant, voici comme quoi la sueur obtenue par l'enveloppement n'est ni provoquée, ni forcée, mais naturelle et vitale! Voici comme quoi cet admirable procédé développe la sudation sans augmenter la fréquence du pouls, sans élever la température animale ! Voici comme quoi la température du corps se maintient au degré physiologique en vertu *de la loi de balancement.*

En vérité, si nous n'étions pas convaincu, comme nous le sommes, des profondes connaissances de M. Gillebert-Dhercourt en physique et en physiologie, nous serions tenté de lui renvoyer le reproche d'avoir laissé *dans un oubli complet les lois de la calorification.*

Il semble, à entendre notre savant contradicteur, que la température animale soit constante, invariable, et que la *loi de balancement* la mette à l'abri de toutes vicissitudes, de toutes influences extérieures, de toutes modifications physiologiques ou pathologiques.

Les belles expériences de Letellier (1) (et non d'Edwards) ont bien démontré que la combustion devient plus ou moins active, dans l'économie, suivant que la température du milieu s'abaisse ou s'élève, mais ce phénomène ne suffit point pour expliquer la résistance à la chaleur, et il faut admettre, malgré l'opinion contraire de Magendie (2) et conformément à celle de Franklin, de Delaroche (3) et de tous les physiologistes, que l'évaporation aqueuse qui se fait à la surface du corps couvert de sueur joue ici un grand rôle. Hypothèse justifiée par ce fait acquis : qu'à température égale, le séjour dans une étuve sèche est beaucoup moins pénible que dans une étuve humide, où la saturation de l'atmosphère ne permet pas à l'évaporation d'avoir lieu.

Mais ces causes de réfrigération ne suffisent pas encore pour mettre la température animale au-dessus des influences extérieures. M. Edwards, très-mal à propos cité par M. Gillebert-Dhercourt, a établi que la température des oiseaux est plus élevée de

---

(1) Letellier, *Influence des températures extrêmes de l'atmosphère sur la production de l'acide carbonique dans la respiration des animaux à sang chaud* (*Ann. de chimie et de phys.*, t. XIII, p. 478 ; 1845).

(2) Magendie, *Leçons sur la température animale* (*l'Union médicale*, t. IV, p. 183 ; 1850).

(3) Delaroche, *Expériences sur les effets qu'une forte chaleur produit dans l'économie animale* (Thèses de Paris, 1806, n° 11).

2 à 3 degrés en été qu'en hiver, et Davy (1) a constaté que la température de l'homme s'accroît de 1° à 1°,5 quand il passe d'un pays froid, ou même tempéré, dans un pays chaud.

Ce n'est pas tout. La température animale s'accroît et dépasse son degré habituel, normal, sous l'influence d'une multitude de causes qui résident dans l'organisme lui-même et qui sont physiologiques ou pathologiques, et sans parler de l'état morbide qui ne saurait être mis en cause ici, ne sait-on pas que la digestion, que l'exercice musculaire, la marche, la course, qu'une simple émotion morale, élèvent la température du corps?

Si M. Gillebert-Dhercourt avait bien voulu lire nos articles *Température* du *Compendium* et du *Cours d'hygiène*, il se serait *souvenu* de ces faits, et il se serait épargné la peine d'enfanter sa *loi de balancement*, en nous accusant « d'avoir *oublié* les lois de la calorification. »

Ne pouvait-on point prévoir *a priori* qu'indépendamment de l'action exercée par la température ambiante, le pouls doit s'accélérer et la température animale s'élever, sinon indéfiniment, du moins jusqu'à un degré nuisible à l'organisme, sous l'influence d'une position pénible, d'une immobilité forcée, d'un agacement nerveux fort désagréable et souvent extrême?

L'expérimentation exacte, rigoureuse, a transformé l'induction en fait démontré et a mis, encore une fois, en évidence la supériorité de l'étuve sèche partielle sur l'enveloppement.

Que reste-t-il donc de l'argumentation de MM. les hydropathes? — Nous l'avons dit en commençant. — Des phrases sonores mais creuses, des affirmations dogmatiques mais dénuées de preuves. — Nous pouvons ajouter maintenant : des affirmations dogmatiques renversées de fond en comble par les expériences les plus décisives et les moins contestables.

---

(1) Davy, *Sur la température du corps humain dans divers climats* (*Annales de chimie et de physique*, t. XXII, p. 433; 1823). — *Observations diverses sur la température animale* (même recueil, t. XIII, p. 174; 1845).

5° De l'eau froide à l'extérieur.

J'ai dit ailleurs : « L'eau froide appliquée à l'extérieur est, à proprement parler, la base de la médication hydrothérapique. Cet agent, le plus actif de tous, est le seul dont l'emploi puisse être généralisé ; seul, il peut être rationnellement appliqué à tous les cas embrassés par l'empirisme de Priessnitz. »

Les détails dans lesquels nous venons d'entrer, à propos des divers modificateurs mis en usage par l'hydrothérapie, justifient pleinement cette proposition, et montrent toute l'importance de la tâche qu'il nous reste à remplir.

L'eau froide appliquée à l'extérieur n'a que deux modes d'action possibles; tous deux puissants, mais très-différents l'un de l'autre, ou pour mieux dire entièrement opposés l'un à l'autre : l'un simple, l'autre complexe; l'un n'agissant que dans un seul sens nettement déterminé, quoique donnant naissance à *trois médications;* l'autre ayant des influences multiples s'exerçant sur la plupart des fonctions de l'économie, et se décomposant par conséquent en un plus grand nombre encore de *médications différentes;* l'un représentant l'*effet réfrigérant, sédatif, antiphlogistique, astringent,* de l'eau froide; l'autre représentant son *effet excitant.*

Nous étudierons, dans deux paragraphes distincts, ces deux modes d'action de l'eau froide, et nous exposerons successivement le *procédé d'application* et les *effets physiologiques.*

A. *De l'action réfrigérante, sédative, antiphlogistique, des applications extérieures d'eau froide*

C'est uniquement par sa basse température, à titre de corps réfrigérant, de corps froid, que l'eau doit agir ici. Pour obtenir l'effet désiré, il est indispensable que le modificateur soit très-méthodiquement appliqué, et c'est pour avoir méconnu ou négligé certaines conditions, futiles en apparence, mais en réalité d'une importance décisive; c'est pour avoir reculé devant les difficultés, les soins, l'attention, le temps, que réclame l'emploi du froid, que beaucoup d'expérimentateurs en ont nié la puissance et l'efficacité, que beaucoup d'autres l'ont accusé d'être un moyen dangereux, et qu'enfin la médecine pratique a presque complétement abandonné l'un des agents les plus énergiques et les plus utiles que la nature ait mis à sa disposition.

Procédé opératoire, modus faciendi. — La *température* du modificateur doit, en premier lieu, fixer l'attention du praticien; si elle est trop basse, elle peut produire des accidents graves, et l'on a vu l'emploi continu de la glace amener la congélation, la gangrène des parties avec lesquelles on l'avait mise en contact. Au-dessous de 10° centigr., l'eau produit, dans l'état physiologique, des douleurs vives, qui obligent à en suspendre l'application fréquemment, à de courts intervalles, pendant lesquels s'établit une réaction plus ou moins forte, qu'il est indispensable d'éviter.

Toutes choses égales d'ailleurs, la réaction est d'autant plus prompte et plus énergique, que l'eau est descendue plus bas au-dessous d'un certain degré, que la température atmosphérique est plus élevée, et que le système musculaire est plus en mouvement. J'ai fait sur moi-même de nombreuses expériences que je rapporterai plus loin, et qui justifieront ces propositions, lesquelles ne sont point d'ailleurs spéciales aux applications froides locales, et à la température partielle appartenant à telle ou telle partie du corps; elles s'appliquent également aux bains généraux et à la température générale du corps, ainsi que le prouveront encore des expériences répétées un grand nombre de fois sur moi-même et sur plusieurs malades qui ont bien voulu s'y prêter, et parmi lesquels je citerai M. de S..., membre de l'Académie des sciences, mon excellent ami M. le Dr Chapel, de Saint-Malo, Mme M..., dont je rapporterai bientôt *in extenso* la curieuse observation.

En général, la température de l'eau, dans l'état morbide, doit varier entre + 5° et + 15° centigr.; mais on conçoit qu'il est, à cet égard, une foule de circonstances dont le médecin doit tenir compte. Ainsi la température est différente suivant que l'application est générale ou partielle, suivant la partie du corps sur laquelle on agit, suivant la maladie que l'on veut combattre, suivant la constitution, l'idiosyncrasie, la sensibilité du sujet. Nous avons vu Fröhlich établir un rapport rigoureux entre la température de l'eau et celle du corps, et faire osciller la première entre 32° et 2° centigr., suivant que la seconde est comprise entre 37° ou 44° centigr. L'étude de ce rapport serait fort importante à poursuivre le thermomètre à la main; malheureusement il m'a été impossible de le faire, parce que les malades soumis à mon observation étaient atteints non d'affections aiguës, élevant à divers degrés la température du corps, mais d'affections chroniques, qui ne font subir aucune modification à la température animale. Tout ce qu'il m'est permis d'établir en règle, c'est que la température de l'eau doit être d'autant plus basse que le sujet est plus robuste, que la phlogose, la phlegmasie, est plus intense, que les douleurs sont plus vives; c'est que l'application froide doit procurer au malade une sensation de bien-être, de soulagement, de réfrigération, et pouvoir être supportée pendant un certain temps sans provoquer de la douleur ou exaspérer celle qui existe.

En commençant l'application, on peut faire usage d'une eau dont la température est relativement trop élevée; on abaisse alors celle-ci graduellement jusqu'à ce que l'on soit arrivé au degré voulu, et alors il faut, autant que possible, que la température reste constamment la même jusque vers la fin de l'opération, où l'on peut de nouveau ramener graduellement la température au degré initial, afin d'éviter la réaction consécutive.

La *forme* de l'application a une importance capitale, et à cet égard l'on a souvent transgressé les conditions les plus indispensables au succès; comme il s'agit ici d'obtenir de l'eau froide un effet sédatif, antiphlogistique, il est évident qu'il faut éloigner toutes les causes d'excitation, de stimulation, de réaction, qui peuvent résulter du mode d'application du modificateur, et spécialement de la percussion, du frottement, etc.

L'immersion, le bain, est en général la forme la plus favorable, et l'on doit y recourir toutes les fois qu'elle est possible, et qu'elle n'entraîne pas des inconvénients fâcheux. L'affusion se présente ensuite; mais, pour qu'elle remplisse les conditions voulues, il faut que l'eau ne soit point très-divisée, qu'elle s'échappe en nappe du vase qui la contient, et qu'elle baigne doucement la partie malade, sans la frapper. A ce point de vue, le système des irrigations nous paraît défectueux ; l'eau y est trop divisée, et l'élévation à laquelle on place, en général, le réservoir lui donne une force d'impulsion, de projection, trop considérable; c'est par la réunion de ces deux circonstances, jointes quelquefois à une température trop basse du liquide et à une application trop prolongée, qu'il faut expliquer les douleurs, l'excitation, que quelques observateurs ont vues se produire sous l'influence des irrigations, auxquelles nous pensons qu'il faudrait substituer, suivant les cas, les affusions ou les immersions.

L'enveloppement, les compresses, peuvent aussi être mis en usage; mais il faut que le linge mouillé n'exerce sur la partie malade aucune constriction, aucun frottement; qu'il ne l'entoure pas hermétiquement, pour que l'air puisse circuler entre eux, et enfin qu'il soit fréquemment renouvelé; l'extrême rapidité avec laquelle il se réchauffe fait que son emploi exige beaucoup d'attention et de soins : il suffit en effet de quelques minutes de retard dans le renouvellement de l'application pour que le linge mouillé, devenu chaud, provoque la réaction, et par conséquent produise un effet diamétralement opposé à celui que l'on veut obtenir.

Les appareils imaginés par Fourcault, et construits avec les tissus préparés par M. Gariel, m'ont rendu d'utiles services: ils permettent soit de maintenir constamment l'application à la même température, soit de modifier graduellement celle-ci avec une rigoureuse précision; ils mettent les malades à l'abri de l'humidité générale qu'amène toujours l'usage des linges mouillés, et nous pensons qu'ils pourront être substitués avec grand avantage aux compresses et aux vessies remplies de glace pilée, dans la plupart des applications partielles de la méthode réfrigérante (applications céphaliques, thoraciques, abdominales, articulaires, vaginales, etc.).

La *continuité* et la *durée* de l'application froide demandent une attention toute particulière et beaucoup de discernement. Si l'application est trop longue, trop continue, elle peut macérer les tissus, y éteindre toute vitalité, toute puissance de réaction, produire une espèce de scorbut local, empêcher le développement d'une suppuration nécessaire, et M. Malgaigne a raison de préférer les irrigations intermittentes aux irrigations absolument continues; mais, si l'application est trop courte, trop souvent interrompue, elle peut ne pas modérer suffisamment la phlogose, l'inflammation, ou même les exaspérer, en raison de la réaction ou des alternatives de sédation et de réaction qu'elle provoque.

Il faut établir, en règle générale, que l'application doit être continuée sans interruption jusqu'à ce qu'elle ait produit une sédation suffisante, se traduisant par l'abaissement de la température de la partie malade, par la disparition de la douleur, de la fièvre générale ou locale, des principaux symptômes morbides, en un mot; lorsque cet effet a été obtenu, l'application peut être suspendue, mais à la condition d'être immédiatement reprise à la première réapparition des phénomènes pathologiques, au premier signe de réaction, ou mieux encore avant cette époque. Dans ces limites, il est aisé de comprendre que la continuité et la durée des applications froides varient dans chaque cas pathologique suivant la nature, le siége, l'intensité de la lésion; et que c'est au médecin qu'il appartient d'en fixer les conditions, en se conformant scrupuleusement aux principes que nous venons d'établir : ainsi, lorsqu'il s'agit de calmer l'état fébrile, l'éréthisme général qui accompagne la fièvre typhoïde, la scarlatine, le rhumatisme aigu, etc., la durée de l'immersion ne dépasse guère quinze minutes, tandis que dans un cas de brûlure, par exemple, elle peut être de six, douze, et même dix-huit heures. Entre ces deux points extrêmes, on conçoit qu'il existe une foule de degrés intermédiaires.

Quant à la durée totale du traitement, elle est également très-variable, et peut osciller entre quelques heures et plusieurs semaines; mais ici encore, il faut se rappeler que l'emploi du réfrigérant ne doit jamais être définitivement abandonné avant que le malade soit complétement mis à l'abri des accidents qu'on a voulu éviter ou combattre.

On voit qu'il est impossible de ramener à une formule, à un procédé opératoire invariable, l'usage de l'eau froide, employée comme agent de la médication réfrigérante; que les conditions d'application sont entièrement abandonnées à l'appréciation et à la sagacité du médecin; que les effets sont modifiés dans des limites très-étendues, et même du tout au tout, par une multitude de circonstances très-futiles en apparence; qu'il est peu de méthodes thérapeutiques qui exigent autant d'instruction, d'habileté, de tact, et de soins. On comprend dès lors qu'une foule d'erreurs, de fautes, ont dû être commises par des hommes inexpérimentés ou inintelligents, et que c'est à elles, beaucoup plus qu'au modificateur lui-même, qu'il faut rattacher le petit nombre d'insuccès, d'accidents, qui ont été signalés. On comprend aussi que c'est aux difficultés et aux labeurs qui entourent la médication réfrigérante, qu'il faut attribuer le dédain, l'abandon, auxquels l'ont condamnée, sans l'avoir jamais expérimentée, tant de médecins d'ailleurs honorables et instruits.

Effets physiologiques.—Il résulte des expériences de M. Poiseuille que, sous l'influence du froid de la glace, le mouvement des globules diminue et s'arrête dans les vaisseaux de la partie soumise à l'action du réfrigérant, le volume de ces vaisseaux n'éprouvant d'ailleurs aucune diminution; que l'influence du froid appliqué à une partie du corps se fait sentir sur tout le système circulatoire, mais à un degré beaucoup plus faible.

«Chez les mammifères, dit M. Poiseuille, quand le contact de la glace a été prolongé pendant 6 à 8′, quelquefois moins, le nombre des capillaires où la circulation s'arrête est si considérable, qu'il faut attendre un très-long temps avant qu'elle se rétablisse en l'absence de la glace, et souvent le repos persiste dans les capillaires jusqu'à la mort de l'animal. La vitesse du sang, dans les capillaires d'une partie du corps, est éminemment influencée par la température de cette partie; elle tend à diminuer, et finit par s'arrêter, dans les points soumis incessamment à une température de 0, 1, 2, 6° c.; par le séjour prolongé d'une portion du corps dans un milieu froid, toute la masse du sang éprouve un abaissement de température. La circulation des capillaires des autres points du corps devient aussi plus difficile et s'effectue avec plus de lenteur.

«Comme, dans toutes ces expériences, les vaisseaux capillaires n'ont pas changé sensiblement de volume, comme leur diamètre est resté constant, quel que soit le degré indiqué par le thermomètre, nous pensons qu'on doit attribuer le repos des globules à l'augmentation, par le froid, de l'épaisseur de la couche immobile de sérum qui tapisse intérieurement ces vaisseaux» (1).

M. Bégin a décrit de la manière suivante les sensations qu'il a éprouvées en se jetant dans la Moselle, au mois d'octobre, par une température qui varia de 2 à 6° R. (2).

«A l'instant où l'on se précipite dans l'eau, on éprouve une vive sensation de refoulement des liquides dans les grandes cavités, et spécialement dans le thorax; la respiration est haletante, entrecoupée, très-rapide; il semble qu'incessamment elle ne pourra plus s'exécuter; la peau est pâle, le pouls concentré, petit, profond et dur; tous les tissus sont rigides; on ne tremble pas, mais il existe un spasme universel avec lequel se concilie à peine la régularité du mouvement; après deux ou trois minutes au plus, le calme renaît et succède à cet état pénible et presque insupportable; la respiration s'agrandit, le thorax se dilate, les mouvements sont redevenus libres et faciles, la chaleur se répand sur la peau, toutes les actions musculaires sont vives, légères et assurées. On croit sentir que les téguments et les aponévroses sont appliqués avec plus de force sur les muscles, et

(1) Poiseuille, *Recherches sur les causes du mouvement du sang dans les vaisseaux capillaires*, p. 61.

(2) Bégin, *Dictionnaire des sciences médicales*, t. L, p. 361 et suiv.

que ceux-ci, mieux soutenus, agissent avec plus de précision, plus de force, plus d'énergie, que dans l'état naturel. Bientôt une vive rougeur couvre toute la surface du corps ; une sensation très-prononcée et très-agréable de chaleur se répand sur la peau; il semble que l'on nage dans un liquide élevé à 30 ou 36 degrés de chaleur ; le corps semble vouloir s'épanouir afin de multiplier ses surfaces de contact ; le pouls est plein, grand, fort, régulier; peu de sensations sont aussi délicieuses que celle qu'on éprouve en ce moment. Tous les ressorts de la machine animée ont acquis plus de souplesse, de vigueur et de fermeté qu'ils n'en avaient précédemment. Les membres fendent avec facilité le liquide, qui ne leur offre plus aucune résistance ; on se meut sans efforts, avec vivacité et surtout avec une légèreté inconcevable. Cette sensation, ou plutôt cet état, dure 15 ou 20 minutes; le bien-être diminue ensuite graduellement, et bientôt le froid se fait ressentir ; alors, si l'on ne s'empresse de sortir de l'eau, du frisson et bientôt après un tremblement général s'emparent de la machine ; les mouvements deviennent si pénibles, que certaines personnes courraient le danger de se noyer, surtout lorsque le bain se prend dans un fleuve profond. Il ne faut donc jamais attendre le renouvellement complet du froid et la chute entière de la réaction. En sortant un peu auparavant, on n'éprouve aucune sensation désagréable, et en passant de l'eau à l'air, la mutation presque insensible occasionne plutôt un sentiment de chaleur que de froid, malgré le vent et malgré l'évaporation du liquide qui couvre la peau. On observe un fait fort remarquable, c'est que les téguments sont presque insensibles au contact des corps extérieurs ; ce phénomène est tel, que le passage du linge avec lequel on s'essuie n'est pas senti, et il est arrivé plusieurs fois que, dans cet état d'orgasme et de constriction du derme, des frictions assez rudes pour enlever l'épiderme n'ont produit aucune sensation perceptible.

« En décrivant ici la manière d'agir des bains froids, nous ne prétendons pas généraliser les effets que nous avons éprouvés. Il est incontestable que la constitution du sujet, que l'âge, le sexe, la sensibilité plus ou moins exquise, modifient à différents degrés les phénomènes qui ont été décrits, et rendent la réaction plus ou moins prompte à se développer, plus ou moins vive, plus ou moins prolongée.

«Il n'est peut-être pas de sujet, quelque débile qu'il soit, auquel le bain froid ne puisse être avantageux... Ce qui est fondamental, c'est la réaction sanguine, et il faudrait qu'après l'application d'un excitant aussi énergique, le sujet touchât au dernier terme de la débilité vitale pour que cette réaction n'eût pas lieu. Nous avons pu observer que cette réaction se manifeste plus facilement dans l'eau très-froide, et ce qu'il y a d'important, c'est de graduer la durée de l'immersion d'après la force du sujet... L'usage du bain froid détermine, en peu de temps, le développement d'une sorte de tempérament sanguin dont les progrès sont très-rapides.»

M. le Dr Herpin a étudié les effets physiologiques produits par les bains froids pris dans la rivière d'Arve, et voici les résultats généraux auxquels il est arrivé :

Refroidissement à l'extérieur, qui peut descendre à 21°,2 c.; retour lent de la chaleur, plus lent que la sensation propre ne le fait présumer. Ainsi le thermomètre tenu dans la main gauche, marquant 34°,4 c., la main droite est plongée pendant 1' dans la rivière, dont la température est de 14° c., et alors le thermomètre, transporté dans celle-ci, descend à 21°,9 c. Dans une autre expérience, la main ayant été plongée dans l'eau pendant 1', et le thermomètre y ayant été placé ensuite, on le voit d'abord descendre à 21°,2, puis, au bout de six minutes employées à une marche rapide, il monte à 22°,5, après 9' à 23°,7, et enfin après 15' il ne s'élève qu'à 28°,7.

Dans l'eau, décoloration de la peau, promptement suivie à la sortie, chez le plus grand nombre, d'une rougeur qui coïncide avec une diminution notable de la circulation dans les veines superficielles et la couleur bleuâtre des muqueuses.

Contraction organique du derme et des muscles.

État plus ou moins convulsif de la respiration, qui cesse assez vite hors de l'eau.

Dans le bain, affaiblissement très-marqué de la circulation artérielle à la périphérie, sans accélération du pouls, véritable obstacle à la circulation contre lequel le cœur lutte de plus en plus; à la sortie, accélération du pouls, en général peu marquée, qui cesse au bout de quelques minutes, et longtemps avant le rétablissement de la chaleur normale. Aussi, après l'immersion dans l'Arve, dont la température est de **11°,4**, le pouls radial disparaît, et les battements du cœur deviennent de plus en plus intenses, mais sans être accélérés (1).

Ces données ne manquent pas d'intérêt; mais il faut remarquer que M. Herpin était placé dans de fort mauvaises conditions d'expérimentation, la température de l'Arve étant très-variable, et le courant très-rapide compliquant le problème et ne permettant pas de séjourner dans l'eau plus de quelques minutes. Dans de telles circonstances, il était impossible d'instituer des expériences satisfaisantes et concluantes. Il est évident d'ailleurs qu'en raison de la courte durée du bain, l'action de l'eau a dû être plutôt excitatrice que sédative, bien que M. Herpin prenne soin d'établir le contraire.

«Je me suis souvent servi, dit-il, du mot *réaction;* or le court résumé que je viens de faire des effets *immédiats* du bain froid me semble prouver que cette expression est ici mal appliquée. En effet, la réaction suppose qu'à une rupture d'équilibre et à un mouvement dans un sens donné, il succède un mouvement qui dépasse, en sens opposé, l'état primitif; or le bain d'Arve, pris dans les conditions que j'ai indiquées, est suivi presque toujours du *retour immédiat à l'équilibre des fonctions*, et non pas d'une exagération plus ou moins égale, en sens inverse, à la dépression occasionnée par le froid.»

(1) Herpin, *Rech. sur les bains de rivière à basse température*, etc.; in *Gaz. méd. de Paris*, 1844, p. 253-255.

Mais le retour *immédiat* à l'équilibre des fonctions est déjà une réaction, et si l'exagération en sens inverse n'a pas eu lieu, c'est tout simplement parce que l'application du froid n'a pas eu une action assez énergique ; il est facile d'ailleurs de voir que les effets thérapeutiques assignés, par M. Herpin, aux bains d'Arve, se rapportent tous à l'action excitatrice et non à l'ac.ion sédative.

M. Robert Latour, dans une note présentée à l'Institut en **1846**, s'exprime de la manière suivante :

« Tous les phénomènes produits par l'application du froid sur le corps vivant peuvent s'expliquer, d'une manière toute physique, par la condensation qu'il produit dans les tissus et par le retard qu'il apporte à la progression du sang dans les petits vaisseaux.

« L'augmentation de la chaleur, qu'on éprouve dans une partie soumise à l'action du froid et qui rougit, n'est pas réelle.

« L'action du froid est d'autant plus facilement et d'autant plus longtemps supportée, qu'au moment de son application la température du corps est plus élevée.

« Il faut cesser l'application de l'eau froide aussitôt que la température du corps, préalablement élevée, est revenue à son chiffre primitif » (1).

Nous ne pouvons accepter cette dernière proposition, formulée d'une manière aussi générale. Lorsqu'on ne veut obtenir que l'effet sudorifique, spoliatif, dépuratif, et que l'eau froide n'est employée que pour mettre fin à la sudation, il n'est point *nécessaire* de prolonger son application au point d'abaisser la température du corps au-dessous de son chiffre primitif ; mais, lorsqu'on recherche l'effet excitant, révulsif, tonique, il est au contraire fort utile de le faire, afin de provoquer le mouvement vital auquel est due la réaction.

M. le D[r] La Corbière a consacré de nombreuses pages de son

---

(1) Robert Latour, *du Mode d'action de la médication réfrigérante appliquée sur toute la surface du corps, et des conditions qui en rendent l'emploi inoffensif ;* in *Comptes rendus des séances de l'Académie des sciences*, t. XXIII, p. 99 ; 1846.

livre à l'étude des effets physiologiques du froid ; mais on n'y trouve que des considérations sans intérêt, dans lesquelles les points véritablement importants de la question ne sont pas même indiqués.

Quant aux hydropathes proprement dits, qui ont donné si large carrière à leur imagination, pour attribuer à l'eau froide des influences hypothétiques ou absurdes, ils ne paraissent pas même avoir songé à en étudier les effets physiques et physiologiques.

Dans sa thèse, publiée en 1847, M. Richet s'exprimait ainsi :

« Quelle est la température de la partie soumise à l'action du froid ? Chose singulière ! jusqu'à présent personne n'a songé à la rechercher. A. Bérard pensait que la peau était en équilibre avec le moyen réfrigérant ; il avoue toutefois n'avoir fait aucune expérience, en sorte que son opinion doit être regardée comme non avenue. Quant à moi, *il m'a semblé* que la température de la partie soumise au froid était au-dessus de celle des moyens réfrigérants. Je regrette vivement de n'avoir pas vérifié le fait à l'aide du thermomètre, mais la physique et la physiologie démontrent qu'il n'est point possible qu'il y ait équilibre de température entre les parties vivantes et les corps inertes. Qu'on se plonge dans l'eau de Seine, alors qu'elle marque + 16°, notre température étant évaluée à 30 ou 32° à l'extérieur, croyez-vous que nous allons nous mettre en équilibre et baisser de 15° ? En aucune façon ; il est *démontré* que c'est à peine si nous perdons 2 *ou* 3 *degrés*. Mais il serait bien à désirer, toutefois, que quelques expériences fussent entreprises sur ce sujet intéressant, car jusqu'à présent chacun agit à sa guise et dans une ignorance parfaite du degré thermométrique le plus convenable à la réussite » (1).

Depuis que ces lignes ont été écrites, des expériences, faites par Magendie sur des animaux, ont jeté une vive lumière sur les questions soulevées par M. Richet.

En plongeant des lapins et des chiens dans des mélanges réfrigérants à la température de 0° à + 2°, Magendie a vu la tempé-

(1) Richet, thèse citée.

rature animale baisser de 3 et 4° au bout de 10 minutes, de 6° après 15', de 7° après 20', et enfin la mort arriver au bout de 40', la température du corps ayant perdu 20°, c'est-à-dire la moitié de son chiffre primitif et physiologique.

Magendie a établi, en outre, que la température d'un animal plongé dans un milieu réfrigérant baisse encore pendant quelque temps après qu'il a été soustrait au milieu froid dans lequel il avait commencé à se refroidir. Ainsi un chien, ayant 40°,6 de température normale, est placé dans un mélange réfrigérant à 0° et retiré au bout de 10' : sa température est descendue à 37°,5; 20' après sa sortie, ayant été laissé dans le laboratoire, à une température de 12° environ, il était descendu à 29°; remis pendant 20' dans le mélange réfrigérant, il descend à 25°. Il est alors placé sur le marbre d'un poêle chauffé à 30° environ, et baisse encore, en un quart d'heure, de 2°; mais, une demi-heure après, il était remonté à 28°, et, mis dans une étuve de 55 à 60°, il était remonté, au bout d'une autre demi-heure, à 32°.

« Un tel abaissement de température, ajoute Magendie, peut, du reste, être atteint et même dépassé sans que la mort en résulte, pourvu toutefois que l'on prenne le soin de réchauffer l'animal et de le faire à temps; car, abandonné à lui-même, le refroidissement augmente graduellement, et la mort est inévitable. »

Un cochon d'Inde à 39°,5 est plongé pendant 5' dans de l'eau à 6°,5; il n'offrait plus, au bout de ce temps, que 31°; abandonné alors sur la table du laboratoire, sans avoir été essuyé, à une température de 13°, il fut trouvé, au bout d'une demi-heure, à 25°; au bout d'une heure, à 19°; enfin, après 2 h. 20', à 20°,5, et il mourut peu d'instants après (1).

Je n'ai pas besoin de faire ressortir l'intérêt que présentent ces belles recherches, et je montrerai plus loin qu'elles concordent parfaitement avec celles que j'ai faites sur l'homme.

M. Demarquay a étudié expérimentalement les modifications im-

---

(1) Magendie, *Leçons faites au Collége de France sur la chaleur animale*; in *l'Union médicale*, t. IV, p. 187, 188; 1850.

primées à la température des animaux par la douleur, les hémorrhagies, les ligatures des vaisseaux, les inflammations traumatiques, les étranglements internes et externes, les agents toxiques, les lésions du système nerveux (1). Mais, si les expériences sur les animaux autorisent certaines inductions, appliquées à l'homme par analogie, elles ne sauraient néanmoins remplacer les expériences directes, qui seules peuvent conduire à des conclusions certaines. Or des observations précises, rigoureuses, sur les modifications en moins que peut subir la température animale chez l'homme, n'existent point dans la science.

M. Roger a montré, dans ses curieuses recherches, que dans certaines maladies, la température animale peut descendre jusqu'à + 22°, de telle sorte qu'un enfant atteint de sclérème, par exemple, devient à peu près un animal à sang froid (2).

MM. Demarquay, A. Duméril et Lecointe, ont étudié les influences exercées sur la température animale par les divers agents médicamenteux.

Mais quelles sont les influences exercées sur la température animale par les agents extérieurs doués d'une température plus ou moins basse? Il n'est point possible de répondre à cette question d'une manière satisfaisante. A l'exception des recherches bien connues de Davy (3), des expériences de MM. Herpin et Robert Latour, que nous avons fait connaître plus haut, et qui sont loin d'être suffisantes, nous ne possédons aucun document de quelque valeur sur cette importante question.

C'est pour combler en partie cette regrettable lacune, c'est pour donner à l'hydrothérapie la base physiologique qui lui fait défaut, et sans laquelle il devient impossible de l'élever au rang des médications scientifiques et rationnelles, que j'ai entrepris et poursuivi

---

(1) Demarquay, *Recherches expérimentales sur la température animale*; thèse inaugurale de Paris, 1847.

(2) Roger, *De la Température chez les enfants à l'état physiologique et pathologique*; Paris, 1844-1845.

(3) Davy, *Recherches sur la température du corps humain dans divers climats*; in *Annales de chim. et de physiq.*, t. XXII, p. 433; 1823.

pendant six ans, des recherches dont je vais faire connaître les résultats généraux, en les appuyant de quelques expériences propres à mettre en évidence la manière dont ils ont été obtenus.

Première expérience.

La température de l'air atmosphérique étant de + 16°
La température de mon corps, prise sous la langue, étant de + 38°
La température de ma *main* étant de + 35°,4
je plonge celle-ci, pendant 30 minutes, dans de l'eau dont la température est maintenue à + 15°.

Au bout de ce temps, la température générale de mon corps n'a point changé, mais celle de ma main est descendue de +35°,4 à + 16°,5.

Laissant alors ma main exposée à l'air et dans le repos, voici les modifications successives que subit sa température.

Au bout de	10'	18°
—	30	19
—	40	20
—	55	21
—	1h 10'	22
—	2 5	33
—	3	35°,4

Ce n'est donc qu'au bout de trois heures que la température de ma main, abaissée de 19° par une immersion d'une demi-heure, revient à son degré primitif.

Deuxième expérience.

Température atmosphérique.		17°,5
—	de mon corps sous la langue.	38
—	de ma *main*.	35°8

La main est plongée pendant 30' dans de l'eau dont la température est maintenue à + 15°, et au bout de ce temps sa température est descendue à + 16°,6, la température générale étant restée à 38°.

En la laissant exposée à l'air et dans le repos, je note les modifications suivantes.

Au bout de	5'	17°,2
—	10	18
—	20	20
—	30	22,6
—	40	24
—	55	26
—	1h 10'	29,2
—	1 40	32,7
—	1 12	35,8

Ainsi une différence en plus de 1°,5 dans la température atmosphérique abrége de 48' le temps nécessaire pour ramener à son degré primitif la température de la main abaissée de 19°,2.

Troisième expérience.

Température	atmosphérique.	17°
—	sous la langue.	38
—	de la main.	35,7

Une immersion d'une demi-heure dans de l'eau à 15° fait descendre la température de la main à 16°,4, la température générale n'ayant pas changé.

Laissant alors la main exposée à l'air, ***mais faisant mouvoir énergiquement les doigts***, je note les modifications suivantes :

Au bout de	5'	17°,5
—	10	19,3
—	20	24
—	30	27,7
—	40	29,4
—	55	32
—	1h 6'	35,7

Ainsi, toutes choses sensiblement égales d'ailleurs, le mouvement substitué au repos abrége d'une heure six minutes, c'est-à-dire juste de moitié, le temps nécessaire pour ramener à son degré primitif la température de la main, abaissée de 19°,25.

Quatrième expérience.

Température	atmosphérique.	16°,5
—	sous la langue.	38
—	de la main.	35°,5

Je plonge la main dans de l'eau dont la température est maintenue à 9°; au bout de quelques minutes, la main devient très-rouge, et une douleur fort incommode s'y fait sentir; après un quart d'heure d'immersion, la douleur devient très-pénible à supporter, et je termine l'opération. La température de la main est descendue à 12°,6.

En la laissant exposée à l'air et dans le repos, je note les modifications suivantes :

Au bout de	5′	14°,8
—	10	19°,6
—	15	24°,6
—	20	29°,4
—	30	32°,6
—	40	34
—	53	35°,5
—	1h	36
—	1 15′	36°,9

L'engourdissement et la douleur ont disparu lorsque la température de la main a eu atteint 21°; une sensation de chaleur les a remplacés, et s'est prolongée pendant deux heures environ.

On voit ici qu'avec de l'eau à 9°, un quart d'heure d'immersion suffit pour abaisser la température de la main de 35°,5 à 12°,6; que la douleur provoquée par le froid oblige à suspendre l'opération, et que 53′ suffisent alors pour ramener la main à sa température primitive. Mais le mouvement de réaction ne s'arrête pas là, et bientôt la température de la main s'élève de 1°,4 au-dessus de son chiffre primitif et physiologique.

Cinquième expérience.

Température atmosphérique.		17°
—	du corps sous la langue.	38

La température de l'eau étant de 14°, je reçois une douche générale en pluie, la tête étant protégée et la bouche bien fermée, de manière que l'eau ne pénètre point dans cette cavité ; la durée de la douche est de cinq minutes. La sensation de froid est très-vive, et la température du corps, prise sous la langue, est abaissée de 2° ; elle est à 36° ; je marche rapidement à l'air libre, et au bout de quarante minutes, la température de mon corps est revenue à son chiffre primitif.

Sixième expérience.

Température atmosphérique.		16°,5
—	du corps sous la langue.	38

La température de l'eau étant de 10°, je prends une douche générale en pluie, dont la durée est de cinq minutes. La sensation de froid, très-vive au début, disparaît vers la fin de la douche; la température du corps est à 35°,9 ; je marche à l'air libre, et au bout de dix-huit minutes, elle est revenue à son chiffre primitif.

Septième expérience.

Température atmosphérique.		17°,4
—	du corps sous la langue.	38
—	de l'eau.	14

Je prends une douche générale de cinq minutes, qui abaisse la température de mon corps de 2°, et je reste dans un ***repos absolu;***

voici quelles sont, dans ces conditions, les modifications subies par la température animale :

Au bout de	15′	36°,6
—	35	36, 8
—	1h 20′	36, 8

La sensation de froid devient tellement incommode, surtout en raison du frisson qui l'accompagne, que je substitue au repos une marche rapide au soleil.

Au bout de	1h 40′	37°,2
—	1 50	37, 6
—	2 12	38

Les résultats sont absolument les mêmes lorsque la température du corps a été préalablement élevée par un séjour plus ou moins prolongé dans l'étuve sèche ; les chiffres suivants vont le prouver.

Huitième expérience.

Température atmosphérique.	15°
— du corps.	37, 8
— de l'eau.	14

Quarante minutes de séjour dans l'étuve séche portent la température du corps à 39°,7 ; une douche générale de quatre minutes la fait descendre à 36° ; une demi-heure d'exercice, de marche, la ramène à son chiffre primitif (37°,8).

Neuvième expérience.

Température atmosphérique.	15°,6
— du corps.	38
— de l'eau.	14

Trente-cinq minutes de séjour dans l'étuve portent la température animale à 40°, une douche de quatre minutes la fait descendre à 36°,1; je reste après la douche dans un repos absolu, et voici ce que j'observe :

Au bout de	15′	36°,3
—	30	36, 3
—	45	36, 5
—	1h	36, 8
—	1 30′	36, 8

Je substitue la marche au repos, et alors la température s'élève plus rapidement.

1h 40′	37°,1
1 50	37, 3
2	37, 6
2 15	38

Dixième expérience.

Température atmosphérique.	15°
— animale.	37°,5
Pouls.	80 puls. par m.
Respiration.	19

Je me place dans une étuve sèche, fortement chauffée; au bout de 25 minutes :

Température animale.	39°
Pouls.	124
Respiration.	24

Je prends une douche générale de 2 minutes, la température de l'eau étant de 14°, et son effet immédiat se traduit par les chiffres suivants :

Température animale.	35°,1
Pouls.	85
Respiration.	20

Un autre exemple confirmera ces résultats.

Onzième expérience.

Température atmosphérique.	15°,4
— animale.	36, 2
Pouls.	78
Respiration.	16

M. le Dr C..., sujet de cette expérience, est placé dans une étuve sèche fortement chauffée; au bout d'une demi-heure :

Température animale.	37°,8
Pouls.	120
Respiration.	23

Douche générale de 2 minutes, la température de l'eau étant de 14°, et alors :

Température animale.	34°
Pouls.	80
Respiration.	18

Douzième expérience.

Température atmosphérique.	12°
— animale.	37°,2
Pouls.	72
Respiration.	16

Immersion générale dans de l'eau à 14°. Sensation de froid très-vive; au bout de quelques minutes, elle disparaît et est remplacée par une sensation de chaleur et de cuisson générales. Au bout de 10 minutes, le froid se fait de nouveau sentir, et il est accompagné d'une espèce d'engourdissement, d'insensibilité de la peau, qui fait croire que l'immersion pourrait être maintenant prolongée indéfiniment; au bout d'une demi-heure, sensation de froid interne très-pénible. La durée totale de l'immersion est de 1 heure.

Température animale.	33°
Pouls.	64
Respiration.	16

Un repos complet étant gardé, on constate les modifications suivantes :

Au bout de 15′,	frisson, claquement des dents, tempér.	32°,1
— 35,		33°,5
	Pouls.	62
— 1h,	température.	34°,2
	Pouls.	66
— 2,	température.	37°
	Pouls.	72

Treizième expérience.

Température atmosphérique.	14°
— animale.	36°,8
Pouls.	70
Respiration.	16

Immersion générale dans de l'eau à 10°. Mêmes phénomènes que dans l'expérience précédente, mais se succédant plus rapidement. Durée totale de l'immersion, 25′.

Température animale.	33°,5
Pouls.	61
Respiration.	16

Séjour dans une chambre chauffée à 17° :

Au bout de 10′,	température animale.	32°,9
	Pouls.	60
— 20,	température.	33°,1
	Pouls.	62
— 40,	température.	35°
	Pouls.	67
— 58,	température.	36°,8
	Pouls.	70

J'ai répété et varié ces expériences un grand nombre de fois; les résultats ont toujours été analogues à ceux que je viens de faire connaître, et m'autorisent à établir les propositions suivantes :

1° Une immersion partielle suffisamment prolongée (une demi-heure) dans de l'eau modérément froide (15 à 9°) peut abaisser la température de la partie immergée, de la main par exemple, de 19 et même de 23°; de telle façon qu'il n'existe plus, entre la température de la partie vivante et celle du milieu réfrigérant, qu'une différence de 1°,5, au profit de la première.

2° Cet énorme abaissement de la température partielle n'exerce aucune influence appréciable sur la température générale du corps, prise sous la langue.

3° Une immersion ou une douche générales, suffisamment prolongées (25′ à 1 heure), dans de l'eau modérément froide (14 à 10°), peuvent abaisser la température animale, prise sous la langue, de 4 degrés. Ce résultat est accompagné d'une sensation si pénible pour le sujet de l'expérience, qu'il ne m'a pas été possible de pousser celle-ci plus loin.

4° L'abaissement de la température générale est accompagné d'une diminution dans la fréquence du pouls (6 à 9 pulsations par minute), sans modification appréciable de la respiration.

5° Pendant les quelques minutes (10 à 15) qui suivent l'immersion générale, la température du corps, quelle que soit celle de l'atmosphère ambiante, baisse encore de quelques dixièmes de degré (4 à 9 dixièmes), et ce nouvel abaissement est également accompagné d'une nouvelle diminution dans la fréquence du pouls (1 à 2 pulsations).

6° Lorsque la température animale a été préalablement élevée de 3 à 4 degrés par le séjour dans une étuve sèche, les applications extérieures d'eau froide, sous forme de douche ou d'immersion, ramènent d'abord rapidement la température et le pouls à leurs chiffres primitifs et physiologiques, et produisent ensuite des effets analogues à ceux que nous venons d'indiquer.

7° Ces phénomènes sont suivis d'un mouvement vital, d'une *réaction* qui ramène, plus ou moins rapidement, la température animale et le pouls à leurs chiffres primitifs et physiologiques.

8° Toutes choses égales d'ailleurs, la *réaction* est d'autant plus prompte et plus énergique, que l'atmosphère est plus chaude, que le sujet se livre à un exercice musculaire plus violent, et que l'eau frappe les tissus avec plus de force. Une douche est suivie d'une réaction plus prompte qu'une immersion.

9° Toutes choses égales d'ailleurs, la réaction est plus prompte, après une application relativement courte avec de l'eau plus froide, qu'après une application relativement longue avec de l'eau moins froide.

10° La *puissance de réaction* varie d'individu à individu, suivant un grand nombre de circonstances physiologiques et pathologiques qui se rattachent principalement à l'état de la circulation et de l'innervation générales.

Les conséquences pratiques qui découlent de ces recherches seront facilement comprises, lorsque nous aborderons l'étude thérapeutique des modificateurs hydriatriques.

B. *De l'action excitante des applications extérieures d'eau froide.*

Nous venons de voir l'eau agir par elle-même, en tant que corps froid, et nous avons établi que pour obtenir l'effet désiré, il faut que la température du liquide ne soit point trop basse, que l'eau baigne doucement la partie vivante sans la frapper, que l'application soit longtemps prolongée et à peu près continue, *afin d'éviter la réaction.*

Ici le problème est complétement renversé, et les conditions sont, de tous points, le contraire de celles qu'on vient de lire.

L'eau n'agit plus par elle-même, mais par le mouvement vital qu'elle provoque, par la *réaction* dont son application est suivie, et qu'au lieu d'éviter, il faut au contraire rechercher, comme le but à atteindre, comme le seul agent capable de produire l'effet désiré.

Ici la réaction ne doit plus s'opérer lentement, graduellement, dans un espace de temps qui varie entre une demi-heure et plusieurs heures; il faut qu'elle soit brusque, prompte, instantanée.

Ici il ne suffit plus qu'elle ramène la température animale abaissée par l'eau froide à son chiffre primitif, il faut qu'elle l'élève au-dessus de ce chiffre.

Ici enfin, plus l'eau est froide, plus la force avec laquelle elle frappe les tissus est considérable, et, je dirai presque, plus la durée de l'application est courte, plus les effets que l'on recherche seront facilement et convenablement obtenus.

Température de l'eau. — Au-dessus de 14°, la réaction est difficile à produire, et elle n'est jamais énergique; au-dessous de cette température, il n'est point de limites nécessaires, et j'ai souvent fait usage d'eau à 2° ou même à 0° : il faut seulement proportionner la durée de l'application à la température du liquide. Cependant on peut établir qu'une eau ayant de 8 à 10° présente la température la plus convenable.

On comprend qu'à moins de circonstances toutes particulières et fort rares, il est impossible d'avoir de l'eau dont la température soit constante et indépendante de la température atmosphérique. Pour donner aux douches la force de projection nécessaire, pour suffire à l'énorme consommation opérée dans un temps donné et fort court, on est obligé, dans les établissements hydrothérapiques, de construire de vastes réservoirs placés à une grande élévation au-dessus du sol; or, malgré toutes les mesures prises *ad hoc*, la température de l'eau ainsi accumulée est toujours plus ou moins modifiée par la température atmosphérique. Cette circonstance n'a aucun inconvénient au point de vue de l'efficacité du traitement; elle oblige seulement le médecin à tenir un compte exact de la température du liquide, et à mettre en rapport avec elle la nature et la durée des applications hydriatiques; elle est aussi une des raisons pour lesquelles la médication hydrothérapique est beaucoup plus efficace pendant l'hiver que pendant l'été. Quant à la sensation éprouvée par les malades, elle est à peu près la même, que l'eau soit à 0° ou à + 8°, et le public s'exagère singulièrement les *rigueurs* de l'hydrothérapie. J'ai constaté maintes fois, avec le thermomètre, que des différences de plusieurs degrés ne sont point appréciées par les malades, dont la plupart d'ailleurs préfèrent l'eau la plus froide, parce qu'alors la sensation première de froid est fort courte, ne dépasse point deux secondes, et est remplacée, sous la douche même, par la sensation de bien-être que fait naître une réaction énergique. Depuis dix ans, un nombre considérable de malades ont traversé Bellevue; parmi eux, se sont trouvées des femmes réduites au dernier degré de l'amaigrissement et de la faiblesse, des femmes craignant l'eau froide jusqu'au ridicule : eh bien! je déclare qu'il ne s'est pas rencontré une seule personne qui, au bout de huit jours, n'ait été amenée graduellement à prendre ses douches non-seulement sans répugnance, mais encore avec plaisir. Les exagérations absurdes de Græfenberg, les procédés brutaux et non gradués de Priessnitz, les descriptions *romantiques* tracées par quelques écrivains, ont inspiré, à l'endroit de l'hydrothérapie, des craintes, des répugnances, des préjugés, qu'il serait d'autant plus important de détruire, qu'ils ont une influence funeste en éloignant les malades d'une médication qu'ils considèrent comme si pénible, si redoutable. On épuise toutes les ressources de la thérapeutique, et souvent toutes celles du charlatanisme, avant de se confier à cette terrible hydrothérapie, et on ne lui offre ainsi que des maladies devenues incurables ou tellement graves, tellement anciennes, que de longs efforts sont nécessaires pour arriver à un résultat qu'un traitement moins tardif eût obtenu en quelques semaines.

Entre les mains d'un médecin éclairé et attentif, les applications d'eau froide ne doivent jamais devenir une cause de douleur, de sensations très-pénibles, et il faut reconnaître qu'à Græfenberg même c'est moins l'*eau froide* que l'*air froid* qui devient, pendant l'hiver, une source de vives souffrances. C'est en ne permettant point l'usage du feu dans les chambres habitées par les malades, c'est en les obligeant à se couvrir très-légèrement pendant la nuit comme pendant le jour, à dormir les fenêtres étant ouvertes; c'est en ne leur donnant pour recevoir les douches, pour se déshabiller et se rhabiller, que des espaces à peine abrités contre les intempéries des saisons par des planches mal jointes, que Priessnitz a rendu le traitement hydrothérapique si pénible et si effrayant.

Ces errements ne sont point suivis à Bellevue, dont la devise est : Eau froide, air chaud. L'eau *de source* dont on y fait usage a une température *constante* (8° c.), qui a été mise à l'abri des influences de la température atmosphérique. La salle de douches, les cabinets, les appartements, sont convenablement chauffés pendant l'hiver, et il en résulte que le traitement n'est point plus pénible pendant la saison la plus rigoureuse que pendant les mois les plus chauds de l'été, mais qu'il est beaucoup plus efficace. Jamais à Bellevue Valleix n'aurait entendu un malade déclarer « que pendant deux mois il n'a pu parvenir à se réchauffer un seul instant. »

Il est encore un préjugé profondément enraciné dans l'esprit du public : c'est que les applications froides les plus pénibles sont celles qui suivent la sudation. Un peu de réflexion, les notions les plus élémentaires de la physique, et par-dessus tout l'expérience, démontrent qu'il n'en est rien. En dehors du frisson fébrile et de quelques circonstances pathologiques spéciales, la sensation de froid n'est éprouvée par l'homme que lorsque la température de son corps est plus ou moins abaissée, soit partiellement, soit généralement. Or tous les procédés mis en usage pour provoquer la sudation ont pour effet d'élever plus ou moins la température animale ; la douche ramène d'abord celle-ci à son degré primitif, et si l'on s'arrête à ce moment, les sujets n'éprouvent pas la moindre sensation de froid ; si l'on continue, on abaisse la température du corps au-dessous de son chiffre primitif et physiologique, et alors la sensation de froid se manifeste, mais elle n'est point plus pénible que d'habitude. Il est juste de dire cependant qu'elle se fait sentir pendant plus longtemps, car la réaction est moins prompte que lorsque la douche n'a pas été précédée d'une sudation.

La *force de projection* avec laquelle l'eau frappe les tissus est une des circonstances les plus importantes du procédé opératoire ; avec des douches faibles, sans puissance, il est impossible d'obtenir une réaction satisfaisante; la *percussion* est un élément non moins nécessaire que le froid à la bonne action du traitement, et je ne saurais trop recommander aux praticiens de donner toute leur attention à cette condition mécanique de l'hydriatrie. Les appareils dans lesquels l'eau est très-divisée, les bains de pluie, de poussière, ont, toutes choses égales d'ailleurs, une force de percussion plus considérable que les douches en nappe ou en jets volumineux, et souvent c'est à eux qu'il faut recourir pour obtenir une réaction que celles-ci ne provoquent pas d'une manière satisfaisante, surtout dans les premiers temps du traitement, et chez les sujets lymphatiques, débilités, cacochymes, etc.

La *durée* de l'application froide est la clef de voûte de l'édifice ; sur elle, repose toute entière l'action physiologique et curative du modificateur; par elle, celui-ci devient un agent excitant, ou bien, au contraire, un agent hyposthénisant; par elle, l'effet produit imprime une activité salutaire à la circulation capillaire générale, ou bien, au contraire, donne naissance à une concentration du sang et à un ralentissement de la circulation. Quelques développements sont donc nécessaires ici.

Nous avons dit que, dans son second mode d'application, l'eau n'agit plus directement, par elle-même, en tant que corps froid, qu'agent de réfrigération ; mais indirectement et par le mouvement vital, par la *réaction* que son contact provoque de la part de l'organisme. Or voici ce qui se passe à cet égard.

Lorsque, la température du corps n'ayant pas été préalablement élevée, on se place sous une douche froide, on éprouve au contact de l'eau une sensation de froid plus ou moins vive, accompagnée d'horripilation, de chair de poule, de pâleur du tégument externe, et d'une sensation de suffocation. Au bout d'un temps qui, suivant les conditions d'âge, de tempérament, de constitution, d'idiosyncrasie, de maladie, dans lesquelles est placé le sujet, oscille entre 5 et 40 secondes environ, tous ces phénomènes disparaissent et sont remplacés par une sensation de chaleur; la peau rougit, la respiration devient large, facile, et si alors on arrête la douche, au bout d'une durée totale qui, suivant les circonstances énumérées plus haut, oscille entre 30 secondes et 3 ou 4 minutes, ce mouvement de *réaction* se continue, la température animale s'élève au-dessus de son chiffre primitif, la circulation capillaire périphérique devient très-active, toutes les fonctions s'accomplissent avec plus de facilité, d'énergie, et l'on ressent un bien-être, une force, une liberté de mouvement, une agilité, une souplesse extrêmement remarquables.

Si, au lieu d'interrompre la douche au moment que nous avons indiqué, on la continue, le mouvement de réaction qui avait commencé à se manifester avorte et disparaît; une seconde sensation de froid se produit, et celle-ci ne cesse plus; elle augmente au contraire graduellement, en raison directe de la durée de l'application froide; lorsqu'elle est devenue trop forte pour pouvoir être supportée plus longtemps, on constate que la peau est blafarde, la respiration gênée; les lèvres sont violacées; au lieu de se porter vers la périphérie, le sang congestionne les organes profonds, et principalement le cœur, les poumons, le foie et la rate; le sujet éprouve de l'oppression, un froid interne très-violent, très-pénible, un frisson intense accompagné d'horripilation, de claquement des dents, un malaise insupportable; et ces phénomènes se prolongent pendant deux, quatre, six, huit ou dix heures.

Pour faire comprendre maintenant toute l'importance qui se rattache à la durée de la douche, il me suffira de dire que *quelques secondes de plus ou de moins* ont pour résultat le premier ou le second des deux effets que je viens de décrire.

Or la seule règle générale qu'on puisse établir est celle-ci : *il faut que la durée de la douche soit proportionnelle à la puissance de réaction de chaque sujet.* Mais cette puissance varie d'individu à individu, suivant une foule de circonstances physiologiques et pathologiques que nous avons déjà énumérées; elle se modifie chez le même individu aux différentes époques du traitement, et, comme Requin, qui, dans une spirituelle argumentation, se plaignait de ne point avoir un *spécificomètre* à sa disposition, nous dirons qu'il n'existe malheureusement pas de *réactionomètre*. Nous avons indiqué les limites extrêmes entre lesquelles peut osciller la durée de l'application froide, mais le médecin peut seul déterminer quel est celui des nombreux intermédiaires qui convient à chaque sujet. Un très-petit nombre de malades, parmi les plus intelligents, se rendent un compte exact des phénomènes produits, et savent faire arrêter la douche au moment opportun ; l'immense majorité, au contraire, est convaincue que la douche est d'autant plus efficace qu'elle est plus prolongée, et ce n'est que par de longs et persévérants efforts que le médecin parvient à détruire cette opinion préconçue. « A Græfenberg, dit M. Schedel, le traitement se trouvant pour ainsi dire entre les mains des malades eux-mêmes, ils sont d'autant plus tentés d'en abuser, qu'ils entendent toujours répéter que la condition *sine qua non* de tout bon traitement hydriatrique est l'expulsion des humeurs peccantes. Dès lors ils ne rêvent que procédés violents et les exagèrent à plaisir. » A Bellevue, où ces doctrines n'ont point cours, les mêmes errements seraient suivis, si l'application des procédés hydriatriques était abandonnée aux caprices des malades et à l'insuffisance des gens de service. Un homme d'instruction et de sens me disait, en me recommandant sa femme : « J'espère, mon cher docteur, que vous allez la traiter consciencieusement, et lui donner des douches *bien longues !* » Telle est l'histoire de tous les malades.

Déterminer la durée de chaque douche est, pour le médecin lui-même, une œuvre très-difficile, qui exige beaucoup d'habitude, de tact, d'attention ; car il n'a pour se guider *a priori* que les données que lui fournissent son coup d'œil, et les légères modifications subies, à la naissance de la réaction, par la peau, l'attitude et la respiration du sujet placé sous la douche. Malgré une longue expérience, malgré le soin extrême que j'y apporte, il m'arrive encore de dépasser les limites voulues et de n'en être averti que par des phénomènes consécutifs attribués souvent par les malades au traitement lui-même, tandis qu'ils ne sont dus qu'à une durée trop prolongée de l'application froide. On comprend d'ailleurs que pour le malade, et même pour le médecin, il soit difficile de se persuader qu'une douche de cinq ou six secondes constitue un traitement énergique, efficace, dont la puissance est due précisément à cette durée si courte !

Cinq ou six secondes ! voilà, en effet, dans beaucoup de cas, la durée que doit avoir la douche au début, et parfois pendant plusieurs semaines ; et ce n'est encore que très-graduellement, et pour ainsi dire seconde par seconde, qu'on atteint le maximum de 3 à 4 minutes, qu'il est rarement utile de dépasser.

Les premières douches causent ordinairement une impression très-vive; souvent elles déterminent une suffocation véritablement effrayante, des palpitations très-énergiques, et une douleur intense dans les parties postérieures de la tête et du cou. Il faut toute l'autorité du médecin pour obtenir des malades qu'ils reçoivent la douche pendant quelques secondes sans fuir, sans se soustraire à l'action de l'eau. On aurait tort toutefois de s'effrayer de ce début malheureux ; lorsque le traitement est dirigé avec intelligence, qu'il est convenablement gradué, on voit au bout de quelques jours les malades non-seulement supporter les douches sans accidents et sans répugnance, mais encore les réclamer avec instances et les recevoir avec plaisir. J'ai vu la première douche produire chez certains sujets des effets tels, qu'il semblait impossible que le traitement pût être continué; le troisième jour, la douche était reçue avec plaisir et suivie d'une sensation de bien-être très-prononcée. Ces phénomènes se rattachent quelquefois à une lésion organique, à une maladie du cœur ou du poumon ; mais ordinairement ils en sont indépendants, et se rencontrent chez les sujets doués d'une grande susceptibilité nerveuse, ayant une vive appréhension de la douche; et la preuve qu'ils ne se lient, dans ce cas, ni à une lésion organique ni à l'action physique du modificateur, c'est qu'ils disparaissent dès le troisième ou le quatrième jour.

Sans parler des applications locales d'eau froide, qui répondent à des indications spéciales et qui se pratiquent sous forme de bains de siége, de pieds, de mains, à eau courante ou dormante; de douches ascendantes, d'injections rectales ou vaginales; de douches mobiles en jet, en pluie ou en poussière, etc., il est plusieurs modes d'application générale, et le choix n'est pas indifférent.

Souvent la douche n'est point tolérée d'emblée; il faut y préparer le malade par des affusions, des lotions, des frictions en drap mouillé, des immersions. Chez les femmes très-nerveuses, les douches dans lesquelles l'eau est très-divisée (*douche en pluie, en poussière*, etc.) sont ordinairement trop excitantes au début du traitement; elles augmentent l'agitation, l'irritabilité nerveuse, et je les ai vues provoquer des attaques hystériformes. Il faut donc en commençant avoir recours aux immersions dans le bassin ou aux douches en nappe, en ayant soin de diriger celles-ci d'abord sur la poitrine, afin de prévenir ou de diminuer la suffocation. Ce n'est souvent qu'au bout de deux ou trois mois qu'on peut employer avec avantage les douches dans lesquelles l'eau subit une grande division et présente une grande force de percussion. La forme de l'application doit d'ailleurs être modifiée suivant une foule d'indications quotidiennes qu'il est impossible d'énumérer, et dont l'appréciation est subordonnée à la sagacité et à l'expérience du médecin.

Des détails dans lesquels nous venons d'entrer, le lecteur aura déjà tiré une conclusion : c'est que l'application des procédés hydrothérapiques exige non-seulement une direction médicale de tous les instants, mais encore l'intervention d'un médecin instruit, intelligent, attentif, consciencieux. Et en effet, il n'est pas de médicament plus difficile à manier, il n'est pas d'opération qui exige plus d'attention, plus de *tact médical*. « Et voilà précisément, ai-je dit ailleurs (1), l'une des nombreuses et des plus importantes raisons pour lesquelles il est indispensable que l'administration des procédés hydrothérapiques soit raisonnée, médicale. Voilà pourquoi l'hydrothérapie est, et sera toujours, une médication dans laquelle l'art et l'artiste ont une part non moins large que celle de la science et du médecin. Voilà pourquoi, en

(1) *Clinique hydrothérapique de Bellevue*, 1er fascicule, p. 87.

hydrothérapie, comme en chirurgie, une influence légitime et inévitable appartient à l'intelligence, au tact, à l'instinct, et jusqu'à l'habileté manuelle de l'*opérateur.*»

«Mais peut-être, dit M. Schedel, objectera-t-on que Priessnitz reconnaît parfaitement bien, sans autres lumières que son habitude de voir, quand il convient d'appliquer le remède avec énergie et quand il convient de s'en abstenir. Je répondrai que, tout en admettant sa grande expérience, comme j'ai vu mourir des malades entre ses mains, *par suite du traitement qu'il avait lui-même prescrit*, je me crois fondé à soutenir que l'expérience empirique ne suffit pas, et que l'inspiration ne peut remplacer les connaissances anatomiques, physiologiques et médicales, quand il s'agit d'appliquer l'hydrothérapie d'après des règles qui laisseront peu au hasard» (1).

Faire de l'hydrothérapie une formule à peu près invariable, en abandonner l'application aux caprices, aux préjugés, aux systèmes préconçus des malades, à l'ignorance des baigneurs et des baigneuses, dont l'autorité est d'ailleurs constamment méconnue, serait, *a fortiori*, transformer une médication scientifique et rationnelle en un traitement aveugle et empirique; exposer les malades à des accidents plus ou moins graves; se préparer des déceptions, des insuccès, des désagréments de toute nature; substituer, surtout dans un établissement qui réunit un grand nombre de personnes, le désordre et l'anarchie à la méthode, à la régularité, à la docilité qu'exige tout traitement médical sérieux.

Beaucoup de malades, lorsqu'ils ne sont pas, au début, encouragés, soutenus, *contraints moralement* par la présence, les conseils, l'autorité du médecin, renoncent, dès les premières applications, à un traitement qui les eût guéris s'il eût été suivi avec méthode et persévérance; beaucoup d'autres se plaignent souvent que le traitement leur fait éprouver tels ou tels effets fâcheux. Comment le médecin pourra-t-il prévenir ou combattre ces accidents, s'il

(1) Schedel, ouvrage cité, p. 538.

n'en a pas lui-même découvert et apprécié la cause, s'il ne doit pas appliquer lui-même le remède?

Depuis dix ans, je me suis imposé le devoir pénible, fatigant, tyrannique, de doucher moi-même tous les malades traités à Bellevue, et je lui ai fait de nombreux sacrifices de patience, de temps, de relations sociales; on doit comprendre par conséquent que j'ai dû le considérer comme impérieusement dicté par l'intérêt des malades et par les exigences de la médication.

C'est, en effet, à l'accomplissement de cette obligation volontaire que je dois d'avoir pu élever l'hydrothérapie à la hauteur d'une médication scientifique et raisonnée, de n'avoir eu aucun accident à déplorer, d'avoir compté presque autant de succès que de malades.

Ici toutefois se place une question que je veux aborder nettement; car elle a été l'objet d'appréciations très-diverses inspirées, les unes, par des scrupules fort respectables, les autres, par l'envie, la médisance, la calomnie, et beaucoup d'autres sentiments non moins honteux, qui, je le dis à regret, ont trouvé de l'écho auprès de certains hommes que leur haute position scientifique, à défaut de leur honnêteté, aurait dû rendre plus réservés, plus circonspects et moins téméraires dans leurs jugements.

«L'application des procédés hydrothérapiques, dit M. Schedel, doit se faire avec une extrême précision et une grande exactitude; or en quelles mains en confier l'exécution? Le médecin ne doit pas se contenter de prescrire, il doit agir; mais la difficulté devient grande lorsqu'il s'agit d'une personne du sexe.»

Cette difficulté m'a sérieusement préoccupé, et j'ai fait maintes tentatives pour arriver à la meilleure des solutions. Beaucoup plus que les hommes, les femmes sont portées à abuser des procédés hydrothérapiques; à tomber dans les exagérations, les excentricités; plus que ceux-là encore elles sont imbues de préjugés, d'opinions préconçues, de *systèmes médicaux* très-arrêtés dans leur esprit. Abandonner le traitement à leur libre arbitre est donc chose complétement impossible; mais, beaucoup plus encore que les hommes, elles sont impérieuses et indociles; elles ne tiennent ordinairement aucun compte des conseils, des avertissements des baigneuses, elles se révoltent contre leur autorité, et combien de fois celles-ci ne sont-elles pas venues réclamer mon intervention pour avoir raison de malades qui, transgressant les recommandations que je leur avais faites moi-même, ouvraient de vive force les divers appareils et prétendaient se doucher à leur guise. A vrai dire, quelques hommes tombent dans les mêmes fautes, et je me souviens de l'insistance avec laquelle, au nom de sa dignité blessée, un Anglais, qui, pendant mon absence, avait voulu s'administrer une puissante et longue douche sur la colonne vertébrale, réclamait du directeur de l'établissement de Bellevue le renvoi d'un baigneur, lequel, voyant qu'une lutte corps à corps pourrait seule faire prévaloir son autorité, avait eu l'idée d'aller fermer, en dehors de la salle de douches, le conduit général des eaux; ingénieuse espièglerie qui avait laissé mon Anglais à sec, au milieu de sa débauche hydropathique.

Parlerai-je des difficultés qui se présentent dans l'application des procédés hydrothérapiques pendant l'époque menstruelle ? des préjugés qu'il faut vaincre dans cette circonstance ? de l'importance qu'il y a à ce que les choses se passent méthodiquement, régulièrement, rationnellement, pendant la durée de ce traitement, souvent impérieusement exigé par la nature de la maladie ? Ici la présence, l'autorité du médecin, sont à peine suffisantes ! Des considérations non moins graves, non moins concluantes, ne se présentent-elles pas dans une foule d'autres cas ?

N'ai-je pas été dans l'obligation de refuser mes soins à une dame appartenant aux classes les plus élevées de la société, parce que, sous prétexte de faiblesse de poitrine, elle ne voulait combattre une affection utérine que par des douches locales dirigées exclusivement sur le bassin, c'est-à-dire par les procédés les plus propres à congestionner les poumons et à exercer une influence fâcheuse sur les organes thoraciques. Aucun raisonnement ne put vaincre une obstination appuyée sur des idées médicales aussi absurdes que profondément enracinées, et cette dame, ayant consulté ultérieurement M. Velpeau, ne craignit pas de transformer mon refus en une résistance de sa pudeur offensée!

Pour obvier à tous ces inconvénients, à tous ces dangers; pour répondre à toutes ces indications, à toutes ces exigences impérieuses, suffira-t-il que le médecin se place, comme l'a vu faire M. Schedel, derrière une porte ou un paravent, et que de cette cachette il préside au traitement et en dirige les applications? L'expédient est aussi insuffisant qu'il est peu convenable; il ne sera accepté par aucun médecin consciencieux, ayant quelque respect pour lui-même.

Il est des femmes dont l'état général est tellement grave, que la nécessité d'une intervention médicale directe ne saurait faire l'objet d'un doute; il en est d'autres pour lesquelles cette nécessité n'est pas moins évidente, bien qu'il ne s'agisse que d'une affection locale. La *douche mobile*, appliquée *loco dolenti*, joue un rôle prépondérant dans le traitement hydrothérapique tel qu'il est compris et institué à Bellevue. Est-ce une baigneuse qu'on chargera de doucher le foie, la rate, un muscle, une articulation profondément altérée par une tumeur blanche, rendue immobile par une ankylose? Est-ce une baigneuse qui pourra administrer des douches pendant l'époque menstruelle; des douches destinées à prévenir ou à combattre une métrorrhagie? Or croit-on qu'il soit possible au médecin, dans un grand établissement, de doucher lui-même certaines malades et de s'abstenir quant à certaines autres? Croit-on qu'il pourrait faire comprendre et admettre les motifs qui le dirigeraient dans son choix? Il est des nécessités qu'on ne subit qu'autant qu'elles pèsent également sur tout le monde; pas une malade, quelque gravement atteinte qu'elle fût, ne consentirait à se laisser doucher, si d'autres étaient autorisées à se soustraire à cette obligation. Une règle uniforme et strictement appliquée est le seul moyen de faire régner l'ordre, dans cette république démocratique et sociale qu'on appelle une maison de santé.

Il est moins pénible pour une femme de recevoir la douche des mains du médecin que de se soumettre à un examen au spéculum.

Ai-je besoin de dire que la présence d'une baigneuse ou d'une parente, que mille détails impossibles à décrire, et que par-dessus tout, l'attitude d'un médecin qui a la conscience de sa dignité et de la gravité de sa mission, donnent à la pudeur toutes les satisfactions conciliables avec les exigences de la maladie et de la médication.

C'est en maintenant avec fermeté ces préceptes que j'ai pu vaincre les scrupules de la dévotion la plus exagérée, la sévérité des règlements monastiques, les appréhensions de la pruderie anglaise, les naturelles répugnances de la pudeur et de la sollicitude maternelle ou conjugale, les insinuations de la malveillance. Si quelques résistances invincibles se sont présentées, elles ont toutes été imposées à des femmes peu autorisées à se retrancher dans l'austérité de leurs principes, par une domination d'autant plus tyrannique qu'elle était plus illicite et moins excusable.

En résumé, dans les établissements publics, la question se formule de la manière suivante : *intervention absolue ou abstention complète du médecin*. La poser en ces termes, c'est la résoudre.

Quant à moi, je le répète : « Fort de ma conscience et de mon expérience, je conseille à tous les médecins dignes de ce nom de renoncer à appliquer l'hydrothérapie aux femmes, plutôt que de transformer cette médication en une formule systématique et immuable, ou d'en livrer la direction aux préjugés et aux caprices des malades, à l'inintelligence et à l'inhabileté de mains mercenaires et vénales.

« Qu'ils abandonnent les profits de leur abstention à ces marchands du temple, qui exploitent leur industrie à l'enseigne de la morale et de la religion ; Tartufes impudents, qui se voilent la face et demandent *leur haire avec leur discipline* lorsqu'il s'agit non de doucher une femme nue, mais de traiter une malade ; Zoïles cupides et envieux, qui ne comprennent ni la chaste résignation de la véritable pudeur, ni l'austère dignité de la véritable science » (1).

Effets physiologiques. — On se tromperait étrangement si l'on

(1) *Clinique hydrothérapique de Bellevue*, 1er fascicule, p. 84.

croyait que le thermomètre, que l'observation des phénomènes physiques, peuvent ici rendre un compte satisfaisant des modifications si importantes, si remarquables, qui surviennent dans les principales fonctions de l'économie.

La température animale, abaissée d'environ 2° par la douche, revient rapidement à son chiffre physiologique, et le dépasse de quelques dixièmes de degré, *au maximum* d'un degré tout entier; le pouls s'accélère de 2 ou 3 pulsations.

La peau se colore plus ou moins, et présente, dans toute son étendue, quand la réaction est énergique, un rouge vif; elle est le siége d'une sensation de chaleur très-prononcée, de telle sorte que, si la douche est bien administrée, en rapport avec la puissance de réaction du sujet, jamais l'application froide n'est suivie de chair de poule, de frissons, d'une sensation de froid. Les sujets n'ont pour s'essuyer que du linge froid; ils sont exposés à une atmosphère peu élevée, à l'air extérieur, à des courants d'air, et ils n'éprouvent aucune des sensations pénibles que, malgré la réunion des circonstances opposées et toutes les précautions imaginables, on ressent constamment au sortir d'un bain chaud.

La respiration est large, facile; l'individu se sent fort, dispos, agile, et la sensation de la faim ne tarde pas à se faire sentir.

Voilà tout; et cependant, sous l'influence souvent renouvelée et longtemps continuée de ces phénomènes si insignifiants en apparence, on voit se produire les changements, les transformations les plus extraordinaires, dans le tempérament, la composition du sang, les fonctions de circulation, de respiration, de digestion et de nutrition, d'absorption, d'innervation!!

Nous rechercherons plus loin si les données fournies par la physiologie hygique et pathologique sont suffisantes pour expliquer ces beaux résultats de la physiologie curative.

DES MÉDICATIONS HYDROTHÉRAPIQUES.

Nous avons terminé l'étude préliminaire que doit embrasser l'histoire de tout agent thérapeutique; nous avons exposé les actions physiologiques exercées par les divers modificateurs hydrothérapiques ; nous avons indiqué les différentes manières de les appliquer et de les doser. Il faut maintenant nous occuper des influences curatives qu'ils exercent, lorsqu'on les combine entre eux de façon à constituer une *médication ;* et ici deux voies nous sont ouvertes.

Nous pourrions prendre pour base les divisions nosologiques, et établir le traitement hydrothérapique qui convient à chaque classe de maladies; mais, en suivant cette marche, nous serions sans cesse placé entre deux dangers : celui d'être fort incomplet, et celui d'accumuler des répétitions et des détails nécessaires, mais fastidieux.

En prenant pour base, au contraire, l'action thérapeutique des modificateurs, nous éviterons ces inconvénients, et nous donnerons aux praticiens des notions générales complètes, qu'il leur sera facile d'appliquer à chaque cas particulier, nous réservant d'ailleurs le droit de faire quelques excursions dans le domaine de la pathologie, lorsque nous croirons avoir des considérations utiles ou nouvelles à présenter au lecteur.

Les *médications,* constituées par les diverses manières suivant lesquelles on peut combiner entre eux les modificateurs hydrothérapiques, se divisent en deux classes.

Celles de la première classe se rattachent à l'action réfrigérante de l'eau froide et sont au nombre de trois :

La médication antiphlogistique,
La médication hémostatique,
La médication sédative et hyposthénisante.

Celles de la seconde classe se rattachent à l'action excitante de l'eau froide et sont au nombre de sept :

La médication reconstitutive et tonique,
La médication excitatrice,
La médication révulsive,
La médication résolutive;
La médication sudorifique, altérante, dépurative;
La médication antipériodique,
La médication prophylactique ou hygiénique.

Après avoir présenté l'histoire de chacune de ces médications, nous montrerons que plusieurs d'entre elles peuvent être, ou sont nécessairement, associées l'une à l'autre, et nous trouverons dans cette association la cause la plus puissante de l'efficacité si remarquable de l'hydrothérapie, dans un grand nombre de cas pathologiques rebelles à tous les agents de la matière médicale et de l'hygiène.

De la médication antiphlogistique.

Je me souviens avoir entendu M. Jules Cloquet développer, dans ses leçons cliniques, une ingénieuse comparaison entre l'inflammation et la graine, dont la germination et le développement ultérieur sont étroitement liés aux conditions thermologiques du milieu ambiant : « Si l'on pouvait à son gré modifier la température, disait le savant professeur, on pourrait empêcher l'inflammation de naître et de se développer ; on pourrait à volonté lui donner tous les degrés possibles d'intensité, la faire passer successivement par toutes les phases de son évolution ; en un mot, elle deviendrait entre les mains du médecin une pâte malléable à laquelle il pourrait faire subir toutes les transformations imaginables. »

La discussion dans laquelle nous sommes entré à propos des irrigations continues (voyez pages 15-27), les faits que nous avons relatés, et jusqu'aux reproches qui ont été adressés à cette méthode, justifient une proposition trop absolue peut-être, mais reposant sur une donnée générale parfaitement exacte. Les détails que nous avons reproduits ont mis en évidence l'énergique influence exercée par le froid sur le développement et la marche de l'inflammation : aussi n'est-ce point sans étonnement que nous avons vu MM. Trousseau et Pidoux ne pas même mentionner ce modificateur dans le chapitre consacré par eux à la médication antiphlogistique (1).

Nous pensons ne plus avoir besoin d'établir que le froid est le plus puissant, le plus sûr, des agents antiphlogistiques ; l'action héroïque qu'il exerce est aujourd'hui admise par tout le monde, et ce n'est plus que de ses applications thérapeutiques spéciales que nous avons à nous occuper ici.

Nous ne craignons pas de poser en *règle générale, ne souffrant point d'exceptions*, que le froid peut être employé avec d'immenses

---

(1) Trousseau et Pidoux, *Traité de thérapeutique*, 3e édit., t. I, p. 496 et suiv.; Paris, 1847.

avantages dans le traitement de toutes *les phlegmasies aiguës, simples* (nous nous expliquerons plus loin sur la valeur de ce dernier mot), *externes, superficielles, dans lesquelles l'action du corps réfrigérant s'exerce directement, immédiatement, sur les parties enflammées.*

Dans tous les cas de ce genre, l'effet du froid appliqué *loco dolenti* est de diminuer la fluxion locale, de calmer ou même de faire disparaître la douleur, de prévenir ou de modérer la réaction générale.

Dans la première période de la *brûlure*, le froid aidé, lorsque faire se peut, de la position, n'a point d'équivalent en thérapeutique, et tous ceux qui expérimenteront cette méthode de traitement l'emploieront, à l'exclusion de toute autre (voy. p. 27, 28).

Il en est de même pour l'*érysipèle* de cause externe ou traumatique, et les applications froides nous fournissent le plus sûr moyen de prévenir le développement des érysipèles qui succèdent à certaines opérations, et principalement à celles qui se pratiquent sur les membres, la face, le cuir chevelu ; aux opérations autoplastiques, telles que la rhinoplastie, la blépharoplastie, etc.

La médication réfrigérante est la meilleure qu'on puisse opposer aux *contusions*, aux *entorses*, aux *luxations avec inflammation*, à l'*arthrite traumatique*, aux *plaies des articulations*, aux *fractures compliquées*, aux *écrasements*, aux *blessures des mains et des pieds*, à toutes celles qui, en raison de certaines dispositions anatomiques, peuvent faire craindre le développement ultérieur d'une violente inflammation avec étranglement ou gangrène ; aux *blessures par armes de guerre.*

L'eau froide, appliquée suivant les préceptes que nous avons indiqués, est le meilleur topique qu'on puisse employer pour le premier pansement des *plaies* accidentelles, ou artificiellement produites par la main du chirurgien ; elle maintient l'inflammation locale dans de justes limites, donne au pus les qualités louables qu'il doit avoir, prévient souvent la pourriture d'hôpital, les érysipèles, le phlegmon ; elle rend la fièvre traumatique nulle ou peu intense et les complications viscérales beaucoup moins fréquentes (voy. p. 7 et suiv.).

Les bienfaits de l'eau froide ne sont pas moins marqués dans le traitement des *ophthalmies* de cause externe et traumatique, de l'ophthalmie purulente (voy. p. 28-29). Larrey, Sanson, MM. Amussat, Carron du Villards, Rognetta, Sichel, Strambio, sont unanimes à cet égard. « L'application externe de l'eau froide, dit M. Sichel, est, pour ainsi dire, indispensable dans un grand nombre de maux d'yeux. » Broussais assure que l'on ne manque pas de faire avorter la maladie, quand on emploie convenablement les collyres froids et la glace.

Nous avons dit que la méthode réfrigérante peut être appliquée à toutes les phlegmasies superficielles *simples;* il faut que nous nous expliquions sur ce mot, sans entrer toutefois dans des considérations pathologiques et doctrinales qui nous entraîneraient beaucoup trop loin. Nous dirons seulement qu'il existe, au point de vue du traitement, comme à celui de la pathogénie, des différences capitales entre les phlegmasies de cause externe ou traumatique et les phlegmasies de cause interne; et que ces dernières se divisent encore en deux classes, suivant qu'elles ne reconnaissent pour cause qu'une prédisposition inconnue de l'économie, ou bien, au contraire, la présence dans l'organisme d'un virus, d'un agent morbifique spécial et déterminé. Sans soulever ici toutes les difficultés, toutes les subtilités qu'a fait naître la question de la spécificité (1), nous rappellerons que pour tout praticien éclairé des dissemblances nombreuses séparent l'arthrite traumatique, l'arthrite rhumatismale, l'arthrite goutteuse, l'arthrite blennorrhagique, l'arthrite puerpérale, l'arthrite morveuse; l'ophthalmie de cause externe, l'ophthalmie scrofuleuse, l'ophthalmie syphilitique; l'érysipèle de cause externe, l'érysipèle bilieux, l'érysipèle morveux; l'angine simple, l'angine diphthéritique, l'angine scarlatineuse; le furoncle et le charbon, l'adénite et le bubon vénérien, etc. etc.

(1) Voy. Requin, *De la Spécificité dans les maladies,* thèse de concours pour une chaire de pathologie interne; Paris, 1851.

Eh bien! ces dissemblances exercent une influence considérable sur l'action de l'eau froide, laquelle, si puissante contre les phlegmasies *simples,* reste le plus souvent inefficace contre les phlegmasies *spécifiques, virulentes;* ici son emploi exige beaucoup de prudence et de modération, sous peine d'être plus nuisible qu'utile.

Il n'en est pas entièrement de même dans les phlegmasies de cause interne non virulentes, et si, employé dès le début, le froid ne réussit pas aussi sûrement que dans le traitement des phlegmasies de cause externe à enrayer le travail inflammatoire, il en est dans lesquelles le froid rend néanmoins de grands services en diminuant l'intensité des accidents locaux, en calmant la douleur, en modifiant la marche de la maladie, en abrégeant sa durée, en prévenant ou en modérant les phénomènes de réaction générale.

Dans la première période du *rhumatisme articulaire* et de la *goutte aiguë,* surtout lorsque la maladie est mono-articulaire ou ne s'est emparée que d'un petit nombre d'articulations, les applications froides locales, aidées, si faire se peut, de la *position,* sont un moyen héroïque dont les heureux effets sont encore peu connus ou mal appréciés. Sous leur influence, la rougeur, le gonflement et la douleur, disparaissent en grande partie; la fièvre s'apaise; les malades goûtent un repos d'autant plus précieux, qu'il les délivre des atroces et continuelles douleurs qui caractérisent les maladies dont je parle; la roideur de l'articulation et l'impossibilité de la mouvoir sont, pour ainsi dire, les seuls phénomènes morbides qui persistent, et encore disparaissent-ils beaucoup plus tôt, car la médication réfrigérante abrége la durée de l'accès de moitié ou des deux tiers.

Ces bienfaits du froid ne sont plus niés aujourd'hui, parce que les plus incrédules ont été contraints de se rendre à l'évidence; mais ce sont ces bienfaits eux-mêmes que redoutent beaucoup de médecins, et des plus éclairés. La disparition du gonflement, de la rougeur, de la douleur, leur fait craindre le développement d'accidents graves du côté du cœur et des autres viscères; ils se préoccupent du danger d'une *répercussion*, d'une *métastase*, d'une *goutte remontée, rétrocédée*, etc.

Je n'hésite pas à affirmer, de la manière la plus absolue, que ces craintes, ces préoccupations, sont dénuées de tout fondement, et que l'emploi méthodique, graduel, prudent, de la méthode réfrigérante est exempt de toute espèce de danger.

La question de la *métastase goutteuse*, de la *goutte rétrocédée*, est encore si pleine d'obscurité et d'incertitude (1), qu'avant de chercher à rassurer les esprits contre le danger de cette complication, je pourrais exiger qu'on commençât par m'administrer la preuve de son existence; mais j'accepte toutes les opinions hasardées, tous les faits douteux, peu authentiques, mal observés, qui ont été produits en faveur de la doctrine, et je prie seulement les praticiens éclairés et impartiaux de vouloir bien considérer que ces faits appartiennent, presque tous, à des époques où les hypothèses pathogéniques occupaient encore une large place en médecine, et où *les applications froides n'étaient pas employées*. Quel est, au contraire, le nombre des faits de ce genre que l'on peut invoquer depuis que la saine et rigoureuse observation a remplacé l'induction théorique, et que *les applications froides sont employées sur une vaste échelle?*

Certes, quelques accidents analogues à ceux qui ont été cités ont pu se produire, et se produiront encore, chez des rhumatisants et des goutteux soumis à la méthode réfrigérante; mais sur quoi se fonde-t-on pour affirmer que ceux-là sont les effets de celle-ci?

Que les praticiens ne s'en réfèrent point à cet adage, qui a tant nui aux progrès de la médecine; qui est si habilement exploité par les ignorants, par les envieux, par les hommes que leur caractère entraîne à repousser toute innovation qui contrarie leurs habitudes routinières, leurs préjugés; par tous ceux qui trouvent plus commode d'affirmer ou de nier sans preuve,

---

(1) Voy. Monneret, *la Goutte et le rhumatisme*, thèse de concours pour une chaire de pathologie médicale, p. 27 et suiv.; Paris, 1851.

que de s'éclairer par de laborieuses recherches; à cet adage, que j'ai déjà si souvent combattu :

Post hoc, ergo propter hoc.

Que les praticiens expérimentent, et ils ne tarderont pas à se convaincre de l'innocuité et de la merveilleuse efficacité d'une médication que nous préconisons avec tant d'insistance, parce que nous en avons cent fois constaté les bienfaits; parce que cent fois nous avons pu, par son moyen, apporter un soulagement immédiat à des douleurs atroces, auxquelles nous compatissions d'autant plus que nous les avions éprouvées.

Du reste, la cause que nous défendons a déjà trouvé des adhérents nombreux, et parmi eux se place un médecin dont le but est de faire prévaloir, dans le traitement de la goutte, un remède qu'il considère comme un spécifique, et qu'il a le tort de laisser au rang des remèdes secrets.

«De tous les moyens que j'ai employés pour assoupir la douleur, *en attendant que l'effet des pilules l'enlève complétement,* dit M. Lartigue, celui qui m'a le mieux réussi est *le bain local d'eau froide.* Il y a bien longtemps déjà que son efficacité a été reconnue, car on le trouve préconisé dans Hippocrate; depuis il a été très-fortement conseillé par les uns, non moins fortement désapprouvé par les autres. On n'a point contesté son efficacité, mais on a redouté ses dangers; on a dit qu'il pouvait amener un déplacement fâcheux de la goutte. Je crois, en effet, que si, dans le traitement d'une attaque, on se bornait à l'emploi de ce moyen, on exposerait le malade à de fâcheuses métastases : l'humeur goutteuse, fixée sur la partie immergée, pourrait être répercutée par l'action de l'eau froide, et, se portant sur les organes essentiels à la vie, déterminer des accidents; mais, dans la manière dont j'emploie ces bains d'eau froide, *c'est-à-dire combinés avec l'administration des pilules, de pareils déplacements ne sont pas à craindre.* L'humeur goutteuse (si tant est que la goutte soit en effet le produit d'une humeur particulière qui s'accumule peu à peu dans l'économie, et finit par se fixer en un point pour y produire une attaque), l'humeur goutteuse est éliminée par l'action des pilules; ces selles abondantes qui se déclarent, cette augmentation des sueurs et des urines qui les accompagne, chassent évidemment de l'économie ce levain de mauvaise nature, et lorsqu'au bout de quelques heures, en admettant que l'eau froide tende en effet à le déplacer, lorsque la métastase pourrait avoir lieu, il est déjà en voie d'élimination, et ne risque plus d'aller déterminer, sur un organe important, les accidents qu'il produisait sur une articulation» (1).

Le lecteur appréciera la valeur de ces doctrines humorales, et sa sagacité lui fera découvrir le véritable rôle que jouent ici les pilules auxquelles on attribue une si merveilleuse influence.

M. Lartigue déclare «qu'il tient peu à son explication.» Nous le pensons bien, et l'on devine aisément quelle est la seule chose à laquelle il tienne probablement beaucoup. Il ajoute : «Quoi qu'il en soit, j'ai déjà employé et vu employer très-souvent les pédiluves froids, et jamais, *par leur association avec les pilules de Lartigue,* je n'ai observé ces déplacements que quelques personnes redoutent.»

Nous pouvons fournir à M. Lartigue un motif nouveau de sécurité; nous pouvons lui dire que l'emploi de la méthode réfrigérante n'a jamais eu le moindre inconvénient entre nos mains, bien que nous l'ayions appliquée un grand nombre de fois à des malades réfractaires à l'action des pilules de Lartigue, et chez lesquels les doses les plus élevées de ce remède secret non-seulement n'apportaient aucun soulagement à la douleur, mais ne provoquaient même ni selles abondantes, ni sueurs copieuses, ni hypersécrétion urinaire, c'est-à-dire aucun de ces phénomènes *qui chassent de l'économie le levain de mauvaise nature.*

Nous pouvons ajouter encore que l'eau froide n'a point davantage produit de métastases chez un grand nombre de malades qui, malgré l'usage longtemps prolongé des pilules de Lartigue, étaient encore sujets à de violentes et fréquentes attaques de

(1) Lartigue, *du Traitement de la goutte,* etc., p. 64; Paris, 1847.

goutte, et chez lesquels le médicament n'avait eu d'autre résultat que de déterminer une intense phlegmasie du tube digestif, une diarrhée incoercible, un amaigrissement considérable, et tous les accidents qui accompagnent l'entérite chronique. De telle sorte que l'eau froide, loin de se mettre ici sous la protection des pilules de Lartigue, a dû être employée à combattre non-seulement la maladie que les pilules n'avaient point guérie, mais encore la maladie qu'elles avaient fait naître !!

Ceci soit dit, sans nier d'une manière absolue les bons effets attribués, dans quelques cas, aux pilules de Lartigue.

Nous avons établi l'utilité de la médication réfrigérante dans le traitement des phlegmasies *superficielles, externes;* en est-il de même dans celui des *phlegmasies profondes et internes?*

«Dans les inflammations superficielles, dit M. Josse (voy. p. 15-16), l'effet est prompt, presque instantané ; dans les inflammations profondes, il se fait attendre plus longtemps, mais il n'est pas moins sûr.»

Nous avouons ne pas oser être aussi affirmatif. Dans les inflammations très-profondes, dans les phlegmons sous-aponévrotiques de la cuisse, de la fosse iliaque, dans les abcès du bassin, les applications froides locales restent souvent inefficaces et présentent parfois du danger.

Ici se place une importante question, que nous ne pourrons malheureusement pas résoudre, mais que nous voulons du moins traiter avec les développements qu'elle comporte.

La méthode réfrigérante peut-elle être appliquée sans dangers et avec avantages au traitement des phlegmasies internes?

Parmi les phlegmasies internes, il en est qui occupent des organes tels, que l'eau froide peut encore agir directement, immédiatement, sur les tissus enflammés, et dans les cas de ce genre les bienfaits de la médication réfrigérante ne sauraient être mis en doute; tout le monde connaît d'ailleurs son utilité dans le traitement de l'*amygdalite*, du *coryza*, de l'*uréthrite simple*, de la *vaginite*, de la *cystite*, de la *gastrite*, de la *colite*. «Sola aqua, «inter initia egelida tunc frigida, nonnumquam dysenteriæ cura-

«tionem consummavi,» dit Huxam ; Strambio, Reuss, Hufeland, rapportent un grand nombre d'observations de dysentériques guéris par l'eau froide.

Mais quelle conduite doit tenir le praticien, lorsque la phlegmasie occupe un organe profond, avec lequel le corps réfrigérant ne peut plus être mis en contact immédiat, lorsqu'elle a pour siége le péritoine, la plèvre, les méninges, les bronches, le poumon, etc.?

Bien avant le système de Priessnitz, le froid a été appliqué au traitement de quelques-unes de ces phlegmasies, et l'on trouve dans les recueils périodiques des observations de péritonite, de méningite, qui ne permettent pas de révoquer en doute les bons effets de la médication réfrigérante ; nous avons d'ailleurs cité, à ce propos, la pratique de Récamier et de M. Foville (voy. p. 57, 58). Mais ici le froid n'a été employé qu'à titre d'adjuvant et concurremment avec les émissions de sang et les autres modificateurs usités en pareille circonstance : or la question est de savoir si la médication réfrigérante peut remplacer les émissions de sang et les autres agents antiphlogistiques ; si elle peut leur être substituée, et être employée à l'exclusion de tout autre moyen de curation.

M. Scoutetten rapporte, sans commentaires, sous le titre de *Pneumonie aiguë, crachement de sang, guérison en trois jours,* une observation dans laquelle manquent les éléments les plus indispensables à l'établissement du diagnostic, mais que, d'après les renseignements fournis, tous les médecins éclairés rattacheront plutôt à une congestion pulmonaire, avec hémoptysie, qu'à une pneumonie (1).

M. Schedel n'a pas eu l'occasion de voir traiter la pneumonie à Græfenberg : « Je ne puis consigner ici, dit-il, que des observations tirées de publications sur l'hydrothérapie, et quelques détails sur la manière dont Priessnitz s'y prend pour combattre *ce qu'il appelle* la pneumonie. »

---

(1) Scoutetten, ouvr. cité, p. 409 et suiv.

L'une des observations rapportées par M. Schedel (1) est appréciée par lui-même de la manière suivante (p. 269) : « J'ai peine à comprendre comment on a pu qualifier de pneumonie ce cas, véritable expérience *in anima vili*. Il s'agissait évidemment d'une congestion pulmonaire, survenue à l'époque menstruelle et compliquée plus tard de rhumatisme. Quelle foi d'ailleurs ajouter à celui qui dit : *on a fait telle ou telle chose*, lorsque lui-même ne l'a pas vu faire ? J'ai acquis la certitude que les ordonnances de Priessnitz lui-même ne sont pas toujours exécutées, et celui qui dirige le traitement commet une grave erreur en consignant comme fait ce qui n'est que prescrit. »

Une autre observation, empruntée au Dr Weisskopf, est également loin d'être concluante. « La percussion et l'auscultation, dit M. Schedel (p. 266), ne s'y trouvent mentionnées que le premier jour, et encore très-superficiellement. Dans quel point était située l'inflammation, quelle en était l'étendue, quelle espèce de râle accompagnait la respiration ? Que doit-on penser de crachats pneumoniques qui ne s'épaississent qu'au cinquième jour de la maladie, et qui seraient restés séreux jusque-là ? »

Enfin M. Schedel rapporte, sur la manière dont la question a été traitée dans des *congrès d'hydropathes*, des détails que nous voulons reproduire.

« En 1843, lors de la réunion des médecins hydropathes à Marienberg, près Boppart, sous la présidence de M. le Dr Schmitz, on agita la question de savoir si l'hydrothérapie pouvait s'appliquer aux inflammations pulmonaires et pleurales. Il y fut décidé, après que l'on eut rapporté beaucoup de faits à l'appui, que ces inflammations, lors même qu'elles étaient parvenues à un haut degré d'intensité, pouvaient être guéries par cette méthode, et à l'exclusion de toute autre. Les opinions offrirent seulement de la divergence sur le point de savoir si les évacuations sanguines devaient ou non être employées concurremment, et sur celui de

(1) Schedel, ouvr. cité, p. 267 et suiv.

déterminer quels étaient les procédés hydrothérapiques les plus convenables et les plus efficaces en pareil cas.

« Plusieurs hydropathes assurèrent que sans saignées, et par la soustraction pure et simple de la chaleur animale au moyen de l'eau, ils avaient guéri complétement et avec promptitude ces graves phlegmasies. D'autres, au contraire, ont mis en doute le principe de l'inutilité des saignées dans les cas de pneumonie grave, où le danger de mort est imminent et où le traitement hydrothérapique n'offre pas des probabilités suffisantes pour prévenir une catastrophe imminente. Cependant il fut décidé à l'unanimité que, quand même la prudence exigerait d'avoir recours simultanément, dans de certains cas, aux émissions sanguines, cela ne préjugeait rien contre les avantages et la sûreté de l'hydrothérapie.

« Tous les hydropathes furent également d'accord sur l'action favorable des enveloppements dans le drap mouillé, tant comme moyen de sédation du système circulatoire morbidement excité, que comme moyen d'amener les sueurs et de provoquer des crises salutaires.

« Mais les avis étaient partagés quant au mode d'application de ce moyen si énergique. Ainsi, tandis que les uns, ne voyant d'autre indication que celle de la soustraction du calorique et l'extinction, pour ainsi dire, de l'incendie allumé dans le sang, insistaient sur l'enveloppement général et souvent répété dans le drap mouillé, afin de soutirer le plus possible de calorique dans un temps donné, les autres soutenaient que cet effet sédatif des enveloppements devait être secondé par des bains de siége dérivatifs, de 10 à 12° Réaumur, et qu'il fallait prolonger pendant des heures entières, jusqu'à ce que le frisson fût passé. L'on objecta à ces derniers : 1° que puisque la question même de savoir si les bains locaux agissaient comme moyen dérivatif sur la masse du sang restait encore indécise, à plus forte raison, pouvait-on mettre en doute l'effet dérivatif d'un bain de siége plus ou moins froid dans le cours d'une pneumonie ; 2° que comme, selon toutes les apparences, l'emploi du bain de siége occasionnait une congestion, courte il est vrai, vers la poitrine, il serait plus rationnel de chercher à obtenir cette action dérivative en agissant sur toute la surface du corps au moyen d'enveloppements dans le drap mouillé, suivis d'ablutions et de frictions faites sur toute la surface cutanée avee de l'eau dégourdie.

« Dans le congrès des médecins hydropathes de **1844** (nov.), la question si importante de l'emploi de cette méthode dans les affections aiguës des poumons et des plèvres ne me paraît pas avoir fait de notables progrès. Un seul des membres de cette réunion, M. le Dr Von Mayer, a rapporté onze cas d'inflammation des poumons à diverses périodes, traités, dans le cours de l'année précédente, par lui-même et avec succès, bien que les malades se trouvassent dans la force de l'âge. Depuis neuf ans, ce médecin assure n'avoir pas fait tirer une goutte de sang dans le traitement des affections aiguës. Un autre membre, le Dr Parou, a également cité un cas de guérison de pneumonie par les compresses rafraîchissantes et l'eau froide en boisson. Mais il y a loin de ces quelques faits, cités de mémoire, à un travail régulier, complet, et accompagné de preuves capables d'entraîner une conviction réfléchie.

« Il résulte donc, de tous ces détails, que la sédation et les transpirations assurent le succès du traitement hydrothérapique dans la pneumonie, comme dans beaucoup d'autres maladies aiguës où ce moyen réussit. Le mode d'application que Priessnitz emploie me paraît devoir mériter la préférence, parce que ce procédé, celui de l'enveloppement dans le drap mouillé, soutient la tendance à la sueur, en même temps qu'il produit la sédation désirée. Aussi la conduite à tenir lors de l'apparition des sueurs est un point important du traitement, et cependant nous avons vu qu'on s'en occupe à peine dans les observations précédentes. Les règles de conduite tracées par l'hydropathe Weiss me paraissent mériter le plus de confiance ; d'un côté, parce que c'est un homme qui a beaucoup vu, et de l'autre, parce que l'on en saisit facilement l'intention médicale. Celui-ci considère donc les premières sueurs dans la pneumonie comme très-importantes, et il veut qu'on les respecte, si le malade éprouve un soulagement marqué après leur apparition. C'est ainsi qu'il a laissé transpirer pendant trente heures, sans changer les couvertures, une jeune fille de dix-neuf ans, forte et robuste, qu'il traitait d'une pneumonie, et chez qui l'apparition des sueurs était suivie d'une amélioration de plus en plus prononcée, à mesure qu'elles duraient davantage. Ce ne fut qu'après ce laps de temps, qu'il procéda aux ablutions avec de l'eau à 18° Réaumur. Si, au contraire, la chaleur est extrême, ainsi que la fièvre, on procède aux ablutions, malgré les sueurs; mais toujours on cherche à les favoriser, dès que l'état fébrile diminue. Weiss conseille de pousser à la transpiration pendant trois jours consécutifs, s'il le faut; enfin jusqu'à ce que le malade éprouve un mieux prononcé. On lui donnera pour toute nourriture une décoction légère de gruau, et pour boisson de l'eau qui a séjourné quelque temps dans la chambre. Weiss veut aussi que toute l'eau des compresses soit fortement exprimée, et qu'après les avoir appliquées très-exactement, on ne les change que lorsqu'elles sont tout à fait sèches. Il persiste, jusqu'à parfaite guérison, dans l'enveloppement avec le drap mouillé, où le malade doit rester, selon son état, une, deux ou trois heures, et dans lequel il faut le laisser transpirer pendant ce temps, sans oublier de procéder aux ablutions subséquentes.

«Ainsi donc, suivant Weiss, pendant les trois premiers jours de la maladie, après avoir fait des ablutions qui succèdent toujours aux sueurs, le malade sera bien couvert dans son lit, de manière à maintenir la moiteur de la peau, et si l'amélioration n'est pas prononcée, on l'enveloppera de nouveau dans le drap mouillé, ou on le laissera encore transpirer.

«Cette manière d'agir diffère notablement de celle du Dr Weisskopf, qui ne cherche qu'à calmer la fièvre, en opérant une forte soustraction de calorique, au moyen des compresses et des ablutions prolongées; et comme, généralement parlant, les sueurs ne s'établissent que lorsque la sédation a été effectuée, l'entretien de la transpiration paraît être réellement la meilleure méthode ; c'est d'ailleurs celle de Priessnitz, qui l'emploie tout à fait empiriquement.

« Le traitement hydrothérapique de la pneumonie, dans la première période de cette affection, consiste à opérer une sédation énergique, au moyen des draps mouillés et souvent renouvelés ; puis à favoriser les sueurs, et à exercer sur toute la peau des frictions dérivatives avec de l'eau dégourdie. Il est possible, comme on le voit, de réduire à des principes scientifiques ce traitement en apparence si choquant ; mais que doit-on en conclure ? Je ne crois pas me laisser entraîner par des idées préconçues en faveur de la médecine ordinaire, en avançant que rien ne me paraît moins satisfaisant. J'admets volontiers la possibilité de traiter ainsi avec succès une pneumonie franche, légère, et à sa première période ; mais il y a bien loin de là à la prétention des hydropathes, qui veulent en faire la seule bonne méthode de traitement. Et c'est pour adopter cette méthode qu'on viendrait sérieusement proposer aux médecins de renoncer à la longue expérience de l'art, laborieusement acquise pendant des siècles ? Mais, en admettant même, ce qui n'est aucunement prouvé, qu'il existe des faits bien authentiques, bien avérés, de guérison de la pneumonie par l'hydrothérapie, il est évident : 1° que ce traitement ne peut pas être appliqué à tout le monde ; 2° qu'il ne convient qu'au début, qu'à la première période de la maladie » (1).

Nous reviendrons tout à l'heure sur la question pathologique ; mais nous ajouterons ici, au point de vue du procédé opératoire, que le Dr Van Housebrouck a proposé une manière d'opérer qui nous semble présenter quelques avantages réels (2).

« La réfrigération s'opère par les draps ou par les demi-bains. Le procédé le plus méthodique de la réfrigération par les draps se fait de la manière suivante :

(1) Schedel, ouvr. cité, p. 271 et suiv.

(2) Van Housebrouck, *De la Réfrigération graduelle dans le traitement des maladies aiguës*, in *Revue méd.-chirurg.*, t. IX, p. 290 ; 1851.

«Je fais placer, dans un appartement bien aéré, deux lits, à deux pas l'un de l'autre; j'étends sur un de ces lits une ou deux couvertures de laine, suivant la température atmosphérique et la constitution du malade; je prends un drap de lit, que je fais tremper dans l'eau froide telle qu'elle est fournie par la source, et je le fais tordre convenablement par une ou deux personnes, pour en exprimer la plus grande quantité de l'eau; ce qui étant fait, je l'ouvre et le place par-dessus les couvertures de laine.

«Alors je fais mettre le malade, entièrement déshabillé, sur ce drap et sur le dos; je l'y enveloppe rapidement et le recouvre ensuite avec les couvertures de laine, en ayant soin de les serrer l'une après l'autre autour du corps, pour ne laisser que la tête dehors et libre. Cette opération étant finie, je prépare aussitôt l'autre lit de la même manière que le premier; je dégage mon malade pour le placer de nouveau sur celui-ci, et l'envelopper entièrement, comme la première fois, dans le drap de lit et les couvertures de laine. Je renouvelle ce procédé aussi souvent que le besoin s'en fait sentir, c'est-à-dire jusqu'à ce que la fièvre cesse. La fièvre tombe ordinairement après dix, vingt, trente ou quarante opérations, suivant le degré de son intensité et la gravité de la cause qui l'entretient; mais, quelle que soit sa nature, elle tombe infailliblement, cela ne manque jamais. L'intervalle entre chaque opération est calculé sur la chaleur de la peau et la facilité de la réaction, et de manière qu'elle soit renouvelée avant son rétablissement intégral; car il est à noter qu'au fur et à mesure que la chaleur est soutirée, et que l'intensité de la fièvre diminue, l'absorption du froid se fait plus lentement.

«Les malades subissent en général ce traitement avec plaisir, parce que rien n'est plus propre à calmer l'ardeur fébrile qui les dévore que la fraîcheur des draps. Les enfants sont moins traitables ordinairement; mais, quand une fois ils ont éprouvé les bienfaits de deux ou trois draps, ils ne pleurent plus, et ils finissent par demander eux-mêmes qu'on les place dans un nouveau drap.

«Comme, dans beaucoup de fièvres graves, la chaleur se concentre surtout vers la poitrine, et lorsque la respiration est très-fatigante, indépendamment du drap qui enveloppe tout le corps, j'entoure préalablement le thorax d'un autre drap replié plusieurs fois sur lui-même, et humide comme le premier. Cette précaution fait éprouver au malade un soulagement immédiat, en faisant cesser son oppression.

«Ce mode de dégager graduellement la chaleur, dans le but de combattre les inflammations fébriles, doit être préféré à tout autre, à cause de la facilité de son emploi et parce qu'il est applicable dans toutes les circonstances; cependant il est des cas où son emploi est impossible ou d'une action trop lente, comme dans quelques délires, et lorsque le malade est atteint d'une de ces inflammations violentes qui peuvent l'emporter en peu d'heures. Dans ces circonstances exceptionnelles, il est indispensable d'avoir recours à un procédé plus expéditif; on le trouvera dans la réfrigération graduelle par le demi-bain, que je vais décrire maintenant.

«Le demi-bain, ou bain d'affusion, se prend dans une baignoire ordinaire, mais suffisamment spacieuse pour permettre au malade de s'y mouvoir, et aux serviteurs de le frictionner. La quantité d'eau qu'on y met est de quatre à huit seaux, suivant sa capacité, de manière à recouvrir les membres inférieurs du malade, quand il est assis. La température de ce bain doit être portée au commencement à 20° ou 25° R. — 25° ou 30° cent. — et abaissée insensiblement jusqu'à 14° R. — 17° cent. Cette dernière température doit être maintenue. Placé dans ce bain, le malade est alternativement affusionné et frictionné par tout le corps, jusqu'à ce que la fièvre ait été domptée totalement.»

Il est utile aussi de faire boire aux malades de l'eau froide en petite quantité et très-fréquemment, tant pour calmer la soif que pour abaisser la température animale, qui descend rapidement sous l'influence de l'ingestion de l'eau froide. «Une jument bien portante, dit Magendie, fut privée de boisson, mais non de nourriture, pendant trois jours; puis on lui laissa boire à discrétion de l'eau à 6° : elle en avala 34 litres en 4'. La température initiale était de 33° ; elle descendit graduellement, en 40′, jusqu'à 29° ; mais 10′ après, elle était remontée à 33° » (1).

Revenons à la pneumonie.

M. le Dr Baldou a rapporté dans son ouvrage deux observations de pneumonie que nous allons résumer.

La première porte le titre suivant : ***Fluxion de poitrine ; broncho-pleuro-pneumonie déclarée à la suite d'un catarrhe, guérie en trois jours*** (2).

La malade toussait depuis quatre jours, lorsqu'elle est prise de frisson et de fièvre, avec douleur sous le sein droit et dans le dos, respiration précipitée et difficile, toux fréquente et SÈCHE. ***La percussion et la pression augmentent la douleur,*** on constate de la ***matité*** (dès le début !) à la partie inférieure du poumon, et l'auscultation fait reconnaître que ***la respiration ne se fait qu'imparfaitement*** dans cette partie du poumon droit. Au troisième jour d'un traitement hydrothérapique dont je passe les détails, la malade est guérie de ses accidents thoraciques, mais elle éprouve à la région lombaire une douleur rhumatismale à laquelle elle a été souvent sujette.

Les commentaires sont inutiles ; le lecteur appréciera la valeur d'une observation de pleuro-pneumonie dans laquelle on ne trouve mentionnés ni le râle crépitant, ni les crachats pneumoniques, ni l'égophonie, ni le bruit de souffle, etc.

La seconde observation (p. 458) est encore plus extraordinaire. Un homme de vingt-neuf ans, robuste, sanguin, ayant l'habitude de se faire saigner tous les ans pour prévenir des congestions cérébrales auxquelles il est sujet, éprouve, à l'époque où la saignée est habituellement pratiquée, de la céphalalgie et quelques douleurs dans le bras gauche ; puis, quelques jours après, à quatre heures de l'après-midi, ses jambes se dérobent tout à coup sous lui, il tombe, et ne se relève qu'après un temps dont il ne peut apprécier la durée, mais qui n'a pu dépasser dix minutes.

---

(1) Magendie, *loc. cit*, p. 192.
(2) Baldou, ouvr. cité, p. 449.

A cinq heures, M. Baldou voit le malade; il constate l'existence d'une douleur à la tête et au côté droit de la poitrine, celle du bras ayant disparu; le pouls est fréquent et développé, la respiration accélérée, il y a eu du frisson, et la toux est *actuellement* fréquente (elle n'a pas été mentionnée jusque-là); *il n'existe pas de contractions musculaires dans les membres.*

M. Baldou, *étant pressé*, ne pousse pas son examen plus loin, et, n'ayant pas le temps de saigner le malade, il espère que 15 sangsues appliquées sur le point douloureux du thorax suffiront pour dégager la tête et diminuer les symptômes thoraciques, qu'il attribuait à une métastase rhumatismale.

Les piqûres de sangsues saignent pendant toute la nuit, et une *épistaxis a lieu.* Le lendemain matin, *les crachats contiennent quelques stries de sang* (chez un malade ayant eu une épistaxis!); M. Baldou trouve de la matité au niveau et au-dessus des piqûres de sangsues, et un râle crépitant occupant la plus grande partie du côté droit.

Le malade est enveloppé dans le drap mouillé, les couvertures de laine, et quelques heures après, *les crachats sont spumeux*; et tous les accidents ont diminué. Enfin, après plusieurs alternatives de recrudescence et d'amélioration, *la matité est définitivement détruite, et l'air pénètre en liberté dans les poumons.*

Est-il possible de tenir compte d'un fait ainsi présenté? Je ne le pense pas, et mon opinion sera celle de tous les médecins éclairés.

M. Lubansky (1) ne mentionne ni la pneumonie ni la pleurésie, et M. Vidart garde sur ce point le même silence (2).

Quant aux hydropathes *pur sang*, aux Munde, aux Wertheim, aux Engel, aux Oertel, etc., voici un spécimen de la manière d'observer et d'établir un diagnostic, mise en usage par ces messieurs.

«Une jeune fille, d'un tempérament sanguin, à la suite d'exercices violents pendant la journée, s'était exposée le soir à un

---

(1) Lubansky, ouvr. cité.
(2) Vidart, *Études pratiques sur l'hydrothérapie*; Paris, 1851.

courant d'air ; pendant la nuit, elle fut prise de frissons auxquels succéda une chaleur générale, et il se manifesta une forte oppression à la poitrine. Appelé près d'elle, à dix heures du matin, j'observai les symptômes suivants : respiration courte, haletante, pénible ; douleurs pongitives dans le côté gauche du thorax ; augmentation des douleurs à chaque inspiration plus profonde ; pâleur de la face, alternant avec une vive coloration ; peau sèche et chaude, pouls fort et fréquent. Immédiatement je fis envelopper la malade dans des draps de lit trempés dans l'eau froide. »

Voilà ce qui, dans le langage médical des hydriatres, se nomme une observation de *pneumonie* (1).

Il existe peut-être dans quelqu'un des ouvrages, des journaux, qui ont été publiés sur l'hydrothérapie, des observations plus concluantes que celles que je viens de rapporter ; mais elles se sont dérobées à mes recherches, et je déclare que pour moi la question n'est point jugée par la clinique. Pour mon compte, je n'ai point osé prendre l'initiative, et traiter une pneumonie ou une pleurésie par la médication réfrigérante.

Des considérations importantes se présentent néanmoins ici, et nous devons les exposer avec toutes les réserves qu'elles comportent d'ailleurs.

Les caractères fondamentaux de toute phlegmasie aiguë sont : l'élévation de la température animale, l'augmentation de la fibrine du sang, et l'accélération du pouls.

Dans quel ordre se succèdent ces phénomènes ? quels sont les liens qui les unissent ? quels sont les rapports de cause à effet qui existent entre eux ?

Sans accepter les assertions de Mulder, suivant lesquelles l'albumine et la fibrine ne seraient, celle-là qu'un protoxyde et celle-ci qu'un deutoxyde de protéine, ne peut-on point se demander si le premier phénomène produit par l'inflammation n'est pas l'élévation de la température animale ? si la suractivité de la com-

(1) Engel, ouvr. cité, p. 52.

bustion n'a aucune influence sur l'accroissement de la fibrine et l'accélération du pouls ?

D'un autre côté, les recherches de MM. Andral et Gavarret ont établi que les saignées coup sur coup n'ont pas la puissance d'abaisser la température animale pathologiquement élevée, d'empêcher l'augmentation de la fibrine, qui va croissant tant que la maladie fait des progrès, et enfin de diminuer la fréquence du pouls.

Dans cet état de choses, ne serait-il pas important de rechercher à l'aide du thermomètre, de l'analyse chimique et de l'aiguille à secondes, les influences exercées par la médication réfrigérante appliquée au traitement d'une grande phlegmasie superficielle, de l'érysipèle, du rhumatisme articulaire aigu, par exemple, sur la température animale, la fibrine du sang et la fréquence du pouls, et cette étude ne pourrait-elle pas démontrer que c'est en s'opposant, dès le début, à l'élévation de la température, que la médication en question empêche la fibrine de dépasser notablement son chiffre physiologique, et le pouls d'atteindre la fréquence qu'il présente ordinairement dans ces phlegmasies ?

Si les résultats de l'expérimentation étaient ceux que nous venons d'indiquer, le froid ne deviendrait-il pas la base du traitement rationnel de toutes les phlegmasies *commençantes*, de la pneumonie comme de la brûlure, et la question ne serait-elle pas réduite aux proportions d'une question de procédé opératoire approprié aux différents siéges que peut occuper l'inflammation ?

Si l'on réfléchit, en outre, que les recherches de l'école de Vienne tendent à établir que les émissions de sang sont plus nuisibles qu'utiles dans le traitement de la pneumonie (1), et que celles de MM. Demarquay, Duméril et Lecointe (2), montrent que

(1) *Der Aderlass in der Lungen-Entzündung ;* Vienne, 1849. — *Arch. gén. de méd.*, t. XXIII, p. 126 ; 1850.

(2) Demarquay, Duméril et Lecointe, *Rech. expérimentales sur les modifications imprimées à la température animale par l'introduction dans l'économie de différents agents thérapeutiques ;* in *Gazette des hôpitaux*, 1851, p. 183.

le tartre stibié à haute dose (0,5), dont l'efficacité est généralement admise, abaisse la température animale (de 2° en deux heures), on trouvera peut-être dans ces considérations de nouveaux et sérieux motifs pour expérimenter la méthode réfrigérante dans le traitement des grandes phlegmasies internes, et de la pneumonie en particulier.

Ces expérimentations d'un haut intérêt scientifique et pratique, il ne m'a pas été possible de les instituer jusqu'à présent, car on comprend qu'elles ne peuvent être accomplies que dans un grand hôpital; mais avant peu, je l'espère, je serai en mesure de les poursuivre avec le soin qu'elles réclament, et peut-être alors parviendrai-je à élucider définitivement cette importante question de thérapeutique, et à relever la médication réfrigérante de l'arrêt prononcé contre elle par Giannini, qui avouait d'ailleurs ne se fonder que sur des raisonnements et des théories dont le lecteur a pu apprécier la valeur (voy. p. 51, 52).

Depuis que ces lignes ont été écrites, il ne m'a pas été possible d'instituer les recherches que j'avais projetées; mais d'autres observateurs se sont engagés dans la voie que j'indiquais.

M. Robert Latour, considérant l'inflammation comme *un ensemble de phénomènes physiques enchaînés les uns aux autres et dont l'élément initial n'est autre chose que l'ascension locale de la chaleur animale*, en a conclu que, *dans le traitement des phlegmasies, la première et la plus pressante indication est de s'opposer à l'élévation morbide de la chaleur animale*, et pour atteindre ce but, il a employé et préconisé l'emploi des enduits imperméables (1).

Sans chercher à établir ici une comparaison entre le collodion élastique et l'eau froide ou la glace, considérés comme agents de la médication réfrigérante et antiphlogistique, nous devons dire que l'efficacité des moyens proposés par M. Robert Latour n'est

---

(1) Robert Latour, *De la Chaleur animale comme principe de l'inflammation, et de l'emploi des enduits imperméables comme application du dogme*; Paris, 1853.

pas contestable, et que nous-même avons obtenu les meilleurs résultats de l'emploi des enduits imperméables appliqués seuls ou *associés à l'eau froide* (1).

M. le Dr Wanner, partant de ce principe, que *l'état de maladie, considéré d'une manière abstraite, n'est autre chose qu'un trouble de l'état isotherme de l'économie*, et que, *dans toutes les maladies inflammatoires, le degré de température du corps s'élève constamment en raison de l'intensité de l'inflammation, et peut atteindre 42° c.*, a trouvé rationnel de combattre l'*hyper-isothermie* par la médication réfrigérante, et il a fait consister celle-ci en lavements répétés d'eau à la température de la glace fondante, en boissons froides ou en morceaux de glace ingérés d'une manière continue, et enfin en *passes d'eau froide* non interrompues, pratiquées sur la tête et le tronc, de manière à déterminer une évaporation sur la partie mouillée.

« Ce traitement, dit M. Wanner, nous a paru infaillible, appliqué au début de toutes les maladies inflammatoires, qu'elles soient médicales ou chirurgicales; » et à l'appui de cette assertion, il a produit des observations de fièvre typhoïde, de variole, de dysenterie, d'angine couenneuse, d'érysipèle, qui méritent de fixer l'attention des praticiens (2).

De la médication hémostatique.

Nous n'avons rien à ajouter aux notions qui depuis longtemps ont cours dans la science touchant l'action hémostatique *directe* du froid; on connaît les services que peut rendre ce modificateur pour arrêter certaines hémorrhagies, et spécialement l'*épistaxis*,

(1) L. Fleury, *du Traitement des phlegmasies par l'application d'enduits imperméables*, in *Moniteur des hôpitaux*, t. II, p. 189; 1854.

(2) Wanner, *du Degré constant de la chaleur animale, considéré dans l'homme comme loi de la santé*, etc.; in *Moniteur des hôpitaux*, 1855, t. III, p. 917, 977, 1013, 1122 et 1133.

les *hémorrhagies buccales*, la *pneumorrhagie*, la *gastrorrhagie*, les *hémorrhagies du canal intestinal*, la *métrorrhagie*, l'*hématurie*, et même quelques *hémorrhagies traumatiques*.

Nous verrons plus loin que si l'eau froide est un hémostatique direct, immédiat, pouvant être employé, abstraction faite de la cause de l'écoulement sanguin, à titre de corps réfrigérant, constringent, destiné à ralentir la circulation, à opérer le resserrement des capillaires, à favoriser la coagulation du sang, elle exerce une action non moins puissante et souvent beaucoup plus utile, tantôt en modifiant la composition du sang, tantôt en opérant une révulsion, une dérivation propre à combattre la congestion, active ou passive, dont l'organe qui fournit le sang est le siége. Cette double action de l'eau froide sera mise en lumière, lorsque nous nous occuperons de la médication *reconstitutive et tonique*, et de la médication *révulsive*.

De la médication sédative et hyposthénisante.

C'est principalement encore en abaissant la température animale, que l'eau froide exerce une action sédative sur le système circulatoire et sur le système nerveux; mais ici elle n'agit pas exclusivement à titre de corps froid, elle agit aussi à titre de corps liquide, et elle exerce sur l'organisme une influence qui, bien que singulièrement exagérée par F. Hoffmann, Geoffroy, Hecquet, Pomme, etc., n'en est pas moins très-réelle, ainsi que nous l'avons dit plus haut (voy. p. 115 et suiv.).

L'efficacité des affusions, des immersions, des enveloppements, dans la fièvre typhoïde et les fièvres éruptives, ne saurait plus être mise en doute, et nous avons fait connaître les autorités et les faits sur lesquels elle repose (voy. p. 44-61). A Bellevue, qui ne reçoit guère d'affections aiguës, je n'ai pas eu l'occasion d'employer cette médication; mais j'en ai fait usage maintes fois sur des malades de la ville, et toujours avec avantage.

M. le Dr Jacquez, dont nous avons déjà cité le nom, a publié sur ce sujet un travail qui a de la valeur. Sur 313 malades affectés de fièvre typhoïde et traités par la médication réfrigérante, depuis 1839 jusqu'en 1846, 19 ont succombé, c'est-à-dire environ 1 sur 16,5; tandis que, sur 349 malades appartenant aux mêmes localités, et traités, pendant les mêmes épidémies, par des médications diverses, la mortalité a été de 91, c'est-à-dire d'environ 1 sur 3,9. M. Jacquez ajoute que rigoureusement il faudrait encore retrancher des 19 morts plusieurs individus qu'il n'a vus qu'une fois, ou qui ne se sont soumis au traitement que d'une manière irrégulière.

Le traitement mis en usage par M. Jacquez consiste à appliquer sur le front et sur le ventre des compresses trempées dans de l'eau à 7 ou 8°, et renouvelées plus ou moins fréquemment suivant la température du malade, qui n'a pour boisson que de l'eau pure, froide, et en assez grande quantité. Les applications froides sont continuées tant qu'on voit persister ou se reproduire le moindre phénomène de chaleur fébrile, c'est-à-dire pendant 10, 20, 30 ou 40 jours.

Aucun symptôme, aucune complication ne s'oppose à l'emploi des applications froides; peu importe que les malades toussent très-souvent et beaucoup, qu'ils aient une grande oppression, que les organes respiratoires soient engorgés ou enflammés, que la peau soit couverte de sudamina; non-seulement les applications froides ne sont pas nuisibles dans ces cas, mais encore elles hâtent la résolution des phlegmasies intérieures. Il ne faut consulter, pour graduer l'énergie de ce mode de traitement, que le degré de la température animale.

Sous l'influence de ce traitement, non-seulement l'état fébrile tombe avec une grande rapidité, souvent du jour au lendemain, mais encore les désordres de l'intelligence, les troubles nerveux, la sécheresse de la langue, le ballonnement du ventre, la difficulté d'uriner, les phénomènes de putridité, cèdent également très-vite à l'application régulière du froid (1).

En dehors des grandes pyrexies, l'eau froide exerce encore sur le système nerveux une action sédative puissante, qu'on demanderait en vain à tout autre modificateur, et qui rend au praticien des services immenses dans le traitement de la plupart des névroses. Tout le monde connaît les bons effets des applications froides *intus* et *extra* dans la chorée, l'hystérie, l'épilepsie, le délire nerveux, les affections spasmodiques, les convulsions, la dyspnée, la toux, et les palpitations dites nerveuses, etc. etc. A cet égard, Pomme et Giannini n'ont rien exagéré, et l'eau froide doit être maintenue dans le titre de *sédatif par excellence* que lui a donné Broussais.

La plupart des douleurs dites *nerveuses* sont calmées par les applications d'eau froide, et ici encore Giannini s'est montré un observateur exact et intelligent; quant à ses doctrines sur la *névrosthénie*, sur la *distension des nerfs*, nous les discuterons ailleurs, et nous rechercherons si un grand nombre de douleurs et de troubles fonctionnels rapportés au *fluide nerveux* ou à l'*irritation*, c'est-à-dire à deux êtres de raison dont l'existence ne repose sur aucun fait matériel appréciable, ne sont point dus à des troubles de la circulation capillaire, à des *congestions sanguines* qui donnent la clef des principales circonstances pathologiques liées à ces états morbides, et qui expliquent physiologiquement l'efficacité des applications froides dans les cas de ce genre.

Les faits pathologiques qui attestent la puissance sédative des applications d'eau froide *intus* et *extra* sont trop fréquents et trop connus pour que je veuille rapporter ici tous ceux qui depuis dix ans se sont présentés à mon observation; mais je crois cependant devoir mettre sous les yeux du lecteur une observation qui rappelle quelques-unes de celles qu'a relatées Pomme, et que nous trouvons aujourd'hui tellement *extraordinaires*, que

(1) Jacquez, mémoire cité, in *Arch. gén. de méd.*, t. XIV, p. 91-93; 1847.

nous sommes tentés de les attribuer à une inexactitude du narrateur ou à une observation médicale peu éclairée.

Observation.—Mme M... est âgée de 39 ans, d'une constitution grêle, mais robuste, d'un tempérament nerveux très-prononcé, auquel s'allient une grande énergie morale et une force de volonté remarquable. Élevée à la campagne, elle s'est développée rapidement sous l'influence bienfaisante de la vie des champs et de l'exercice en plein air; son enfance a été exempte de maladies, et à l'âge de 16 ans la menstruation s'est établie facilement, régulièrement, sans douleurs, sans aucun des accidents qui précèdent et accompagnent si souvent son apparition; dès le début, les règles ont été très-abondantes, et ont eu une durée de huit jours.

Mme M... s'est mariée en 1829, à l'âge de 17 ans, jouissant d'une santé florissante et d'un mbonpoint développé.

Devenue enceinte au commencement de septembre 1830, Mme M. eut une grossesse heureuse, mais accompagnée, pendant les huit premiers mois, de nausées et de vomissements presque continuels. Un accouchement naturel, à terme, facile, eut lieu le 5 juin 1831; l'enfant fut confié à une nourrice, et la mère *quitta son lit le dixième jour,* pour reprendre ses occupations habituelles, qui exigeaient beaucoup d'activité, de soins et de fatigues, car elles consistaient à diriger l'administration intérieure d'un grand établissement industriel, appartenant à M. M...

En 1834, seconde grossesse semblable à la première; au huitième mois, Mme M... fait une chute violente, le ventre porte sur le bord d'une caisse en bois, et une vive douleur se fait sentir au côté droit du bas-ventre. Une saignée est pratiquée; l'accouchement a lieu à son terme, il est naturel et facile; Mme M... *se lève dès le quatrième jour,* et se fatigue beaucoup nuit et jour en donnant des soins à son nouveau-né, qui est gravement malade et qui finit par succomber. La douleur du côté droit s'est reproduite, elle est très-vive et continue; Mme M... ressent, en outre, une douleur violente qui occupe transversalement toute la région hypogastrique, et une sensation de pesanteur très-incommode vers l'anus et le périnée. Ces phénomènes sont augmentés par la station debout, par l'acte de s'asseoir; la marche est difficile, et Mme M... est obligée de se courber en avant et de soutenir son ventre avec ses deux mains réunies.

Cet état ne subit aucune modification notable jusqu'à l'époque d'une troisième grossesse, qui a lieu en 1835, se passe comme les précédentes, et est également suivie d'un accouchement à terme, naturel et facile.

Mme M... *ne quitta cette fois son lit que le dix-septième jour,* et cette précaution, jugée suffisante, ne prévint pas le développement d'accidents que nous verrons, à partir de ce moment, se perpétuer et s'accroître *pendant quinze ans,* et arriver enfin à un degré extraordinaire de gravité.

La douleur du côté droit est plus vive que jamais, et se propage, depuis l'aine, dans toute l'étendue du membre pelvien correspondant; la *barre douloureuse* qui occupe transversalement toute l'étendue du bas-ventre, la pesanteur périnéale, la difficulté de la marche, de la station debout, se présentent avec plus d'intensité qu'auparavant; les évacuations alvines sont rares, difficiles, il semble que les matières aient un obstacle à franchir; des douleurs très-vives occupent la région lombaire. Un phénomène nouveau, destiné à devenir bientôt prédominant, est apparu : *c'est une sensation de chaleur, de cuisson, de brûlure, qui se fait sentir profondément dans toute la région épigastrique et dans la cavité pelvienne.* Cette sensation est continue, extrêmement pénible, exaspérée par un léger mouvement du tronc ou des membres, mais non par la pression, bien que tout le ventre soit d'une sensibilité extrême et supporte à peine le contact des doigts.

En 1836, Mme M... ne peut plus ni marcher, ni se tenir debout ou assise, ni aller en voiture : elle reste couchée pendant la plus grande partie de la journée et se traîne péniblement dans l'intérieur de sa maison. Les règles sont plus abondantes qu'elles ne l'ont jamais été, accompagnées de douleurs assez vives, et suivies d'une exaspération considérable de la sensation de brûlure que nous avons décrite.

Mme M... reçoit les soins de son oncle. Un vésicatoire très-large appliqué sur l'hypogastre, un cautère posé sur la région lombaire, n'amènent aucun soulagement; des bains tièdes très-fréquents, des cataplasmes introduits dans le vagin, huit cautérisations du col utérin avec le nitrate acide de mercure, restent également inefficaces.

En 1837, Mme M... va aux eaux d'Aix, qui lui procurent un léger soulagement bientôt évanoui.

En 1838, Mme M... vient à Paris, elle y consulte Lisfranc. L'invariable formule de ce chirurgien lui est appliquée : petite saignée après chaque époque menstruelle, cautérisation avec le nitrate acide de mercure, bains de son; à l'intérieur, ciguë et grande consoude. Ce traitement, continué pendant un an, reste sans effet.

En 1839, Mme M... réclame les soins de Marjolin, qui, dans une consultation écrite, établit le diagnostic suivant : « Point d'ulcérations sur le col de l'utérus; l'exploration par le vagin et par le rectum montre que le corps de cet organe est plus volumineux et plus dur que dans l'état naturel, qu'il est incliné à droite, et que la pression produit une douleur extrêmement vive, qui paraît avoir son siége dans la portion droite du corps utérin et dans les annexes correspondants. »

Marjolin supprime les saignées, les cautérisations, la ciguë, la grande consoude; il prescrit trois verres d'eau froide le matin à jeun, des bains tièdes, le repos au lit, et des injections froides; mais celles-ci ne sont pas supportées, en raison des douleurs qu'elles provoquent.

Pendant neuf ans, l'état de Mme M... subit plusieurs alternatives d'amélioration et d'aggravation; mais, envisagé d'une manière générale, il devient de plus en plus fâcheux, et vers la fin de 1846 il acquiert une gravité que l'on ne comprend bien qu'en entendant la malade faire le récit des indicibles souffrances qu'elle a endurées.

Les douleurs hypogastriques, lombaires, inguinales, celles du membre pelvien, la pesanteur périnéale, la constipation, l'impossibilité de se mouvoir, de rester debout ou assise, sont plus prononcées que jamais; mais tous ces phénomènes morbides ne sont rien, en comparaison des douleurs atroces que produit la *sensation de chaleur* dont nous avons déjà parlé, et qui est arrivée à des proportions incroyables.

Nuit et jour, continuellement, sans répit ni trêve, Mme M... éprouve dans le bas-ventre et le bassin une sensation de cuisson, de brûlure, qu'elle compare à celle que fait naître *un sinapisme très-énergique, un vésicatoire qui mord, une brûlure du premier degré.* Cette sensation douloureuse est exaspérée par le plus léger mouvement, et la malade, couchée sur le dos dans une immobilité complète, ne peut ni soulever un membre ou la tête, ni se moucher, ni tousser, ni éternuer, sans éprouver un redoublement de souffrance qui, malgré toute l'énergie morale dont elle est douée, lui arrache des cris perçants; cette cuisson atteint son summum d'intensité pendant l'époque menstruelle et les huit jours suivants. Les règles sont devenues irrégulières, se montrent à des intervalles de quinze jours ou de trois semaines, et sont d'une abondance qui les transforme en de véritables métrorrhagies.

Pendant deux années, Marjolin épuisa sans succès contre ce singulier état morbide toutes les ressources de la thérapeutique. Mme M... ne quitte pas le lit un seul instant, et y conserve, dans une immobilité complète, le décubitus dorsal. Plus de trois cents sangsues sont appliquées en différentes fois sur le ventre; huit cautères sont posés sur l'hypogastre, et trois sur la région lombaire; vingt et un vésicatoires d'une dimension énorme sont successivement appliqués sur le ventre, et saupoudrés chaque fois de 5 centigrammes de morphine, sous peine d'exaspérer violemment les souffrances de la malade; plus de DEUX MILLE cataplasmes *chauds,* et arrosés chacun de *deux cuille-*

rées à bouche de laudanum, sont placés sur le ventre; Mme M... les accuse *de lui faire plus de mal que de bien*, mais Marjolin insiste pour qu'ils ne soient point abandonnés. Des cataplasmes laudanisés de fécule de pomme de terre sont introduits dans le vagin; tous les jours, on administre un ou deux lavements contenant de 10 à 25 gouttes de laudanum; enfin des frictions mercurielles sont pratiquées sur l'abdomen. Mais tous ces moyens restent sans effet, et n'apportent aucun soulagement aux affreuses souffrances qu'endure la malade.

Le 6 janvier 1849, Mme M... se fait transporter, non sans peine, à la Maison nationale de santé, et elle est placée dans le service de M. Monod.

Ce chirurgien prescrit des bains *tièdes* prolongés; mais on est obligé d'y renoncer, dès le troisième jour, en raison des douleurs atroces et des syncopes qu'ils provoquent. Des injections de nitrate de plomb sont pratiquées dans le vagin; mais elles exaspèrent les accidents, et on les abandonne après trois tentatives malheureuses. Une cautérisation avec le fer rouge est pratiquée sur le col utérin; elle a pour résultat de rendre, pendant plusieurs jours, les souffrances de la malade plus intolérables encore.

On se borne alors à appliquer d'une manière continue des cataplasmes *chauds* sur le ventre; Mme M... assure qu'ils exaspèrent ses douleurs, et demande avec instances qu'on les lui applique *froids*, mais sa requête est repoussée.

Vers le commencement du mois de mai, il survient une métrorrhagie extrêmement abondante, qui persiste pendant trois semaines. Le vingt-deuxième jour, la malade a des syncopes répétées, et la mort paraît imminente; le médecin de garde est appelé au milieu de la nuit, il prescrit une potion contenant du seigle ergoté et de l'*acide sulfurique*.

Immédiatement après l'avoir avalée, Mme M... ressent une chaleur brûlante dans la bouche, l'œsophage, l'estomac, et les intestins; les lèvres, les gencives, la langue, la cavité buccale tout entière, sont couvertes d'une pellicule blanche, semblable à celle qui caractérise le muguet; Mme M... éprouve dans l'œsophage une sensation de gonflement, d'occlusion, qui rend impossible l'ingestion de la plus petite quantité de liquide, malgré les ardeurs d'une soif extrême; des nausées, des efforts stériles de vomissement, se renouvellent incessamment; la malade éprouve des crampes très-douloureuses et a des syncopes très-fréquentes.

Les jours suivants, les parties brûlées se dépouillent, et présentent des surfaces dénudées et saignantes, principalement sur la langue;

les efforts de vomissement continuent ; ni solides ni liquides ne peuvent pénétrer dans l'estomac. Mme M... éprouve des coliques violentes, et rend avec efforts et ténesme des matières sanglantes et des lambeaux membraneux.

Des vésicatoires sont appliqués sur les régions latérales du cou, l'épigastre, et le ventre ; des frictions sèches, énergiques, sont pratiquées sur les membres. Mais ces moyens n'améliorent que peu l'état de la malade, qui quitte la Maison nationale de santé le 10 juillet 1849, emportant une consultation de M. Monod, conçue dans les termes suivants :

« Mme M... est affectée d'une maladie organique du corps de la matrice ; le col ne participe que faiblement à la lésion du corps ; il s'y joint des désordres sympathiques du système nerveux, surtout du côté des voies digestives. Les douleurs qu'éprouve la malade ne sont pas en rapport avec la lésion de la matrice. Dans le courant du mois dernier, Mme M... a éprouvé des désordres très-graves du côté des voies digestives ; symptômes inflammatoires et nerveux qui avaient complétement masqué la maladie principale : ces symptômes se sont en partie dissipés, pour faire place aux désordres primitifs. Le toucher pratiqué dernièrement a fait reconnaître que la lésion du corps de la matrice avait augmenté rapidement dans ces derniers temps. Je pense qu'il faut s'en tenir à des moyens adoucissants, et qu'il ne faudrait avoir recours aux fondants que si l'estomac revenait à l'état normal. »

Le 15 août 1849, M. le Dr Mercier, cousin de la malade, me prie de me rendre auprès de Mme M..., qui désire entrer dans l'établissement hydrothérapique de Bellevue. Je vois la malade le 17.

Mme M..., qui n'a pas quitté le lit depuis trois ans et demi, est couchée sur le dos et ne peut exécuter le moindre mouvement ; la maigreur est squelettique, la peau sèche et écailleuse ; le teint terreux, d'un jaune grisâtre ; la peau du ventre et des membres inférieurs est violacée, la pression du doigt y laisse une empreinte blanche et déprimée. Les accidents liés à la maladie primitive sont ceux que nous avons décrits, et ils n'ont rien perdu de leur gravité ; ceux qui se rattachent à la phlegmasie toxique des voies digestives sont caractérisés par l'impossibilité d'introduire aucun aliment solide dans l'estomac ; la malade ne se nourrit qu'avec une petite quantité de lait et de bouillon froids ; plusieurs fois par jour, des coliques violentes se font sentir, et après de longs efforts, accompagnés de ténesme, d'ardeur anale, Mme M... rend une certaine quantité de pus sanguinolent, mêlé de glaires, de débris membraneux.

L'aspect de la malade, la lecture des consultations rédigées par

Marjolin et par M. Monod, me firent penser tout d'abord que Mme M... était atteinte d'un cancer utérin arrivé à sa dernière période, mais une exploration attentive me démontra bientôt qu'il n'en était rien; je ne constatai qu'un engorgement médiocre du col de l'utérus, de la partie droite du corps, et une légère déviation latérale. Je recherchai avec soin si les accidents si graves éprouvés par la malade ne se rattachaient pas à une cause organique autre que celle dont l'utérus était le siége, mais les résultats de mon investigation furent tous négatifs.

Les difficultés du transport, l'impossibilité dans laquelle se trouvait Mme M... d'exécuter le plus léger mouvement, celle que j'entrevoyais quant à l'administration des douches, et, je dois l'avouer, la prévision d'un insuccès, la crainte d'une terminaison funeste, m'inspirèrent de sérieuses réflexions. Comment soumettre à la médication hydrothérapique une femme condamnée à une immobilité absolue; une femme qu'on ne peut soulever, toucher, sans provoquer des douleurs atroces? Comment la placer sous la douche? Comment provoquer la réaction dans des conditions aussi défavorables?

Préoccupé de toutes ces considérations, effrayé de tous ces obstacles, j'engageai Mme M... à ne point songer à Bellevue, à rester chez elle, et à essayer un traitement que je formulai de la manière suivante :

Ingestion fréquente d'une petite quantité d'eau froide, compresses froides incessamment renouvelées sur le ventre, injections rectales et vaginales rendues graduellement de plus en plus copieuses et froides.

Depuis le 17 août 1849 jusqu'au 10 juin 1851, je ne revis point Mme M...; à plusieurs reprises, je fus sollicité de la faire admettre à l'établissement de Bellevue, mais je n'y voulus point consentir.

Le 10 juin 1851, sans avoir été prévenu, et au moment où je pensais le moins à elle, je vis arriver à Bellevue Mme M..., qui m'aborda en me disant : *Je sais bien que vous ne voulez pas de moi; mais me voici, et il va bien falloir que vous me gardiez!*

Que s'était-il passé depuis notre entrevue?

Ayant suivi mes prescriptions avec une scrupuleuse exactitude, à l'exception toutefois des injections rectales et vaginales, qui n'ont pu être supportées, Mme M... avait éprouvé, au bout de trois semaines, un soulagement considérable, qui l'avait remplie d'espoir, et avait augmenté la confiance qu'instinctivement déjà elle avait dans les vertus de l'eau froide; pendant quatre mois et demi, c'est-à-dire jusqu'au mois de janvier 1850, le ventre avait été couvert nuit et jour de compresses froides, exactement renouvelées toutes les cinq minutes.

A cette époque, une amélioration si notable s'était manifestée, que Mme M..., pensant qu'elle pouvait se départir quelque peu de la rigueur du traitement, avait substitué aux compresses des cataplasmes froids, des bains de trois heures à la température de 18 à 20°. Les compresses n'étaient appliquées que dans les cas d'une recrudescence plus ou moins violente des accidents.

Cette modification eut un fâcheux effet, et au mois d'avril la malade comprit qu'il fallait rétablir la *continuité* des applications froides; elle imagina un appareil au moyen duquel le bas-ventre était constamment en contact avec une vessie remplie d'eau froide renouvelée à volonté et très-facilement, au moyen de deux robinets, l'un de décharge, l'autre d'arrivée.

Pendant quinze mois, cet appareil fonctionna constamment nuit et jour, et la malade se trouva de nouveau notablement soulagée.

Les accidents du côté du canal intestinal, les selles purulentes et sanguinolentes, persistaient néanmoins toujours. Au mois d'avril 1851, Mme M..., ayant lu, dans un journal de médecine, que M. Velpeau avait guéri des ulcérations intestinales au moyen de préparations huileuses, voulut essayer une médication de cette nature. Pendant dix-huit jours, elle prit tous les jours un lavement d'huile d'amandes douces, et, au bout de ce temps, toute trace de pus et de sang disparut dans les évacuations alvines; la diarrhée fut remplacée par une constipation opiniâtre.

Deux mois après, Mme M..., persuadée que l'eau froide devait la guérir, mais à la condition d'une application méthodique et *puissante*, prenait la résolution de se faire transporter à Bellevue, et elle y arrivait, comme je l'ai dit, le 10 juin.

État actuel. Une douleur continue, exaspérée par la pression, occupe la fosse iliaque droite; la sensation de brûlure existe toujours, quoiqu'elle soit beaucoup moins vive, et qu'elle permette maintenant à la malade de se tenir sur son séant dans son lit et de se livrer à quelques travaux d'aiguille. Les règles, qui ont été supprimées pendant quinze mois après l'accident arrivé à la Maison de santé, ont reparu; elles sont régulières, abondantes, accompagnées et suivies d'une exaspération considérable de la sensation de brûlure, mais il n'existe plus de métrorrhagies. La maigreur est toujours extrême; cependant la malade mange des potages et un peu de poisson ou de laitage. La constipation est opiniâtre, et ne peut être surmontée que par des purgatifs doux pris tous les trois ou quatre jours; les layements provoquent de violentes douleurs, sans amener des évacuations suffisantes.

Je déclarai à Mme M... que, si la guérison d'une maladie aussi ancienne, aussi grave, aussi extraordinaire, pouvait être obtenue, cela ne serait qu'en associant l'action révulsive de l'eau froide à son action sédative. Elle me promit une docilité complète; mais la première tentative faite pour la transporter sous la douche provoqua des douleurs tellement violentes, qu'il fallut y renoncer. Une baignoire et un bain de siége furent placés dans la chambre de la malade, et ce ne fut pas sans des difficultés énormes qu'on parvint à l'y placer et à lui faire prendre des bains de trois à quatre heures, à la température de 14° c. Pendant les intervalles séparant ces diverses immersions les unes des autres, le ventre fut constamment couvert, nuit et jour, de compresses froides renouvelées toutes les cinq minutes.

Ce traitement si simple était, pour la malade, tellement pénible, tellement douloureux, que dix fois le découragement me conduisit à la porte de Mme M..., avec l'intention de l'engager à abandonner Bellevue et une médication qui ne devait pas être plus efficace là que chez elle; dix fois je m'arrêtai devant l'énergie, le courage, la volonté persévérante de la malade; devant la crainte surtout de la jeter dans le désespoir, en lui enlevant une branche de salut à laquelle elle se rattachait avec d'autant plus de force et d'instances qu'elle la considérait comme la dernière.

Au bout d'un mois, Mme M... pouvait descendre de son lit, et se placer elle-même, sans aide, soit dans la baignoire, soit dans le bain de siége. J'essayai alors de nouveau de la faire porter sous la douche, et cette fois la chose fut effectuée sans trop de difficultés et de douleurs. Deux fois par jour, Mme M... reçut, étant assise sur une chaise, une douche en pluie générale et une forte douche mobile en jet promenée sur la partie supérieure du tronc et les membres thoraciques.

Dans les premiers jours du mois d'août, Mme M... faisait, en s'appuyant sur un bras, une dizaine de pas; à la fin du mois, elle se rendait seule à la douche et faisait quelques pas dans le jardin. Je fis commencer, à cette époque, l'usage des douches ascendantes rectales, rendues graduellement plus froides et plus copieuses; les premières occasionnèrent de vives douleurs, mais bientôt elles furent supportées sans peine, et, au bout de quinze jours, six litres de liquide étaient introduits dans l'intestin à chaque douche.

Le 1er octobre, Mme M... était rendue à la vie commune; levée toute la journée, elle faisait d'un pas rapide et assuré d'assez longues promenades, travaillait beaucoup à l'aiguille, mangeait à table avec appétit, et digérait fort bien.

Les douleurs hypogastriques, inguinales, lombaires, la pesanteur périnéale, ont entièrement disparu ; la *sensation de brûlure* ne se fait sentir, et encore très-modérément, que pendant et après les règles ; mais alors les douches révulsives en font promptement justice, le traitement n'ayant jamais été interrompu pendant l'époque menstruelle.

Aujourd'hui, 15 février 1852, la guérison de Mme M... est complète, et elle constitue un des succès les plus extraordinaires, les plus inespérés, que j'aie rencontrés dans ma carrière médicale.

Dans cette observation si curieuse, l'action sédative de l'eau froide n'a pas opéré la guérison à elle seule, il a fallu lui associer l'action révulsive ; néanmoins elle a joué dans le traitement un rôle considérable, prépondérant, et voilà pourquoi j'ai cru devoir placer ici la relation de ce fait remarquable.

De la médication reconstitutive et tonique.

Les travaux qui, dans ces dernières années, ont eu pour objet l'étude de la composition physiologique et des altérations du sang ont réhabilité l'humorisme, en lui assignant la base véritablement scientifique sur laquelle il doit reposer désormais. Nul ne peut nier les services qu'en ont retirés la pathogénie et la thérapeutique rationnelle. Cependant les divers éléments du sang n'ont pas fourni à la science des données d'une égale importance ; les altérations de l'albumine, de la fibrine, des sels, ne sont pas suffisamment connues, et ont donné lieu à des inductions contestables, et que l'observation ultérieure est souvent venue renverser. Il n'en est pas de même de l'élément globulaire, dont les changements de proportion correspondent d'une manière constante à des états pathologiques nettement déterminés : la pléthore, la chlorose, et l'anémie. Et cependant encore, si l'on étudie avec soin ces divers états morbides, on est conduit à reconnaître que l'altération globulaire ne peut être considérée comme représentant à elle seule la maladie tout entière, et qu'il faut admettre l'intervention d'autres éléments pathogéniques d'une importance non moins grande pour le praticien. Certains faits restent toutefois acquis, et présentent une valeur réelle.

L'alimentation azotée, l'exercice musculaire, tous les agents qui activent la nutrition et développent le système musculaire, amènent une élévation du chiffre des globules; tandis qu'il est abaissé par l'abstinence, une alimentation insuffisante, non réparatrice, par le repos, la privation de lumière, le repos continu, l'humidité, par tous les agents débilitants. Le sang d'une jeune fille en parfaite santé contient en globules **132,3**; mais, après quinze jours d'une diète rigoureuse, ce chiffre descend à **87,9** (Denis). Le sang des carnivores est plus riche en globules que celui des herbivores (1); les chiens donnent en moyenne **148,3**; les bœufs, **97,4**; et les porcs, dont la nourriture est mixte, **105,7**; chez un chien boule-dogue vigoureux et bien nourri, on trouve 176,6; chez un chien de même race, mais faible et ayant souffert, 131,6 (2).

La quantité d'eau que contient le sang est toujours en raison inverse de celle des globules; elle augmente notablement dans les cas où celle-ci diminue, et *vice versa*, sans toutefois que le rapport soit constant. Ainsi, dans 5 cas de chlorose commençante, MM. Andral et Gavarret ont trouvé pour les globules et l'eau les chiffres suivants :

Globules.	Eau.
113,7	790,0
112,7	709,7
112,2	801,1
104,7	801,8
99,7	803,6

(1) Prévost et Dumas, *Examen du sang et de son action dans les divers phénomènes de la vie*, in *Annales de chimie et de physique*, t. XXIII; 1823.

(2) Andral, Gavarret et Delafond, *Recherches sur la composition du sang de quelques animaux domestiques*, etc.; Paris, 1842.

Dans 9 cas de chlorose confirmée, les chiffres ont été :

Globules.	Eau.
77,5	830,6
70,1	839,6
62,8	848,8
56,9	851,6
54,6	866,4
49,7	852,8
49,6	860,1
46,6	866,5
38,7	868,7

Chez une jeune fille chlorotique, dont le sang ne contenait plus en globules que 27,9, l'eau s'élevait au chiffre de 886; et enfin, chez une femme épuisée par d'abondantes et continuelles hémorrhagies utérines, les globules étant réduits à 21,4, l'eau était représentée par 915,7 (1).

Le même phénomène se produit chez les animaux, et il s'est montré chez les moutons hydroémiques dont le sang a été analysé par MM. Andral, Gavarret et Delafond, auxquels nous empruntons quelques chiffres, pour mieux mettre en évidence la règle que nous avons établie, et pour montrer quel degré extrême peut atteindre la double altération du sang.

Globules.	Eau.
78,6	858,3
58,0	881,5
41,0	892,5
39,4	894,8

La pléthore nous fournit des exemples non moins tranchés du phénomène inverse. Ainsi 31 saignées pratiquées à des sujets pléthoriques ont donné pour moyenne des globules 141, pour

(1) Andral et Gavarret, *Recherches sur les modifications de proportion de quelques principes du sang dans les maladies;* Paris, 1840.

minimum 131, et pour maximum 154, la quantité de l'eau ayant toujours subi une diminution plus ou moins considérable; de telle sorte, dit M. Andral, que le sang des pléthoriques diffère du sang ordinaire par la plus grande quantité de globules et par la quantité beaucoup moindre d'eau qu'il contient (1).

Les saignées et la diète ont pour effet constant d'abaisser le chiffre des globules, d'élever celui de l'eau, et l'on comprend dès lors qu'elles soient le remède héroïque de la pléthore, dont tous les phénomènes caractéristiques se produisent dès que le chiffre des globules s'élève au-dessus de 135. Ainsi, 6 saignées ayant été pratiquées à un rhumatisant, nous trouvons successivement pour les globules et l'eau les chiffres suivants (2) :

Saignées.	Globules.	Eau.
1re	114,8	796,0
2e	111,0	800,7
3e	102,8	813,3
4e	88,7	823,9
5e	88,0	825,6
6e	76,6	837,5

Quatre saignées pratiquées à un mouton hydroémique fournissent les chiffres ci-dessous :

Saignées.	Globules.	Eau.
1re	39,4	894,8
2e	33,3	908,6
3e	29,3	915,6
4e	14,2	930,9

L'animal expira de faiblesse, trois heures après la dernière émission de sang (3).

Une alimentation abondante, azotée, un régime tonique, les

(1) Andral, *Essai d'hématologie pathologique*, p. 44; Paris, 1843.
(2) Andral et Gavarret, *loc. cit.*
(3) Andral, Gavarret et Delafond, *loc. cit.*

préparations martiales, l'exercice musculaire, les bains de mer, ont ordinairement pour effet d'élever le chiffre des globules, d'abaisser celui de l'eau, et l'on conçoit que ces modificateurs puissent être opposés avec avantage à la chlorose, dont les phénomènes caractéristiques apparaissent constamment dès que le chiffre des globules est descendu au-dessous de 80 (1); à l'anémie, à l'état cachectique, aux névroses, qui sont fréquemment accompagnés d'un abaissement notable du chiffre des globules.

Une première saignée pratiquée à un mouton hydroémique donne 49,1 pour les globules, et 889,0 pour l'eau; l'animal est soumis à un régime tonique pendant un mois, et l'on trouve alors 67,7 pour les globules, et 862,9 pour l'eau. Chez un autre mouton, placé dans les mêmes conditions, on trouve d'abord 50,8—880,8, et après un mois d'un régime tonique, 69,9—851,5 (2).

Une première saignée pratiquée à une femme chlorotique donne pour résultat 46,6—866,5; la malade est soumise à l'administration du fer pendant un mois, et l'on trouve alors 95,7—818,5. Dans un second cas, on obtient à une première saignée 49,7—852,8, et après trois semaines de l'emploi du fer, 64,3—831,5 (3).

Ainsi donc il demeure établi, d'une part, que l'abaissement du chiffre des globules sanguins est un caractère commun à la chlorose et à l'anémie, et, d'autre part, que l'alimentation azotée abondante, l'exercice, le fer, les bains de mer, les corroborants, les toniques, sont des modificateurs qui tendent à élever le chiffre de ces globules. Mais s'ensuit-il que ces deux états de l'économie soient de nature identique, et que ces modificateurs en soient le remède commun? Non certes. Que de différences étiologiques, symptomatiques et thérapeutiques, surgissent devant le praticien et viennent compliquer sa tâche!

(1) Andral, *Essai d'hématologie pathologique.*
(2) Andral, Gavarret et Delafond, *loc. cit.*
(3) Andral et Gavarret, *loc. cit.*

Les circonstances au milieu desquelles se développe la chlorose, cette maladie qui, suivant les expressions de M. Trousseau, domine la pathologie de la femme, sont toujours individuelles; les modificateurs pathologiques et hygiéniques ne lui sont pas étrangers; l'établissement de la menstruation, l'évolution des organes génitaux vers l'âge de la puberté, la continence, l'abus des plaisirs vénériens, les conditions d'alimentation, d'habitation, sont considérés comme des causes prédisposantes de chlorose. Mais quel est l'agent direct de la déglobulisation du sang? comment expliquer ces cas de chlorose confirmée que M. Trousseau assure avoir vue se développer brusquement sous l'influence d'une cause morale? combien de fois les causes de la chlorose échappent-elles complétement à nos investigations? Dans l'anémie et l'état cachectique, les causes sont aussi constamment individuelles; mais presque toujours elles sont faciles à saisir, et sont hygiéniques et pathologiques. Ici viennent se placer la misère, une alimentation malsaine ou insuffisante, des travaux excessifs; le séjour dans un lieu bas, humide, privé d'air et de lumière; les hémorrhagies abondantes et répétées, les hypersécrétions, le diabète, l'albuminurie; l'intoxication paludéenne, saturnine; ***la plupart des affections chroniques***. « Dans les divers cas d'affection cancéreuse, dit M. Andral, les globules du sang offrent cette diminution progressive qu'ils éprouvent toutes les fois que l'organisme est sous l'influence d'une cause quelconque d'épuisement; dans la phthisie pulmonaire, les globules sont diminués dès le début, et si cette altération n'est pas la cause de la tuberculisation, elle est pour nous un signe certain que cette maladie prend naissance au milieu d'un notable affaiblissement de la constitution » (1).

Souvent aussi l'anémie est produite par l'abus de la diète, des purgatifs, des sudorifiques, des mercuriaux, des préparations iodées, etc.

S'agit-il des symptômes, tout le monde sait combien l'anémie

(1) Andral, *loc. cit.*

diffère de la chlorose par ses manifestations, sa marche, ses caractères.

Le traitement est-il le même dans les deux cas? Nullement.

Le fer peut être considéré comme le spécifique de la chlorose, et son action est puissamment favorisée par les modificateurs hygiéniques; mais que de fois encore ne voit-on pas la maladie résister à tous ces moyens? Il est peu de praticiens qui n'aient pas rencontré quelques cas de ces chloroses rebelles aux efforts de la médecine. « Il faut dire aussi, parce que c'est une vérité que l'on comprend en vieillissant dans la pratique, que le fer, après avoir amendé rapidement les accidents les plus graves de la chlorose, devient quelquefois tout à coup impuissant, et nous laisse désarmés en présence d'une maladie qu'il semble dominer en général avec tant de facilité. Le médicament, dans ce cas, agit d'autant moins sûrement que l'affection est plus ancienne, et surtout que les récidives ont été plus fréquentes... L'indication de l'emploi des ferrugineux, si évidente qu'elle soit, ne peut pas d'ailleurs être toujours facilement remplie; l'état de l'estomac et celui des intestins, une susceptibilité qu'il est impossible de prévoir, y peuvent mettre un invincible obstacle» (1).

Le traitement de l'anémie est complexe, et d'autant plus difficile à instituer, que le malade et le médecin tournent souvent dans un cercle vicieux. Ainsi, lorsque l'anémie est le résultat d'hémorrhagies abondantes et répétées, elle fait de rapides progrès à mesure que l'écoulement sanguin se reproduit, et, d'un autre côté, celui-ci devient d'autant plus fréquent et considérable que l'état général s'aggrave, que le sang s'appauvrit. Le traitement, pour être promptement et sûrement efficace, doit être dirigé simultanément contre l'état général considéré en lui-même, et contre la cause pathologique locale qui lui a donné naissance; mais combien de fois les moyens indiqués par celui-là ne sont-ils pas contre-indiqués par celle-ci, de telle sorte qu'en cherchant à

(1) Trousseau et Pidoux, *Traité de thérapeutique*, t. I, p. 15, 16; 1847.

améliorer l'état général, on aggrave la lésion locale, et réciproquement.

Le fer, le quinquina, les agents pharmaceutiques, ont ordinairement peu de prise sur l'anémie ; l'air de la campagne, l'exercice, l'alimentation surtout, sont les modificateurs auxquels on doit accorder le plus de confiance. Mais souvent les malades sont plongés dans un tel état de débilité, que leur emploi devient fort difficile ou même impossible ; il est des sujets qu'on ne parvient ni à faire marcher ni à faire digérer, quels que soient les soins, la gradation, la prudence, qu'on apporte dans l'usage de l'exercice et des aliments.

Si, en présence d'un tel état de choses, on se demande quelles doivent être les doctrines du nosographe et du praticien relativement aux deux états organiques dont il vient d'être question, on s'aperçoit qu'il est fort difficile, pour ne pas dire impossible, d'arriver à une solution certaine et complétement satisfaisante. Ce n'est point ici le lieu d'entrer dans tous les développements que comportent ces questions délicates ; mais, s'il est permis d'émettre à cet égard quelques idées, il me semble que l'on doit envisager le sujet de la manière suivante.

Sauf les restrictions que nous avons formulées plus haut, on peut dire que la chlorose est essentiellement caractérisée par la diminution des globules et du fer contenus dans le sang, et qu'elle trouve un remède héroïque dans les préparations martiales.

Pour l'anémie, la question est plus difficile. En se fondant sur ce que le chiffre des globules s'abaisse ici, comme dans la chlorose, un grand nombre d'auteurs, depuis les belles recherches de MM. Andral et Gavarret, ont prétendu que ces deux affections doivent être réunies, confondues ; qu'elles sont dues à une seule et même altération, et ils les ont décrites sous le nom de *chloro-anémie*. Or, la déglobulisation du sang ne devenant jamais, dans la chlorose, une cause d'hémorrhagie, ces auteurs, pour rester logiques, ont été contraints d'affirmer qu'il en est de même dans l'anémie, et ils ont été amenés ainsi à contester un fait positivement acquis pour tous les praticiens, à savoir : qu'une hémorrhagie a de la tendance à se reproduire par cela même qu'elle a déjà eu lieu plusieurs fois, et qu'elle a plongé le sujet dans l'anémie.

Nous avons montré combien l'étiologie de l'anémie diffère de celle de la chlorose ; les symptômes ne sont pas moins différents, et tandis que le fer a en général facilement raison de celle-ci, il reste complétement impuissant en présence de celle-là.

La diminution des globules n'est évidemment pas la seule altération du sang qui accompagne l'anémie. Nous pensons, avec M. Rostan, que la fibrine subit également un abaissement plus ou moins considérable, et l'on comprend dès lors que ce soit dans l'alimentation qu'il faille chercher les agents les plus efficaces de la guérison. Les recherches fort curieuses de M. Clément, préparateur de chimie à l'École d'Alfort, viennent à l'appui de cette manière de voir. Cet expérimentateur a constaté, en effet, que, sous l'influence de la douleur et des souffrances capables d'user en peu de temps la vie, l'albumine diminue de $1/7000$, la fibrine de $1/3000$ environ, et que celle-ci sert presque exclusivement à la nutrition, tandis que la première est destinée à alimenter la respiration (1).

Quel rôle la composition du sang joue-t-elle dans le tempérament lymphatique ?

Cette question, qui n'a pas encore été étudiée avec le soin qu'elle mérite, a été de ma part l'objet de quelques recherches que je crois utile de faire connaître. Je me contenterai d'indiquer brièvement les points qui rentrent dans le domaine des discussions doctrinales, pour me placer sur le terrain de la pratique et des faits ; car il n'entre ni dans mes projets ni dans la nature de ce livre de traiter ici *in extenso* la question des tempéraments (2), « question, dit Royer-Collard, la plus importante peut-être qui existe en hygiène, car elle se trouve toujours plus ou moins mêlée

(1) Clément, séance de l'Académie des sciences du 15 juillet 1850.

(2) Voy. L. Fleury, *Cours d'hygiène*, t. II, p. 329-348.

à toutes les autres, et elle sert véritablement de point de départ à quelque espèce d'étude qu'on veuille entreprendre sur la santé ou la maladie. »

Lorsque l'on dit, de nos jours : *Cet enfant est doué d'un tempérament lymphatique très-prononcé*, tous les *praticiens* rattachent à cette proposition un sens très-net et le même pour tous ; ils comprennent tous, en effet, qu'il s'agit d'un enfant plus ou moins chétif, à système musculaire grêle, à peau fine et blanche, à muqueuses pâles, à système capillaire peu développé, à sang peu riche en globules ; d'un enfant dont le développement est souvent inharmonique, dont les organes génitaux et les seins présentent peu de volume, dont les dents sont tardives et se carient facilement; chez lequel la puberté, la menstruation, sont retardées et difficiles, les chairs molles, les tissus cellulaire et adipeux abondants; dont toutes les fonctions sont en général peu actives ; d'un enfant, enfin, prédisposé aux maladies du système osseux, aux flux et aux phlegmasies des muqueuses, aux dermatoses, à la scrofule, etc. Mais, si l'on demande aux *physiologistes* et aux *hygiénistes* quelle est la signification organique ou fonctionnelle de cette même proposition, on se trouve en présence d'opinions contradictoires. Sans parler de Zimmermann, de Georget, et de plusieurs autres, qui nient d'une manière absolue l'existence des tempéraments, sans parler des anciens, pour lesquels le tempérament lymphatique, appelé par eux phlegmatique ou pituiteux, résulte de la prédominance du froid et de l'humide, associés dans la pituite, nous voyons Boerhaave, F. Hoffmann, Cullen, attribuer le tempérament lymphatique à l'excès des fluides blancs; Hallé et M. Husson le rattacher à un certain rapport existant entre les systèmes vasculaires artériel et lymphatique ; M. Rostan en placer la cause dans une atonie générale de tous les appareils ; enfin Royer-Collard en rejeter l'existence, en se fondant sur ce qu'il n'existe dans l'économie que deux fluides universels, le sang et le fluide nerveux, et sur ce que le tempérament est un état universel de l'économie, dont il faut chercher la source et les conditions dans quelque chose qui soit également universel (1).

Or, si l'on considère que l'état organique et fonctionnel auquel correspond ce qu'on est convenu d'appeler le tempérament lymphatique existe manifestement, et s'offre tous les jours à notre observation; que cet état est caractérisé par des phénomènes qui sont diamétralement opposés à ceux qui appartiennent au tempérament sanguin; que le tempérament sanguin, dont la pléthore représente l'exagération, est organiquement constitué par un appareil capillaire sanguin très-développé, stimulé par un sang riche en globules; que, si l'on parvient à détruire le tempérament lymphatique, celui-ci est remplacé par un tempérament sanguin acquis, et que cette substitution ne peut être obtenue qu'à l'aide des modificateurs qui ont pour effet d'augmenter le chiffre des globules sanguins, et surtout de stimuler la contractilité des vaisseaux capillaires et d'augmenter le développement apparent de ce système; on est conduit à se demander si le tempérament lymphatique n'est point ce que quelques auteurs ont appelé un *tempérament négatif;* s'il n'est point la négation du *tempérament sanguin,* c'est-à-dire un état organique constitué par un sang pauvre en globules, par un système capillaire peu développé, ou, tout au moins, dont la contractilité propre est peu stimulée, de telle façon qu'un grand nombre de vaisseaux, au lieu de recevoir des globules sanguins, ne laissent pénétrer que du sérum.

Des considérations d'une valeur sérieuse me semblent militer en faveur de cette manière de voir.

Le chiffre des globules sanguins est en raison directe de la force, de la vigueur des individus; il est moins élevé chez les femmes que chez les hommes (94, au lieu de 127, suivant M. Le Canu; 128, au lieu de 141, suivant MM. Becquerel et Rodier), moins élevé chez les enfants et chez les vieillards que chez les

---

(1) Royer-Collard, *Mémoires de l'Académie royale de médecine*, t. X, p. 135; 1843.

adultes (Denis); les gros chevaux de trait sont plus riches en globules que les chevaux de poste; le maximum de globules (123,4) a été trouvé chez une brebis mérine, qui était reconnue pour la bête la plus forte du troupeau (Andral, Gavarret et Delafond); dans certaines espèces ovines, l'amélioration de la race par le croisement s'est traduite par une augmentation de l'élément globulaire (106,1, au lieu de 98,1 (1).

Le tempérament lymphatique est presque constamment héréditaire : c'est dans les conditions d'âge absolu ou relatif des parents (Lugol), dans leur état de santé ; dans l'étude de toutes les conditions organiques, de tous les modificateurs physiologiques, hygiéniques ou pathologiques, qui se rattachent aux ascendants, qu'il faut en rechercher l'origine.

Le volume du cœur, sa force d'impulsion, n'ont aucun rapport avec le tempérament lymphatique ; car on voit celui-ci persister chez des individus affectés d'une hypertrophie cardiaque, et il n'est nullement modifié par les agents excitateurs de l'organe central de la circulation. Chez les sujets qui exercent peu leur système musculaire, qui ont une profession sédentaire, chez les hommes adonnés aux travaux de cabinet, on voit souvent se développer une hypertrophie du cœur, tandis que l'état général révèle les caractères principaux du tempérament lymphatique.

Le fer est impuissant à modifier le tempérament lymphatique; les amers, l'huile de foie de morue, le quinquina, les toniques, les divers agents pharmaceutiques qui ont été tour à tour préconisés, n'ont pas une action bien constatée; pour obtenir une influence réelle, c'est aux modificateurs hygiéniques qu'il faut s'adresser. Le séjour à la campagne, l'exposition à l'air extérieur, l'insolation, l'alimentation azotée, les bains de rivière ou de mer, ont une efficacité qui ne saurait être niée; mais l'agent dont la puissance est la plus sûre, la plus énergique, la plus prompte, est certainement l'*exercice musculaire;* la marche, l'escrime, l'équitation, et surtout la gymnastique, sont les moyens par excel-

(1) Andral, Gavarret et Delafond, *loc. cit.*

lence, et cette circonstance ne témoigne-t-elle pas encore en faveur des rapports que nous voulons établir entre le tempérament lymphatique et le système capillaire, envisagé dans sa contractilité et ses propriétés vitales propres?

Guidé par les considérations que je viens de résumer, je me suis demandé si les douches froides excitantes, en raison de l'action qu'elles exercent sur la circulation capillaire, la calorification, la nutrition, ne pourraient pas devenir l'agent le plus puissant de la médication reconstitutive et tonique; si, mieux que le fer, et les divers modificateurs hygiéniques et pharmaceutiques énumérés plus haut, elles ne modifieraient pas la composition du sang, elles n'exciteraient pas la contractilité propre des vaisseaux capillaires; si enfin elles ne fourniraient pas à la médecine pratique un moyen précieux pour combattre le ***tempérament lymphatique***, la ***chlorose*** et l'***anémie***, c'est-à-dire trois états organiques qui jouent, en pathologie, un rôle immense dont chacun connaît l'importance.

J'étais d'autant plus autorisé à m'adresser cette question, que le mode d'action du fer lui-même est loin d'être complétement connu.

«On s'est demandé, disent MM. Trousseau et Pidoux, par quel moyen le fer rendait ainsi la coloration au sang. Les uns, et nous sommes de ce nombre, attribuent à ce médicament ***une action tonique, en vertu de laquelle les fonctions digestives et nerveuses sont influencées de manière à rendre plus parfaites l'innervation et la nutrition :*** ainsi se trouve rapidement facilitée la reconstitution organique; les autres veulent que le fer absorbé passe directement dans le sang, y soit précipité à l'état d'oxyde, lui rende immédiatement les principes qui lui manquent, et fasse d'emblée de ce fluide un élément réparateur» (1).

Le sang *ne se fait-il point* d'ailleurs, suivant les expressions de M. Gerdy, dans les capillaires généraux de tous les organes? Lagrange, Hasenfratz, Spallanzani, Edwards, Magnus, n'ont-ils pas établi que les phénomènes de combustion s'accomplissent non-

(1) Trousseau et Pidoux, *loc. cit.*, p. 11.

seulement dans les poumons, comme l'avaient annoncé Lavoisier et Séguin, mais encore pendant le cours de la circulation, et principalement dans les capillaires ? MM. Andral et Gavarret n'ont-ils pas montré que dans les deux sexes, et à tous les âges, la quantité d'acide carbonique exhalée par le poumon est d'autant plus grande que la constitution est plus forte et le système musculaire plus développé ? L'intensité des courants électriques musculaires n'est-elle pas en rapport avec le degré de nutrition des muscles, l'activité de leur circulation ? « Quand on pense, dit M. Gavarret, que l'action directe, immédiate, du système nerveux, ne joue aucun rôle dans la production du courant musculaire, qui est, au contraire, si puissamment modifié par la circulation, il est bien difficile de ne pas supposer, avec M. Matteucci, qu'au moment où, dans les réseaux capillaires, se manifestent les réactions entre les éléments du sang et l'oxygène absorbé dans le poumon, au moment où est produite la chaleur animale, la nutrition, telle qu'on la conçoit dans le muscle et dans toutes les parties des animaux vivants, développe de l'électricité. Or, ajoute M. Gavarret, que l'électricité, à un titre quelconque, et que nous ne connaissons pas encore, joue un rôle soit dans la production, soit dans la manifestation des maladies, c'est là une chose qui nous paraît probable » (1).

« C'est au moyen de la circulation capillaire, dit Béclard, que s'opèrent les sécrétions, la *nutrition*, l'absorption. »

Il était donc légitime de penser qu'un modificateur qui imprime une activité si considérable à la circulation capillaire pourrait directement et médiatement modifier l'organisme, et faire disparaître les accidents liés à l'appauvrissement du sang. On verra que l'expérience a donné à cette induction théorique la valeur d'un fait.

L'hydrothérapie ne s'est que peu ou point occupée du sujet dont il est question ici. Je ne sache pas que jamais elle ait été appliquée aux enfants, dans le but de modifier le tempérament lympha-

---

(1) Gavarret, *Lois générales de l'électricité dynamique*, thèse de concours, p. 101 ; Paris, 1843.

tique, et MM. Scoutetten et Lubansky ne mentionnent ni la chlorose ni l'anémie.

M. Schedel s'exprime de la manière suivante :

« L'hydrothérapie doit-elle être employée dans la chlorose, à l'exclusion de tout autre moyen ? Je suis très-porté à en douter, d'après ce que j'ai observé à Græfenberg, où la fille aînée de Priessnitz, atteinte de cette affection, paraît loin d'être bien rétablie. Cette maladie, du reste, menace toute sa famille, composée de sept ou huit filles. Priessnitz lui-même me paraît, pour ainsi dire, affecté de chlorose ; son teint blême habituel est quelquefois d'une pâleur remarquable, et je crois qu'il se trouverait fort bien, ainsi que plusieurs de ses enfants, de passer quelques mois auprès de l'une des nombreuses sources d'eau ferrugineuse qu'on trouve en Bohême.

« L'hydrothérapie peut guérir la chlorose peu avancée ; mais l'hygiène doit, dans ce cas, lui venir puissamment en aide. Des ablutions générales, matin et soir, sur tout le corps, ou bien des frictions faites avec le drap mouillé, et suivies de promenades en plein air, après l'ingestion de quelques verres d'eau, sont à peu près les seuls moyens de traitement mis en usage. S'il y a aménorrhée, on donne chaque jour deux ou trois bains de siége froids, de très-courte durée, suivis de frictions et de promenades en plein air. C'est en suivant ce traitement que j'ai vu des jeunes personnes quitter Græfenberg entièrement rétablies et n'offrant plus d'apparence chlorotique.

« Lorsque la maladie est ancienne, les procédés hydrothérapiques me paraissent loin d'offrir des chances de guérison prompte et solide. Les préparations ferrugineuses ou les eaux minérales de même espèce sont les moyens qu'il convient d'employer, sans plus tarder, en faisant coïncider, comme moyen adjuvant très-utile, les ablutions froides ou une immersion instantannée dans de l'eau de mer, et surtout l'exercice au grand air » (1).

M. Engel, dans un paragraphe consacré à l'aménorrhée et à la

(1) Schedel, *loc. cit.*, p. 521-523.

dysménorrhée, rapporte deux observations d'aménorrhée, dont l'une se rattache à la ***pléthore***, et l'autre à la ***chlorose***; la pléthorique et la chlorotique ***furent traitées de la même manière*** (bains de pieds et de siége, douche très-forte sur l'épine dorsale), et la guérison eut lieu... ***E sempre bene*** (1).

M. Baldou cite deux cas d'anémie rapidement guérie (l'une en seize jours!) par l'hydrothérapie; mais les observations qu'il rapporte sont tellement incomplètes, au triple point de vue des causes, des symptômes et du diagnostic, qu'on ne saurait leur accorder une valeur sérieuse (2).

Avant d'aborder l'étude des faits particuliers sur lesquels reposent ces recherches, il est nécessaire de rappeler que c'est à titre d'agent excitant que l'eau froide doit être mise en usage ici, et que son effet sédatif doit être évité avec soin, sous peine de faire beaucoup plus de mal que de bien aux malades. Pour obtenir l'action excitante, il faut que la température de l'eau soit suffisamment basse (8 à 12° centigr.), et que les douches soient puissantes, afin que l'effet si utile, si nécessaire de la ***percussion***, vienne s'ajouter à celui du ***froid***, pour provoquer la réaction.

Il faut que la durée des applications, générales ou partielles, d'eau froide soit constamment proportionnée à la puissance de réaction du sujet, car cette réaction est l'instrument exclusif de la guérison : si elle ne se produit point, le traitement reste complétement inefficace, ou devient même la cause d'accidents plus ou moins graves. Au début, chez les individus très-débilités, la durée des douches ne doit souvent pas excéder quelques secondes, et ce n'est que graduellement que l'on peut arriver jusqu'à deux à trois minutes, limite extrême qu'il est rarement utile de dépasser. Après la douche, l'exercice, la marche, sont de toute rigueur : rien ne saurait les remplacer pour favoriser la réaction, et tel malade qui s'abstient de marcher, parce qu'immédiatement après la douche il n'éprouve aucun froid, est pris souvent, au bout d'une

(1) Engel, *loc. cit.*, p. 97-101.
(2) Baldou, *loc. cit.*, p. 562-567.

heure, d'un frisson, d'une sensation de froid interne très-intense, très-pénible, qui persistent pendant toute une journée et qu'on a beaucoup de peine à faire disparaître (voy. p. 159 et suiv.).

La sudation est quelquefois indiquée par l'aridité de la peau; mais, dans aucun cas, elle ne doit être fréquente et prolongée. L'eau à l'intérieur doit être administrée avec beaucoup de ménagement.

La presque totalité des malades traités à Bellevue n'ont été soumis qu'aux applications extérieures d'eau froide. Chez tous, l'action de celle-ci a été favorisée par le séjour à la campagne, sur un site élevé, entouré de bois très-vastes; par un exercice gradué; par une alimentation de plus en plus réparatrice, souvent par l'usage d'un vin généreux, etc.

Exposons maintenant les faits cliniques qui viennent à l'appui des doctrines que j'ai émises.

Tempérament lymphatique.

Trois petites filles, âgées l'une de 6 ans, les deux autres de 3 ans, nées de parents d'un tempérament lymphatique très-prononcé, pouvaient être considérées comme le type de cet état organique : peau blanche et fine, cheveux blonds, yeux bleus, système musculaire très-grêle, teint d'un blanc de cire; sensibilité extrême des muqueuses aux influences atmosphériques; rhinites, bronchites, diarrhées fréquentes, malgré l'usage de la flanelle et les soins les plus minutieux, les précautions les plus incessantes; le plus léger courant d'air, une fenêtre ouverte, la fraîcheur du soir, suffisent pour donner lieu à ces accidents. La première a pris des douches en 1849, pendant quatre mois (juin, juillet, août et septembre); les deux autres en ont pris pendant cinq mois, de mai à octobre, l'une en 1848, l'autre en 1849, et ce traitement si court a suffi pour amener un résultat très-remarquable. La peau a bruni, le teint s'est coloré, le système musculaire a pris du développement; les enfants sont devenus plus gais, plus vifs, plus actifs, plus robustes; ils jouent davantage sans se fatiguer autant; leur apparence chétive et languissante a disparu, pour faire place à une expression de bien-être et de force; quoiqu'ils aient quitté la flanelle après quinze jours de douches, ils sont beaucoup moins sensibles au froid; ils n'ont eu ni rhinites ni bronchites, bien qu'on ait abandonné les précautions minutieuses dont on les entourait; l'appétit, d'irrégulier, de capricieux, est devenu excellent et beaucoup plus vif, sans que les fonctions intestinales aient éprouvé le moindre dérangement. En un mot, si le tempérament lymphatique n'a pas été complétement détruit, il a du moins perdu ses caractères les plus prononcés, et l'état général des enfants a subi une modification des plus heureuses.

Tout ce qui précède s'applique également à un petit garçon âgé de 5 ans, qui m'a été adressé par M. Malgaigne, pour une maladie de la hanche, et à une petite fille âgée de 6 ans, que j'ai vu conjointement avec M. le Dr Jules Guérin, et qui était affectée d'une coxalgie avec luxation spontanée, tumeur blanche et imminence d'abcès. Ces enfants, dont les observations détaillées seront rapportées ailleurs, étaient d'un tempérament très-lymphatique et épuisés par de longues souffrances; six mois de douches ont véritablement transformé leur état général et leur tempérament, indépendamment de l'action qu'elles ont exercée sur les lésions locales.

Observation. — Une petite fille de 4 ans, née d'une mère très-lymphatique, morte phthisique, était grêle, chétive, pâle, très-sujette à s'enrhumer, d'un caractère indolent, et présentait tous les signes du tempérament de la mère. Deux saisons de douches, en 1847 et 1848 (de mai à novembre), ont opéré ici une transformation complète; l'enfant a aujourd'hui un tempérament sanguin acquis des plus prononcés; la couleur brune de la peau, la chaleur et l'éclat du teint, lui donnent l'aspect de ces enfants robustes de la campagne de Rome; le système musculaire a pris un développement et une force remarquables; le caractère est devenu d'une vivacité extrême, l'intelligence est aussi active que prompte, et il y a chez cette enfant une telle exubérance de vie, que je refuse de lui laisser prendre une nouvelle saison de douches, malgré ses vives instances.

Observation. — Mlle D..., âgée de 12 ans, née d'un père dont la santé est profondément altérée depuis longtemps, est d'un tempérament lymphatique très-prononcé ; la taille est petite, mal développée ; le ventre est volumineux, au point de faire croire à l'existence du carreau ; le teint est couperosé, et lorsque, sous l'influence d'une cause quelconque, la circulation devient plus active, on voit souvent apparaître sur la face, sur la poitrine et les membres, des petites taches violacées, semblables à des pétéchies, et formées par de véritables petites ecchymoses ; les fonctions digestives sont irrégulières, souvent dérangées ; les cheveux sont rares, le caractère est indolent, et nous sommes ici sur la limite qui sépare le tempérament de l'état morbide.

Les douches froides sont commencées au printemps de 1848. Pendant l'été, survient une fièvre typhoïde qui dure trois septénaires ; les douches sont reprises dès le début de la convalescence, et la tête est rasée, les cheveux étant devenus beaucoup plus rares encore. Après une suspension de quelques mois (décembre, janvier, février et mars), les douches sont reprises au mois d'avril 1849 et continuées jusqu'à l'automne.

L'effet du traitement a été vraiment extraordinaire. Mlle D... est aujourd'hui une grande et belle fille, remarquable par la fraîcheur et l'uni de son teint, par le développement régulier et proportionné de ses formes, par son apparence de force et de santé. La menstruation s'est établie, sans donner lieu au plus léger accident.

Observation. — Mlle J..., âgée de 12 ans, a la peau très-blanche, les yeux bleus, des cheveux blonds très-longs, un teint très-éclatant ; elle est, pour son âge, d'une taille et d'une précocité remarquables, et ce développement si rapide a produit une assez grande maigreur. Le tempérament lymphatique est accompagné, chez elle, d'une grande exaltation du système nerveux, de la sensibilité ; elle est d'une impressionnabilité extrême. Un mot, un regard, la présence d'un étranger, suffisent pour l'émouvoir et l'agiter ; souvent elle éclate en sanglots pour la cause la plus légère ou même sans aucun motif ; son caractère est irrégulier, fougueux, se portant rapidement d'un extrême à l'autre ; la marche la fatigue beaucoup et lui fait éprouver de vives douleurs dans les genoux. Cette organisation inspire des craintes sérieuses pour l'avenir, et fait redouter le développement ultérieur, sous l'influence de causes physiques ou morales, d'une maladie nerveuse semblable à celle qui, depuis dix ans, pèse sur la mère de cette enfant. Deux saisons de douches sont prises en 1848 et 1849, et pendant l'hiver, Mlle J... fait de la gymnastique trois fois par semaine ; l'appétit est très vif et le régime très-animalisé.

Dans ce cas, la transformation a été complète; l'irritabilité nerveuse a entièrement disparu, les systèmes capillaire et musculaire se sont développés; les règles se sont établies sans le plus léger accident. Mlle J... ne présente plus aucun des caractères du tempérament lymphatique, et elle jouit de la santé la plus satisfaisante.

Nous pourrions rapporter un grand nombre de faits analogues, et si maintenant l'on considère, d'une part, combien il importe, dans la médecine de l'enfance, de modifier le tempérament lymphatique, soit en vue du temps présent, soit, et surtout, en vue de l'avenir; et si, d'autre part, on se rappelle combien sont insuffisants, incertains, inefficaces, d'une application difficile et fort longue, les moyens dont le médecin dispose pour obtenir ce résultat, on reconnaîtra que les observations précédentes offrent un grand intérêt et qu'elles témoignent, en faveur des douches froides excitantes, d'une puissance qu'on chercherait en vain dans tout autre modificateur. Quel est, en effet, l'agent hygiénique ou pharmaceutique à l'aide duquel il soit possible de modifier profondément le tempérament lymphatique le plus prononcé en quelques mois, d'en faire disparaître tous les caractères dans l'espace d'une ou de deux années?

Dans l'état actuel des choses, le traitement n'a-t-il pas constamment une durée de plusieurs années, et souvent n'est-il pas nécessaire de le continuer depuis la plus tendre enfance jusqu'à l'âge de la puberté? Or combien rencontre-t-on de parents capables de comprendre la nécessité d'un pareil traitement; combien en rencontre-t-on qui consentent à soumettre un enfant, d'ailleurs bien portant, et jugé souvent par les gens du monde comme un type de santé et de beauté florissante, à des soins incessants, à une éducation en opposition avec une foule de préjugés généralement établis? Combien de fois, d'ailleurs, ne sont-ils pas mis dans l'impossibilité de satisfaire à toutes les exigences de ce traitement par leur fortune, les obligations de leur profession, etc.?

Toutes ces difficultés ne disparaissent-elles point devant un moyen aussi simple, aussi facile, aussi peu dispendieux, que celui qui nous est offert par les douches froides?

Chlorose.

Un grand nombre de chloroses confirmées, anciennes, rebelles, ont été traitées par les douches froides. Chez toutes les malades, âgées de **12** à **22** ans, il existait un bruit de souffle intense dans les vaisseaux du cou, de l'éclat métallique au premier temps; des palpitations violentes, exaspérées par le plus léger exercice musculaire, par la marche, par l'ascension d'un escalier, etc.; des troubles graves de la menstruation, l'écoulement cataménial étant irrégulier, peu abondant, accompagné de douleurs très-vives; de la gastralgie; des douleurs névralgiques irrégulières, erratiques; des céphalalgies fréquentes, une grande faiblesse musculaire, de la constipation, de l'anorexie, un appétit capricieux, des digestions laborieuses; chez toutes on observait le teint et l'habitude extérieure caractéristiques de la chlorose confirmée. Chez toutes ces malades encore, la chlorose avait plusieurs années d'existence, et avait résisté à tous les moyens ordinaires de la médecine : fer sous toutes ses formes, bains de mer, exercice, séjour à la campagne, régime, eaux minérales, etc.

Toutes les malades ont guéri : la durée du traitement ayant été de sept mois au maximum, de deux mois au minimum, de quatre mois et demi en moyenne, et ayant exclusivement consisté en douches froides générales, administrés deux ou trois fois par jour pendant deux ou trois minutes.

L'effet de la médication s'est montré constamment le même. Les premières douches, malgré toutes les précautions possibles et la graduation la plus rigoureuse, ont produit de la suffocation, des palpitations violentes, et plusieurs fois les malades ont cru qu'il leur serait impossible de continuer le traitement; mais ces phénomènes ont toujours disparu du troisième au cinquième jour, et dès lors les douches ont été prises sans répugnance ou même avec plaisir. Le système musculaire et l'appareil digestif ont été les premiers à ressentir l'influence de la médication; au bout de quelques jours déjà, l'appétit était plus vif, les digestions étaient plus faciles, les forces plus considérables, les évacuations régulières et spontanées. L'innervation s'est modifiée en second lieu, et l'on a vu disparaître les douleurs névralgiques. Enfin le sang et la circulation se sont ensuite modifiés à leur tour : la peau est devenue plus blanche et plus colorée, les palpitations ont diminué de violence et de fréquence; les règles ont coulé plus régulièrement, avec plus d'abondance et moins de douleurs, et les malades sont arrivées graduellement à une guérison complète et définitive. Plusieurs d'entre elles se sont mariées depuis, et ont continué à jouir d'une excellente santé; les autres sont restées à l'abri de toute récidive.

Ces faits ont une importance pratique facile à saisir. La chlorose, lorsqu'elle a résisté au fer et à la médication reconstitutive, devient une maladie grave, contre laquelle la médecine demeure le plus souvent impuissante ou n'obtient que des succès éphémères, bientôt suivis de récidives. Les praticiens s'estimeront donc heureux, je le pense, d'être mis en demeure d'expérimenter un modificateur nouveau, qui paraît devoir l'emporter sur tous les moyens dont ils disposent aujourd'hui. Mais la physiologie pathologique doit également en tenir compte, et ne pas perdre de vue que les phénomènes produits par le traitement se sont constamment montrés dans le même ordre de succession : la digestion et la nutrition sont d'abord modifiées; puis disparaissent les accidents appartenant au système nerveux, et ce n'est que consécutivement à cette double modification que l'on voit s'amender les phénomènes qui se rattachent à la circulation et à la composition du sang.

Cette marche régulière et constante n'est-elle point propre à jeter quelque jour sur la pathogénie de la chlorose, et ne vient-elle pas à l'appui de l'opinion exprimée par MM. Trousseau et Pidoux, lesquels, ainsi que nous l'avons déjà dit, n'accordent au fer qu'une action tonique, en vertu de laquelle *les fonctions digestives et nerveuses sont influencées de manière à rendre plus parfaites l'innervation et la nutrition, et à faciliter ainsi la reconstitution organique?*

Nous pouvons ajouter aujourd'hui que l'efficacité des douches froides contre la chlorose n'est plus contestée, et qu'elle a été mise à profit par un grand nombre de praticiens qu'ont guidés et éclairés nos recherches (1).

Anémie.

Pour étudier avec fruit les observations qui appartiennent à l'histoire de l'anémie, et que nous avons recueillies à Bellevue, il est nécessaire d'établir quelques divisions; nous distinguerons: 1° l'*anémie idiopathique,* 2° l'*anémie des convalescents;* 3° l'*anémie symptomatique,* a. *d'une lésion guérissable,* b. *d'une lésion incurable,* et nous rechercherons quels ont été, dans chacune de ces diverses espèces, les causes de la maladie et les effets du traitement par les douches froides.

1° *Anémie idiopathique.* — J'appelle idiopathique l'anémie qui n'est liée à aucune lésion organique, à aucun état morbide primitif; celle qui se montre sous l'influence de la misère, d'une alimentation insuffisante ou malsaine, de la privation de lumière, d'un air vicié, d'une vie trop sédentaire, etc.

Le plus souvent, et surtout lorsque la maladie est récente, il suffit de soins hygiéniques bien entendus pour faire disparaître tous les accidents; le séjour à la campagne, l'exercice, une nourriture substantielle, en font rapidement justice. Mais il n'en est plus ainsi lorsque la maladie est ancienne : souvent alors le système musculaire, les fonctions digestives, l'innervation, ont subi une modification si profonde, que l'économie reste opprimée, sans pouvoir supporter l'application des agents propres à la relever; l'exercice est impossible ou provoque, malgré toute la prudence possible, une fatigue extrême, de la courbature, des douleurs musculaires et articulaires, de la fièvre, qui viennent encore augmenter la faiblesse générale; l'estomac a complétement perdu la faculté de digérer; l'alimentation la plus légère, la plus modérée,

(1) Voy. Raciborski, *du Rôle de la menstruation dans la pathologie et la thérapeutique ;* Paris, 1856.

provoque des douleurs gastriques, de la fièvre, des phénomènes de réaction générale, qui obligent d'en revenir à une diète plus ou moins sévère.

L'anémie idiopathique est très-fréquente chez les jeunes femmes du monde, et doit être attribuée, le plus souvent, à des habitudes opposées à toutes les prescriptions d'une bonne hygiène : la constriction exagérée du corset, une alimentation insuffisante, les veilles, les bals, les spectacles, l'absence d'exercice à l'air libre, le *séjour dans des appartements chauds et non suffisamment aérés*, etc. etc. On voit alors les malades s'étioler, perdre, pour ainsi dire, la faculté de se mouvoir, et se condamner à un repos à peu près absolu ; l'anorexie, les douleurs gastralgiques, rendent l'alimentation de plus en plus insuffisante ; l'amaigrissement devient considérable ; on observe des palpitations, des accidents névralgiques et nerveux très-variables ; la peau est sèche, d'un gris sale ; ordinairement l'écoulement menstruel acquiert une abondance inusitée et se présente sous la forme d'une véritable hémorrhagie, sans que l'utérus soit d'ailleurs le siége de la moindre lésion ; la faiblesse générale augmente en raison de ces pertes de sang, rend à son tour celles-ci de plus en plus considérables, et les malades arrivent graduellement à un état fort grave, qui se prolonge pendant plusieurs années, et qui résiste aux médications les plus rationnelles et les plus variées.

C'est dans ces circonstances que les douches froides excitantes se présentent comme une ressource d'autant plus précieuse que je ne leur connais point d'équivalent. Sous leur influence, l'appétit se développe, les digestions deviennent faciles, les forces renaissent, les palpitations et les accidents nerveux disparaissent, le teint se colore, la peau perd sa teinte morbide, l'écoulement menstruel rentre dans ses limites physiologiques, et les malades retrouvent une santé perdue depuis longtemps, et considérée souvent comme compromise à jamais par une lésion organique se dérobant à nos moyens d'investigation.

Plusieurs malades affectés d'anémie idiopathique ont été traités et guéris à Bellevue depuis 1846, et l'observation suivante fournira le type des faits de ce genre qu'il m'a été donné d'observer.

Observation.—Mlle X..., âgée de 28 ans, d'un tempérament lymphatique, d'une constitution grêle, ayant eu, dans son enfance, la rougeole, la scarlatine et la coqueluche, a été réglée à 15 ans; l'établissement de la menstruation a été difficile, pénible, douloureux, et ce n'est que vers l'âge de 18 ans que les règles sont devenues régulières, exemptes de douleurs, et d'une abondance médiocre. Depuis cette époque jusqu'à l'âge de 22 ans, la santé a été bonne, sans être très-robuste; ainsi l'appétit n'a jamais été très-vif, et, par ce motif autant que par goût, Mlle X... ne mangeait qu'une très-petite quantité de viande blanche, et avait un régime presque exclusivement lacté et végétal. Les forces suffisaient à l'usage qu'on en faisait; mais elles n'auraient point permis une marche très-longue, un exercice musculaire violent, une fatigue quelconque. En un mot, Mlle X... se portait bien, mais elle était une jeune personne pâle et délicate.

Au printemps de l'année 1844, après un hiver passé à Paris, et pendant lequel Mlle X... avait été beaucoup dans le monde, au spectacle, au bal, fatigues pour lesquelles les jeunes femmes semblent toujours avoir une réserve de force et d'énergie, la santé générale devint moins bonne : appétit presque nul; digestions laborieuses, souvent douloureuses; lassitudes spontanées, obligation de se coucher dans la journée pendant plusieurs heures. A partir de cette époque, cet état maladif fit continuellement des progrès, et en 1846 il inspira de sérieuses inquiétudes aux parents, qui consultèrent successivement Marjolin, M. Andral et M. Chomel. Ces praticiens éminents conseillèrent le séjour à la campagne, l'exercice, un régime analeptique, le fer, le quinquina, les eaux de Seltz, de Bussang, les bains de mer; mais plusieurs de ces moyens ne furent pas supportés par la malade, et les autres restèrent inefficaces.

En 1848, l'état de Mlle X... était devenu fort triste : maigreur extrême; peau sèche, d'un gris sale; anorexie complète, accidents gastralgiques continuels, constipation opiniâtre, faiblesse extrême qui oblige la malade à rester couchée la plus grande partie de la journée, et à éviter la conversation, le bruit, la lumière. Les règles sont devenues extrêmement abondantes et donnent lieu chaque mois à une véritable hémorrhagie, suivie, pendant plusieurs jours, de palpitations violentes et d'une exacerbation de tous les accidents, particulièrement de la faiblesse générale et des phénomènes gastralgiques.

Au mois de février 1849, les parents de la malade, redoutant une affection organique méconnue du foie ou de l'estomac, provoquèrent une consultation qui les rassura sur ce point, mais qui ne leur indiqua aucun moyen de traitement qui n'eût été déjà employé sans résultats. Ils se décidèrent alors à essayer l'hydrothérapie, qui fut commencée le 15 mars.

Au bout d'un mois de traitement, l'amélioration est déjà fort remarquable; le teint, la couleur de la peau, se sont notablement modifiés; l'appétit est plus vif, les digestions sont plus faciles; la constipation a disparu, la faiblesse est moins grande; la malade fait de petites promenades, et ne se couche plus dans la journée que pendant trois ou quatre heures.

Le 15 juin, les accidents gastralgiques ont entièrement disparu; l'appétit est vif, les digestions sont faciles, et la malade mange sans répugnance une quantité raisonnable de viandes noires; les forces augmentent de plus en plus; les règles sont revenues à leur abondance primitive, elles ne sont plus suivies de palpitations; enfin Mlle X... a notablement engraissé.

Le 15 septembre, la guérison est complète, et Mlle X... assure que jamais sa santé n'a été aussi satisfaisante.

Je citerai encore l'observation suivante, que j'insère telle qu'elle a été recueillie et rédigée par mon excellent confrère et ami M. le Dr Chapel, de Saint-Malo, par lequel la malade m'a été adressée.

Observation. — Mlle C..., de Saint-Malo, âgée de 27 ans, d'une constitution grêle, mais robuste, d'un tempérament nerveux très-prononcé, a joui d'une parfaite santé jusqu'à l'âge de 15 ans. Les règles se sont établies à 12 ans et ont toujours été régulières et abondantes (six ou sept jours). Élevée dans un pensionnat dès l'âge le plus tendre, Mlle C... fut vivement affectée le jour où elle en sortit, et de ce moment commencèrent ses longues souffrances; sans éprouver aucune douleur vive et localisée, sans présenter aucun phénomène morbide bien caractérisé, Mlle C... vit son appétit, son embonpoint, la fraîcheur de son teint, et la gaîté naturelle à son caractère, diminuer de jour en jour. Bientôt se montrèrent une, deux, trois ou même quatre fois par mois, des migraines ayant une durée de vingt-quatre ou quarante-huit heures, accompagnées de vomissements et d'un malaise qui jetait Mlle C... dans un accablement difficile à décrire. Douée de beaucoup de résignation et d'énergie morale, la jeune malade dissimula ses souffrances le plus qu'elle put, et ce ne fut qu'après plusieurs années, lorsque l'altération des traits et l'amaigrissement attestèrent d'un état morbide grave, que les parents s'inquiétèrent et se décidèrent à réclamer le secours de la médecine. Plusieurs médecins furent successivement consultés ; leurs soins restèrent complétement inefficaces. Il y a trois ans, je fus appelé à mon tour à donner des conseils à Mlle C...

La malade se plaignait principalement d'éprouver de vives douleurs dans la région épigastrique, plusieurs espaces intercostaux, et alternativement la fosse iliaque droite et la fosse iliaque gauche. Un examen attentif de tous les organes de la poitrine et du ventre ne m'ayant fourni que des résultats négatifs, je considérai la maladie comme étant purement nerveuse, et j'instituai le traitement en conséquence. Une amélioration lente, mais progressive, ne tarda pas à se manifester : au bout de quelque temps, Mlle C... put sortir et aller respirer l'air de la campagne. Toutefois des douleurs vagues, erratiques, irrégulières, se faisaient sentir tantôt dans un point, tantôt dans un autre.

Cependant les migraines n'avaient point été modifiées et faisaient le désespoir de Mlle C...; je conseillai alors l'usage du citrate de caféine, que la malade prit, et continue encore à prendre, avec un plein succès : en ce sens que deux ou trois pilules, prises aussitôt que la migraine se fait sentir, arrêtent immédiatement l'accès.

En janvier 1851, Mlle C... fut prise de douleurs qui envahirent pour ainsi dire toute sa personne et la forcèrent de garder le lit. Aujourd'hui c'était la tête qui était le siége de douleurs atroces ; le lendemain c'était l'estomac, puis la poitrine, les seins, les jambes, et ainsi toutes les parties du corps. Les antispasmodiques, les toniques, les narcotiques, les bains, n'amenèrent aucun soulagement, et la résignation de la jeune malade, qui se croyait arrivée au dernier terme de la vie, avait quelque chose de navrant.

A la fin du mois de février, je fus forcé, par ma propre santé, de quitter Saint-Malo et de confier ma malade à un confrère ; mais celui-ci ne put parvenir à faire agréer ses soins, et un mois après mon départ, le père de Mlle C... m'écrivait que sa fille allait de mal en pis; qu'elle ne mangeait plus, qu'elle ne dormait plus, qu'elle était d'une maigreur squelettique, et qu'il était impossible qu'elle vécût longtemps avec les souffrances qu'elle endurait.

Soumis moi-même, à Bellevue, à un traitement hydrothérapique, frappé des succès que je voyais se produire autour de moi, encouragé par les conseils de mon excellent ami M. le Dr Fleury, désireux d'ailleurs d'avoir la malade auprès de moi, je répondis à M. C... que l'hydrothérapie était une dernière ressource qu'il ne fallait point négliger, et que le seul parti qu'il eût à prendre était de faire partir immédiatement sa fille pour Bellevue, où je comptais moi-même rester encore pendant environ un mois. Ce conseil fut suivi, et le 5 avril Mlle C... arrivait à Bellevue, accompagnée de sa mère, et après un voyage accompli à grand'peine et non sans beaucoup de souffrances.

Le changement qui s'est opéré en Mlle C..., depuis un mois, est extraordinaire ; le teint est hâve, terreux ; les yeux sont profondément excavés, la maigreur est extrême, l'affaiblissement si considérable que c'est à peine si la malade peut mettre un pied devant l'autre. L'anorexie est complète, rien ne peut éveiller l'appétit, et ce n'est qu'à force d'instances qu'on obtient de Mlle C... de manger un œuf ou un peu de poisson ; les viandes inspirent un dégoût invincible. Le sommeil a complétement disparu, et pendant toute la nuit la malade est tourmentée par des douleurs générales et erratiques, plus vives dans les membres inférieurs que partout ailleurs.

Le soir même de son arrivée, nous examinâmes la malade avec le plus grand soin, M. Fleury et moi ; aucune altération organique appréciable et localisée ne se révéla à nous. M. Fleury me déclara qu'il rattachait cet état morbide à une *anémie idiopathique accompagnée d'accidents nerveux,* et qu'il considérait la guérison comme certaine, l'hydrothérapie ayant, dans les cas de ce genre, une efficacité constante qu'on demanderait vainement à toute autre médication.

Le traitement fut commencé dès le lendemain 6 avril. Pendant trois ou quatre jours, on se contenta de pratiquer, deux fois dans les vingt-quatre heures, *une friction en drap mouillé,* puis on en vint aux *douches en pluie générales,* aux *douches mobiles en jet* promenées sur toute la surface du corps ; les *sudations en étuve sèche suivies d'immersion* ne furent que rarement employées et à de longs intervalles.

Quinze jours de traitement suffirent pour opérer une véritable résurrection ! Mlle C... avait déjà, au bout de si peu de temps, repris du teint, de l'appétit, et on la voyait sauter et courir dans le jardin, au grand étonnement de sa mère et de toutes les personnes qui l'avaient vue à son arrivée, et qui ne pouvaient ajouter foi à une transformation aussi inattendue.

Le 5 mai, je quittai Bellevue avec Mlle C..., et la jeune malade, se sentant assez forte pour franchir aisément d'assez grandes distances, prit domicile chez des parents qui habitent Issy, village éloigné d'une lieue environ de Bellevue.

Le traitement fut continué jusqu'au 15 juin. Mlle C... venait le matin à Bellevue, y passait la journée, et retournait à Issy après la séance de l'après-midi ; souvent elle faisait à pied ce double trajet.

A son retour à Saint-Malo, Mlle C... se montra, aux yeux étonnés de ses amies, grasse, fraîche, et gaie ; les douleurs ont entièrement disparu, le sommeil est excellent, l'appétit très-satisfaisant. Pour consolider cette remarquable guérison, Mlle C... prit pendant tout l'été des bains de mer, qui lui ont été agréables et utiles.

Aujourd'hui, 15 décembre 1851, Mlle C... se porte mieux que jamais, et conserve le meilleur souvenir des bons soins que lui a donnés mon excellent ami et confrère M. le Dr Fleury.

2° *Anémie des convalescents.* — Cette seconde forme de l'anémie est très-fréquente, et tous les praticiens l'ont observée sur des malades convalescents d'une maladie aiguë qui a eu une longue durée, ou qui a rendu nécessaires une diète sévère, des émissions de sang nombreuses, l'administration continue des purgatifs, etc. etc. Ordinairement le séjour à la campagne et l'alimentation ramènent en peu de temps une santé complétement satisfaisante; mais quelquefois, et surtout chez les sujets débiles, lymphatiques, d'une mauvaise constitution, la convalescence se prolonge, et l'anémie devient une maladie consécutive sérieuse. Dans les cas de ce genre, comme dans les précédents, les douches froides ont une action extrêmement favorable.

OBSERVATION. — M. B... a été atteint, au mois de décembre 1849, d'un rhumatisme aigu, qui, après avoir envahi les articulations des membres supérieurs et inférieurs, se compliqua d'une pleurésie gauche et d'une péricardite. Le malade reçut les soins de MM. les Drs Cruveilhier et Deschamps; de nombreuses émissions de sang furent pratiquées, et suivies de l'application de plusieurs vésicatoires et de l'administration de purgatifs. Le malade resta pendant longtemps à une diète plus ou moins austère; car ce n'est guère que vers le 8 février 1850 que les accidents furent enfin vaincus, et que la convalescence commença. M. B... était d'une faiblesse extrême, émacié, pâle, réduit, en un mot, à une profonde anémie.

Vers la fin de février, la convalescence n'avait fait aucun progrès; la faiblesse générale, la pâleur, l'amaigrissement, sont restés les mêmes. Le malade a des palpitations très-incommodes, exaspérées par l'exercice le plus léger, par le moindre mouvement; il a une toux sèche, très-fréquente, qui provoque des douleurs dans tout le côté gauche de la poitrine et dans l'espace interscapulaire; les pommettes, saillantes et rouges, proéminent sur la face amaigrie et profondément altérée; l'appétit est à peu près nul, et les digestions sont pénibles et douloureuses; des douleurs rhumatismales erratiques se font encore souvent sentir dans les membres, et principalement dans les articulations scapulo-humérales.

Cet état fâcheux ayant résisté à une médication tonique, au quinquina, au fer, M. le Dr Deschamps pensa au traitement hydrothérapique, et me pria de voir avec lui le malade, auprès duquel je me rendis le 1er mars.

L'habitude extérieure de M. B... me fit tout d'abord penser que nous avions affaire à une tuberculisation pulmonaire, et j'avoue que, malgré les résultats négatifs d'un examen très-attentif, je ne fus pas complétement rassuré à cet égard. On entend du côté gauche quelques bruits de frottement pleural; aucun signe d'altération organique du côté du cœur; pas de bruit de souffle dans les vaisseaux du cou.

Ce n'est que sous toutes réserves que je consentis à soumettre ce malade à l'action des douches froides, et M. B... vint s'établir à Bellevue le 4 mars 1850.

Pendant les cinq premiers jours, on ne pratique que des frictions, faites avec le drap mouillé, le matin et dans l'après-midi; au bout de ce temps, la réaction étant devenue satisfaisante, M. B... est soumis à la douche générale en pluie et en jet. Les premières douches produisent une suffocation violente et des palpitations très-énergiques; mais ces accidents ne tardent pas à disparaître, et dès lors les douches sont prises avec plaisir, en raison de la sensation de bien-être et de force dont elles sont suivies.

Le 20 mars, on constate déjà une amélioration très-remarquable; la toux, les douleurs thoraciques et articulaires, ont complétement disparu; l'appétit est plus vif, les digestions sont faciles, les palpitations moins violentes, et le malade fait d'assez longues promenades, sans en éprouver une trop grande fatigue.

Le 4 avril, M. B... veut aller reprendre ses occupations, tant il est satisfait de son état; tous les accidents ont disparu; l'appétit est vif, le teint excellent, les forces sont complétement revenues, et l'embonpoint commence à reparaître. Je conseille au malade de continuer le traitement encore pendant quinze jours, et, le 19 avril, il quitte Bellevue dans un état de santé qui ne laisse rien à désirer.

Observation. — M. de S... a été atteint, en 1849, du choléra, et depuis cette époque sa santé est restée peu satisfaisante. La peau est d'un jaune gris, semblable à la coloration qu'on rencontre dans l'infection purulente ou l'intoxication plombique; l'appétit est peu développé, les digestions sont laborieuses; il existe une constipation opiniâtre, qui nécessite l'emploi quotidien de plusieurs lavements; l'intestin ne se vide que difficilement, incomplétement; les matières se présentent fréquemment sous la forme de cylindres très-grêles, et comme il existe dans le trajet du colon droit un point fixe qui est le siége d'une sensation de douleur et de gêne, on s'est demandé s'il n'y avait point là un rétrécissement de l'intestin, produit par une lésion organique. M. de S... présente en outre tous les caractères d'une profonde anémie; les muqueuses sont pâles, les forces déprimées; l'exercice, la marche, provoquent des palpitations et de la dyspnée.

Après plusieurs médications restées sans effet, M. le Dr Jules Guérin conseille un traitement hydrothérapique, et M. de S... vient à Bellevue le 11 avril 1850.

Au bout de quinze jours déjà, le teint se modifie, les évacuations deviennent spontanées et quotidiennes, l'appétit et les digestions s'améliorent, et deux mois de traitement suffisent pour amener un état de santé fort bon.

Dans un autre cas, quinze jours de douches ont suffi pour rendre complétement satisfaisant l'état d'un homme qui, depuis trois mois, était affecté d'une anémie consécutive à une variole.

3° *Anémie symptomatique.* — Cette troisième forme d'anémie se montre dans la plupart des affections chroniques ayant eu une longue durée, ayant été accompagnées de troubles dans les phénomènes de la digestion et de la nutrition, d'absence d'exercice; ayant rendu nécessaire l'application de médications énergiques, des émissions de sang, des purgatifs, des altérants tels que le mercure, l'iode, etc., du sulfate de quinine, de l'opium, etc.; elle est souvent le résultat d'une lésion qui altère profondément l'organisme, et c'est ainsi qu'elle se lie aux tubercules, au cancer, aux altérations du foie, du rein, de la rate, de l'ovaire, de l'utérus, etc. etc. Mais on comprend qu'au point de vue du traitement en général, et de la médication hydrothérapique en particulier, les résultats obtenus par le praticien diffèrent complétement suivant la nature de la maladie primitive, et qu'il est par conséquent indispensable de tenir compte de la division que nous avons indiquée plus haut.

a. *Anémie symptomatique d'une maladie curable.* Les faits appartenant à cette première catégorie se subdivisent en deux classes : dans la première, se placent ceux où les douches froides exercent une double action curative sur la lésion primitive et sur l'anémie consécutive, de façon à guérir simultanément, et souvent l'une par l'autre, les deux affections; dans la seconde, figurent ceux où les douches froides, n'ayant aucune action directe sur la maladie primitive, agissent néanmoins sur l'état anémique ou cachectique, de façon à améliorer l'état général du malade, et à faciliter ainsi la guérison complète et définitive de celui-ci.

Dans la première classe, viennent se ranger les anémies accompagnant la fièvre intermittente, l'ankylose incomplète, les engorgements et les déplacements de la matrice, les névralgies et les rhumatismes musculaires chroniques, les affections chroniques du foie et du tube digestif, etc. etc. (1).

Dans la seconde classe, se placent surtout les anémies produites par des hémorrhagies fréquentes, liées à un polype utérin, à une lésion sur laquelle l'hydrothérapie n'a point de prise.

b. *Anémie symptomatique d'une maladie incurable.* A cette classe, appartiennent un grand nombre de malades, parmi lesquels plusieurs m'ont été adressés par MM. Andral, Hervez de Chégoin, Denis, Tournié, de Castelnau, etc. etc. Ils peuvent être divisés en deux catégories : dans la première, se rangent ceux chez lesquels l'anémie était le résultat d'une altération organique non accompagnée d'hémorrhagies (*emphysème pulmonaire, maladie organique du cœur, du foie, de l'estomac,* etc.); dans la seconde, ceux chez lesquels l'anémie était le résultat d'une lésion organique, accompagnée d'hémorrhagies (*affection organique de l'utérus ou des ovaires*). Dans l'un et l'autre cas, les douches froides ont toujours notablement amélioré l'état général, rétabli les fonctions digestives, fait disparaître les accidents nerveux, diminué les phénomènes anémiques; exercé, en un mot, une influence extrêmement favorable sur les symptômes généraux. Mais, dans le premier, cette influence ne peut être rapportée qu'à une action unique, reconstitutive, exercée sur la nutrition, l'innervation, et la composition du sang; tandis que dans le second, elle est due à une action double : l'une s'exerçant comme nous venons de le dire, l'autre agissant à titre d'hémostatique; car chez les malades affectées d'une affection organique de l'utérus ou des ovaires, et chez lesquelles il existait des métrorrhagies mensuelles ou irrégulières, les douches froides ont eu constamment pour effet de rendre ces hémorrhagies beaucoup moins abondantes ou

(1) Voyez *Clinique hydrothérapique de Bellevue*, 1er et 2e fascicules.

même de les arrêter complétement, et cette circonstance n'est pas une des moins intéressantes à signaler et à étudier dans le mode d'action des douches froides. N'est-il pas remarquable, en effet, de voir ce modificateur exercer une action révulsive et anticongestionnelle assez puissante pour diminuer ou arrêter des hémorrhagies liées à une lésion locale, sur laquelle il n'a aucune prise, et ne voit-on pas quelles précieuses ressources il offre sinon pour guérir des altérations devant lesquelles toutes les ressources de l'art doivent malheureusement rester impuissantes, mais du moins pour soulager les malades, améliorer leur état général, et prolonger leur existence, en combattant l'anémie qui vient si souvent en abréger le terme.

Les faits qui viennent à l'appui de ces propositions seront relatés lorsque nous nous occuperons de la médication révulsive, et des médications dans lesquelles l'hydrothérapie exerce une action complexe et multiple.

De ce qui précède, nous tirerons les conclusions suivantes:

1° Les douches froides excitantes doivent être placées au premier rang des agents appartenant à la médication reconstitutive, en raison de l'action qu'elles exercent sur la circulation capillaire générale, la composition du sang, les phénomènes de calorification, de nutrition et d'innervation.

2° Plus rapidement et plus sûrement que tous les agents hygiéniques et pharmaceutiques connus, elles modifient le tempérament lymphatique et lui substituent un tempérament sanguin acquis. Cette heureuse influence paraît devoir être attribuée à une double action : l'une s'exerçant sur la nutrition et la composition du sang; l'autre, sur les vaisseaux capillaires eux-mêmes, dont les propriétés vitales propres et la contractilité sont excitées de manière à faire pénétrer des globules sanguins dans des vaisseaux qui auparavant ne donnaient peut-être entrée qu'à du sérum. Les douches froides exercent, en même temps, une influence très-favorable sur le développement du corps et du système musculaire, ainsi que sur l'établissement de la menstruation.

3° Les douches froides peuvent faire disparaître la chlorose confirmée, ancienne, grave, rebelle, ayant résisté aux préparations ferrugineuses et à tous les modificateurs hygiéniques et pharmaceutiques connus. L'effet de la médication est constamment le même; il se manifeste d'abord sur les appareils digestif et musculaire, puis sur le système nerveux, et enfin sur le sang et la circulation. Ces faits jettent une vive lumière sur la pathogénie de la chlorose, sur le mode d'action du fer, et justifient les paroles de M. Gerdy : *Le sang se fait dans les capillaires généraux de tous les organes.*

4° L'anémie idiopathique et celle des convalescents disparaissent rapidement sous l'influence des douches froides, en raison de l'action que celles-ci exercent sur la digestion, la nutrition, et le système musculaire, action qui favorise mieux que tout autre agent thérapeutique la reconstitution du sang.

5° Dans les anémies symptomatiques liées à certaines affections de l'utérus, aux névralgies anciennes et rebelles, à certaines névroses, à une hypertrophie du foie ou de la rate, à la cachexie paludéenne, à une phlegmasie chronique des organes digestifs, etc., les douches froides exercent une double action curative, en guérissant simultanément, et souvent l'un par l'autre, les deux états pathologiques.

6° Dans l'anémie accompagnée d'hémorrhagies abondantes et répétées, les douches froides exercent également une double action fort remarquable : en opérant la reconstitution du sang, en combattant les congestions organiques, elles diminuent ou arrêtent les hémorrhagies, qui, après avoir produit l'anémie, sont à leur tour favorisées par elle, et l'on parvient ainsi à échapper au cercle vicieux qui se présente si souvent dans la pratique. L'action hémostatique des douches froides se manifeste même dans des cas où les hémorrhagies sont liées à une lésion du solide sur laquelle la médication n'a aucune prise. C'est ainsi que, chez une malade réduite au dernier degré de l'anémie par des hémorrhagies mensuelles liées à la présence d'un polype inséré sur le col utérin, les douches froides ont arrêté les hémorrhagies et fait disparaître l'anémie avant que le polype eut été enlevé; c'est ainsi que, chez plusieurs autres malades, elles ont notablement diminué ou même arrêté des hémorrhagies mensuelles liées à une tumeur de l'ovaire, à une affection de l'utérus.

7° Dans l'anémie liée à une affection curable, mais sur laquelle les douches froides n'ont aucune prise, celles-ci rendent encore d'importants services au praticien, en améliorant l'état général des malades, et en rendant ainsi plus faciles le traitement et la guérison de l'affection primitive.

8° Dans l'anémie liée à une affection incurable, les douches froides sont souvent très-utiles; elles ont notablement amélioré l'état général de plusieurs malades atteints d'emphysème pulmonaire, d'une affection organique du cœur, du foie, de l'estomac; de cancer, de tumeurs abdominales, etc. (1).

Déplacements utérins.

Comme exemple remarquable et très-important de l'action reconstitutive et tonique des douches froides, nous citerons encore l'influence qu'elles exercent sur les *déplacements simples* de l'utérus; c'est-à-dire sur ceux qui ne se rattachent point à un engorgement, à une congestion chronique, en un mot, à une augmentation de volume de la matrice; qui ne sont dus qu'à un état de débilité générale, et à l'atonie, à la faiblesse, à la laxité des organes destinés à suspendre l'utérus dans le bassin et à le maintenir dans sa position physiologique.

Quelques mots d'explication sont nécessaires. Je dois dire, tout d'abord, qu'il ne s'agit pas ici des déplacements embryonnaires qu'a signalés M. Jobert, et qui sont le résultat d'un vice de conformation, mais des déplacements accidentels, dus à des violences, à des ébranlements utérins, à des changements survenus dans les moyens d'union et de suspension de l'utérus. J'ajoute qu'il ne sera question que des déplacements proprement dits, dans lesquels l'utérus subit un déplacement absolu, sans que la direction de ses différents axes soit changée (*élévation, abaissement*), et des *inclinaisons* dans lesquelles l'utérus se déplace en masse, de façon

(1) Voyez *Clinique hydrothérapique de Bellevue*, 1er et 2e fascicules.

que son grand axe ne correspond plus à celui du grand bassin (*antéversion, rétroversion, obliquités latérales*). Les inflexions utérines restent complétement hors de cause.

L'existence et la fréquence des déplacements utérins sont généralement admises, mais les opinions divergent lorsqu'il s'agit d'en apprécier les causes et la valeur symptomatique.

Les uns font bon marché des déplacements utérins; ce sont pour eux des maladies de convention, pour ainsi dire, et sans grande importance. L'utérus, disent-ils, est naturellement mobile; une foule de circonstances influent sur sa position, qui est éminemment variable, et qui, sur la même malade, change souvent plusieurs fois dans la même journée : de là la difficulté de séparer d'une manière rigoureuse le déplacement permanent et pathologique du déplacement temporaire et pour ainsi dire physiologique; de là, lorsque plusieurs médecins sont réunis en consultation pour un cas de ce genre, la diversité des opinions et des diagnostics. Dans tous les cas, ajoutent-ils, le déplacement utérin ne donne lieu qu'à quelques légers accidents locaux, il ne réagit point sur l'innervation générale et sur les grandes fonctions de l'économie; les troubles fonctionnels que l'on observe dans quelques cas sont dus à une véritable complication, à une maladie concomitante, à une névropathie dont la maladie utérine n'a été, tout au plus, que la cause occasionnelle, le point de départ.

Les autres admettent que les déplacements pathologiques de l'utérus sont très-fréquents, et ils rapportent directement à eux tous les troubles fonctionnels : les uns à titre de phénomènes locaux et mécaniques, les autres à titre de phénomènes généraux et sympathiques; mais ils considèrent la maladie comme une infirmité à laquelle on ne peut opposer rationnellement qu'un palliatif mécanique (pessaire, ceinture, éponge, etc.), et *a priori* ils nient la possibilité d'une guérison obtenue à l'aide d'une médication quelconque. «On entrevoit difficilement, dit M. Velpeau, la possibilité de guérir les déviations de l'utérus, et, comme il s'agit d'un phénomène matériel, il est certain que les médications et les ressources pharmaceutiques ne peuvent absolument rien contre ces maladies; c'est donc à des procédés mécaniques seuls que l'on doit songer pour entrevoir quelques chances de succès, et encore s'aperçoit-on, en y réfléchissant quelque peu, que ces procédés doivent être d'une exécution fort difficile» (1). De là les différentes ceintures mécaniques, qui occasionnent toujours plus ou moins de gêne et de douleur, qui sont pour la femme une suggestion fatigante et désagréable, enfin qui n'amènent souvent qu'un soulagement peu marqué. Quant aux pessaires, tampons, éponges, redresseurs, etc., on en connaît assez les désagréments et les dangers pour qu'il soit nécessaire d'insister sur ce point.

Aux premiers, il me suffira d'opposer le témoignage de l'immense majorité des praticiens, qui sait fort bien que le plus ordinairement le déplacement est primitif, se montre chez une femme jouissant de la meilleure santé, et donne lieu consécutivement à des désordres sympathiques, à des troubles fonctionnels, qui augmentent ou diminuent suivant que les symptômes locaux, manifestement produits par le déplacement utérin, s'amendent ou s'aggravent, et ne disparaissent jamais complétement que si la matrice revient à sa direction normale.

Aux seconds je répondrai par des faits. Dès 1848, j'écrivais dans le *Compendium :* «C'est en considérant les déplacements utérins comme étant presque toujours *essentiels,* c'est en proclamant *a priori* l'inefficacité des moyens hygiéniques et pharmaceutiques, que l'on a fourni à des charlatans l'occasion de guérir des déplacements qui, pendant plusieurs années, avaient résisté aux chirurgiens les plus habiles... La plupart des praticiens envisagent les déviations de l'utérus comme au-dessus des ressources de la médecine, et ils ne leur opposent qu'un traitement chirurgical, c'est-à-dire un traitement palliatif, dont les inconvénients surpassent quelquefois ceux du déplacement lui-même... Nous professons une doctrine entièrement opposée; nous croyons que les déplacements utérins sont en grande partie symptomatiques, nous croyons qu'une médication hygiénique et pharmaceutique

(1) Velpeau, *Gazette des hôpitaux,* 1845, p. 379.

dirigée contre la cause des déplacements est souvent suivie de succès... Pour remédier au relâchement des ligaments, on prescrira les bains de siége froids, les applications froides sur l'hypogastre, les douches, les injections, les lavements froids...; si la malade a maigri, il est urgent de modifier l'état général par l'exercice, l'alimentation, le séjour à la campagne, etc. » (1).

Depuis dix ans, j'ai soumis au traitement hydrothérapique un grand nombre de femmes portant des déplacements considérables, anciens, *permanents*, accompagnés de troubles fonctionnels et d'accidents nerveux graves; ayant nécessité l'application de ceintures et de pessaires de toutes espèces; et, dans la presque totalité des cas, j'ai obtenu une guérison complète, un *redressement définitif* suivi de la disparition de tous les phénomènes sympathiques. Ces guérisons ont été dues à cette action reconstitutive et tonique de l'eau froide, déjà indiquée par Lombard et Percy comme capable de *fortifier le tissu et les ligaments de l'utérus;* paroles que je reproduis avec d'autant plus d'insistance, que les hydropathes n'ont jamais songé à appliquer leur système aux déplacements de la matrice.

M. le Dr Baud, dans un travail présenté à l'Académie de médecine, et M. Hervez de Chégoin, dans son rapport sur ce travail, ont émis l'assertion que *presque toutes les déviations utérines sont passives, et secondaires à un état morbide général et primitif.* J'admets volontiers que les déplacements utérins sont plus fréquents chez les femmes d'une constitution grêle et délicate, d'un tempérament lymphatique; je reconnais l'influence que peut exercer une affection générale, telle que l'anémie, par exemple; mais je crois que la proposition formulée par ces messieurs est beaucoup trop absolue.

« *Quelquefois*, ai-je dit ailleurs, certaines affections générales, en donnant lieu à des congestions utérines, en troublant les fonctions digestives et la nutrition, en amenant l'amaigrissement, la mollesse des tissus, la faiblesse, la laxité des organes destinés à

(1) *Compendium de méd. pratique*, t. VIII, p. 368-376; Paris, 1848.

maintenir et à suspendre la matrice, etc., deviennent la cause d'engorgements ou de déplacements; mais il est évident, certain, que dans la grande majorité des cas les choses ne se passent pas ainsi. Sous l'influence de *causes locales* parfaitement connues, les affections utérines, et les déplacements en particulier, se montrent presque constamment chez des femmes dont l'état général est excellent; la maladie ne se traduit d'abord, et pendant un certain temps, que par des accidents locaux; ce n'est qu'au bout d'un temps plus ou moins long que le système nerveux général commence à se troubler, et alors il s'écoule encore souvent plusieurs années avant que les phénomènes généraux aient acquis assez de gravité pour constituer l'ensemble symptomatique auquel on donne le nom d'*état nerveux*, de *névropathie générale*. Qu'on trouve là un effet ou une coïncidence, les choses n'en sont pas moins telles » (1).

Les causes *locales parfaitement connues* auxquelles je faisais allusion, tous les praticiens les ont déjà nommées; ce sont les imprudences faites pendant la grossesse : excès de marche, efforts musculaires violents, danse, équitation, etc.; certaines circonstances accompagnant la parturition : cris et efforts d'expulsion très-énergiques, accouchement opéré dans la station debout, soit accidentellement, soit en raison d'une préférence avouée par beaucoup de sages-femmes et même par quelques accoucheurs, préférence que nous ne saurions trop blâmer; relevailles trop prématurées, ou bien au contraire, après l'accouchement, séjour trop prolongé au lit, abus de la diète, des cataplasmes, des bains tièdes, des divers agents émollients et débilitants.

Priessnitz veut que, pendant toute la durée de la grossesse, les femmes soient soumises aux applications hydrothérapiques; que, pendant et après l'accouchement, le ventre soit constamment couvert de compresses froides, et il assure qu'on rend ainsi la grossesse heureuse, l'accouchement facile, les affections puerpé-

---

(1) L. Fleury, *Nouveaux faits de déplacements utérins traités et guéris par les douches froides*, in *l'Union médicale*, décembre 1849.

rales rares et sans gravité. Des témoins oculaires, intelligents et dignes de foi, m'ont affirmé que les avantages attribués par Priessnitz à cette méthode ne sont nullement exagérés; plusieurs fois déjà j'ai pu m'en convaincre par moi-même, et j'appelle sur ce point toute l'attention des praticiens éclairés.

M. Baud, dans le travail dont nous avons parlé, établit, sous forme de conclusions thérapeutiques, qu'il ne faut point chercher *à améliorer l'état local au détriment de l'état général,* et que le traitement doit être institué dans la pensée d'un ***état passif de l'utérus.***

Je ne combattrai pas la première de ces propositions, qui a le tort ou l'avantage de ressembler à une naïveté; quant à la seconde, je la repousse de toutes mes forces, bien qu'elle soit couverte de l'autorité de MM. Velpeau, Hervez de Chégoin, et de tous les médecins qui ne voient que des moyens mécaniques à opposer aux déplacements utérins.

C'est en m'appuyant sur des faits nombreux, concluants, péremptoires, que je persiste à soutenir que l'hydrothérapie est un agent sans équivalent dans le traitement des déplacements de la matrice, qui permet le plus ordinairement d'obtenir une guérison solide, un redressement complet et définitif, parce qu'il s'adresse simultanément, d'une part, aux accidents locaux et mécaniques, d'autre part, aux symptômes généraux et sympathiques, de manière à combattre directement, et l'un par l'autre, ces deux ordres de phénomènes.

A l'appui de ces propositions, je pourrais citer un grand nombre d'observations recueillies à Bellevue depuis 1846; je me contenterai d'en rapporter quelques-unes.

Observation.— Mme K... est âgée de 43 ans, d'une constitution frêle, d'un tempérament nerveux. La menstruation s'est établie à 14 ans et demi; elle a toujours été peu abondante et accompagnée de coliques et d'accidents nerveux. Depuis l'âge de 15 ans, il existe un écoulement leucorrhéique assez abondant et qui n'a jamais cessé, malgré tous les moyens qui ont été dirigés contre lui. Vers 16 ans, Mme K... apprend à monter à cheval, et elle se livre, pendant trois ans, à un exercice d'équitation très-fréquent et souvent très-prolongé. A 19 ans, se manifestent des accidents qui depuis ont sans cesse été en augmentant. La marche devient pénible et provoque des douleurs lombaires et une fatigue générale, qui oblige Mme K... à se coucher.

Mme K... se marie à 23 ans, en 1829 ; les rapports conjugaux ont été extrêmement douloureux, et depuis ils sont restés tels, à ce point qu'ils n'ont jamais été pour Mme K... qu'une occasion de répugnance, d'effroi, de douleurs, et que son mari, après avoir été contraint de les rendre de plus en plus rares, a fini par y renoncer complétement. Mme K... est restée stérile.

Les accidents deviennent de plus en plus graves : douleurs lombaires et inguinales ; pesanteur vers l'anus ; difficulté de la marche ; douleurs vives provoquées par l'usage de la voiture ; obligation de rester couchée une partie de la journée ; constipation opiniâtre ; envies fréquentes d'uriner. M. Chomel est consulté en 1835 ; il constate un double déplacement utérin (abaissement et rétroversion) et une ulcération granulée du col. Il adresse la malade à M. Hervez de Chégoin. Ce chirurgien pratique douze à quinze cautérisations et prescrit un repos absolu. La malade reste étendue, pendant six mois, sur un lit de repos, et au bout de ce temps, son état ne s'étant nullement amélioré, M. Hervez de Chégoin *applique un pessaire*. La présence de ce corps étranger produit une grande gêne, des douleurs très-vives, une inflammation vaginale très-intense ; la malade ne peut plus faire un seul pas, et le pessaire est abandonné.

En 1836, Mme K... s'adresse à la femme Laroche, qui lui pratique le massage ; cette opération amène toujours un soulagement immédiat assez marqué, et permet à la malade de prendre un peu d'exercice ; mais cet effet bienfaisant ne s'étend pas au delà de trois jours. *Pendant sept années, Mme K... est obligée, pour avoir la vie supportable, de se soumettre régulièrement une ou deux fois par semaine aux manipulations de la femme Laroche.*

En 1843, M. Jobert est consulté : il constate un abaissement considérable de la matrice, et indique, comme seul remède, un repos absolu. Mme K... refuse de se soumettre à ce moyen, qu'elle a déjà employé pendant six mois et dont elle n'a retiré aucun profit, si ce n'est un affaiblissement général très-considérable et un dérangement des fonctions digestives.

Pendant deux années consécutives, Mme K... va passer une saison aux eaux d'Ems, sans y trouver le moindre soulagement. Elle subit un traitement homœopathique qui reste complétement inefficace, et, de guère lasse, elle se décide à en revenir au massage de la femme Laroche ; mais, l'effet en étant encore moins satisfaisant que la première fois, je suis appelé auprès de la malade le 25 mars 1849.

État actuel. Pesanteur périnéale très-incommode; sensation dans le vagin d'un corps étranger qui va s'échapper; tiraillements douloureux dans le vas-ventre; douleurs dans les lombes, les aines et les cuisses; impossibilité presque absolue de marcher, d'aller en voiture, de monter un escalier; constipation opiniâtre : une selle tous les huit ou dix jours; envies fréquentes d'uriner, jusqu'à quarante fois dans les vingt-quatre heures. Mme K... ne sort presque pas de chez elle, et passe la plus grande partie de ses journées étendue sur un lit de repos. Anorexie, digestions laborieuses, céphalalgie fréquente; le système nerveux est très-affecté. Mme K... a souvent des *attaques de nerfs,* des accès de tristesse, de larmes, qu'elle ne peut attribuer à aucun motif, car elle est placée dans les conditions les plus heureuses de la vie.

Le toucher et l'inspection montrent que la matrice a subi un abaissement tel, que le museau de tanche a presque franchi l'orifice du vagin; il suffit d'entr'ouvrir celui-ci avec les doigts pour rencontrer immédiatement le col utérin, qui est petit, allongé, sans trace d'engorgement ni d'ulcération. L'ouverture est étroite, arrondie, telle qu'elle se présente chez les femmes qui n'ont pas eu d'enfant.

Mme K... vient s'établir à Bellevue, le 17 avril, et commence immédiatement le traitement hydrothérapique.

1er août. L'utérus a subi un mouvement ascensionnel graduel, et aujourd'hui le col est à environ 15 centimètres de l'orifice du vagin; pour l'atteindre, il faut introduire l'index jusqu'à la deuxième phalange. A mesure que la matrice s'est relevée, tous les accidents ont diminué, et aujourd'hui la santé de Mme K... ne laisse rien à désirer. La pesanteur, les tiraillements, les douleurs, ont entièrement disparu. Mme K... fait, sans souffrances et même sans fatigue, de longues promenades à pied et en voiture; elle monte les escaliers avec rapidité; il n'existe plus de céphalalgie, plus d'accidents nerveux d'aucune sorte; l'appétit est très-vif, la digestion facile.

Mme K... se considère comme guérie, et veut aller habiter une maison de campagne qu'elle possède aux environs de Paris. Pour consolider sa guérison, elle y fait établir des appareils hydrothérapiques, et elle y continue son traitement. J'ai revu Mme K... souvent depuis cette époque, et la guérison ne s'est pas démentie.

Il s'agit d'un déplacement qui remonte à plus de vingt ans, qui, en 1835, a nécessité l'application d'un pessaire, qui a été constaté, maintes et maintes fois, par les praticiens les plus expérimentés; qui a produit des accidents non interrompus et de plus en plus graves, et qui enfin donne lieu à un véritable prolapsus, c'est-à-dire au déplacement utérin le plus fâcheux, le plus facile à reconnaître, le plus au-dessus de toute contestation. Ici l'existence d'un déplacement considérable, permanent, donnant lieu par lui-même à tout un ensemble de phénomènes morbides, a donc l'évidence d'un fait physique.

Toutes les médications qui n'agissent point directement sur l'utérus restent inefficaces; chaque opération de massage amène, au contraire, un soulagement plus ou moins marqué, mais toujours incomplet et de courte durée; et c'est lorsque la maladie a épuisé toutes les ressources de la médecine, c'est lorsque le déplacement et les accidents locaux et généraux sont arrivés à leur maximum, que les douches froides sont mises en usage et viennent dépasser mes espérances; car j'avoue qu'en présence d'un déplacement de cette nature, je comptais peu sur un succès, et encore moins sur un succès aussi prompt et aussi complet.

Observation. — Mme H..., demeurant à Paris, rue Saint-Florentin, n° 7, est âgée de 25 ans, d'une constitution grêle, d'un tempérament lymphatique très-prononcé. Les règles ont paru à 15 ans; elles sont régulières, peu abondantes, durent de trois à cinq jours, et ne sont accompagnées d'aucune douleur.

Mme H... s'est mariée à l'âge de 19 ans, au mois de juin 1842, et a eu un premier enfant, au mois de juillet 1843. La grossesse a été pénible : à sept mois, on pratiqua une saignée et l'on appliqua des sangsues derrière les oreilles; ces pertes de sang furent suivies d'une grande faiblesse, d'un état anémique très-prononcé. L'accouchement fut heureux; mais, trois mois après, des douleurs, plus incommodes que vives, se firent sentir dans la région hypogastrique, dans les lombes, les aines et les cuisses; la marche devint pénible. En avril 1844, M. le Dr Hoffmann fut consulté; il reconnut un déplacement et une ulcération de l'utérus, et pratiqua neuf cautérisations qui n'amenèrent aucun soulagement. Au mois d'octobre de la même année, Mme H... s'adressa à Mme Charrier, sage-femme en chef de la Maternité, qui ne trouva aucune ulcération, mais une antéversion très-prononcée, et qui conseilla l'usage d'une ceinture hypogastrique; celle-ci fut immédiatement appliquée, et la malade se trouva notablement soulagée.

Mme H... devint enceinte pour la seconde fois, au mois d'août 1845. La grossesse fut heureuse et l'accouchement eut lieu le 15 mai 1846.

Mme H... quitta le lit le dix-huitième jour et reprit ses occupations, qui sont assez fatigantes et exigent tantôt des courses à pied ou en voiture plus ou moins considérables, plus ou moins multipliées; tantôt une station assise ou debout plus ou moins longue. Bientôt se montrèrent de nouveaux accidents, qui cette fois ne tardèrent pas à acquérir une grande intensité. Des douleurs vives, presque continues, se firent sentir dans le bas-ventre, les lombes et les aines; elles étaient tellement exaspérées par la marche ou la voiture, que la malade fut obligée de se condamner à un repos presque absolu. L'usage des voitures à deux roues était pénible à ce point, que plusieurs fois Mme H... fut contrainte de descendre de cabriolet au milieu de la rue. Une constipation opiniâtre, des envies très-fréquentes d'uriner, vinrent s'ajouter à ces phénomènes morbides. La ceinture hypogastrique apportait quelque soulagement à cet état si fâcheux, mais elle était bien loin de faire cesser tous les accidents; cependant, malgré la gêne et quelquefois la douleur causées par cet appareil, Mme H... se condamna à le porter constamment, l'expérience lui ayant appris que toutes ses souffrances s'exaspéraient aussitôt que l'utérus cessait d'être maintenu.

Vers le commencement de 1847, les digestions commencèrent à devenir mauvaises. Au bout de quelques mois, l'ingestion des aliments était suivie de douleurs si vives, que Mme H... fut obligée d'observer un régime très-sévère. Bientôt se manifesta un amaigrissement dont les progrès furent rapides. En septembre 1847, M. le professeur Cruveilhier fut consulté : il proposa une alimentation composée de laitage, de viandes blanches, et l'abstention complète de vin; mais ce régime, loin d'améliorer l'état de la malade, ne fit que l'aggraver. Le 15 juin 1848, Mme H... vint réclamer mes soins.

État actuel. Le teint est d'un gris sale; l'amaigrissement est notable. Malgré la sévérité du régime, les digestions sont pénibles, douloureuses; la constipation est permanente, rebelle, et réclame l'emploi quotidien d'un ou de plusieurs lavements. Des douleurs se font quelquefois sentir dans le rectum. La malade éprouve souvent de la céphalalgie, une migraine très-incommode, des lassitudes spontanées, de la courbature; elle se plaint d'un malaise général presque continuel. La langue est naturelle, plutôt pâle; l'épigastre et l'abdomen sont souples et non douloureux à la pression.

Depuis deux ans, Mme H... n'a point quitté un seul jour sa ceinture hypogastrique; mais, malgré cet appareil, elle ressent souvent dans le bas-ventre, les lombes et les aines, des douleurs et une sensation de gêne, de tiraillement, qu'exaspèrent à un haut degré la marche et la voiture. Les envies d'uriner sont fréquentes et impérieuses, quelquefois accompagnées de dysurie.

Le toucher, pratiqué la malade étant debout, fournit les signes suivants : le col utérin est petit, allongé, de consistance normale; il est rejeté en arrière et appuie sur la partie inférieure du sacrum. En introduisant le doigt dans le rectum, on sent, à travers la paroi antérieure de l'intestin, la saillie formée par le col utérin; vers la partie supérieure du vagin, le doigt rencontre le corps de l'utérus, qui est fortement incliné en avant.

La palpation, le toucher rectal et vaginal, pratiqués dans différentes positions, montrent d'une manière positive que le corps de la matrice a conservé son volume normal.

Le spéculum, introduit dans la direction de l'axe du bassin, ne rencontre point le col, mais bien le corps de l'utérus. Pour embrasser le museau de tanche, il faut faire basculer l'instrument de haut en bas et d'avant en arrière, en appuyant fortement sur le corps de la matrice. Il n'existe ni engorgement ni ulcération.

Pour remédier à ce déplacement utérin, je conseillai à Mme H... d'aller passer l'été à Bellevue, et d'avoir recours aux douches froides. Cet avis fut suivi, et le traitement commencé le 22 juin.

Deux fois par jour, Mme H... reçoit une douche ascendante vaginale de dix minutes, et pendant cinq autres minutes, une douche en pluie générale, et une douche locale dirigée sur l'hypogastre, les aines et les lombes.

15 juillet. L'état général est déjà beaucoup meilleur; le malaise, la courbature, ont disparu; l'appétit est plus vif, les digestions sont plus faciles. La malade commence à manger des viandes noires et à boire du vin; la constipation est moins opiniâtre; plusieurs évacuations spontanées ont eu lieu. A différentes reprises, Mme H... a ôté sa ceinture pendant plusieurs heures et a pu marcher, sans que les accidents locaux se soient aggravés. Les douleurs, le tiraillement, ont diminué ; les envies d'uriner sont moins fréquentes; la miction est facile, non douloureuse.

1er août. Les fonctions digestives sont dans le meilleur état; l'appétit est très-vif; la constipation n'existe plus; le teint est bon; la malade engraisse manifestement. La ceinture a été supprimée impunément pendant des journées entières. Mme H... a fait de longues promenades sans souffrir. Les douleurs, les tiraillements, les accidents vésicaux, ne se montrent plus que rarement et à un faible degré. On constate par le toucher que la matrice est en grande partie redressée; le doigt arrive presque directement sur le museau de tanche.

1er septembre. La ceinture n'a pas été replacée depuis un mois; tous les phénomènes morbides, locaux et généraux, ont entièrement disparu. Un embonpoint remarquable a remplacé la maigreur. Le teint est excellent ; les forces ne laissent rien à désirer. Mme H... a été plusieurs fois à Paris ; elle y a fait de longues courses en voitures publiques, en cabriolet, à pied, et elle n'a pas éprouvé la moindre souffrance, la moindre gêne. Le toucher et le spéculum montrent que l'utérus est parfaitement redressé. La guérison est complète; mais je conseille à Mme H... de la consolider, en continuant encore son traitement pendant quelque temps.

22 obtobre. La guérison ne s'est pas démentie un instant, et Mme H... quitte Bellevue, dans un état de santé qu'elle assure ne jamais avoir connu.

Observation. — Mme M..., qui habite Bellevue, est âgée de 40 ans, d'une bonne constitution, d'un tempérament lymphatique; elle a été mariée et réglée à 15 ans; l'écoulement menstruel a toujours été régulier, facile et abondant. En 1823, après un an de mariage, eut lieu une fausse couche, vers le troisième mois de la grossesse.

En 1838, immédiatement après un coït qui n'a présenté aucune circonstance particulière, il survint une métrorrhagie très-abondante, qui rendit nécessaire l'usage de la glace et le tamponnement. A partir de cette époque, Mme M..., dont la santé avait toujours été excellente, a éprouvé des accidents qui ont graduellement augmenté, et qui en 1841 présentaient les caractères suivants :

Malaise général, courbature, lassitudes spontanées; douleurs incommodes dans l'hypogastre, les lombes et les aines ; pesanteur au périnée; tous ces phénomènes sont exaspérés par l'action de s'asseoir, par la station debout, la marche, l'usage d'une voiture; le coït est douloureux; il existe un écoulement leucorrhéique très-abondant. Les digestions sont pénibles, douloureuses, souvent accompagnées d'un mouvement fébrile; constipation opiniâtre.

Pendant plusieurs années, Mme M... n'opposa aucun traitement à cet état morbide, et ce ne fut qu'en 1846 qu'elle réclama les soins de M. le Dr Baud. Ce médecin reconnut un déplacement de l'utérus, qui lui parut être la cause de tous les accidents ressentis par la malade; il proposa l'application d'un pessaire ; mais, Mme M... n'ayant pas voulu y consentir, M. Baud lui conseilla de s'adresser à moi et de se soumettre à un traitement hydrothérapique. Le 5 avril 1847, je fus appelé près de Mme M...

État actuel. Le teint est d'un gris terreux, la figure exprime la souffrance et la fatigue; la malade est très-amaigrie et très-faible, c'est à peine si elle peut marcher pendant un quart d'heure. Les douleurs hypogastriques, lombaires et inguinales, sont presque continues et assez vives; la sensation de pesanteur au périnée est très-incommode. La malade reste étendue sur un canapé pendant la plus grande partie de la journée; la marche et la voiture sont impossibles; les digestions sont très-mauvaises, et la malade ne va à la garde-robe qu'au moyen de plusieurs lavements; les nuits sont agitées et sans sommeil.

Le toucher et le spéculum fournissent les données suivantes :

Il existe une hyperesthésie utéro-vulvaire très-prononcée; l'introduction du doigt est extrêmement douloureuse, et la malade redoute beaucoup celle du spéculum; la température du vagin n'est point augmentée; le col utérin est notablement abaissé et fortement rejeté en arrière, tandis que le corps de l'utérus est porté en avant; le volume du col est assez considérable, sa consistance est normale. Le spéculum confirme ces données, et montre qu'il n'existe aucune ulcération.

Le traitement est commencé le 8 avril. Trois séances par jour. Douches ascendantes rectales et vaginales, bains de siége à eau courante, douches en pluie générales, et douches mobiles dirigées sur l'hypogastre, les aines et les lombes.

8 mai. L'état général est infiniment meilleur; le teint s'est éclairci, la malade est beaucoup plus forte, et fait d'assez longues promenades, sans éprouver une trop grande fatigue ou des douleurs très-intenses; l'appétit est plus vif, les digestions sont plus faciles, le sommeil est revenu: l'hyperesthésie utéro-vulvaire a complétement disparu, la pesanteur périnéale a beaucoup diminué, la constipation est moins opiniâtre.

8 juin. L'amélioration a fait de nouveaux progrès, les fonctions digestives s'accomplissent parfaitement, et la malade a notablement engraissé; le malaise, les lassitudes spontanées, n'existent plus; les forces ne laissent plus rien à désirer; les garde-robes sont spontanées et à peu près quotidiennes; la pesanteur périnéale, les douleurs hypogastriques, lombaires ou inguinales, ne se font plus sentir qu'à d'assez longs intervalles, et elles ont beaucoup perdu de leur intensité. Les flueurs blanches ont entièrement disparu.

Le volume du col utérin a notablement diminué, il peut être considéré comme physiologique; la matrice s'est relevée, et l'antéversion est beaucoup moins prononcée.

23 juillet. La guérison est complète; tous les phénomènes morbides ont disparu, l'utérus a repris sa position normale, la santé de Mme M... est aussi satisfaisante que possible.

15 décembre 1851. La guérison ne s'est point démentie; Mme M... présente aujourd'hui un embonpoint qu'elle désire ne pas voir augmenter, et jamais elle ne s'est mieux portée.

Il serait difficile de trouver deux exemples plus tranchés de déviation utérine : le toucher et l'application du spéculum ne laissent aucun doute sur la nature et le degré du déplacement de la matrice; les accidents locaux et sympathiques, qui accompagnent si souvent cette affection, se présentent avec toute leur intensité; la maladie remonte à plusieurs années (cinq à six ans); l'art se reconnaît impuissant, et pour remédier à ce qu'il considère comme une infirmité, il a recours à des moyens mécaniques, qui ne seront jamais que de fâcheux palliatifs. C'est dans de semblables conditions qu'interviennent les douches froides, et quinze jours suffisent pour amener une amélioration remarquable; l'état général est d'abord modifié, les symptômes locaux s'amendent ensuite graduellement; l'utérus reprend peu à peu sa position normale, et quelques mois suffisent (deux mois et trois mois et demi) pour amener enfin une guérison complète, qu'on était en droit de considérer comme impossible.

La seconde observation nous offre un exemple de cette hyperesthésie utéro-vulvaire qui accompagne parfois les déplacements utérins, et qui a été très-bien décrite par Lisfranc. On sait que cette exaltation de la sensibilité devient quelquefois, pour les femmes, un insupportable supplice, et, pour le médecin, une difficulté insurmontable. «La sensibilité, dit Lisfranc, peut être tellement exagérée, que les soins de propreté sont difficiles à supporter; l'introduction d'une canule en gomme élastique, le toucher, provoquent des douleurs très-vives, une grande irritation nerveuse, et quelquefois un état convulsif. Le coït est douloureux, intolérable, et la femme est bientôt amenée à s'y refuser avec effroi. L'examen le plus attentif des organes génitaux peut ne faire découvrir aucune altération. Cette hyperesthésie idiopathique résiste quelquefois à toutes les médications pendant plusieurs mois ou même plusieurs années» (1).

L'observation d'une malade, qui a reçu les soins de Marjolin, nous fournira un exemple, plus remarquable encore que le précédent, d'une hyperesthésie utéro-vulvaire heureusement combattue par les douches froides.

OBSERVATION. — Mme X... est âgée de 21 ans, d'une constitution robuste, d'un tempérament lymphatique. Elle a été menstruée à 15 ans; les règles sont peu abondantes, régulières, et accompagnées de douleurs assez vives. Depuis leur apparition, Mme X... a éprouvé dans le bas-ventre et les aines des douleurs, ou plutôt une sensation de gêne, et des tiraillements qui lui rendaient la marche pénible; mais on ne fit aucune attention à ces accidents, d'ailleurs légers.

Mme X... s'est mariée à 20 ans, en avril 1846, et quelques mois après se manifestèrent des phénomènes morbides, qui allèrent sans cesse en augmentant jusqu'en janvier 1847, époque à laquelle je fus consulté.

État actuel. Des douleurs vives, presque continuelles, se font sentir dans le bas-ventre, les aines, les lombes, les flancs; elles sont tellement exaspérées par la marche et la voiture, que la malade a dû se condamner à un repos absolu, et qu'elle ne quitte pour ainsi dire plus la chambre ou même le lit. Elle ne peut, sans souffrir beaucoup, rester pendant quelque temps assise ou debout; descendre ou monter un escalier lui est chose à peu près impossible. Mme X... éprouve des envies d'uriner très-fréquentes (10 à 20 dans les vingt-quatre heures); la miction est très-douloureuse, et n'amène que quelques gouttes d'urine; il existe une constipation habituelle et opiniâtre; le canal utéro-vulvaire est le siége d'une douleur très-vive, qu'exaspère le plus léger contact, et qui rend le coït très-pénible.

Le toucher, pratiqué la malade étant debout, fournit les signes suivants: l'anneau vulvaire est resserré, contracté; l'introduction du doigt, faite avec tous les ménagements possibles, provoque des douleurs qui arrachent des cris à la malade; la température du vagin n'est pas augmentée, et il n'existe pas d'écoulement leucorrhéique. Le doigt ne rencontre point tout d'abord le museau de tanche, mais bien le corps de l'utérus, qui est fortement incliné en avant, tandis

(1) Lisfranc, *Clinique chirurgicale de la Pitié*, t. II, p. 162 et suivantes; Paris, 1842.

que le col est rejeté en arrière. Le toucher rectal permet également de constater l'antéversion qu'a subie la matrice ; le col utérin n'est point engorgé, et sa consistance est normale ; le volume du corps de l'utérus n'est nullement augmenté.

A l'aide du spéculum, on reconnaît que la muqueuse utéro-vaginale n'est point enflammée et qu'il n'existe aucune ulcération.

Des bains de siége émollients, des injections de même nature, des cataplasmes, une application de sangsues, n'amenèrent aucun soulagement, et, au mois de mars, eut lieu une consultation. Après avoir constaté le déplacement de l'utérus et les divers symptômes ci-dessus énumérés, Marjolin conseilla d'ajouter aux moyens déjà employés l'usage d'une ceinture hypogastrique.

Un mois s'écoula, et la santé de Mme X... ne s'était rien moins qu'améliorée ; l'action de la ceinture est très-variable : tantôt elle semble diminuer l'intensité des accidents locaux, tantôt elle paraît, au contraire, l'augmenter. La malade ne se résout d'ailleurs qu'avec peine à porter un appareil qu'elle trouve désagréable et fort incommode.

L'impuissance des moyens ordinaires étant reconnue, je proposai l'emploi des douches froides, et Marjolin s'étant rangé à mon avis, Mme X... vint s'établir à Bellevue dans les premiers jours de mai 1847.

Traitement. Deux ou trois séances par jour. Bains de pluie ; douche locale dirigée sur l'hypogastre, les aines et les lombes ; bains de siége à eau courante ; douches ascendantes rectales et vaginales.

1er juin. Les douches ascendantes vaginales ont d'abord occasionné de vives douleurs ; il a fallu apporter beaucoup de ménagements dans leur administration, et procéder graduellement quant à la température de l'eau et à la durée de la douche. Aujourd'hui celle-ci est de dix minutes, et la température du liquide est de 14° c.

L'hyperesthésie utéro-vulvaire a beaucoup diminué ; le toucher est maintenant fort bien supporté, la ceinture est entièrement supprimée, les douleurs sont moins continues, moins vives, les envies d'uriner moins fréquentes. Mme X... a pu faire quelques promenades à pied et en voiture.

1er juillet. L'exagération de la sensibilité a complétement cessé ; les douleurs, les envies d'uriner, ne se montrent plus que par intervalles ; la matrice est notablement redressée.

14 août. Depuis quinze jours déjà, la guérison est complète, tous les accidents ont disparu. Mme X... a fait beaucoup d'exercice à pied et en voiture, sans ressentir la moindre douleur, la moindre gêne ; l'utérus est entièrement redressé ; les règles sont plus abondantes, faciles, non accompagnées de douleurs. Mme X... quitte Bellevue pour aller habiter son château, où elle a fait installer des appareils hydro-

thérapiques, dont elle veut continuer l'usage pendant quelque temps pour consolider la guérison.

Au mois d'octobre, Mme X... est devenue enceinte; la grossesse a été heureuse. Au mois de juillet 1848, un accouchement naturel et facile a été opéré par M. le professeur P. Dubois; Mme X... a gardé le lit pendant six semaines, et aujourd'hui 10 novembre, elle jouit d'un état de santé qui ne lui laisse rien à désirer.

Je puis ajouter aujourd'hui, 15 décembre 1851, que Mme X... a eu un second enfant, et que sa santé continue à être excellente.

Nouvel exemple d'un déplacement utérin considérable, remontant à plusieurs années, donnant lieu à des accidents très-graves, guéri en trois mois par les douches froides, tandis que la ceinture hypogastrique était le seul moyen que la thérapeutique usuelle ait pu opposer à cette *infirmité*. L'hyperesthésie utéro-vulvaire était ici extrêmement prononcée; elle a complétement disparu au bout de deux mois de traitement. Remarquons encore l'influence exercée par les douches froides sur la menstruation.

La grossesse survenue chez Mme X... est une circonstance qui mérite d'être signalée. Pendant quinze mois de mariage, Mme X..., qui désirait vivement un enfant, ne peut devenir enceinte; trois mois après la guérison, la conception a lieu. Lisfranc, MM. Chomel, Émery, Gendrin, ont montré que les granulations, les ulcérations, sont une cause de stérilité; mais le déplacement en est une cause bien plus puissante et peut-être plus fréquente. A ce point de vue, on lira avec intérêt l'observation d'une malade qui m'a été adressée par M. Paul Dubois, et dont l'histoire est d'ailleurs intéressante à plus d'un titre.

Observation. — Mlle D..., créole, âgée de 24 ans, demeurant à Paris, est d'une constitution grêle, d'un tempérament nerveux très-caractérisé.

A l'âge de 18 ans, Mlle D... a été empoisonnée par une négresse, au moyen d'une substance végétale qui ne nous est point suffisamment décrite pour que nous puissions nous prononcer sur sa nature. Des accidents très-graves se manifestèrent, et depuis cette époque les digestions sont restées difficiles et douloureuses. La malade a suivi des régimes alimentaires variés, elle a subi plusieurs traitements différents; mais rien n'a pu la guérir de sa *gastrite chronique*.

Mme D... s'est mariée à l'âge de 20 ans; elle est devenue enceinte deux fois, mais deux fois un avortement a eu lieu vers la sixième semaine de la grossesse. Le dernier remonte à un an; il a été suivi d'accidents graves : douleurs dans le bas-ventre et les régions ovariques, impossibilité de marcher, *attaques de nerfs*, palpitations violentes, dyspepsie, vomissements, etc. La malade a reçu pendant plusieurs mois les soins de M. le Dr Rayer; mais, n'ayant éprouvé aucun soulagement, elle s'est adressée à M. le professeur Paul Dubois. Après avoir essayé sans succès plusieurs médications, ce savant et consciencieux praticien conseilla un traitement hydrothérapique et m'adressa Mme D... le 6 août 1847.

État actuel. La malade est très-amaigrie, le teint est d'un gris terreux; les forces ont graduellement diminué, et aujourd'hui c'est à peine si Mme D... peut faire quelques pas; elle passe ses journées étendue sur un lit de repos. Le moindre mouvement, la moindre émotion, provoquent des palpitations violentes. Le volume du cœur n'est pas augmenté; il n'existe aucun bruit anormal; l'impulsion est très-énergique; souffle moelleux et continu dans les vaisseaux du cou. Le pouls bat 70 à 75 fois par minute; un mouvement fébrile, plus ou moins prononcé, se manifeste souvent le soir ou après le repas.

Les digestions sont extrêmement pénibles et très-capricieuses : tantôt la malade ne digère que la viande, tantôt elle ne digère que le laitage; elle passe sans cesse d'un régime tonique, ou même excitant, à un régime doux et débilitant, ou même à une diète complète. Presque constamment la digestion est douloureuse, accompagnée de malaise général, d'abattement, de fièvre. Souvent les matières alimentaires sont rejetées par le vomissement. La langue est rouge, effilée, un peu sèche; les papilles de la pointe sont saillantes et d'un rouge framboisé; l'épigastre est d'une sensibilité extrême; la plus légère pression produit des douleurs très-vives. L'estomac n'est point dilaté; il n'existe aucune tumeur. Le ventre est souple, indolent; la malade est habituellement constipée.

L'hypogastre est le siége de douleurs presque continues, fort incommodes, exaspérées par la pression, la marche, la voiture. Ces douleurs se font particulièrement sentir dans les régions latérales, au niveau des ovaires et de la hanche droite. La malade ressent, dans le membre inférieur droit, une sensation de gêne, de faiblesse, un fourmillement qui rendent la marche pénible, douloureuse, mal assurée; dès que Mme D... fait une cinquantaine de pas, elle boite, et est obligée d'avoir recours à une canne ou à l'appui d'un bras.

La palpation, le toucher rectal et vaginal, ne font constater aucune augmentation de volume des ovaires. L'utérus a subi un double déplacement. Il existe une antéversion assez prononcée et une obliquité latérale droite. Le col est placé en arrière et à gauche, le corps en avant et à droite. Le museau de tanche est médiocrement engorgé; sa consistance est normale (*engorgement hypertrophique*); la muqueuse qui le recouvre est parfaitement saine.

Les règles sont régulières, peu abondantes, accompagnées de vives douleurs, et souvent d'*attaques nerveuses* caractérisées par les phénomènes suivants : la malade pousse deux ou trois cris extrêmement aigus; elle tombe si elle est debout, et se renverse brusquement en arrière lorsqu'elle est assise. Les membres sont agités par d'énergiques convulsions cloniques; quelquefois il survient de la contracture dans les coudes, les poignets ou les doigts. La malade se jette violemment de côté et d'autre; plusieurs personnes ont de la peine à la maintenir et à préserver la tête de chocs capables de la briser. Pendant les dix ou douze minutes que durent ces accidents, la connaissance est à peu près entièrement perdue; au bout de ce temps, la malade revient à elle; les mouvements convulsifs diminuent de fréquence, d'étendue et de violence; ils cessent enfin, et sont remplacés par une résolution complète des membres. Pendant le reste de la journée, Mme D... éprouve une grande fatigue et une sensation de brisure dans les articulations.

Ces attaques se montrent quelquefois dans l'intervalle des règles, tantôt sans aucune cause déterminante appréciable, tantôt à la suite d'une émotion morale vive, d'un exercice trop prolongé, etc. Quelquefois elles se déclarent brusquement, sans avoir été précédées d'aucun prodrome; d'autres fois elles sont annoncées par de l'agitation, du malaise, une sensation de constriction à la gorge, une douleur lancinante dans l'une des régions ovariques, et principalement dans la droite.

Mme D... s'installa à Bellevue le 10 août, et le traitement fut commencé le 14.

Traitement. Deux ou trois séances par jour. Douche ascendante vaginale; bain de siége sédatif (à eau dormante) ou excitant (à eau courante), suivant les circonstances; douche générale en pluie et en nappe; douche mobile dirigée sur l'hypogastre, les aines, les lombes, l'épigastre et la colonne vertébrale; compresses sédatives ou excitantes, suivant les indications, sur le bas-ventre et la région gastrique.

14 septembre. L'état général s'est sensiblement modifié; le teint est beaucoup meilleur; les forces renaissent. Mme D..., qui, dans les premiers jours, pouvait à peine franchir la courte distance qui la sépare de l'établissement, et faire quelques pas après la douche pour favoriser la réaction, fait maintenant de petites promenades. La marche est

plus rapide, plus assurée ; la claudication ne se montre plus ; la faiblesse, les fourmillements qui se faisaient sentir dans le membre inférieur droit, ont en partie disparu ; l'hypogastre est moins douloureux. Quatre attaques nerveuses ont eu lieu, mais elles ont été moins intenses. Les douleurs occupant les régions ovariques se font quelquefois sentir avec une grande violence pendant la nuit : elles sont combattues par des compresses sédatives et par des demi-emmaillottements en drap mouillé.

Les digestions ont été rendues moins douloureuses par l'application de compresses sédatives ; mais, l'épigastre étant toujours d'une sensibilité extrême, la langue présentant toujours le même aspect, deux cautères sont établis sur la région épigastrique au moyen de la pâte caustique de Vienne.

1er octobre. L'amélioration a fait de nouveaux progrès ; le teint, l'expression de la figure, sont satisfaisants ; le membre inférieur droit est entièrement dégagé. Mme D... fait maintenant un exercice très-raisonnable, sans éprouver ni douleur ni fatigue. La pression ne produit plus qu'une très-légère douleur dans la région ovarique droite ; l'utérus commence à se redresser. Les cautères ont produit un excellent effet ; l'épigastre est moins sensible ; la langne est meilleure. Mme D... suit un régime régulier, composé de viandes blanches, légumes frais, vin de Bordeaux. Une seule attaque très-courte et peu violente.

14 novembre. Mme D... quitte Bellevue dans un état de santé qui ne laisse plus que peu de chose à désirer. L'appétit est vif ; les digestions sont presque constamment bonnes. La malade a notablement engraissé ; elle marche et va en voiture sans en être le moins du monde incommodée ; il n'existe plus de douleur dans aucun point du ventre ; depuis six semaines, il n'y a pas eu d'attaque. La matrice est complétement redressée ; son volume est normal. Les règles sont faciles et plus abondantes.

Dans les premiers jours du mois de janvier 1848, Mme D... est devenue enceinte. Les premières semaines de la grossesse ont été accompagnées de vomissements très-fatigants ; plus tard, sont survenues des douleurs névralgiques dans la face, le membre inférieur droit, et une fièvre intermittente qui n'a cédé que difficilement au sulfate de quinine et au vin de Séguin. L'accouchement a eu lieu dans les premiers jours d'octobre.

Nous avions affaire ici à un état morbide complexe. Les applications d'eau froide ont d'abord modifié les symptômes généraux et les accidents qu'on peut considérer comme sympathiques du déplacement utérin ; elles ont amené ensuite le redressement complet de la matrice, et fait disparaître les phénomènes qui existaient du côté des ovaires; alors les attaques hystériformes ont disparu à leur tour, en même temps que le membre inférieur droit recouvrait toute l'intégrité de ses fonctions.

Six semaines après le redressement de l'utérus et la disparition des accidents ovariques, Mme D... devient enceinte; la grossesse arrive à son terme, et il est hors de doute que c'est grâce à la modification apportée par le traitement à l'état général de la malade et à l'état local des organes générateurs.

Tous les praticiens connaissent les accidents généraux si variés, si nombreux et parfois si graves, qui accompagnent certaines affections utérines, et les déplacements en particulier; mais, comme nous l'avons dit, tous ne sont point d'accord sur la nature et la cause de ces accidents.

Les uns rattachent les phénomènes généraux au déplacement utérin, qui, selon eux, est primitif, et doit être considéré comme le point de départ, la cause efficiente de tous les troubles fonctionnels, lesquels seraient sympathiques. Si, au bout d'un certain temps, disent-ils, ceux-ci trouvent en eux-mêmes leur raison d'existence et de développement, s'ils deviennent, pour ainsi dire, une maladie indépendante de l'affection utérine, ils n'en conservent pas moins, avec cette dernière, des liens intimes. Il ne faut pas oublier d'ailleurs, ajoutent les partisans de cette doctrine, qu'on tourne ici dans un véritable cercle vicieux. En effet, plus les symptômes généraux s'accroissent, plus l'amaigrissement et la débilité générale augmentent, plus le déplacement devient considérable; et plus le déplacement augmente, plus on voit s'aggraver les troubles de la digestion, de la nutrition, de l'innervation, etc.

D'autres médecins ne veulent point établir, entre le déplacement utérin et les phénomènes généraux, une relation de cause à effet; ils n'admettent point qu'une légère déviation de l'utérus puisse amener des troubles aussi sérieux dans les principales fonctions de l'économie, et ils ne voient entre les deux ordres de phénomènes qu'une simple coïncidence. Que de fois, ajoutent-ils, ne voit-on pas des malades présenter un déplacement utérin très-marqué, sans que leur santé générale soit le moins du monde altérée, et que de fois, au contraire, ne rencontre-t-on point, en l'absence de tout déplacement utérin, l'ensemble de phénomènes généraux que l'on veut considérer comme sympathique de celui-ci !

Quoi qu'il en soit, et sans se prononcer d'une manière définitive sur ce point, M. Paul Dubois a parfaitement raison de dire que les phénomènes généraux, quand ils ont atteint leur summum d'intensité, doivent être considérés comme la maladie principale; comme celle qui compromet le plus la santé ou même la vie de la malade, et qui réclame le plus impérieusement un traitement énergique et promptement efficace. Malheureusement, si l'indication est précise, elle n'est point facile à remplir; on sait combien cet état morbide complexe résiste aux médications les plus rationnelles et les mieux dirigées; les antispasmodiques, les toniques, les excitants, les dérivatifs, restent presque toujours sans effet, et trop souvent les efforts des médecins ne peuvent non-seulement obtenir la guérison, mais encore enrayer les progrès du mal. Que de malades, après avoir épuisé pendant plusieurs années les ressources de la médecine honnête et éclairée, s'abandonnent au charlatanisme pour obtenir un soulagement qui leur est encore refusé !

Je ne prétends point résoudre la question de pathogénie que je viens d'indiquer; mais je pense qu'en présence de l'impuissance constatée de la thérapeutique contre un état morbide aussi fréquent que grave, les praticiens verront avec plaisir que les douches froides leur fournissent un modificateur aussi sûr que prompt, agissant, comme je l'ai dit, simultanément sur les deux ordres de phénomènes, les combattant l'un par l'autre, et amenant ainsi une guérison solide et durable. L'efficacité de cette nouvelle médication, déjà mise en lumière par les faits qui précèdent, se montrera d'une manière plus remarquable encore dans les observations suivantes. La malade qui fait l'objet de la première m'a été adressée par M. le professeur Paul Dubois, et il est impossible de citer un exemple plus concluant, en raison de la gravité et de la nature insolite des accidents.

OBSERVATION. — Mme C..., demeurant à Paris, rue Richer, 2, âgée de 32 ans, d'une bonne constitution, d'un tempérament nerveux, ayant toujours joui d'une excellente santé, s'est mariée en 1842. En avril 1843, elle accoucha heureusement d'une fille. Jusqu'à 1845, la santé resta parfaite ; mais Mme C... habitait une maison qui l'obligeait à monter et à descendre constamment des escaliers, et cet exercice la fatiguait beaucoup. Pendant l'été de 1845, Mme C... porte souvent son enfant, alors âgée de 2 ans, et vers l'automne, elle éprouve des lassitudes générales, ses digestions se dérangent, il survient un écoulement leucorrhéique très-abondant, et des démangeaisons vives se sont fait sentir à la vulve. En janvier 1846, Mme C... fait un voyage à Rouen ; elle couche dans une chambre humide et froide, et au bout de quatre jours elle ressent des douleurs lombaires très-intenses ; la marche devient impossible, et les fonctions digestives se troublent de plus en plus.

Le 30 janvier, Récamier est consulté ; il cautérise le col de l'utérus.

Le 6 février, Mme C... se rend en voiture dans la rue de la Chaussée-d'Antin et veut revenir à pied chez elle ; au milieu de sa course, elle est prise de violentes douleurs qui lui permettent à peine de regagner son domicile, où elle prend le lit pour ne plus le quitter pendant deux mois.

Le 17 février et le 17 mars, nouvelles cautérisations qui sont suivies, pendant deux jours, d'une perte de sang assez abondante. Les douleurs et l'écoulement n'ont pas diminué ; les digestions sont toujours aussi mauvaises, malgré l'usage d'extrait sec de quinquina ; pesanteur au périnée. Le prurit vulvaire est un peu calmé par des lotions d'eau camphrée.

Dans les premiers jours d'avril, Mme C... éprouve un léger soulagement ; elle fait trois courses fort courtes en voiture, mais elle en éprouve tant de fatigue et des douleurs si fortes, qu'elle est obligée de se condamner de nouveau au repos. Indépendamment du prurit vulvaire, des douleurs très-vives se font sentir dans le vagin, dont la sensibilité est très-exagérée. Des injections d'eau de son ou de pavot, à la température de + 32°, diminuent l'abondance de l'écoulement ; quelques bains tièdes sont prescrits, mais ils produisent une grande agitation nerveuse et beaucoup de faiblesse. Mme C... ne peut faire le moindre exercice sans être en sueur ; le système nerveux est tellement ébranlé, que le moindre bruit occasionne des douleurs de tête insupportables.

Pendant le mois de mai, Mme C... est sortie une fois en chaise à porteurs et trois fois en voiture; mais celle-ci, quoique allant au pas, a beaucoup exaspéré les douleurs que la malade ressent continuellement dans le bas-ventre, l'utérus, les lombes et les cuisses.

Le 9 juin, Récamier pratique une quatrième cautérisation, qui est suivie de douleurs très-intenses, et d'une *crise nerveuse* qui se prolonge pendant huit jours. La faiblesse est telle, que la malade est obligée de se faire porter pour franchir les escaliers, et que c'est à peine si elle peut faire quelques pas dans son appartement.

Le 13 juin, une saignée du bras est pratiquée.

Le 6 juillet, cinquième cautérisation. Mêmes douleurs; la faiblesse augmente; la marche est impossible; pesanteur croissante au périnée; l'irritation nerveuse est arrivée à ce point, que la malade ne peut entendre parler autour d'elle sans être agitée par des mouvements nerveux et sans entrer en transpiration. Mme C... ne peut se livrer à aucune occupation; la lecture même la fatigue. Le ventre est météorisé. (Eau de Bussang.)

Le 18 août, Récamier conseille de faire deux fois par jour, pendant cinq minutes, des lotions générales avec de l'eau à la température de + 18°. Ce traitement amène d'abord un soulagement notable : la malade se sent plus forte, la marche est moins difficile; quelques promenades sont faites en voiture, au pas. Le traitement est continué sans modifications jusqu'au 10 novembre; l'amélioration ne se soutient point, la faiblesse a reparu; Mme C... ne quitte plus le lit, ne pouvant pas même rester une heure dans un fauteuil; les douleurs sont aussi vives que jamais.

A cette époque, se manifestent des accidents périodiques très-singuliers; tous les jours, vers midi, Mme C... éprouve un redoublement de douleurs dans l'hypogastre, une grande chaleur dans les intestins, une sensation de froid très-intense à la vulve et aux pieds, et un besoin de dormir auquel il lui est impossible de résister.

Du 15 novembre au 15 janvier 1847, Mme C... suit un traitement prescrit par une somnambule, et n'en éprouve aucun soulagement.

A la fin de janvier, Récamier conseille l'usage de l'électricité appliquée sur le ventre et les lombes; huit séances ont lieu et restent sans résultat.

En février, on reprend les lotions à 18° et à 16°. Pour combattre les accidents périodiques et nerveux, on a recours au sulfate de quinine, à la belladone, à l'asa fœtida, qui restent inefficaces. En avril, bains de siége à une température de 26°, graduellement abaissée jusqu'à + 18°; ils exaspèrent les douleurs, et on les abandonne après le douzième bain.

Le 15 mai, Récamier prescrit des douches d'eau salée à 32°, qui sont prises à Tivoli, au nombre de soixante-deux, jusqu'au 1er septembre. L'effet produit est variable; la faiblesse est moins grande; Mme C... passe quelques heures de la journée dans un fauteuil; mais tantôt les douches calment les douleurs, tantôt elles les exaspèrent; la marche est toujours impossible, les accidents quotidiens ne sont point modifiés.

On essaye l'huile de foie de morue, mais la malade ne peut la digérer; des pilules camphrées, des emplâtres d'asa fœtida sur le ventre, sont prescrits sans succès.

Le 6 octobre, M. Gendrin est appelé en consultation. Il conseille des bains alcalins de la durée d'une heure et demie, mais ils exaspèrent les douleurs et augmentent la faiblesse; la malade n'en prend que trois. Les pieds sont continuellement froids, malgré l'usage de bas de laine, de chaussures fourrées, etc. Les douleurs sont beaucoup plus violentes après les règles.

En octobre, une application de sangsues augmente la faiblesse, sans produir aucun soulagement. Récamier prescrit le massage; il est mis en usage pendant deux mois, et n'amène aucune amélioration.

En décembre, les douleurs vaginales, l'hyperesthésie utéro-vulvaire, deviennent insupportables; on a recours à des cataplasmes de farine de graine de lin introduits dans le vagin : ils procurent quelque soulagement.

En février 1848, Récamier, revenant à l'idée que l'électricité joue un rôle dans la production des accidents nerveux éprouvés par Mme C..., fait mettre des roulettes de cristal au pied du lit de la malade; il survient dès la première nuit une crise nerveuse très-violente, qui se reproduit la nuit suivante. Les roulettes sont enlevées.

Mme C... reste dans le même état jusqu'au mois de juillet; à cette époque, tous les accidents s'aggravent encore. M. le professeur Paul Dubois est consulté : il conseille l'hydrothérapie, et m'adresse la malade, qui vient s'établir à Bellevue le 18 juillet 1848.

État actuel. Teint hâve, terreux; amaigrissement considérable, faiblesse extrême. Mme C... garde presque continuellement le lit; c'est à peine si elle peut rester étendue sur un canapé pendant une ou deux heures de la journée; l'éclat du soleil, d'une bougie, le moindre bruit, le tintement d'une sonnette, provoquent de violentes douleurs de tête et de la sueur; la plus légère contention d'esprit amène de la fatigue et des douleurs; la marche n'est possible que pendant cinq ou six minutes, et la malade est obligée de se tenir fortement courbée en avant, de faire des pas très-petits et très-lents ; des douleurs violentes, des tiraillements, se font sentir d'une manière presque continue dans les lombes, le bas-ventre, les aines, les cuisses, et sont exaspérés par la marche, la voiture, la station debout ou assise ; ces accidents augmentent beaucoup d'intensité pendant les huit jours qui suivent les règles. Une sensation très-incommode de pesanteur se fait sentir au périnée ; la malade a quelquefois des envies très-fréquentes d'uriner, accompagnées de dysurie et de douleurs vésicales. Les règles sont régulières, peu abondantes ; l'écoulement leucorrhéique est tantôt très-considérable, tantôt presque nul ; parfois il cesse complétement pendant plusieurs jours. Une sensation de froid très-intense, très-pénible, se fait presque constamment sentir à la vulve, que Mme C... est souvent obligée de couvrir avec des serviettes chaudes ; le canal utéro-vulvaire est le siége de douleurs vives, d'une hyperesthésie, qui rendent le coït impossible et l'introduction du doigt très-douloureuse. Les cataplasmes vaginaux et les injections sont restés sans effet.

Les pieds sont constamment glacés, bien qu'ils soient toujours couverts de plusieurs paires de bas de laine, de chaussures ouatées ou fourrées, d'un édredon, etc.

Les digestions sont très-mauvaises ; la malade mange très-peu, et seulement des légumes et des viandes blanches ; il existe une constipation habituelle et opiniâtre.

Tous les jours, vers midi, les douleurs lombaires et vaginales, le froid des pieds et de la vulve, augmentent, tandis qu'une ardeur très-grande se fait sentir dans les entrailles ; Mme C... éprouve, en même temps, une envie irrésistible de dormir, qu'elle est obligée de satisfaire pendant environ deux heures. Il n'existe, du reste, ni frisson, ni chaleur, ni sueur ; la rate a ses dimensions physiologiques. Ces accidents périodiques ont résisté au sulfate de quinine.

Le toucher et le spéculum montrent qu'il existe un double déplacement très-prononcé : une antéversion et une obliquité latérale gauche ; le col est petit, allongé, son volume n'est pas augmenté, sa consistance est normale ; il n'existe pas d'ulcération.

Traitement. Deux séances par jour. Le matin, à quatre heures, douche ascendante vaginale, bain de siége à eau courante, douche en pluie générale, et douche mobile dirigée sur les pieds, la vulve, l'hypogastre, et les lombes ; à onze heures, douche en pluie générale pour combattre les accès quotidiens.

28 juillet. Dix jours ont suffi pour amener une amélioration très

remarquable ; le froid de la vulve et des pieds a presque complétement disparu ; Mme C... porte des bas de coton ; la marche est plus facile ; les forces ont notablement augmenté, la malade reste levée chaque jour pendant plusieurs heures ; les accès périodiques sont réduits à une légère somnolence, qui ne dure qu'un quart d'heure environ, et que la malade combat facilement.

12 août. Les accès quotidiens ont entièrement cessé, les digestions deviennent meilleures, les forces ont augmenté, les douleurs sont moins vives, le système nerveux est moins affecté ; Mme C... peut lire, et s'occuper de l'éducation de sa fille.

Trois séances par jour : à sept heures du matin, à deux heures et à cinq heures de l'après-midi ; bains de pieds à eau courante.

10 septembre. Les maux de tête, l'irritabilité nerveuse, ont disparu ; Mme C... a de l'appétit, suit un régime analeptique et digère bien ; les forces reviennent de jour en jour, la malade reste levée presque toute la journée ; l'hyperesthésie utéro-vulvaire n'existe plus ; les douleurs lombaires et hypogastriques sont légères : elles ont été exaspérées à deux reprises par des promenades trop longues, mais des compresses froides sédatives et des bains de siége à eau dormante en ont rapidement fait justice. L'utérus est manifestement moins déplacé.

18 octobre. A la suite d'une chute faite pendant les règles, Mme C... a éprouvé de violentes douleurs lombaires, des envies très-fréquentes d'uriner, et de la pesanteur au périnée ; trois bains de siége à eau dormante, de dix minutes chacun, pris dans les vingt-quatre heures, ont fait disparaître ces accidents au bout de quelques jours.

18 novembre. Mme C... quitte Bellevue. L'état général est excellent, la maigreur a fait place à un embonpoint très-satisfaisant ; l'appétit est vif, les digestions sont excellentes ; les forces ne laissent rien à désirer ; Mme C. a fait de longues promenades ; elle a été plusieurs fois à Paris, où elle a fait des courses en voiture, sans éprouver ni douleurs, ni tiraillements, ni pesanteur ; le froid des pieds et de la vulve, l'hyperesthésie utéro-vulvaire, ont entièrement disparu ; le sommeil est bon ; enfin l'utérus a complétement repris sa direction physiologique.

Voilà donc une malade qui, pendant plus de deux ans, épuise, avec Récamier et M. Gendrin, toutes les ressources de la thérapeutique ; loin de s'améliorer, son état s'empire de jour en jour, et il devient enfin l'un des plus graves que l'on puisse rencontrer. M. le professeur Paul Dubois pense que l'hydrothérapie est le seul traitement sur lequel il soit possible de fonder encore quelque espoir, et ses prévisions ne sont pas trompées; quatre mois suffisent pour amener la guérison.

OBSERVATION. — Mme H..., âgée de 40 ans, d'une taille très-élevée, d'un tempérament sanguin, d'une constitution robuste, demeure à Paris, rue Fontaine-Saint-Georges, 27; elle a été mariée à 27 ans, n'a pas d'enfant et n'a point fait de fausse couche.

Vers la fin de 1827, Mme H... a eu une *fluxion de poitrine,* à la suite de laquelle elle a toussé d'une manière presque continue pendant six ou sept ans; aujourd'hui encore elle tousse fréquemment pendant l'hiver, et la moindre fatigue lui fait éprouver une douleur fort incommode dans le dos.

En 1832, Mme H... a été affectée d'une névralgie faciale dont elle a souffert pendant plusieurs années, et qui a résisté au sulfate de quinine à haute dose et à plusieurs autres médications.

Mme H... a été réglée à 15 ans, l'écoulement menstruel a toujours été peu abondant; tous les six ou huit mois, une saignée générale ou une application de sangsues était rendue nécessaire par le développement des accidents suivants : toux, oppression, étourdissements, fièvre, engourdissement des membres.

La malade s'enroue très-facilement; à la moindre souffrance, à la moindre fatigue, la voix devient rauque, cassée, chevrotante; plusieurs fois Mme H... a été complétement aphone, et il y a quelques années la voix n'est revenue qu'après un mois de silence complet.

En 1832, Mme H... a éprouvé de grandes fatigues et de profonds chagrins; elle a perdu son frère après l'avoir soigné et veillé pendant six semaines; elle a eu des palpitations violentes et des suffocations.

En 1838, Mme H... a ressenti, pour la première fois, une violente *crampe d'estomac* suivie d'une *attaque de nerfs,* et depuis cette époque les mêmes accidents se sont reproduits, à des intervalles d'un an ou de six mois : ils ont presque toujours lieu le matin, sont précédés de douleurs abdominales très-vives et suivis d'une grande fatigue.

En 1838, palpitations, douleurs aiguës au cœur et sur le sommet de la tête. (Compresses d'eau froide, pilules de digitale, sirop de Johnston, valériane, jusquiame, frictions avec divers liniments.)

En 1839, accidents qui sont rattachés à une gastro-entérite, et contre lesquels on dirige, pendant plusieurs mois, un traitement actif.

En 1844, douleurs très-aiguës dans le côté gauche de la poitrine; elles se font sentir pendant plusieurs mois et sont notablement augmentées par la marche. — Frictions avec de l'huile de croton, emplâtre stibié.

Vers la fin de 1845, Mme H... éprouve de nouvelles fatigues et de nouveaux chagrins, à l'occasion de la mort d'une de ses parentes.

En février 1846, Mme H... fait une maladie à laquelle on donne le nom de fièvre inflammatoire; elle garde le lit pendant quinze jours. On lui pratique une saignée générale, on lui applique vingt sangsues, et on lui fait prendre quinze bains. Pendant tout l'été, passé à la campagne, Mme H... reste faible et souffrante.

En novembre 1846, Mme H... soigne encore une de ses parentes malade, et les fatigues qu'elle endure sont suivies d'une excitation nerveuse, principalement caractérisée par un besoin invincible de marcher et d'agir, malgré une fatigue continuelle et très-pénible.

En mars 1847, la mère de Mme H... fait une grave maladie; nouvelles épreuves pour celle-ci, dont la santé se détériore de plus en plus.

En mai, les accidents deviennent fort graves; les crampes d'estomac sont fréquentes et toujours suivies d'attaques de nerfs; des douleurs vives se font sentir dans les membres, qui sont agités d'un tremblement presque continuel; la marche est impossible; la malade est forcée de renoncer à toute espèce d'occupation. M. le Dr Goupil et Mme Lachapelle constatent un double déplacement de l'utérus, qui est notablement abaissé et incliné à droite.

Au mois d'août, Marjolin est consulté : il reconnaît l'existence du double déplacement utérin, et conseille l'usage d'une ceinture hypogastrique et le repos absolu.

En octobre, l'état de la malade présente une légère amélioration; mais le moindre bruit, l'exercice le moins fatigant, une odeur un peu forte, déterminent des crises nerveuses.

Pendant l'hiver, plusieurs alternatives d'amélioration et de recrudescence, le plus léger exercice amenant une rechute complète.

Au mois de juin, tous les accidents s'aggravent; après avoir épuisé les ressources de la thérapeutique, M. le Dr Goupil conseilla à Mme H... d'avoir recours à l'hydrothérapie, et la malade vint à Bellevue le 7 août 1848.

État actuel. Le facies est bon, l'embonpoint conservé, le sommeil satisfaisant, l'appétit très-vif; les digestions sont bonnes, et depuis plusieurs mois, Mme H... ne s'est point ressentie de ce qu'elle appelle ses crampes d'estomac; la langue est naturelle, les fonctions de l'intestin s'accomplissent régulièrement.

La voix présente un caractère tout particulier; elle est rauque, chevrotante, et souvent la malade est complétement aphone, pendant plusieurs heures ou même plusieurs jours; le moindre exercice, la plus légère émotion morale, provoquent de la dyspnée, de l'oppression, ou même des accès de suffocation; une toux sèche, courte, quinteuse, très-fatigante, se fait souvent entendre; une douleur très-intense existe presque continuellement dans l'espace interscapulaire; fréquemment Mme H... éprouve des palpitations violentes. L'auscultation et la percussion de la poitrine ne donnent que des signes négatifs.

La malade ressent des douleurs, des tiraillements dans la région lombaire, les aines, la partie supérieure et interne des cuisses; les règles sont régulières, peu abondantes; il n'existe pas d'écoulement leucorrhéique.

Les membres supérieurs et inférieurs sont agités d'un tremblement presque continuel et souvent contractés; les mouvements sont brusques, saccadés, désordonnés, comme convulsifs; les doigts sont roides; Mme H... ne peut que très-difficilement écrire, découper, porter un verre ou les aliments à la bouche. La marche est presque complétement impossible; Mme H... ne peut faire qu'une dizaine de pas de suite, en s'appuyant d'un côté sur une canne, et de l'autre sur un bras; la marche est mal assurée, vacillante; la malade, dont le tronc est fortement fléchi en avant, s'appuie presque exclusivement sur les talons et contracte violemment les muscles extenseurs des orteils.

La moindre fatigue, une émotion vive, une contrariété, provoquent des attaques nerveuses, qui se produisent souvent en l'absence de toute cause déterminante appréciable, et qui sont caractérisées par les phénomènes suivants.

La malade pousse un cri aigu et tombe, sans toutefois perdre connaissance; elle éprouve à la gorge une sensation de constriction, de strangulation; la respiration devient sifflante, incomplète, embarrassée; ce n'est plus qu'une espèce de sanglot. La face se congestionne et devient violette; les membres sont agités par des mouvements convulsifs, violents, désordonnés; la malade s'agite, se débat avec énergie, plusieurs personnes sont obligées de la maintenir. L'accès a une durée d'environ un quart d'heure; il est suivi d'une lassitude générale extrême qui se fait sentir pendant plusieurs jours, souvent il se termine par des pleurs.

Mme H... porte constamment sa ceinture hypogastrique, car elle ne peut la quitter sans que tous les phénomènes morbides s'aggravent immédiatement. Toute occupation lui est interdite; elle ne peut ni lire, ni écrire, ni dessiner; elle reste presque toujours couchée, et depuis plusieurs mois, elle n'a pu se lever pendant plus de deux heures par jour.

Le toucher et le spéculum montrent que le col utérin n'est ni engorgé ni ulcéré, mais l'utérus a subi un abaissement notable et une déviation latérale droite.

Traitement. Deux séances par jour. Douche générale en pluie ou en nappe ; douche mobile dirigée sur l'hypogastre, les aines, et la région lombaire.

7 octobre. L'état de la malade ne s'est point sensiblement amélioré. Plusieurs attaques nerveuses ont eu lieu ; la marche est toujours aussi difficile, tous les accidents persistent avec une égale intensité. Mme H... est découragée ; elle veut cesser le traitement et quitter Bellevue ; ce n'est qu'avec peine qu'on obtient d'elle de persévérer pendant un mois encore.

22 octobre. La malade se sent mieux, et a repris courage et espoir ; l'exaltation nerveuse est moins grande, il n'y a pas eu d'attaque, la marche est plus facile.

22 novembre. L'amélioration est aujourd'hui très-marquée ; Mme H... fait de petites promenades en s'appuyant seulement sur sa canne ou sur une ombrelle ; elle reste levée pendant la plus grande partie de la journée ; elle peut lire, écrire, s'occuper, sans éprouver une trop grande fatigue. Je l'engage à ôter sa ceinture hypogastrique ; ce qu'elle fait, non sans hésitation et sans crainte.

22 décembre. Mme H... fait de longues promenades sans se fatiguer ; elle a été plusieurs fois à Paris et à Versailles ; elle a dîné et passé la soirée en ville ; elle a pu assister à des concerts, tandis que, depuis plusieurs années, elle était obligée de sortir dès les premières mesures, tant la musique faisait sur elle une impression douloureuse, quoique agréable ; elle reste levée pendant toute la journée, lit, écrit, dessine, sans en éprouver aucune incommodité. La ceinture hypogastrique n'a pas été remise ; la matrice est complétement redressée.

Mme H... se considère comme parfaitement guérie, et veut retourner à Paris ; je lui conseille de continuer encore son traitement pendant une quinzaine de jours.

7 janvier 1849. Mme H... quitte Bellevue dans un état de santé complétement satisfaisant ; aujourd'hui, 15 décembre 1851, la guérison ne s'est point démentie.

Certes il était permis ici de soutenir qu'il n'existait aucune relation de cause à effet entre le déplacement utérin et la plupart des accidents que présentait la malade ; mais il n'en est pas moins vrai que sous l'influence du traitement, on voit simultanément la matrice se redresser, les symptômes mécaniques liés au déplacement disparaître, et la santé remplacer un état morbide ancien très-fâcheux, caractérisé par des troubles graves de la respiration, de l'innervation et de la locomotion.

Cette observation met en évidence une circonstance dont il importe que le médecin et le malade soient prévenus : souvent ce n'est qu'après plusieurs semaines, ou même deux ou trois mois, que le traitement hydrothérapique amène une amélioration appréciable; il ne faut donc point se décourager et y renoncer trop tôt, d'autant plus que, le premier pas une fois fait, les choses marchent ordinairement très-vite.

Toutes ces questions seront d'ailleurs traitées et développées dans un travail spécial, où nous aurons à résumer et à apprécier les deux importantes discussions qui, à l'Académie de médecine, ont eu les affections utérines pour sujet (1).

De la médication excitatrice.

Je n'ai rien à ajouter aux considérations générales développées par MM. Trousseau et Pidoux, dans les pages qu'ils ont consacrées à la médication excitatrice (2), et j'y renvoie le lecteur. Je dirai seulement ici que, comme l'électricité, le massage simple ou par percussion, l'urtication, etc., les applications extérieures d'eau froide exercent, sur la motilité et la sensibilité, une action excitatrice dont le praticien peut, dans certains cas, tirer un parti fort utile. Elles m'ont rendu d'éminents services dans le traitement des paralysies hystériques, de certaines paralysies liées à une congestion sanguine chronique des centres nerveux; elles ont réveillé la puissance de contractilité dans des muscles qu'une ankylose avait condamnés à une longue inaction, et, dans

---

(1) Voy. *Clinique hydrothérapique de Bellevue*, 3e fascicule.

(2) Trousseau et Pidoux, *Traité de thérapeutique*, t. I, p. 880; Paris, 1847.

toutes ces circonstances, elles ont puissamment contribué à la guérison. Je regrette de n'avoir pas eu l'occasion d'appliquer cette médication énergique au traitement des paralysies saturnines, de certaines paralysies partielles, telles que la paralysie rhumatismale de la septième paire, celle du muscle grand dentelé, et enfin à celui de cette curieuse atrophie musculaire qui a été décrite par MM. Duchenne (de Boulogne), Aran et Cruveilhier.

Un assez grand nombre de malades affectés de paralysies anciennes, ayant quatre, cinq, six, huit, dix années d'existence, manifestement produites par des altérations organiques des centres nerveux, sont venus à Bellevue réclamer le secours de l'hydrothérapie; je n'ai pas obtenu sur eux une seule guérison complète, et je déclare, sans hésiter, qu'il ne faut accepter que sous bénéfice d'inventaire les observations merveilleuses produites par quelques hydropathes, qui se vantent d'avoir renouvelé le miracle du paralytique de l'Évangile.

Plusieurs hommes atteints de paralysie générale commençante ne m'ont pas fourni des résultats plus heureux.

Je dois dire cependant que, même dans ces cas désespérés, l'action excitatrice de l'eau froide s'est manifestée. Après la douche, les malades se sentaient plus forts, marchaient un peu mieux avec leurs béquilles; mais cet effet a été peu marqué, de courte durée, et, malgré un traitement fort long (six mois à deux ans), malgré des applications plusieurs fois renouvelées dans les vingt-quatre heures, il n'a jamais amené la guérison, ni même une amélioration notable et permanente.

Pour obtenir l'action excitatrice, il faut avoir recours à des douches très-puissantes, ayant une grande force de percussion; les douches mobiles en jet ou en poussière, les douches verticales en colonne, remplissent parfaitement toutes les indications.

J'ai souvent associé avec avantage l'électricité aux douches froides, en me conformant aux principes que j'ai établis ailleurs (1).

---

(1) L. Fleury, *Cours d'hygiène fait à la Faculté de médecine de Paris*, t. I, p. 131 et suiv.; Paris, 1852.

Les constipations les plus anciennes, les plus opiniâtres, disparaissent ordinairement sous l'influence du traitement hydrothérapique, dont le mode d'action est ici très-variable. Tantôt, en effet, il détruit la constipation en rétablissant dans leur intégrité la digestion, les sécrétions hépatique et intestinale; tantôt en modifiant un état général, tel que la chlorose et l'anémie; tantôt en faisant disparaître un obstacle mécanique : une antéversion ou une rétroversion utérine, par exemple. Mais fort souvent, c'est par son action excitatrice que l'eau froide a manifestement vaincu la constipation; c'est en réveillant la contractilité des fibres musculaires de l'intestin, et en combattant l'atonie, l'inertie, dans lesquelles elles avaient été plongées par l'abus des lavements tièdes et émollients, une distension considérable causée par l'accumulation des matières, etc.

Lorsque, dans les cas de ce genre, les douches ascendantes froides, les bains de siége à eau courante, les douches locales, n'ont point rapidement rétabli les fonctions, je leur ai associé un moyen indiqué par moi, il y a bientôt quinze ans, et dont l'efficacité, constatée par beaucoup de praticiens, ne m'a jamais fait défaut depuis cette époque; je veux parler des mèches introduites le soir dans le rectum (1).

De la médication révulsive.

Nous abordons ici l'une des influences les plus puissantes, les plus précieuses, de toutes celles qu'exerce l'hydrothérapie, et nous sommes obligé d'entrer dans quelques considérations préliminaires.

« La révulsion, dit M. Cazenave, est un acte organique complexe, dans lequel l'état physiologique ou l'état anormal d'une

(1) L. Fleury, *De l'Emploi des mèches dans le traitement de la constipation*, in *Arch. gén. de méd.*, t. I, p. 336; 1838.

partie est diminué, modifié, annihilé, par suite d'un travail organique, normal ou anormal, survenu spontanément ou provoqué artificiellement dans une autre partie » (1).

Après avoir ainsi défini la révulsion, M. Cazenave distingue six espèces de révulsion :

1° Révulsion par douleur,

2° Révulsion par congestion,

3° Révulsion par inflammation,

4° Révulsion par modification de la circulation,

5° Révulsion par augmentation d'action organique,

6° Révulsion par action organique particulière.

Il est fâcheux que, dans la discussion soulevée à l'Académie par le séton de M. Bouvier, la question n'ait pas été placée sur ce terrain ; que l'on n'ait point tenu compte de cette division, et qu'au lieu de se perdre dans de stériles divagations historiques et bibliographiques, l'on n'ait point songé à établir nettement l'action de ces différentes révulsions, d'après le lieu où elle est exercée, et surtout d'après la nature de la lésion à laquelle elle est opposée. De ce que les révulsifs ne guérissent point la phthisie pulmonaire, faut-il en conclure qu'ils ne peuvent guérir la bronchite chronique ?

Quoi qu'il en soit, il est évident que l'hydrothérapie ne met en jeu que la deuxième, la troisième, la quatrième et la cinquième des espèces de révulsion admises par M. Cazenave ; nous n'aurons donc point à nous occuper des deux autres.

Mais, en se plaçant à notre point de vue, la deuxième et la quatrième doivent être confondues en une seule ; car M. Cazenave établit que la révulsion par modification de la circulation se décompose en deux variétés : dans l'une, il y a issue de sang hors des vaisseaux qui le contiennent ; dans l'autre, les changements apportés dans la circulation consistent dans *un état de congestion* plus ou moins intense d'une partie plus ou moins étendue,

---

(1) Cazenave, *la Révulsion et la dérivation*, thèse de concours pour une chaire de pathologie interne ; Paris, 1840.

sans issue de sang au dehors; or cette seconde variété est la seule qui appartienne à la médication que nous étudions.

Quant à la révulsion ***par augmentation d'action organique,*** à laquelle se rattache, en partie, la doctrine des crises, nous laisserons de côté les influences exercées par l'hydrothérapie sur les reins, l'intestin, etc., car nous nous sommes déjà expliqué à cet égard (voy. p. 99-105), et nous ne tiendrons compte ici que de la révulsion par augmentation de l'action organique de la peau, provoquée au moyen du calorique, d'après les préceptes que nous avons formulés plus haut (voy. p. 119-145).

Enfin, en ce qui concerne la révulsion par inflammation, il ne s'agira que des phlegmasies de la peau et du tissu cellulaire (éruptions, furoncles, abcès) que l'on peut produire au moyen des applications froides excitantes, et que nous avons déclarées devoir être considérées non comme des phénomènes critiques, mais comme des moyens de révulsion (voy. p. 100 et suiv.).

Étudions maintenant chacune de ces espèces de révulsion hydrothérapique.

De la révulsion par congestion.

L'effet produit par une ventouse sèche est l'exemple le plus net que l'on puisse citer d'une révulsion par congestion; et les influences physiologiques et curatives exercées par ce modificateur mécanique ont été mises en lumière par les appareils Junod et par la pratique d'un médecin qui, malgré des doctrines physiologiques et pathologiques qu'on peut qualifier de ***chimériques,*** a obtenu quelques succès remarquables, au moyen de l'application souvent renouvelée d'un grand nombre de ventouses sèches (1).

L'élévation est encore un moyen puissant de révulsion par congestion, qui agit, non plus comme la ventouse, sur un point plus ou moins éloigné de la partie malade, mais sur cette partie

(1) Baraduc, *Études théoriques et prat. des affections nerveuses,* etc.; Paris, 1850.

elle-même; les recherches de MM. Piorry et Gerdy ont montré combien il peut rendre de services dans le traitement de beaucoup d'affections médicales et chirurgicales (1).

C'est pour combattre certaines hyperémies physiologiques ou pathologiques, actives ou passives, hémorrhagiques ou inflammatoires, nutritives ou sécrétoires, que l'on met en usage les moyens que nous venons d'indiquer; mais tous les praticiens savent que les résultats obtenus ne répondent pas toujours aux espérances qu'on avait conçues, et il est facile, ce me semble, de démontrer qu'il ne peut en être autrement.

Les ventouses, l'élévation, sont des moyens physiques, mécaniques, qui n'exercent qu'une action locale et de courte durée; qui peuvent être efficaces lorsque l'hyperémie est due elle-même à une cause locale mécanique, physique, mais qui deviennent nécessairement impuissants lorsque l'hyperémie est due à une cause *générale et vitale;* et c'est là précisément le cas qui se présente le plus ordinairement. Alors il faut que l'agent thérapeutique, pour être efficace, ait une double action; il faut qu'il agisse sur la lésion locale, et sur la cause générale et vitale qui a donné naissance à l'hyperémie, et qui l'entretient.

Sans aborder, en ce moment, une question qui recevra de longs développements lorsque nous nous occuperons des congestions sanguines chroniques, nous dirons seulement ici que l'hydrothérapie est, de tous les modificateurs connus, celui qui remplit le mieux cette double indication, et nous allons prouver par des faits qui, nous l'espérons, porteront la conviction dans tous les esprits, qu'elle est un des plus puissants *révulsifs par congestion* que le praticien ait à sa disposition.

Je disais en 1849 :

« Toutes les femmes traitées depuis trois ans dans l'établissement hydrothérapique de Bellevue ont pris, pendant l'époque

---

(1) Piorry, *De l'Influence de la pesanteur sur la circulation;* Paris, 1835. *Traité de médecine*, t. III; Paris, 1817. — Gerdy, *Pathologie générale médico chirurgicale;* Paris, 1851. — Nélaton, *De l'Influence de la position dans les maladies chirurgicales;* Paris, 1851, etc.

menstruelle, des douches générales, en pluie ou en nappe, précédées ou non de transpiration, et les résultats de cette pratique ont été les suivants :

« Jamais il n'est survenu le plus léger accident.

« Jamais les règles n'ont été arrêtées.

« Dans l'état normal, l'écoulement menstruel n'a subi aucune modification.

« Dans l'état morbide, l'écoulement menstruel a été ramené à ses conditions physiologiques et s'est régularisé, si je puis m'exprimer ainsi : devenant plus abondant s'il avait diminué, moins abondant s'il avait augmenté outre mesure, facile s'il était accompagné de douleurs plus ou moins vives, régulièrement périodique s'il était devenu irrégulier.

« Les douches froides ont exercé sur l'écoulement menstruel une influence directe, en agissant sur la circulation générale et locale; car ces modifications ont eu lieu avant qu'un changement notable soit survenu dans la maladie (*chlorose, affection utérine*, etc.) à laquelle se rattachait le dérangement de la menstruation. Les faits que nous avons observés nous autorisent à considérer les douches froides générales, comme le moyen le plus puissant auquel on puisse avoir recours pour prévenir ou pour combattre la congestion utérine, comme, d'ailleurs, la congestion sanguine de tous les viscères de l'économie. »

Depuis cette époque, les faits, et ils ont été très-nombreux, ont de plus en plus justifié mes prévisions et mes assertions.

La menstruation régulière n'a subi aucune modification sous l'influence de douches générales, prises pendant l'écoulement menstruel, et uniformément, également répandues sur toute la surface du corps; mais j'ai constamment rendu plus abondante la menstruation insuffisante, par l'administration de *douches congestives* dirigées sur le bassin et les membres inférieurs.

J'ai constamment, au contraire, diminué la menstruation trop abondante par l'administration de *douches révulsives* dirigées sur la partie supérieure du tronc et les membres thoraciques.

Dans les cas de véritables métrorrhagies, l'action des douches révulsives a été non moins sûre, non moins énergique. Les hémorrhagies liées à un état d'anémie, d'appauvrissement du sang, ont cessé *avant qu'un changement notable soit survenu dans la maladie générale;* mais des faits bien plus remarquables encore se sont produits : des métrorrhagies liées à une lésion organique locale, à un polype utérin, à une tumeur de l'ovaire, ont cessé *par la seule influence des douches révulsives,* avant toute modification opérée dans la cause locale. L'observation suivante est, à cet égard, une des plus curieuses qu'on puisse rencontrer.

Observation. — Mme A..., âgée de 48 ans, a été réglée à 15 ans; mais, jusqu'à sa première couche, l'écoulement menstruel a été peu abondant, très-irrégulier, et ne se montrait que tous les deux ou trois mois : à partir de cette époque, il parut régulièrement toutes les six semaines.

En 1845, Mme A..., qui jusque-là avait toujours joui d'une excellente santé, fit une fausse couche, après laquelle les règles se montrèrent tous les mois, acquirent une abondance inaccoutumée, et furent suivies d'une sensation de faiblesse qui se prolongeait pendant plusieurs jours. Pendant trois ans environ, ces accidents augmentèrent graduellement, mais d'une manière insensible pour ainsi dire, et sans compromettre gravement la santé; à partir de l'année 1848, il n'en fut plus ainsi. Les règles, précédées et accompagnées de douleurs utérines très-vives, coulaient avec une grande abondance pendant trois ou quatre jours, et amenaient l'expulsion de nombreux caillots, plus ou moins volumineux; puis l'écoulement continuait, en moins grande quantité et d'une façon irrégulièrement intermittente, pendant dix ou douze jours, laissant après lui un état de faiblesse qui permettait à peine à la malade de se mouvoir, et l'obligeait souvent à garder le lit; à peine Mme A... avait-elle retrouvé des forces que l'écoulement périodique ramenait les mêmes accidents, et l'on comprend qu'en de telles circonstances, on ne tarda pas à constater tous les signes d'une anémie, dont les progrès furent incessants et rapides.

Les bains de mer, le quinquina, les toniques, furent essayés sans aucun succès; le fer, administré à plusieurs reprises, ne put jamais être supporté par l'estomac.

En 1849, l'anémie était profonde; Mme A... ne pouvait plus se livrer à aucun exercice, sans éprouver des palpitations violentes et de la suffocation; elle ne montait qu'avec peine les quelques marches de son escalier, et avait à peine assez de forces pour faire quelques courtes promenades sur un terrain parfaitement plat, car la plus légère montée ramenait les palpitations et un essoufflement allant jusqu'à la suffocation ; l'appétit était capricieux, peu développé ; les digestions se faisaient laborieusement, et la malade avait une grande répugnance pour la viande.

Les eaux de Forges, prises pendant les mois d'août et de septembre, n'apportèrent aucune modification à ce fâcheux état morbide.

Au mois de novembre, eut lieu un accident dont les effets directs furent bien tristes, et qui exerça sur l'état général de Mme A... une influence funeste. Un coup porté sur la région sourcilière droite produisit, du côté du globe de l'œil, des accidents graves qui nécessitèrent deux applications de sangsues, pour combattre une choroïdite intense, accompagnée de vives douleurs. Les soins éclairés de MM. Serres et Sichel eurent raison des phénomènes aigus ; mais, par suite d'une hydropisie sous-choroïdienne, et probablement aussi d'un déchatonnement du cristallin, la vue subit des altérations qui se sont terminées par une abolition complète et définitive de la vision du côté droit.

Mais le globe de l'œil ne ressentit pas seul les effets de la violence extérieure ; du côté du cerveau, eurent lieu des vertiges qui rendaient la marche chancelante, mal assurée ; et du côté de l'estomac, se produisirent des vomissements quotidiens, ayant lieu le matin à jeun, et souvent après les repas.

Au mois de janvier, Mme A... fut frappée brusquement d'une congestion cérébrale, accompagnée de perte de connaissance et d'abolition de la sensibilité et de la motilité ; M. Serres, ne pouvant se décider à pratiquer une émission de sang, en raison de l'état général de la malade, eut recours à de puissants révulsifs, et les accidents se dissipèrent au bout de quelques heures, mais non sans imprimer une nouvelle aggravation à l'état si fâcheux de Mme A..., et spécialement sans augmenter les vertiges et les vomissements.

La position de la malade devenant de plus en plus grave, et une terminaison funeste étant jugée imminente, M. Serres pensa qu'il fallait tenter un traitement hydrothérapique, et M. Sichel ayant partagé cet avis, je fus appelé en consultation par ces messieurs, le 20 avril 1850.

La violence extérieure était-elle la cause directe de ces accidents, en raison d'une action exercée par elle sur le cerveau, ou bien n'avait-elle agi qu'à titre de cause occasionnelle, pour développer des phénomènes se liant à l'état anémique ? La question était difficile à résoudre ; mais elle ne pouvait avoir aucune influence sur le traitement, car aucune indication ne se présentait du côté de l'encéphale.

État actuel. Les traits sont profondément altérés, les muqueuses sont complétement décolorées, la face est bouffie et présente une teinte jaune-paille des plus prononcées, qui se retrouve sur les mains et sur toute la surface de l'enveloppe cutanée. Indépendamment des signes d'une profonde anémie, l'aspect de la malade est tellement semblable à celui d'une personne parvenue au dernier degré de la cachexie cancéreuse, que ma première pensée fut pour une dégénérescence de l'utérus ou de l'estomac.

Tous les matins, à jeun, Mme A... éprouve des nausées très-pénibles qui durent pendant une demi-heure environ, et qui se terminent par un vomissement de matières muqueuses ou bilieuses; souvent le vomissement a lieu après les repas, surtout après le déjeuner, et les aliments sont rejetés peu de temps après leur ingestion dans l'estomac; l'appétit est entièrement nul, la malade ne mange qu'une très-petite quantité de légumes, de laitage ou de poisson, et éprouve pour la viande une répugnance invincible et absolue. Les garde-robes n'ont lieu que lorsqu'elles ont été provoquées par un ou plusieurs lavements; la langue est pâle, large, humide, et ne présente ni pointillé rouge saillant, ni enduit digne d'être noté.

La palpation et la percussion de l'abdomen ne fournissent que des signes négatifs; il n'existe de sensibilité anormale dans aucun point, aucune tumeur; rien du côté du foie, de la rate et des reins; les urines ne contiennent ni albumine, ni sucre, ni aucun des éléments de la bile.

La percussion et l'auscultation de la poitrine ne font percevoir aucun bruit anormal; les battements du cœur sont faibles et irréguliers, tantôt lents, tantôt précipités et tumultueux; le moindre mouvement, quelques pas faits dans la chambre, provoquent des palpitations violentes.

Les forces sont réduites au point que c'est à grand'peine que la malade se traîne de son lit à son fauteuil, où elle reste deux ou trois heures par jour; la prostration augmente encore à chaque époque menstruelle, pendant laquelle a lieu une hémorrhagie abondante, qui oblige Mme A... à garder le lit pendant une quinzaine de jours; les règles sont précédées et accompagnées de vives douleurs; des caillots sont expulsés pendant le deuxième et le troisième jour, et l'écoulement se prolonge ensuite avec moins d'abondance pendant sept ou huit jours : c'est alors que se montrent, avec une fréquence et une intensité plus grandes, les vertiges, la vacillation de la marche, les vomissements, tous les phénomènes, en un mot, qui se rattachent au système nerveux.

Il n'existe, du côté des organes génitaux, ni douleurs spontanées ou provoquées dans la région hypogastrique, ni tumeur, ni écoulement leucorrhéique; mais, la malade n'ayant jamais voulu se soumettre à une exploration directe, l'état de l'utérus n'a point été apprécié à l'aide du toucher et du spéculum, c'est-à-dire des moyens d'investigation qui seuls peuvent conduire à la certitude.

Préoccupé de cette idée, que l'anémie était le résultat des métrorrhagies répétées qui avaient eu lieu depuis plusieurs années, et que l'hémorrhagie elle-même n'était que l'effet d'une lésion utérine, je fis d'un examen complet la condition *sine qua non* de mon intervention médicale, et la malade se résigna à en passer par là; mais l'état général de Mme A... était tel, qu'on ne pouvait songer à la soumettre actuellement à la plus légère secousse physique, à la moindre émotion morale, et il fut convenu que l'on s'efforcerait d'abord de relever les forces, d'amender les accidents nerveux, et que l'examen n'aurait lieu que lorsque la malade serait jugée capable de le supporter.

Le 1er mai 1850, Mme A... vint s'établir à Bellevue; le traitement fut immédiatement commencé.

Pendant plusieurs jours, je me contente de pratiquer, matin et soir, une friction en drap mouillé; puis la malade, soutenue par deux personnes, et se reposant sur un pliant tous les dix pas, franchit la courte distance qui sépare son habitation de l'établissement, et reçoit deux fois par jour une douche générale en pluie et en jet.

Au bout de quinze jours de traitement, le teint se modifie, les vomissements deviennent beaucoup moins fréquents, les forces augmentent, et déjà on constate une amélioration remarquable, qui remplit la malade de joie et d'espoir.

1er juin. Les vomissements ont entièrement disparu; l'appétit renaît, les digestions sont assez bonnes, les vertiges sont notablement diminués; la marche est plus assurée, la malade accomplit beaucoup plus facilement sa promenade quotidienne; le teint continue à s'améliorer, les palpitations et la suffocation sont moins violentes.

Les règles se sont montrées dans la dernière semaine du mois de mai, et ce n'est pas sans une vive appréhension que MM. Serres, Sichel, et le mari de la malade, m'ont vu continuer le traitement pendant la durée de l'écoulement menstruel. A leur grand étonnement, et conformément à mes prévisions, *les règles ont été beaucoup moins abondantes;* Mme A... n'a pas été obligée de garder le lit d'une manière continue, et la faiblesse n'a pas été à beaucoup près aussi considérable que d'habitude.

1er juillet. L'amélioration a fait de nouveaux progrès ; le teint est bon, l'appétit vif, la malade mange de la viande et digère bien ; les vomissements ne se sont pas reproduits, les accidents du côté de l'encéphale ont presque entièrement disparu ; les forces augmentent de jour en jour, et Mme A... fait maintenant d'assez longues promenades ; les palpitations ne se font sentir qu'après l'ascension d'un escalier ou d'un terrain en côte.

Les règles ont paru à leur époque ; elles ont été d'une abondance médiocre, mais elles se sont prolongées pendant plusieurs jours, sous forme d'un écoulement sanguinolent intermittent, irrégulier, accompagné d'une prostration non assez considérable pour obliger la malade à garder le lit, mais suffisante pour diminuer l'appétit, rendre les digestions moins faciles, et obliger Mme A... à suspendre ses promenades.

Cette circonstance me fait insister de nouveau sur la nécessité de constater, d'une manière précise, l'état de l'utérus, et comme maintenant rien dans l'état physique et moral de Mme A... ne s'oppose à un examen complet, celui-ci est effectué le 7 juillet. Voici ce que je constate :

Il n'existe point de déplacement utérin ; le col n'est point hypertrophié, et présente le volume que l'on rencontre habituellement chez les femmes qui ont eu plusieurs enfants ; il n'existe point d'ulcération ; la muqueuse est saine, lisse et très-pâle.

A la commissure droite de l'orifice utérin, existe un polype de la grosseur d'un pois, formé par un tissu mou, d'un rouge violacé, vasculaire, saignant au plus léger contact, et ayant la plus grande analogie avec le tissu érectile ; ce polype s'insère par un pédicule étroit dans la cavité du museau de tanche.

Le 15 juillet, j'enlève le polype par arrachement, et j'introduis dans la cavité du museau de tanche, sur le lieu d'insertion, un stylet rougi à blanc, aussi bien pour arrêter l'écoulement sanguin assez considérable qui se fait en ce point, que pour détruire complétement le polype et empêcher sa reproduction. Cette opération s'accomplit avec la plus grande facilité, et sans la moindre douleur pour la malade ; des compresses froides sont appliquées sur l'hypogastre, et, dès le lendemain, Mme A... reprend son traitement hydrothérapique.

Depuis ce moment, la santé de la malade a subi une amélioration régulièrement progressive ; elle ne laissait plus rien à désirer lorsque Mme A... a quitté Bellevue au mois de novembre ; le teint est coloré, l'appétit très-vif, la digestion excellente. Mme A... a été au bal et y a passé une partie de la nuit ; elle a fait de longues courses sans en éprouver de fatigue, et elle assure qu'elle ne s'est jamais mieux portée de sa vie.

L'intérêt et l'importance que présente cette observation ne sauraient être contestés.

En raison de métrorrhagies mensuelles se reproduisant pendant plusieurs années, Mme A... est jetée graduellement dans une anémie qui finit par atteindre les dernières limites de cet état pathologique, et alors une violence extérieure devient la cause occasionnelle d'accidents nerveux qui ajoutent encore à la gravité de la situation. Entre les mains d'un des plus éminents praticiens de Paris, la thérapeutique reste complétement impuissante, et c'est en présence d'une terminaison funeste imminente, que la malade est soumise au traitement hydrothérapique. Quinze jours suffisent pour amener une amélioration des plus remarquables. Par le seul effet de la révulsion opérée par les douches froides, de l'action exercée par elles sur la circulation capillaire générale, on voit les métrorrhagies disparaître, bien qu'elles soient liées à une lésion locale qui n'a pas encore été attaquée, à un polype inséré dans l'orifice du museau de tanche; les accidents nerveux disparaissent, les phénomènes anémiques s'amendent de plus en plus, et, le polype ayant été enlevé, l'amélioration continue à faire de rapides progrès, qui aboutissent à une guérison complète.

Une cliente de M. Hervez de Chégoin, portant une tumeur considérable de l'ovaire, après avoir vu, depuis plusieurs années, la menstruation devenir de plus en plus abondante, avait chaque mois, depuis environ deux ans, une véritable hémorrhagie; plusieurs fois celle-ci avait été assez considérable pour mettre en péril les jours de la malade et pour rendre nécessaires les moyens les plus énergiques de la médecine. Une anémie profonde ne tarda pas à se produire, sous l'influence de ces pertes de sang si répétées. Un traitement hydrothérapique, commencé le 12 juillet **1850**, a ramené l'écoulement menstruel à ses conditions physiologiques, a fait disparaître l'anémie, et placé Mme M... dans un état de santé satisfaisant qui se maintient encore aujourd'hui.

Des faits analogues se sont reproduits chez une dame que m'avait adressée M. le Dr Tournié, et chez une malade qui m'a été amenée par M. de Castelnau.

C'est en présence de faits aussi intéressants, aussi concluants, que je disais dans un précédent mémoire et que je répète ici :

« N'est-il pas remarquable de voir les douches froides exercer une action révulsive et anticongestionnelle assez puissante pour diminuer ou arrêter des hémorrhagies liées à une lésion locale sur laquelle elles n'ont aucune prise, et ne voit-on pas quelles précieuses ressources elles offrent, sinon pour guérir des altérations devant lesquelles toutes les ressources de l'art doivent malheureusement rester impuissantes, mais du moins pour soulager les malades, améliorer leur état général et prolonger leur existence, en combattant l'anémie, qui vient si souvent en abréger le terme ? »

N'est-ce pas aussi à l'action révulsive des douches froides générales que j'ai dû de pouvoir soumettre impunément à des mouvements graduellement forcés des malades affectés d'ankylose incomplète, chez lesquels la manœuvre la plus légère provoquait auparavant des douleurs atroces, de la fièvre, des accidents phlegmasiques qui obligeaient à suspendre toute espèce de traitement, à replacer l'articulation dans un repos absolu ; n'est-ce point par une action révulsive que les douches froides font disparaître une foule de douleurs névralgiques, rhumatismales, nerveuses, dues à des congestions sanguines ?

Dans tous les cas dont nous venons de parler, les douches froides font l'office d'une ventouse qui recouvrirait toute la surface du corps ; c'est en appelant le sang vers la périphérie, c'est en *congestionnant* les capillaires superficiels, qu'elles débarrassent la partie malade de l'hyperémie dont elle est le siége.

Dans d'autres circonstances, l'hydrothérapie agit en même temps comme la ventouse et comme l'élévation : comme la ventouse, par la douche générale ; comme l'élévation, par une douche locale qui chasse directement, immédiatement, le sang de l'organe hyperémié.

Cette double action se traduit par une diminution graduellement progressive de l'organe congestionné, et par le retour définitif de celui-ci à ses limites et à ses fonctions physiologiques.

La diminution graduelle du volume de l'organe hyperémié s'accomplit suivant une LOI qu'il importe de bien connaître, et qui va être mise en lumière par les faits suivants :

Chaque douche amène, TOUJOURS ET INSTANTANÉMENT, une diminution de volume *considérable*. Le 24 juin 1847, M. X..., dont la rate a 23 centimètres de diamètre vertical et 15 centimètres de diamètre transversal, reçoit une douche énergique. La rate, mesurée immédiatement après, ne présente plus que 14 centimètres verticalement et 10 transversalement (voyez la planche n° I, figures 1 et 2). Le 25 mai 1851, je prie MM. Andral et Piorry de mesurer exactement et de dessiner, à l'aide du nitrate d'argent, le foie d'un malade que je leur présente. La percussion, pratiquée avec le plus grand soin, démontre que le foie a 18 centimètres verticalement, au niveau du mamelon, et que transversalement il dépasse la ligne médiane de 11 centimètres. Une douche énergique est administrée en présence de ces honorables professeurs, qui constatent, immédiatement après, que le volume du foie a diminué de 6 centimètres $1/2$ verticalement et de 5 centimètres transversalement (voyez la planche n° II, fig. 1 et 2).

La diminution de volume opérée par chaque douche persiste pendant un temps d'autant plus long que le traitement est plus avancé; mais, dans les intervalles qui séparent les douches les unes des autres, l'organe augmente de nouveau, sans atteindre toutefois, dans aucun intervalle, les dimensions qu'il présentait dans l'intervalle précédent, et c'est en passant ainsi par des alternatives de décroissement et d'accroissement de moins en moins considérables, qu'il revient enfin à ses limites physiologiques. Un exemple va faire comprendre ces effets si remarquables des douches froides.

Le 24 juin 1847, avant tout traitement hydriatrique, la rate présente

23 centimètres verticalement,
15 centimètres transversalement (pl. n° III, fig. 1).

Après la douche, ses dimensions sont réduites à

14 centimètres verticalement,
10 centimètres transversalement (fig. 2).

Le 25 juin, avant la douche, la rate a

19 centimètres verticalement,
12 centimètres transversalement (fig. 3).

Après la douche, ses dimensions sont de

12 centimètres verticalement,
10 centimètres transversalement (fig. 4).

Le 27 juin, avant la douche, la rate a

12 centimètres verticalement,
8 centimètres transversalement (fig. 5).

Après la douche, elle n'a plus que

9 centimètres verticalement,
7 centimètres transversalement (fig. 6).

Le 30 juin, *avant la douche,* la rate présente ses limites physiologiques, et la guérison est complète.

La marche est la même pour le foie, pour l'utérus; seulement elle est moins rapide. La diminution de volume opérée par la douche est aussi moins considérable, ce qui s'explique facilement par les différences que ces organes présentent dans leur contexture et dans la disposition de leurs vaisseaux capillaires.

Nous reviendrons sur ces points, si importants pour le praticien, lorsque nous nous occuperons de la médication antipériodique et des congestions sanguines chroniques.

De la révulsion par augmentation d'action organique de la peau.

Ce second mode de révulsion est surtout applicable, comme on le sait, aux phlegmasies catarrhales commençantes, aux névralgies, aux rhumatismes musculaires. MM. Trousseau et Pidoux ont parfaitement développé toutes les considérations qui se rattachent à l'application de la ***médication irritante transpositive,*** et ils ont dit avec raison : « Il faut agir sur une surface d'autant plus étendue, que la maladie occupe elle-même un espace plus considérable ou qu'elle est plus intense. L'oubli de ce principe est la cause du discrédit dans lequel est tombée la révulsion transpositive » (1).

J'ai vérifié l'exactitude de cette assertion en agissant sur toute l'étendue de la surface cutanée par l'action combinée du calorique et des douches froides excitantes. En opposant cette médication, dès le début, à l'angine tonsillaire, au coryza, à la bronchite, j'ai presque constamment fait immédiatement disparaître l'inflammation, et à cet égard elle possède une puissance dont on ne peut se faire une idée exacte qu'après l'avoir expérimentée. Dans les névralgies, les rhumatismes musculaires, j'ai obtenu des guérisons qui méritent également de fixer l'attention des praticiens, et que je dois faire connaître d'une manière plus complète.

Névralgies.

On sait qu'une foule de médications diverses ont été préconisées contre les névralgies, et que chacune d'elles compte des succès plus ou moins nombreux. La méthode endermique, les vésicatoires volants, le sulfate de quinine, les ferrugineux, les préparations de zinc, l'électricité, se placent au premier rang et méritent la réputation qu'ils ont acquise ; mais, malgré l'effi-

(1) Trousseau et Pidoux, ouvr. cité, t. I, p. 469 et suiv.

cacité de ces agents, il est cependant encore un grand nombre de névralgies qui opposent une résistance désespérée à tous les traitements, soit rationnels, soit empiriques, que l'on dirige contre elles, ou qui se reproduisent avec obstination, lorsqu'à l'aide d'un moyen quelconque on est parvenu à les faire disparaître momentanément.

En 1840, m'appuyant sur la pratique de M. Jobert et sur mon expérience personnelle, j'ai indiqué les heureux effets que l'on obtient de la cautérisation transcurrente dans le traitement de certaines névralgies rebelles (1), et depuis j'ai de nouveau appelé l'attention des praticiens sur ce précieux modificateur.

« La cautérisation transcurrente, ai-je dit, pratiquée avec des succès remarquables par M. Jobert, est un moyen puissant, souvent héroïque, que nous avons vu réussir dans des cas très-graves, pour lesquels la thérapeutique avait été épuisée en vain » (2).

Ces assertions ne furent pas acceptées sans réserve par tous les médecins. « Attendons, disait en 1841 Valleix, pour nous prononcer définitivement sur la valeur de la cautérisation transcurrente, que des observations détaillées viennent nous éclairer suffisamment » (3).

Pendant ces dernières années, l'expérience est venue confirmer mes paroles, et j'ai été heureux de pouvoir, plus tard, compter au nombre des partisans de la cautérisation transcurrente Valleix lui-même, qui résuma de la manière suivante les avantages du fer rouge sur le vésicatoire :

« Application moins souvent répétée, puisque, dans un peu plus des deux tiers des cas, une seule a suffi; douleur beaucoup moindre, puisque le malade est éthérisé; efficacité plus grande, puisque des névralgies qui avaient résisté au vésicatoire ont été enlevées par le cautère actuel; enfin guérison plus rapide. »

Tels sont, suivant l'interprète de Valleix, les titres « qui as-

(1) *Compendium de médecine pratique,* t. III, p. 160.
(2) *Compendium de médecine pratique,* t. VI, p. 181.
(3) Valleix, *Traité des névralgies,* p. 225; Paris, 1841.

sirent à la cautérisation transcurrente une supériorité incontestable sur le vésicatoire » (1).

Mais, si l'efficacité de la cautérisation transcurrente est maintenant confirmée par les meilleurs observateurs, il est encore malheureusement beaucoup de malades qui refusent de se soumettre à ce moyen, plus effrayant que douloureux, et il faut avouer d'ailleurs que le fer rouge n'est ni infaillible ni applicable à tous les cas.

Des faits fort remarquables de névralgies, soit récentes, soit anciennes et rebelles, m'ont prouvé que l'emploi simultané de la sudation et des douches froides constitue une médication destinée à remplacer avec avantage la méthode endermique, les vésicatoires volants, les nombreux modificateurs que la médecine oppose, avec plus ou moins de succès, aux névralgies, et enfin le fer rouge lui-même.

La voie que j'ai suivie n'est point d'ailleurs complétement nouvelle; elle a déjà été explorée par quelques médecins, dont je vais brièvement résumer les travaux.

M. Rapou a appliqué la *méthode fumigatoire* au traitement des névralgies, et voici comment il s'exprime à cet égard :

« J'ai souvent opposé aux névralgies la méthode fumigatoire, et je l'ai fait avec des succès variés. Les douches de vapeurs *sédatives à une très-douce température* sont le moyen qui m'a paru le plus efficace, au moins contre les névralgies cubitales, sciatiques, frontales, faciales, et maxillaires. Lorsque des nerfs du tronc étaient le siége de douleurs, j'ai été quelquefois obligé d'associer aux douches les bains à l'orientale ou *par encaissement, afin d'augmenter l'action de tout le système cutané, et détourner ainsi la fluxion locale*... Les névralgies frontales et maxillaires paraissent moins opiniâtres que les tics douloureux; sur trois cas qui se sont offerts à ma pratique, deux ont complétement cédé aux douches de vapeurs. Les douleurs cubitales, ischio-scrotales,

---

(1) *Traitement des névralgies par la cautérisation transcurrente*, in *l'Union médicale*, octobre 1847.

plantaires, etc., ainsi que les névralgies anormales, résistent rarement à l'emploi méthodique et soutenu des bains et des douches de vapeurs » (1).

M. Rapou cite ensuite cinq cas de névralgie faciale. Deux malades ont complétement guéri, deux n'ont éprouvé qu'un soulagement momentané; chez le dernier, le traitement est resté sans effet.

Le Dr Lambert a étudié avec plus de soin les effets des bains russes, c'est-à-dire des bains de vapeurs suivis d'affusions froides. On trouve dans son ouvrage l'appréciation suivante : « Les bains d'étuve sont plus heureux que tous les antispasmodiques et opiacés qu'on oppose d'ordinaire aux névralgies, car ils réussissent presque constamment... Lorsqu'une névralgie récente est attaquée de bonne heure par les bains russes, très-souvent elle disparaît comme par enchantement. Si elle a déjà quelque durée, après les premiers bains les douleurs changent ordinairement de place, se divisent ou deviennent plus aiguës; dans ce dernier cas, elles prennent souvent un caractère d'intermittence... Dans les névralgies chroniques, le malade doit prendre sa première série de bains sans interruption, et si du sixième au huitième il n'y a pas eu de changement sensible, il est bon de recourir à la douche de vapeurs, pour chercher à déterminer quelque crise favorable; dès qu'on a atteint ce but, on est presque sûr de triompher de l'affection, quelle que soit sa chronicité; ou les douleurs, devenues plus intenses, disparaissent tout à fait, ou, après s'être déjà calmées, elles se font sentir de nouveau, pour se dissiper encore et ne plus revenir.

« Dans les premiers bains, il faut user sobrement des arrosements froids; mais il n'en est pas de même à la fin du traitement, où l'on doit chercher à donner du ton au système nerveux, afin de diminuer son irritabilité » (2).

---

(1) Rapou, *Traité de la méthode fumigatoire*, t. II, p. 297-301; Paris, 1824.
(2) Lambert, *Traité sur l'hygiène et la médecine des bains russes et orientaux*, p. 212-214; Paris, 1841.

M. Lambert rapporte neuf observations de névralgies aiguës ou chroniques, faciales ou sciatiques, et il montre que le succès a été constant.

Les auteurs ne paraissent pas avoir tenu compte de ces données, et Valleix ne mentionne qu'une seule fois, à propos de la névralgie fémoro-poplitée, les bains de vapeurs, qu'il apprécie de la manière suivante : « Jamais la guérison n'a pu être obtenue à l'aide de ce moyen seul; mais le soulagement qu'il a apporté a été même plus constant que celui des bains simples, et il s'est toujours prolongé plusieurs heures après le bain, surtout pendant le temps que durait la sueur consécutive. Le retour des douleurs avec la même intensité, la fatigue, et l'affaiblissement résultant des bains de vapeurs, faisaient bientôt renoncer à leur usage » (1).

Les névralgies n'occupent qu'une place fort restreinte dans les ouvrages consacrés à l'hydrothérapie : MM. Scoutetten et Engel les passent sous silence; M. Lubansky n'en cite aucun cas dans le chapitre de son ouvrage qui traite des maladies du système nerveux (2); M. Schedel n'en rapporte qu'une seule observation. Il s'agit d'une névralgie du nerf frontal droit, remontant à sept années, et donnant lieu à des paroxysmes irréguliers : après un mois de traitement, la malade n'a ressenti aucune douleur pendant vingt-quatre jours; mais, à cette époque, elle a cessé le traitement, et l'on ne sait point si la maladie n'a pas reparu peu de temps après (3).

Dans le chapitre consacré aux névralgies par M. Baldou, on ne rencontre qu'une seule observation dont on puisse tenir compte. Une névralgie faciale, suite de lésion traumatique, ayant plusieurs années d'existence, a été guérie en trente-cinq jours par le traitement suivant : sueur le matin dans le drap mouillé, grand bain, douche de poussière dans la journée, bain de siége ou de pieds le soir (4).

---

(1) Valleix, ouvr. cité, p. 629.
(2) Lubansky, ouvr. cité, p. 388-448.
(3) Schedel, ouvr. cité, p. 408.
(4) Baldou, ouvr. cité, p. 122, 125.

Tel était sur ce point l'état de la science, lorsqu'un grand nombre de malades atteints de névralgies se sont présentés à l'établissement hydrothérapique de Bellevue; ils y ont été traités par la sudation en étuve sèche et les douches froides, et ce sont les résultats obtenus par cette médication que je me propose d'exposer.

Mais, pour apprécier convenablement les effets de la médication que nous allons étudier, il est nécessaire d'établir une division.

1° *Névralgies récentes, aiguës, localisées.* — A leur début, les névralgies sont ordinairement fixes, parfaitement circonscrites, exactement limitées à un tronc nerveux et à ses branches; elles constituent une AFFECTION LOCALE dans laquelle les grandes fonctions de l'économie ne sont point troublées; la digestion, la circulation, l'innervation générale, restent intactes.

Dans cet état de choses, j'ai pensé qu'il devait être possible de faire disparaître la névralgie à l'aide d'une révulsion énergique, appliquée sur une large surface, exerçant une action analogue à celle des vésicatoires volants et de la cautérisation transcurrente, et, dans cette idée, j'ai eu recours à la sudation, suivie de douche froide, appliquée comme agent de la médication transpositive, et suivant les règles que j'ai établies ailleurs. Beaucoup de malades, affectés de névralgie depuis quatre à quinze jours, ont été traités de cette manière; *tous ont guéri après une, deux, ou trois séances, au maximum.* Je reproduis, en abrégé, quelques-unes des observations que j'ai recueillies, afin de mettre le lecteur à même de juger avec une parfaite connaissance de cause.

OBSERVATION. — M. A... est âgé de 33 ans, d'un tempérament sanguin, d'une constitution très-robuste; il n'a jamais été atteint de rhumatisme ni de névralgie. Le 5 novembre 1847, par un temps froid et humide, il fait une course en omnibus, et le côté droit de la tête reste exposé à un courant d'air, la vitre correspondante de la voiture étant brisée; le soir même, M. A... ressent des douleurs vives qui, pendant quatre jours, vont sans cesse en augmentant, et ne lui laissent de repos ni de jour ni de nuit. Je suis appelé auprès de lui le 10.

État actuel. — Douleurs spontanées. Les trois branches de la cinquième paire sont affectées ; des élancements extrêmement vifs, des douleurs brûlantes, lancinantes, se font sentir dans tout le côté droit de la face, et principalement dans le fond de l'orbite, le front, le sourcil, les paupières, la tempe, la joue, la moitié correspondante du nez et des lèvres, le menton, l'oreille, etc. ; elles sont exaspérées par les mouvements, l'action de se moucher, d'éternuer ; par la déglutition de la salive, par l'éclat du soleil ou de la lumière artificielle. Les paroxysmes sont extrêmement violents ; leur durée est de une à deux heures, et ils se reproduisent plusieurs fois dans la journée ; dans les intervalles, les parties affectées sont le siége d'une espèce d'engourdissement très-pénible ; lorsque la douleur est à son maximum, le côté correspondant de la face est gonflé, l'œil est rouge et larmoyant.

Douleurs provoquées. La pression fait naître une douleur intense et circonscrite dans les points sus-orbitaire, malaire, auriculo-temporal, et mentonnier.

Le même jour, 10 novembre 1847, au début d'un paroxysme qui paraît devoir être très-intense, le malade est placé dans l'étuve sèche, et la chaleur est portée rapidement à 60° ; des compresses froides sont placées sur la tête ; au bout de dix minutes, la transpiration s'établit, et les douleurs deviennent moins vives ; au bout de vingt minutes, le malade accuse une chaleur très-intense ; le pouls bat 100 fois par minute. Douche en pluie générale pendant trois minutes.

M. A... ne ressent plus aucune douleur, la pression est complétement indolente au niveau des points indiqués plus haut.

11 novembre. Des douleurs légères se sont fait sentir pendant la nuit ; le malade accuse de l'engourdissement dans la joue, que sillonnent de temps en temps quelques élancements. Seconde séance, après laquelle la tête est de nouveau entièrement dégagée.

A partir de ce moment, la névralgie disparaît définitivement, et depuis dix-huit mois, M. A. n'en a point ressenti la moindre atteinte.

Observation. — M. F... est âgé de 38 ans, d'un tempérament sanguin, d'une constitution robuste ; il n'a jamais eu de douleurs névralgiques. Le 7 décembre 1848, il ressent tout à coup, dans le côté droit de la poitrine, une douleur violente, continue, exaspérée par les mouvements du bras et du torse, par l'inspiration, la toux, l'action de se moucher, et le lendemain, le côté gauche de la poitrine est envahi à son tour ; la respiration devient courte, précipitée, et le malade se condamne à un repos à peu près absolu, dans la crainte d'augmenter ses souffrances. Le 11, je suis appelé à lui donner des soins.

État actuel. Le malade se tient immobile, le tronc légèrement fléchi en avant; le mouvement le plus circonscrit du torse ou des membres supérieurs exaspère, de façon à lui arracher des cris, les douleurs très-intenses qu'il ressent, d'une manière continue, dans les deux côtés de la poitrine et au niveau de l'appendice xiphoïde; la respiration est fréquente, incomplète, et augmente également l'intensité de la douleur, aussitôt que le malade fait un effort inspirateur plus profond. Des élancements spontanés, très-aigus, dirigés d'arrière en avant, se font souvent sentir.

Douleurs provoquées. En examinant la poitrine avec soin, on constate que la névralgie est double, et qu'elle occupe de chaque côté les cinquième, sixième, septième, huitième, et neuvième espaces intercostaux; les points vertébraux ne sont que médiocrement douloureux à la pression; mais il n'en est pas de même des points latéraux et sternaux, au niveau desquels l'application, même légère, des doigts provoque une douleur extrêmement vive, laquelle atteint son maximum d'intensité au niveau de l'appendice xiphoïde. Il existe une hyperesthésie cutanée très-prononcée, toute la peau qui recouvre la poitrine est douloureuse au plus léger contact.

Le 12 décembre, au matin, le malade est placé dans l'étuve sèche, dont la température est portée à 65°; la peau devient le siége d'une vive excitation; quelques symptômes de congestion cérébrale se montrent au bout d'une demi-heure, et M. F... reçoit alors, pendant trois à quatre minutes, une douche générale en pluie et en jet.

Toutes les douleurs spontanées ou provoquées ont entièrement disparu; le malade éprouve un bien-être extrême, auquel il a peine à croire; il respire profondément, il agite les membres et le tronc, et reconnaît, avec autant de plaisir que d'étonnement, qu'il n'éprouve plus aucune espèce de sensation douloureuse; toute la journée et toute la nuit s'écoulent sans le plus léger accident, et M. F... trouve son état si satisfaisant, qu'il se refuse à prendre une seconde douche.

La guérison ne s'est point démentie.

Observation. — Mme C..., âgée de 36 ans, lymphatique, grêle, a été plusieurs fois atteinte d'une névralgie sciatique gauche, dont les attaques ont eu constamment une durée de plusieurs mois. Le sulfate de quinine, les pilules de Méglin, les ferrugineux, la térébenthine, le valérianate de zinc, les vésicatoires volants, simples ou saupoudrés d'acétate de morphine, ont été mis en usage sans succès bien marqués, tous ces moyens n'ayant amené qu'un soulagement momentané; dans l'intervalle des attaques, la malade n'éprouve aucune douleur, et sa santé est excellente.

Le 17 juillet 1848, Mme C... ressent des élancements très-vifs dans la cuisse gauche, et, dès le lendemain, elle est mise dans l'impossibilité de marcher par une attaque qui a toute la violence de celles qui l'ont précédée. Le 1er août, je suis appelé auprès de la malade.

État actuel. Mme C... ne marche qu'avec une grande difficulté, le mouvement exaspérant les douleurs et provoquant des élancements extrêmement vifs, qui parcourent la fesse et toute la cuisse, en se dirigeant de haut en bas (névralgie descendante); la malade ne peut se coucher sur le côté affecté, la station assise lui est également pénible; les élancements sont plus vifs pendant la nuit et sous l'influence de la chaleur du lit. Dans l'intervalle des paroxysmes, le membre inférieur gauche est le siége de fourmillements, de picotements, d'une douleur sourde, continue, d'une sensation de grande faiblesse. La pression fait naître une douleur très-vive dans les points sacro-iliaque, fessier, et péronéo-tibial.

Le 2 août, Mme C... est placée dans l'étuve sèche; elle y reste pendant une demi-heure, et reçoit ensuite une douche générale en pluie et une douche locale en jet dirigée sur la fesse et la cuisse gauches. La douleur disparaît complétement, la malade retourne chez elle à pied.

3 août. Aucune douleur pendant toute la journée; la malade vaque aux soins de son ménage, et marche sans éprouver le plus léger élancement; vers le milieu de la nuit, elle a été éveillée par des élancements très-vifs, qui se sont fait sentir pendant une heure environ. Ce matin, le membre est engourdi.

Seconde séance de sudation, suivie de douche.

4 août. Dans la soirée et pendant la nuit, Mme C... a ressenti quelques élancements isolés, passagers, se reproduisant à des intervalles variables et assez éloignés.

Troisième séance.

5 août. Aucune douleur ne s'est fait sentir, et la malade a repris toute la liberté de ses mouvements.

15 août. La guérison s'est maintenue, et Mme C... la considère comme suffisamment assurée pour suspendre le traitement, qu'elle a voulu continuer jusqu'à ce jour.

Observation. — M. N..., âgé de 22 ans, est atteint depuis huit jours, et pour la première fois, d'une névralgie intercostale droite, qui occupe les troisième, quatrième, cinquième et sixième espaces intercostaux; douleur continue, contusive, augmentée par la respiration, la toux, le rire, les mouvements du membre supérieur correspondant, etc.; élancements très-vifs et très-fréquents. Les points vertébraux et sternaux ne sont que médiocrement douloureux à la pression, laquelle provoque, au contraire, des douleurs extrêmement vives au niveau des points latéraux.

Le 9 avril 1848, M. N... est placé dans l'étuve sèche; il y reste trente-cinq minutes, et reçoit ensuite une douche générale en pluie, et une douche locale en jet, dirigée sur le côté droit de la poitrine.

La douleur, qui a diminué dans l'étuve, disparaît complétement après la douche froide, et ne reparaît plus, bien que le malade n'ait point continué le traitement.

Observation. — Mme L..., âgée de 28 ans, a été affectée, il y a cinq ans, d'une névralgie trifaciale droite, qui a duré trois semaines, et qui a été combattue par les pilules de Méglin et les vésicatoires saupoudrés d'acétate de morphine.

Le 19 avril 1847, à la suite d'émotions morales très-vives, la maladie reparaît, et envahit principalement les branches maxillaires supérieure et inférieure. Douleurs au niveau des dernières molaires supérieures, dans la joue, la tempe, le nez, les dents, l'oreille, le menton, etc.; elles sont exaspérées par les mouvements de la mâchoire et rendent la mastication impossible; les accès sont très-violents et durent plusieurs heures. Douleur très-vive à la pression au niveau des points malaire, auriculo-temporal, et mentonnier.

Le 24 avril, les accès devenant de plus en plus intenses, et sans qu'aucune médication ait été mise en usage, Mme L. est placée dans l'étuve sèche; au bout d'une demi-heure, douche générale en pluie et en jet.

Disparition complète des douleurs.

25 avril. Dans la journée, quelques élancements; le soir, un accès assez violent. Seconde séance.

26 avril. Un accès moins intense et moins long a encore lieu après le dîner; il a été provoqué par la mastication. Troisième séance.

27 avril. Aucune douleur. La malade ne continue pas le traitement; la guérison se maintient.

Il est impossible, ce me semble, de mettre en doute, dans les observations que je viens de rapporter, l'action du traitement. C'est directement, immédiatement sous l'influence de la sudation et de la douche froide, que les douleurs névralgiques se calment et disparaissent. La relation de cause à effet est évidente.

Est-il possible d'expliquer la guérison autrement que par une révulsion très-puissante, s'exerçant sur toute la surface cutanée, et agissant de la même manière, mais plus énergiquement, que les vésicatoires volants et la cautérisation transcurrente?

Il est à remarquer que dans les deux cas de névralgie intercostale, une seule séance a suffi pour amener une guérison complète, tandis que deux et trois séances ont été nécessaires pour la névralgie sciatique et les deux cas de névralgie trifaciale. Cela ne tient-il point à ce que la poitrine est soumise plus directement, plus complétement, que la face et la cuisse, à l'action du calorique et de la douche, qui dès lors agissent avec plus d'énergie et d'efficacité?

Les avantages de cette médication sont faciles à apprécier; et une expérimentation suivie en ayant confirmé l'efficacité, il n'est pas un médecin, et surtout pas un malade, qui ne la préférera aux vésicatoires et au fer rouge.

2° ***Névralgies anciennes et rebelles; névropathie générale; état nerveux.*** — Chez les sujets dont il doit être question dans ce paragraphe, la maladie se présente sous un tout autre aspect. Quelquefois elle n'offre de particulier que sa continuité, son intensité, sa longue durée, sa résistance à toutes les médications qu'on lui oppose, ses nombreuses récidives (***névralgie fixe***); d'autres fois la névralgie n'est plus exactement limitée; elle est multiple et embrasse plusieurs troncs nerveux, ou erratique, ambulante, et envahit tantôt un point, tantôt un autre (***névralgie ambulante***). Elle se montre périodiquement ou irrégulièrement sous l'influence de causes diverses, telles que le froid, l'humidité, les variations atmosphériques, les écarts de régime, les émotions morales, etc.

D'autres fois encore l'***universalité*** est le principal caractère de la maladie, que l'on désigne alors par les noms de ***névropathie générale***, d'***état nerveux***, de ***névropathie protéiforme***. Ici, en effet, il ne s'agit plus d'une affection locale; toutes les grandes fonctions de l'économie sont plus ou moins troublées, et principalement la digestion, la nutrition, la circulation et l'innervation.

C'est le degré le plus léger de ce singulier état morbide qu'a désigné Valleix en disant : « Il est un état qui, sans pouvoir être considéré comme un état réel de maladie, n'est cependant pas la santé : je veux parler de cet état des personnes nerveuses, qui ont toujours quelque souffrance dans un point ou dans l'autre, qui sont affaiblies, qu'une simple promenade fatigue, dont les digestions sont difficiles et l'intestin paresseux. Il n'est assurément aucun médecin qui n'ait rencontré maintes et maintes fois des sujets dans cet état, et surtout des femmes. Les malades de ce genre abondent dans les établissements hydrothérapiques, et ce sont ceux chez lesquels on obtient les plus nombreux succès » (1).

Trop souvent, malheureusement, les accidents acquièrent une tout autre importance, et bien qu'on ne puisse constater aucune lésion localisée, on se trouve en présence d'*un état bien réel de maladie*, et même d'une affection d'une gravité extrême.

Les malades, qui presque tous, en effet, appartiennent au sexe féminin, éprouvent du côté des organes de la digestion des troubles sérieux : l'appétit se perd complétement; la vue seule des aliments, et principalement des viandes, inspire un dégoût insurmontable; les crudités, les acides, sont seuls recherchés; les digestions sont capricieuses, souvent accompagnées de douleurs gastralgiques très-aiguës; la constipation est opiniâtre; les malades maigrissent de plus en plus, et finissent par arriver au plus haut degré de l'émaciation.

Souvent il existe des palpitations si violentes, qu'on serait tenté de les rattacher à une affection organique du cœur, si l'on ne tenait compte de leur intermittence irrégulière, et des signes négatifs fournis par l'auscultation et la percussion. Le pouls est petit, serré, fréquent, irrégulier, parfois intermittent; un mouvement fébrile, plus ou moins intense, a lieu souvent vers le soir pendant la nuit.

Les forces se perdent graduellement, et les malades finissent par rester presque constamment couchées ou étendues sur une

(1) Valleix, *Coup d'œil général sur l'hydrothérapie*, etc., in *Bull. gén. de thérapeut.*, t. XXXV, p. 101 ; 1848.

chaise longue; elles ne peuvent supporter la voiture; la marche est impossible, et c'est à peine si elles ont la force de se tenir debout.

La peau, sèche, rugueuse, écailleuse, n'est jamais humectée par la plus légère moiteur; les urines sont tantôt rares, épaisses, sédimenteuses, tantôt abondantes, claires et aqueuses.

C'est du côté du système nerveux que se montrent les phénomènes les plus graves.

Des douleurs névralgiques irrégulières se font sentir tantôt dans un point, tantôt dans un autre. La cinquième paire est leur siége le plus ordinaire; mais souvent aussi elles occupent les nerfs intercostaux, mammaires, sciatiques. Très-fréquemment des douleurs de même nature se font sentir dans l'estomac, le foie, l'utérus, la vessie (*viscéralgies*).

Les malades sont d'une irritabilité nerveuse excessive, d'une impressionnabilité extrême; le plus léger bruit les fait tressaillir et les incommode; la lumière, la musique, le monde, la conversation, la lecture, toute espèce d'occupation, de travail intellectuel, de contention d'esprit, ne peuvent plus être supportés; elles perdent le sommeil et sont en proie, pendant la nuit, à des terreurs, à des hallucinations, à une agitation fébrile que termine, vers le matin, une sueur plus ou moins abondante. Leur caractère est presque toujours modifié : elles deviennent irascibles, capricieuses, tristes; la moindre émotion, la plus légère contrariété, les jette dans un désespoir qui n'est nullement en rapport avec la cause qui l'a produit. Quelques-unes tombent dans une véritable lypémanie, qui leur fait désirer la mort. Quelques malades éprouvent incessamment le besoin de changer de place, et plusieurs d'entre elles voyagent, sans rencontrer jamais qu'un soulagement momentané, acquis au prix de grands efforts, suivis bientôt d'une prostration extrême de l'esprit ou du corps. Des alternatives d'activité et d'accablement physique et moral, de force convulsive, pour ainsi dire, et de faiblesse, de gaieté et de tristesse, d'espérance et de découragement profond, forment encore l'un des principaux caractères de la maladie.

On chercherait vainement, dans les traités de pathologie, la description de cette affection, dont je viens de n'indiquer que les principaux traits; mais les praticiens ne la connaissent que trop. Elle est une des plus fréquentes et des plus graves parmi celles qui se présentent dans la pratique civile, et surtout chez les femmes du monde; elle fait le désespoir des malades, dont elle empoisonne l'existence pendant de longues années, et celui des médecins, dont elle déjoue tous les efforts. C'est ce même état morbide, *accompagné d'accidents locaux particuliers*, que l'on rencontre si souvent chez les femmes dont l'utérus est engorgé ou a subi un déplacement, et qui divise encore les médecins les plus expérimentés sur la question de savoir si, dans les cas de ce genre, il existe une relation de cause à effet entre la maladie utérine et la névropathie.

Ici il n'est question que des névropathies générales dégagées de toute complication, de toute maladie de la matrice, de tout accident hystériforme; de ces névropathies dont la cause organique échappe complétement à nos investigations, qui se développent et se perpétuent souvent sous l'influence de perturbations morales, et que beaucoup de médecins, à bout de ressources, décorent du nom d'*hypochondrie* ou de *nosomanie*, pour justifier leur insuccès passé et légitimer leur inaction future.

Pour combattre une affection si complexe et si générale, à quelle médication le praticien va-t-il s'adresser? Les antispasmodiques restent complétement inefficaces; les toniques ne sont point supportés ou n'amènent qu'un soulagement momentané, dû à une excitation bientôt suivie de fièvre et d'une réaction générale qui commandent d'en suspendre l'emploi; les bains de mer, les différentes eaux thermales, réussissent quelquefois, mais souvent ils n'amènent qu'une amélioration de courte durée, et d'autres fois ils sont trop excitants et ne peuvent pas être supportés. L'état des forces et de l'estomac ne permet point aux malades de se soumettre au régime et à l'exercice musculaire, qui seraient appelés à leur rendre service.

Eh bien! je n'hésite pas à le déclarer : les praticiens trouveront dans les douches froides, aidées de la sudation, un moyen héroïque, à l'aide duquel ils pourront modifier l'état général des sujets, rétablir dans leur intégrité les fonctions digestives et nutritives, ramener ou développer l'embonpoint, faire disparaître les douleurs névralgiques, régulariser l'action nerveuse; obtenir, en un mot, la guérison complète d'une maladie contre laquelle toutes les ressources de l'art étaient venues échouer.

Les observations suivantes justifieront ces assertions.

Observation. — Mme la marquise de B... est âgée de 55 ans, d'une constitution grêle, d'un tempérament nerveux. En 1840, elle ressent des douleurs très-vives, lancinantes, dans le côté droit de la face et dans les dents correspondantes; il lui semble que deux des molaires inférieures sont plus longues que les autres, et elle les fait arracher dans l'espoir de voir cesser ses douleurs; mais elle n'éprouve de cette opération aucun soulagement. Bientôt les douleurs envahissent la moitié droite de la langue, du voile du palais, des lèvres et du menton; la phonation, la mastication, deviennent très-douloureuses, très-difficiles et presque impossibles.

Pendant huit ans, la névralgie tend sans cesse à s'aggraver; elle disparaît quelquefois spontanément, ou sous l'influence d'une certaine médication; mais au bout de quelques semaines, au plus, elle se reproduit avec une intensité nouvelle. La malade reçoit les soins de MM. les professeurs Andral et Marjolin, qui épuisent sur elle tout l'arsenal thérapeutique. Les pilules de Méglin, le valérianate de zinc, l'iodure et le cyanure de potassium, le sulfate de quinine à hautes doses, les préparations martiales, les eaux minérales des Pyrénées, d'Ems, de Wiesbaden, l'acupuncture, les ventouses sèches placées au nombre de 12 à 60 sur la colonne vertébrale et sur les membres, une foule d'autres modificateurs, restent complétement inefficaces, ou n'amènent qu'un soulagement de courte durée. En désespoir de cause, la malade s'adresse à l'homœopathie et au somnambulisme; mais après plusieurs mois d'essais infructueux, elle vient se replacer entre les mains de Marjolin, qui, après de nouvelles tentatives également stériles, et voyant les accidents acquérir une gravité très-inquiétante, conseilla à la marquise de B... d'essayer l'hydrothérapie et de s'adresser à moi. Mme B... vient à Bellevue le 29 mai 1848.

État actuel. Des *douleurs continues* très-vives se font sentir dans toutes les branches de la cinquième paire, et occupent, du côté droit, la tempe, le front, l'orbite, le sourcil, les paupières, la joue, les lèvres, le menton ; souvent elles envahissent le cou, le voile du palais et la luette, qui présente un volume considérable et produit souvent de la gêne ou même des nausées, en venant se mettre en contact avec la base de la langue. Les *accès* sont très-violents, durent plusieurs heures et se reproduisent trois ou quatre fois par jour, ou même plus souvent. Les muscles élévateurs de la mâchoire inférieure sont contracturés de telle sorte, que les dents sont serrées les unes contre les autres. Il est impossible à la malade de les écarter, et il en résulte que la préhension des aliments, et même l'introduction des liquides, est complétement impossible. La moindre tentative faite pour écarter les mâchoires provoque des douleurs atroces. Dans cet état de choses, Mme de B... ne peut être alimentée qu'à l'aide de lavements de bouillon. La parole est gênée, douloureuse, saccadée, peu intelligible.

L'amaigrissement est extrême, la face profondément altérée. Depuis plusieurs années, il existe une constipation opiniâtre qui exige l'emploi quotidien d'un ou de plusieurs lavements. Le sommeil est presque entièrement perdu ; les nuits sont troublées par des cauchemars, des terreurs, des hallucinations. La malade tourne à l'hypochondrie; elle se préoccupe sans cesse de son état, et se croit affectée d'une affection organique dont on lui cache l'existence. Elle redoute un ramollissement cérébral, ou une altération de la moelle épinière.

Le traitement est commencé le 31 mai. Deux ou trois séances par jour. Sudation en étuve sèche ; douche froide générale en nappe ou en pluie.

8 juin. Une amélioration considérable s'est manifestée dès les premières douches ; les douleurs continues sont devenues moins vives; les accès sont moins violents, plus rares et plus courts. Les mâchoires peuvent être écartées de plusieurs lignes, et la malade ingère les liquides avec facilité.

20 juin. Les douleurs continues ont entièrement disparu ; les mâchoires sont parfaitement libres, et Mme de B... mange avec appétit. Elle n'éprouve plus, dans les vingt-quatre heures, qu'un ou deux accès très-courts et peu intenses. Les nuits sont tranquilles, et la malade goûte un sommeil qu'elle ne connaissait plus depuis longtemps. La constipation a notablement diminué ; les selles sont parfois spontanées.

1er juillet. Les accidents névralgiques ont complétement disparu. Mme de B... n'éprouve plus la moindre douleur ; l'état général est transformé ; les forces, le teint, l'appétit, le sommeil, ne laissent rien à désirer ; la constipation n'existe plus. Marjolin, qui était loin d'espérer un succès aussi complet et aussi rapide, conseille à Mme de B... de continuer le traitement pendant plusieurs mois.

15 juillet. Mme de B... est tellement satisfaite de son état, qu'elle ne résiste pas au désir d'aller passer le restant de la belle saison à sa campagne, où l'appellent sa famille et ses habitudes.

26 octobre. La guérison ne s'est pas démentie un instant, et « c'est uniquement par reconnaissance pour les douches, dit Mme de B..., que je viens encore me soumettre au traitement pendant un mois. »

Les événements politiques ont engagé Mme de B... à passer en Italie l'hiver de 1848-1849. Elle en est revenue le printemps suivant, sans avoir éprouvé la plus légère douleur névralgique, et elle vient de passer l'été à sa campagne dans l'état de santé le plus satisfaisant.

Aujourd'hui, 15 janvier 1850, la guérison ne s'est pas démentie un instant.

Il serait difficile, je crois, de trouver, dans les annales des névralgies, un exemple plus remarquable de l'efficacité d'une médication : une névralgie ayant huit années d'existence, ayant résisté à tous les moyens dont dispose la thérapeutique, disparaît après un mois de traitement hydrothérapique. Un des points les plus intéressants de cette observation est la rapidité avec laquelle a cédé la contracture des muscles élévateurs de la mâchoire.

Malgré l'analogie, ou plutôt à cause de l'analogie, qui existe entre l'observation précédente et celle qu'on va lire, nous voulons encore consigner ici un fait qui a été recueilli par M. le Dr O. Landry, médecin-adjoint de l'établissement hydrothérapique de Bellevue. On ne saurait trop multiplier d'aussi remarquables exemples de l'efficacité que possède l'hydrothérapie dans les cas de ce genre.

Observation. — Sœur P..., supérieure d'une communauté religieuse de Paris, est âgée de 56 ans. Personne dans sa famille n'a éprouvé d'accidents semblables à ceux qui la conduisirent à Bellevue. Son père, d'une excellente santé, est mort à 77 ans, d'une pneumonie ; sa mère est morte, à l'âge de 63 ans, d'une affection subite dont elle ignore la nature ; elle sait seulement qu'elle était souffrante depuis longtemps et surtout tourmentée par des nausées continuelles non suivies de vomissements. Elle a eu six frères et deux sœurs ; tous ses frères sont morts en bas âge ; l'une de ses sœurs, d'une bonne santé habituelle, est morte d'une fièvre typhoïde, à 44 ans ; l'autre, encore vivante, se porte très-bien.

La sœur P... a été nourrie par sa mère, et son développement a été normal. Elle ne croit pas avoir eu de convulsions dans l'enfance ni d'autres maladies, qu'une scarlatine. Réglée à 16 ans, la menstruation s'établit facilement; les époques revinrent avec régularité; le sang était bien coloré, mais peu abondant, et il s'y mêlait toujours un peu de leucorrhée qui persistait, d'ailleurs, dans l'intervalle des règles. La santé générale était bonne : ni palpitations, ni troubles digestifs, etc.; seulement, fréquemment, un engourdissement très-pénible des doigts, qui étaient en même temps blancs et insensibles. Cet état n'était pas constant, mais se reproduisait très-souvent et sans aucune cause appréciable. Après avoir tourmenté la malade pendant trois années, ces accidents cessèrent de se produire, ou du moins ne reparurent-ils que de loin en loin.

De 16 à 24 ans, la santé ne fut troublée que par des fluxions dentaires fort douloureuses, que la sœur P... attribue au peu de soin qu'elle mettait à éviter le froid, car toutes ses dents étaient bonnes.

Vers l'âge de 24 ans, sans cause connue et sans dérangement de la santé générale ou des diverses fonctions, la sœur P... devint sujette à une sensation de pesanteur sur la partie antérieure de la poitrine, rendant la respiration pénible et produisant parfois de l'essoufflement, mais sans toux et sans douleur réelle. Cette sensation n'était pas continue, reparaissait à des intervalles irréguliers et aussi bien la nuit que le jour, n'augmentait ni par la fatigue, ni par la marche ou l'action de monter un escalier, et ne prenait jamais le caractère ou l'intensité d'un accès de suffocation. Son siége était fixe, et la malade n'éprouvait ni la sensation d'une boule mobile dans la profondeur de la poitrine ou au cou, ni celle d'une constriction dans ces parties. C'était seulement une impression de lourdeur ou de pesanteur préthoracique. Mais quand la sœur P... était couchée, il s'y joignait une autre sensation; il lui semblait avoir un corps dur entre les deux épaules. Ces phénomènes se manifestèrent de l'âge de 24 à 40 ans. Pendant cette période, la santé paraît avoir été bonne : les règles restaient régulières, les digestions faciles, l'appétit était vif, la figure bien colorée, etc.

A l'âge de 40 ans, la sœur P... cessa d'être réglée; les accidents dont je viens de parler disparurent sans raison apparente, mais pour faire place à des symptômes d'une autre nature. C'était, tantôt vers la tête, tantôt vers le cœur, un sentiment de congestion, comme si le sang y affluait violemment; d'autres fois les doigts étaient le siége d'engourdissements et de fourmillements passagers; plus tard, il s'y joignit des battements de cœur, d'ailleurs assez rares. Ces phénomènes persistèrent pendant environ huit années et se dissipèrent spontanément. Pendant ce temps, la santé générale ne fut pas sensiblement modifiée, les fonctions digestives se faisaient bien, la malade prit même de l'embonpoint, et son teint était bien coloré.

La sœur P... a toujours été dans de bonnes conditions hygiéniques, bien logée et convenablement nourrie. Elle ne s'est jamais adonnée à des pratiques religieuses exagérées, les règles de son ordre s'opposant aux abstinences prolongées aussi bien qu'aux veilles, et à toute fatigue excessive.

Outre les états morbides précédemment indiqués, la sœur P... a été sujette toute sa vie à des étourdissements, et à des régurgitations de liquides acides ayant lieu chaque matin.

Depuis l'âge de 40 ans environ, tous les trois mois à peu près, elle est prise, pendant quelques jours, de vertiges avec nausées, suivis de vomissements bilieux, après lesquels la santé se rétablit parfaitement. Il y a huit ou neuf ans, à ces accidents intermittents, aux régurgitations acides dont j'ai parlé, se joignit un état de gastralgie avec renvois gazeux ou liquides, acides ou d'une odeur d'œufs pourris, survenant indifféremment à toutes les heures de la journée; gonflement épigastrique, somnolence après les repas; de plus, les palpitations dont j'ai parlé devinrent plus fréquentes. Ces accidents persistèrent et n'ont jamais disparu jusqu'à ce jour.

Au milieu de ces circonstances, au mois de février 1849, la sœur P... souffrit violemment d'une douleur faciale qui fut considérée comme une odontalgie, et bien qu'aucune dent ne parût cariée, la malade consentit à ce qu'on lui en arrachât quatre. *La douleur persista néanmoins*, mais finit par se dissiper spontanément. Environ six semaines après, dans les derniers jours d'avril, sans cause appréciable, par un temps froid et sombre, la sœur P... fut prise tout à coup d'une douleur extrêmement vive à la tempe droite, aiguë et lancinante, comparée par la malade à des piqûres d'épines. La douleur fut si soudaine, et en même temps si intense, que la malade se mit à courir dans la communauté comme pour échapper à la souffrance. Au bout de quelques minutes, le calme survint, mais suivi bientôt d'une recrudescence, et dès lors s'établirent de courts accès d'une douleur atroce, revenant à des intervalles de quelques minutes, et qui persistèrent pendant deux années. A cette époque, la douleur cessa d'être intermittente et devint continue. Mais, dès les premiers moments, elle s'était répandue de la tempe droite à toute la moitié droite de la tête, et particulièrement au-dessus du sourcil, en dedans de l'angle interne de l'œil et au niveau de son angle externe, sous l'œil, à la pommette, au niveau du trou mentonnier, vers le conduit auditif externe, dans la mâchoire et dans les dents, points que la malade m'indique d'elle-même et sans y être invitée.

Pendant ce temps, la gastralgie, les renvois acides et nidoreux, augmentaient, la souffrance ôtait tout appétit à la malade, et la mastication déterminait des douleurs excessives ; elle s'abstenait de manger autant qu'elle le pouvait. Elle pâlit et maigrit beaucoup ; les battements de cœur, les étourdissements auxquels elle était sujette, furent plus fréquents ; elle devint impressionnable, impatiente, irritable. La névralgie faciale s'accrut encore et arriva à un état d'intensité tel, que la parole devint impossible à cause des douleurs intolérables que déterminaient les mouvements des mâchoires ou des lèvres, et le passage de l'air dans la bouche.

Il y avait pourtant quelques courtes rémissions dans les souffrances, au moins pendant les chaleurs de l'été, car le froid a toujours déterminé une recrudescence de tous les accidents, mais *jamais la douleur n'a complétement disparu depuis sept années*, et elle a même augmenté de violence depuis quelques mois.

La sœur P... a subi, sans aucun résultat, plusieurs médications : vésicatoires volants, simples ou saupoudrés de morphine, sulfate de quinine, opium, belladone, valérianate de zinc, sirop d'aconit, etc. etc.

Enfin, tous les accidents prenant depuis deux mois une intensité nouvelle, loin de diminuer, la sœur P... est entrée, le 2 décembre 1855, à l'établissement hydrothérapique de Bellevue, où nous constatons l'état suivant :

État actuel. La sœur P... est d'une taille moyenne, assez fortement constituée, dans un état d'embonpoint encore considérable, quoiqu'elle ait beaucoup maigri. Le teint, autrefois coloré, est maintenant généralement pâle. Elle présente les apparences du tempérament lymphatique.

Le pouls est petit, très-dépressible ; le système veineux cutané assez développé. Palpitations fréquentes mais peu fortes. Bruits du cœur et des vaisseaux normaux, mais sans impulsion et un peu prolongés. Rien du côté des organes de la respiration.

L'appétit est tout à fait nul ; la langue est blanche, verdâtre à la base, large et molle. Salivation visqueuse continuelle et très-abondante, qui rappelle la salivation mercurielle.

Les digestions ne sont pas pénibles, en général ; mais la malade mange fort peu, et s'abstient surtout des aliments qu'il faut mâcher. Fréquemment, le matin surtout, au lever, régurgitations de liquides acides et d'une odeur d'œufs pourris insupportable. Ces accidents s'accroissent, à ce qu'assure la malade, toutes les fois que la douleur faciale doit augmenter. Haleine toujours fétide, constipation opiniâtre, parfois interrompue par du dévoiement.

La rate et le foie ont leur volume normal. Aucun signe n'appelle l'attention du côté des organes génito-urinaires. La malade n'est plus réglée depuis longtemps.

La sœur P... accuse, dans tout le côté droit de la tête, des douleurs d'une violence excessive, aiguës et lancinantes, comme je l'ai dit. Elles sont surtout vives en dehors de l'angle externe de l'œil, en dedans de son angle interne, au niveau de l'échancrure sus-orbitaire, du trou sous-orbitaire, de la pommette, du trou mentonnier, au voisinage du conduit auditif externe, dans toutes les dents du côté droit. La pression sur tous ces points exagère la souffrance et arrache des cris à la malade. Ses douleurs sont continues, mais elles présentent des exacerbations qui surviennent soit sans cause appréciable, soit à l'occasion d'un mouvement de la langue, des mâchoires, des lèvres, ou par le contact de l'air froid pendant la respiration, celui des liquides et des aliments. Aussi la sœur P... s'abstient-elle, autant que possible, de boire et de manger; elle tient continuellement un mouchoir sur sa bouche, pour empêcher l'entrée ou le contact de l'air, et respire par les narines; elle ne parle jamais, et c'est par écrit qu'elle me donne tous les détails consignés ici; la salive s'écoule continuellement des lèvres, la malade évitant tout mouvement pour la retenir. Si elle oublie un seul instant ces précautions, si l'air entre dans la bouche, si elle veut parler, manger ou boire, les douleurs s'exaspèrent au point de lui arracher des cris. Elle éprouve, dit-elle, autour de la tête, un sentiment de pression très-pénible, et il lui semble, en même temps, qu'il y a dans la tête des corps étrangers que chaque mouvement fait remuer.

Le goût est normal; l'odorat est exagéré et les odeurs déterminent un redoublement de la névralgie. La vue et l'ouïe ne présentent rien d'anormal.

L'intelligence est parfaitement saine. — Vertiges et étourdissements assez fréquents. — Caractère impatient, irritable; tendance à la mélancolie, et néanmoins besoin de distractions. — Grande impressionnabilité au froid, même peu vif, lequel exaspère les douleurs faciales.

Depuis plus de six semaines, la sœur P... passe toutes ses journées assise dans un fauteuil et dans une immobilité absolue, n'osant pas faire le plus petit mouvement de la tête, et même des bras et du tronc, dans la crainte d'exaspérer les douleurs; du papier et un crayon sont placés à portée de sa main pour qu'elle puisse manifester ses besoins ou ses volontés, et répondre aux questions qu'on lui adresse, le moindre effort de parole provoquant des douleurs atroces; la mastication est impossible; c'est avec peine que l'on parvient à introduire dans la bouche quelques aliments liquides : du bouillon, de la bouillie, etc.

Une serviette est nouée autour du cou pour recevoir la salive qui coule sans cesse et avec une extrême abondance. Les douleurs sont continues, mais elles présentent des exacerbations violentes. Ces accès, qui se produisent à des intervalles variables, sans cause déterminante appréciable ou sous l'influence des circonstances que nous avons indiquées, ont une durée de deux à dix minutes ; souvent alors les muscles massé!ers deviennent le siége d'une contraction, d'une convulsion tonique, qui rapproche violemment les mâchoires et n'en permet plus le moindre écartement, même lorsque, par une pression très-énergique, l'on s'efforce d'abaisser la mâchoire inférieure.

Le traitement hydrothérapique est commencé le 3 décembre. M. le Dr Fleury prescrit, le matin, une sudation en étuve sèche, suivie d'une douche froide générale en pluie et en jet. Dans l'après-midi, une douche froide générale.

17 décembre. Il s'est produit une amélioration d'abord peu sensible, mais qui, depuis trois jours, est *extraordinaire*. Les douleurs ne sont plus que très-peu intenses ; la malade peut parler, boire et manger sans grande souffrance ; en même temps l'appétit est meilleur et les renvois acides ou nidoreux sont beaucoup moins fréquents.

29 janvier 1856. Sauf quelques courts accès de douleurs, l'amélioration a fait des progrès croissants. La mastication et la parole sont très-faciles ; la salive est très-bien retenue ; la pression sur les points autrefois douloureux ne détermine presque aucune souffrance, l'appétit est vif, les renvois acides et nidoreux ont complétement disparu. Le caractère n'est plus irritable, ni porté à la tristesse ; l'impressionnabilité au froid diminue de jour en jour.

20 février. Sœur P... n'éprouve plus aucune douleur, et son état de santé ne laisse rien à désirer. Cette guérison sera-t-elle définitive? L'avenir nous l'apprendra ; mais avoir fait disparaître des accidents et des souffrances qu'aucune médication n'avait pu suspendre depuis sept années, c'est déjà un résultat qui mérite d'être pris en considération.

Observation. — Mme G..., habitant Meudon, âgée de 50 ans, d'une constitution robuste, d'un tempérament sanguin, a éprouvé pour la première fois, en 1837, des douleurs névralgiques dans le membre inférieur droit ; l'accès a été combattu avec succès par la méthode endermique. En 1838, 1839 et 1840, la maladie s'est reproduite plusieurs fois chaque année, et a toujours été traitée par les vésicatoires volants simples ou saupoudrés d'acétate de morphine. Dans l'intervalle des accès, la malade n'éprouvait aucune douleur.

En 1840, au mois de mars, un violent accès eut lieu et les moyens jusqu'alors efficaces eurent pour effet de diminuer les douleurs, mais non de les faire disparaître. Depuis cette époque, des douleurs spontanées, continues, se sont constamment fait sentir dans le membre pelvien droit; elles sont exaspérées par les mouvements et par la chaleur du lit. Très-fréquemment, plusieurs fois par mois, elles acquièrent une grande violence, et la malade éprouve alors un *accès* qui se prolonge pendant plusieurs jours.

Cet état de choses a duré sept années, pendant lesquelles tous les moyens connus ont été mis en usage; à l'extérieur : méthode endermique, vésicatoires volants nombreux, cautères volants avec la potasse caustique et la poudre de Vienne, liniments de toutes sortes (ammoniaque, baume de Fioraventi, opodeldoch, essence de térébenthine, etc.), applicatiens de sangsues, de ventouses sèches et scarifiées, etc.; à l'intérieur : sulfate de quinine, pilules de Méglin, ferrugineux, valérianate de zinc, térébenthine, opiacés.

Malgré toutes ces médications, la maladie ne fait que s'aggraver; les douleurs sont de plus en plus violentes et continues; les accès se rapprochent; la marche est très-difficile, et le membre est notablement atrophié.

Le 8 avril 1847, Mme G... commence le traitement hydrothérapique.

8 mai. Les premières douches ont exaspéré les douleurs, et la malade, effrayée de ce résultat, a été sur le point de cesser le traitement. Au bout de huit jours, l'effet contraire s'est manifesté, et dès lors l'amélioration a fait d'incessants progrès. Les douleurs sont moins continues et moins vives, surtout pendant la nuit; depuis quinze jours, il n'y a pas eu d'accès violents. La malade, qui ne faisait le trajet de Meudon à Bellevue que très-péniblement et appuyée sur une canne, marche beaucoup plus facilement.

8 juin. Pas d'accès; douleurs spontanées irrégulières et faibles; la marche est facile, le volume du membre a augmenté; l'état général s'améliore quant au teint, à l'appétit et aux forces.

8 juillet. La guérison est complète et la santé aussi satisfaisante que possible.

Observation. — Mme D..., âgée de 44 ans; constitution faible, tempérament lymphatique. Plusieurs accès de névralgie faciale avant l'apparition d'une névralgie sciatique droite qui s'est montrée en 1839, et qui, depuis cette époque, a constamment donné lieu à des douleurs spontanées très-incommodes et à des accès assez fréquents et très-intenses. Pendant trois années, Mme D... a mis en usage tous les moyens conseillés en pareil cas, et notamment tous ceux que nous avons énumérés dans l'observation précédente; elle a été successivement aux eaux d'Ems, de Néris, de Vichy, de Wiesbaden, de Plombières, et elle n'a jamais obtenu qu'un soulagement de courte durée. En 1845, elle a suivi, pendant six mois, un traitement homœopathique qui est resté sans aucun effet; en 1846, la cautérisation transcurrente a été pratiquée et a obtenu un succès auquel il n'a manqué que la durée pour être complet. Pendant trois mois, Mme D... a été entièrement débarrassée de ses douleurs; mais, au bout de ce temps, la maladie a reparu avec toute son intensité.

En 1847, l'état de Mme D... s'est beaucoup aggravé; des douleurs passagères plus ou moins violentes se sont fréquemment fait sentir dans la face, les épaules, le cou, la poitrine, le membre pelvien gauche; les nuits sont devenues mauvaises, l'appétit s'est perdu. La malade a beaucoup maigri; elle a éprouvé de la gastralgie, des céphalalgies, des palpitations; elle a perdu graduellement ses forces et a dû passer la plus grande partie de son temps couchée sur un lit de repos. Depuis plusieurs années, les évacuations alvines étaient provoquées par l'administration quotidienne d'un lavement, mais la constipation est devenue tellement opiniâtre que souvent trois ou quatre lavements restent sans effet, et qu'il faut recourir à des purgatifs.

C'est dans ces conditions que Mme D... commence le traitement hydrothérapique le 25 avril 1848.

25 mai. Les douleurs erratiques ont entièrement disparu; depuis huit jours, il n'y a pas eu d'accès; les douleurs de la cuisse droite sont beaucoup moins vives; l'état général s'est notablement amélioré; quinze jours de traitement ont suffi pour faire cesser la constipation; la malade a une selle quotidienne et spontanée.

25 juin. Plus d'accidents du côté de l'estomac, du cœur et de la tête; les forces reviennent avec l'appétit et le sommeil. Mme D... fait tous les jours une longue promenade, et elle n'éprouve plus que quelques douleurs lancinantes dans le membre inférieur droit.

25 juillet. La guérison est complète. Aujourd'hui, 15 janvier 1850, elle ne s'est pas démentie.

Observation. — Le Dr M..., chirurgien sous-aide-major à l'hôpital militaire du Gros-Caillou, est âgé de 30 ans et d'un tempérament lymphatique. Son père et son oncle paternel ont été sujets à des affections rhumatismales.

Au mois de décembre 1848, M. M... fut atteint, à Metz, et pour la première fois, d'une névralgie sciatique du côté droit, caractérisée par les symptômes suivants : douleur lancinante, exaspérée par la station debout et la marche, et se faisant sentir 1° au niveau du grand trochanter et de l'ischion, 2° vers l'épine iliaque supérieure et postérieure, 3° au niveau de la tête du péroné, 4° sur le dos du pied.

La marche étant impossible et le malade ne pouvant rester que couché ou assis, il se décide à entrer à l'hôpital militaire de Metz, où on le soumet à un traitement antiphlogistique assez vigoureux (*saignées de 500 grammes; 50 sangsues appliquées en deux fois entre l'ischion et le grand trochanter; ventouses scarifiées sur le même point; tous les jours, un bain tiède de deux heures*) qui ne produit pas d'amélioration notable; deux larges vésicatoires volants sont alors appliqués entre l'ischion et le grand trochanter, et un troisième sur le dos du pied. On ajoute à ces moyens l'administration, à l'intérieur, de la térébenthine à la dose de 4 grammes par jour. Ce médicament est continué pendant vingt-cinq jours. La guérison n'a lieu que le 20 janvier 1849, après plus de cinq semaines de vives souffrances.

Cette première attaque de névralgie laisse après elle, dans le membre inférieur droit, une grande faiblesse musculaire qui rend la marche pénible et fatigante.

Dans les premiers jours du mois d'août 1849, la névralgie reparaît avec une grande violence; la douleur est plutôt obtuse que lancinante, elle occupe les mêmes points que dans l'attaque précédente, *il n'existe ni engourdissements ni fourmillements.*

M. M... rentre à l'hôpital militaire de Metz le 13 août; pendant quinze jours, on lui fait prendre tous les deux jours un bain prolongé. A la fin d'août, on pratique la cautérisation transcurrente au niveau des troisième et quatrième espaces métatarsiens droits, et chaque matin, pendant vingt jours, on sillonne avec le fer rouge toute la hanche et la partie externe de la cuisse; *quatre cents raies de feu sont ainsi pratiquées* (!); enfin trois moxas sont posés au niveau des trous sacrés.

Peu de temps après l'application de ce dernier moyen, il se manifeste pour la première fois, dans la jambe droite, une sensation de *fourmillement* et d'*engourdissement* qui ne dépasse pas la tête du péroné et n'atteint pas la cuisse; cette sensation est accompagnée d'un léger *refroidissement.* Ces phénomènes présentent cela de particulier, que le malade ne les ressent que lorsqu'il est debout, qu'il marche ou qu'il est couché horizontalement sur le dos ou le ventre, les jambes étendues; la douleur, l'engourdissement et le fourmillement disparaissent, au contraire, lorsqu'il est assis ou couché dans son lit et plié sur le côté droit.

Six vésicatoires volants sont appliqués successivement sur la hanche, au niveau du grand trochanter, deux à la tête du péroné, deux au-dessus de la malléole externe, et un sur le dos du pied. La térébenthine est de nouveau administrée, pendant un mois, à la dose de

4 grammes par jour. Le malade prend un grand nombre de bains simples d'abord, sulfureux ensuite; on pratique des frictions belladonées sur la fesse droite.

Malgré ce traitement si énergique, il ne se manifeste aucune amélioration, et le malade se décide à quitter Metz pour venir à Paris, et y entrer à l'hôpital militaire du Gros-Caillou.

Là, M. M... est soumis pendant trois mois, deux fois par semaine, à l'usage des bains et des douches de vapeurs; l'iodure de potassium est administré pendant deux mois et demi, à doses progressives, depuis 0,5 jusqu'à *4 grammes par jour* (!).

La maladie résiste à ce nouveau traitement, et, ne sachant plus à quel moyen recourir, M. le Dr Larrey conseille au patient de suivre un traitement hydrothérapique, et de s'adresser, à cet effet, à M. le Dr Fleury.

Le 12 mars 1850, le malade vient à Bellevue, où l'on constate l'état suivant :

Points douloureux : 1° entre le grand trochanter et l'ischion; 2° au pli de l'aine, au niveau de la cavité cotyloïde; 3° à l'attache supérieure du long péronier latéral et dans la masse du jumeau externe; 4° le long de la branche musculo-cutanée du nerf poplité externe, la douleur occupant la partie antéro-externe de la jambe, la malléole externe et le dos du pied. Le fourmillement, l'engourdissement, sont continus et exaspérés, comme on l'a dit précédemment, par la marche, la station debout, le décubitus dorsal ou abdominal, les jambes étant étendues; le malade ne peut se tenir debout ou marcher pendant plus de quatre ou cinq minutes sans éprouver des douleurs très-vives et une faiblesse dans le membre, qui suffirait seule pour l'obliger à s'asseoir.

Le traitement hydrothérapique est commencé le 13 mars et fort bien supporté.

Les premières séances déterminent une légère exacerbation de tous les phénomènes morbides, et spécialement des douleurs et des fourmillements; mais, à partir du 22 mars, il se manifeste, au contraire, un soulagement et une amélioration qui, dès lors, vont chaque jour en augmentant.

Le 10 avril, toutes les douleurs spontanées ont disparu, à l'exception de celles qui ont leur siége vers la tête du péroné et dans la masse externe du mollet; celles-ci se font encore sentir, mais elles sont beaucoup moins vives qu'auparavant. L'engourdissement, le fourmillement, la faiblesse, ont beaucoup diminué; la marche est beaucoup plus facile et moins douloureuse; le malade fait après ses douches de longues promenades

Le 20 avril, il n'existe plus aucune douleur; l'engourdissement et le fourmillement ont complétement disparu; M. M... fait une promenade de deux heures sans être fatigué. Les mouvements du membre inférieur sont faciles et libres dans tous les sens; la station debout longtemps prolongée produit seule encore un peu de faiblesse et de roideur.

Le 11 mai, c'est-à-dire après deux mois de traitement, M. M... quitte Bellevue, complétement guéri.

Telle est l'observation qu'a rédigée et que m'a remise M. le Dr M... lui-même. Je n'ai rien à ajouter, si ce n'est que la guérison ne s'est pas démentie (1856).

Dans les cinq observations qu'on vient de lire, la maladie s'est montrée d'abord sous la forme d'une affection locale, d'une névralgie fixe, exactement circonscrite à un tronc nerveux et à ses branches; ce n'est qu'au bout d'un temps plus ou moins long que l'état morbide s'est généralisé, et que les grandes fonctions de l'économie se sont troublées. Souvent les choses se passent différemment: la névropathie générale se montre la première, les fonctions sont altérées sans que l'on puisse constater la moindre lésion organique, et ce n'est que longtemps après que l'on voit apparaître des douleurs névralgiques irrégulières et erratiques. Il s'agit alors de cet état morbide si complexe, si singulier, que l'on rencontre fréquemment chez les femmes dont il a été question plus haut, et qui ne saurait être confondu avec la névralgie générale qu'a décrite Valleix (1), puisqu'il n'existe ni points douloureux disséminés, ni tremblements, ni démarche vacillante, etc. Un exemple, choisi entre plusieurs, nous fournira le type de ce remarquable désordre fonctionnel.

Observation. — Mme X..., âgée de 36 ans, d'une constitution remarquablement belle, d'un tempérament nerveux très-prononcé; santé excellente jusqu'à 20 ans; à ce moment, interviennent des perturbations morales dont l'influence continue à se faire sentir pendant plusieurs années, et qui amènent des troubles graves dans toutes les fonctions. Mme X... se marie à 22 ans; trois grossesses ont lieu dans

---

(1) Valleix, *De la Névralgie générale*, in *Bull. gén. de thérap.*, numéros des 30 janvier, 30 avril et 30 mai 1848.

l'espace de neuf années, et à trois ans d'intervalle ; les accouchements sont heureux, mais l'avant-dernier est suivi d'un abcès de la fosse iliaque qui compromet les jours de la malade, et pour lequel sont appelés MM. Guersant fils, Chomel, Cruveilhier et Jobert ; l'abcès s'ouvre spontanément dans le rectum, et la guérison s'opère sans aucun accident consécutif.

La santé de Mme X... s'altère de plus en plus ; elle est soumise à un traitement homœopathique qui reste inefficace, et M. Pétroz lui conseille le voyage d'Italie. Trois années sont passées à Rome, à Florence, à Naples, à Ischia, où la malade prend les eaux, et Mme X... revient en France, en 1845, sans avoir éprouvé le moindre soulagement.

Je passe rapidement sur ces antécédents, parce que l'état dans lequel j'ai trouvé Mme X..., lorsque j'ai été appelé à lui donner des soins, existait depuis plus de dix ans, sans avoir présenté, pendant ce long espace de temps, des modifications importantes ou des circonstances dignes d'être notées.

État actuel. Le facies est celui d'une personne qui a été épuisée par une longue maladie chronique ; le teint est terreux, d'un jaune gris, le nez effilé ; les joues sont profondément excavées, les pommettes saillantes, les bords libres des paupières rouges et habituellement enflammés ; les yeux, très-enfoncés dans les orbites, ont un éclat fébrile qui cause une douloureuse impression.

L'amaigrissement est le plus prononcé qu'il m'ait été donné de rencontrer ; les membres sont réduits à leur charpente osseuse, les clavicules, les omoplates, les pièces du sternum, les côtes et leurs cartilages, les apophyses vertébrales, les crêtes iliaques, se dessinent comme si aucune partie molle ne les recouvrait ; on peut dire littéralement que la malade n'a plus que la peau sur les os.

La peau est grise, sèche, rugueuse, écailleuse ; lorsqu'on la pince, on aperçoit une foule de petites rides qui lui donnent l'aspect d'une peau de chagrin ou de cuir de Russie, la perspiration cutanée est pour ainsi dire nulle ; jamais la peau n'est humide, et les chaleurs les plus intenses de l'été n'y amènent point la sueur.

Les forces sont réduites à leur plus simple expression, c'est à peine si la malade peut se porter, elle ne reste quelques instants debout qu'autant qu'elle est soutenue ou qu'elle s'appuie sur un meuble ; se transporter d'une chambre à une autre est pour elle un sujet d'effroi, et elle ne quitte son lit que pour s'étendre sur une chaise longue. L'exercice ne provoque d'ailleurs aucune douleur, aucun accident localisé ; il est tout simplement impossible, en raison d'une faiblesse générale poussée à ses dernières limites.

Ici néanmoins se présente un phénomène curieux. Douée de facultés intellectuelles et morales remarquables, d'une imagination vive, d'une âme ardente, poussée par son organisation, par son amour pour les beautés naturelles et pour les arts, par le désir de fuir un milieu dans lequel elle subit des souffrances morales sans cesse renouvelées, et aussi par un besoin maladif de changer de lieux, de se procurer des distractions, de donner incessamment des aliments nouveaux à son activité, Mme X... a la passion des voyages. Pour satisfaire ce goût, ce besoin, elle fait appel, dans un moment donné, à toute l'énergie morale qui est en elle, et alors on la voit accomplir ce qui paraît être au-dessus des forces d'un homme robuste. C'est ainsi qu'elle gravit le Vésuve, dépassant tous ses compagnons d'ascension; c'est ainsi que mourante, à Naples, elle trouve la force nécessaire pour faire un voyage en Orient. Mme X. possède un talent musical de premier ordre et une magnifique voix de contralto; elle reste souvent plusieurs mois sans ouvrir un cahier de musique, mais le hasard ou l'inspiration la conduit un jour à son piano, et alors, pendant plusieurs heures de suite, elle chante les morceaux les plus difficiles et les plus dramatiques de la manière la plus remarquable. Il ne faut point croire toutefois que ces dépenses de forces factices, que ces effets passagers d'une surexcitation nerveuse morbide, ne soient point chèrement payés; à la suite de ces efforts, Mme X... tombe dans un épuisement profond, accompagné souvent de fièvre et d'accidents nerveux graves.

La langue est naturelle, le ventre souple et indolent, l'appétit entièrement aboli; Mme X... a du dégoût pour les aliments, et ne mange qu'un peu de laitage, de légumes ou de fruits, ne boit que de l'eau, et l'on a peine à comprendre que la vie, quelque peu active qu'elle soit, puisse être entretenue par une alimentation aussi insuffisante et aussi peu substantielle. Les garde-robes n'ont lieu que tous les sept ou huit jours, elles sont toujours provoquées par un ou plusieurs lavements. Le foie et la rate sont à l'état physiologique.

La voix a perdu de sa force et de son étendue; il est des jours où il est impossible à Mme X... d'émettre un son clair et soutenu; du reste, les fonctions respiratoires ne sont point troublées. L'auscultation et la percussion ne fournissent que des résultats négatifs.

Le pouls est petit, serré, fréquent, parfois irrégulier et intermittent; chaque nuit, vers trois heures du matin, la malade a un mouvement fébrile très-prononcé, qui dure environ deux heures, et qui est suivi d'un épuisement extrême; il n'existe aucune altération organique du cœur, mais le mouvement, la plus légère émotion, le bruit inattendu d'une sonnette, d'une porte qu'on ferme, provoquent des palpitations très-violentes.

Les urines sont rares et sédimenteuses ; elles renferment une grande quantité de sels calcaires, et pendant le séjour de Mme X... à Ischia, il paraît que la proportion en est devenue extrêmement considérable. L'écoulement menstruel est régulier, mais peu abondant ; rien d'anormal du côté des organes génitaux ; l'utérus est parfaitement sain, et ne présente ni engorgement, ni ulcération, ni déplacement d'aucune sorte.

Le système nerveux est profondément altéré ; des douleurs névralgiques irrégulières, erratiques, se font sentir, tantôt dans un point, tantôt dans un autre ; il en existe presque constamment dans une ou plusieurs branches de la cinquième paire, et pendant l'hiver, Mme X... a des accès extrêmement violents, qui durent plusieurs semaines, se renouvellent plusieurs fois dans le courant de la saison, et sont souvent accompagnés, indépendamment des phénomènes habituels, d'une abondante sécrétion de larmes ou d'un écoulement séreux par le nez. Le froid, l'humidité, le contact de l'air, provoquent des accès de névralgie faciale : aussi la malade redoute-t-elle extrêmement l'action de ces agents, et a-t-elle toujours, même pendant l'été, la tête entourée de ouate, de fichus, etc.

La vue est très-affaiblie, Mme X... ne peut se livrer à aucun travail d'aiguille ; le soir, la lecture est impossible, et dans la journée, elle ne peut pas être continuée au delà de quelques minutes. L'ouïe a beaucoup perdu de sa finesse. La malade ne goûte chaque nuit que deux ou trois heures d'un sommeil agité, interrompu par des rêves, des cauchemars, des terreurs, des hallucinations ; vers le matin, il se manifeste un mouvement fébrile, que termine une légère moiteur, et Mme X... se lève plus fatiguée, plus faible qu'elle ne s'est couchée.

L'état intellectuel et moral est aussi fâcheux que possible ; la moindre émotion pénible, la plus légère contrariété, provoque un véritable désespoir, qui se prolonge souvent pendant toute une journée. La malade se représente alors tous les chagrins qu'elle a éprouvés dans le cours de sa vie : elle se plonge, sans que rien puisse l'en distraire, dans un océan de souvenirs douloureux, de pensées tristes ; elle tombe dans un découragement profond, elle prend la vie en dégoût, et l'on observe alors un véritable accès de lypémanie.

C'est dans un tel état de choses que Mme X... commence le traitement hydrothérapique, le 7 juillet 1847.

7 septembre. Malgré tout le soin, toute la prudence qu'on y a mis, les premières applications d'eau froide (*frictions en drap mouillé, lotions rapides*) ont été très-pénibles, et ont provoqué des palpitations, de la suffocation, et une sensation de froid qui ne disparaissait qu'avec peine sous l'influence d'une réaction très-incomplète. Il a fallu de grands efforts pour obtenir de Mme X... de continuer le traite-

ment. Au bout de quinze jours, des douches générales très-courtes (*douche en pluie, et douche en jet promenée sur toute la surface du corps*) sont prises sans répugnance et suivies d'une réaction satisfaisante. Huit jours après, je fais précéder la douche d'une sudation en étuve sèche : une amélioration notable ne tarde pas à se manifester; la peau blanchit et devient plus unie et moins sèche, le teint se modifie, l'appétit renaît, et bientôt il est assez vif pour que la malade mange avec plaisir du poisson et des viandes blanches; la constipation s'amende, les nuits sont plus calmes; les cauchemars, les terreurs, les hallucinations, ont disparu. Mme X... a quelques heures d'un sommeil tranquille et réparateur, le mouvement fébrile ne se montre plus qu'à des intervalles assez éloignés; les forces s'accroissent graduellement et permettent des promenades quotidiennes; l'état moral est meilleur.

7 décembre. Un changement considérable s'est opéré dans l'état de la malade; l'appétit est vif, et Mme X... prend avec plaisir une alimentation abondante et substantielle (*viandes noires rôties, gibier, vin de Bordeaux*); la constipation a complétement disparu, une garde-robe spontanée a lieu chaque jour; les nuits sont bonnes. Mme X... a fait de longues promenades en voiture, à pied, et à cheval; elle fait de la musique régulièrement; la voix a repris toute sa force, son étendue, et sa pureté; la vue et l'ouïe ont recouvré toute leur intégrité, enfin l'amaigrissement est beaucoup moins prononcé.

7 avril. Des accès de névralgie faciale se sont encore fait sentir vers la mi-janvier, et ont beaucoup fait souffrir Mme X... pendant cinq ou six semaines, cependant ils ont été infiniment moins longs et moins violents que ceux des années précédentes; l'hiver s'est assez bien passé, et Mme X... a pu aller fréquemment dans le monde et au spectacle. Elle a supporté avec sang-froid et courage les craintes et les émotions qu'a fait naître la révolution de Février.

7 avril 1849. Mme X... a continué le traitement jusqu'à ce jour avec régularité; l'hiver s'est passé, sans que la plus légère douleur névralgique se soit fait sentir; l'état général est satisfaisant.

Le fait que je viens d rapporter est certainement un des plus curieux qu'il m'ait été donné d'observer dans ma carrière médicale; il faudrait en avoir été témoin pour se faire une juste idée de l'état désespéré dans lequel se trouvait la malade, et de l'impuissance manifeste à laquelle était condamné le médecin. On est obligé de reconnaître, en effet, que, dans des circonstances semblables, rien ne peut remplacer la médication hydrothérapique, qui seule est appelée à exercer sur l'économie une action que je considère comme l'agent nécessaire et exclusif de la guérison.

Rhumatisme musculaire.

On admet généralement aujourd'hui qu'il y a identité de nature entre la névralgie et le rhumatisme musculaire. Émise d'abord par MM. Roche et Cruveilhier, cette opinion, après avoir soulevé de nombreuses contradictions, a fini par prévaloir auprès des meilleurs observateurs (1).

De cette identité de nature on a dû conclure à une identité de traitement, et l'on retrouve en effet, à de légères différences près, dans la thérapeutique du rhumatisme musculaire, tous les modificateurs qui sont indiqués dans celle des névralgies : applications émollientes, topiques de différentes espèces, émissions de sang, vésicatoires, cautérisation transcurrente, médication endermique, sulfate de quinine, etc. etc.

Les bains de vapeurs, les bains russes, ont une efficacité qui n'est pas contestée, et on lit, en particulier dans les ouvrages déjà cités de MM. Rapou et Lambert, des observations qui l'établissent péremptoirement.

Enfin le rhumatisme musculaire a été jusqu'à présent le principal champ d'exploration de l'hydrothérapie empirique, et c'est lui qui a fourni à cette méthode les succès les plus nombreux et les plus éclatants.

Il ne s'agit donc point, dans ce que j'ai à dire ici, d'une médication nouvelle, mais seulement d'une application différente, et, suivant moi, plus rationnelle et plus efficace de moyens déjà usités. Comme je l'ai fait d'ailleurs pour les névralgies, je séparerai la forme aiguë de la forme chronique.

1° *Rhumatisme musculaire aigu.* — Cette première forme est,

(1) Valleix, *Guide du médecin praticien*, t. X, p. 194 ; Paris, 1847. — *Études sur le rhumatisme musculaire*, in *Bull. gén. de thérap.*, t. XXXV, p. 296 ; 1848.

comme on le sait, très-douloureuse, et amène une impossibilité presque absolue de mouvement dans la partie affectée. Souvent elle cède en quelques jours au repos, aux applications émollientes et narcotiques, aux sudorifiques ou aux topiques excitants, tels que les sinapismes, le liniment ammoniacal, l'alcool camphré, etc.; mais parfois elle résiste à ces divers agents, et l'on est obligé de recourir aux sangsues, aux ventouses scarifiées ou aux vésicatoires. Dans les cas de ce genre, on voit souvent la maladie avoir une durée de deux à trois septénaires, quelles que soient la nature et l'activité de la médication employée.

Or l'hydrothérapie nous offre des moyens curatifs d'une application plus facile, moins désagréable pour le malade, et d'une efficacité plus constante et surtout plus prompte.

Dans les cas légers, on réussira presque toujours en vingt-quatre heures à enlever complétement la douleur, et à rétablir l'entière liberté des mouvements, à l'aide du procédé suivant.

On trempe un mouchoir de poche ou une serviette dans de l'eau très-froide, et l'on tord fortement; on applique le linge mouillé sur la partie malade en plaçant par-dessus un morceau de taffetas gommé et un linge sec assez épais, à l'aide duquel on maintient le tout. Le linge mouillé ne tarde pas à s'échauffer fortement, et il en résulte une espèce de bain de vapeurs local. Au bout de douze heures, on enlève l'appareil, et on lotionne la partie malade avec une éponge et de l'eau froide. Il est rare, je le répète, qu'un rhumatisme musculaire aigu et d'une médiocre intensité résiste à deux ou trois applications de ce genre; pour ma part, j'ai obtenu un succès complet dans un grand nombre de cas de lumbago, de torticolis, de pleurodynie, de rhumatisme deltoïdien, etc.

Lorsque le rhumatisme est intense, le moyen que je viens d'indiquer est insuffisant; il faut alors avoir recours au procédé à l'aide duquel j'ai combattu les névralgies aiguës, et l'on peut être assuré qu'une, deux ou trois sudations en étuve sèche, suivies d'une douche froide, en feront justice. Les observations suivantes viennent à l'appui de cette assertion.

Observation. — M. G..., âgé de 32 ans, capitaine d'artillerie, a contracté dans les bivouacs africains un lumbago aigu qui, depuis cinq à six ans, s'est toujours reproduit deux ou trois fois chaque année. La douleur est très-intense et occupe les deux gouttières lombaires; les plus légers mouvements du tronc l'exaspèrent violemment. M. G... se meut tout d'une pièce, ne marche qu'avec peine, à petits pas, et le corps fortement incliné en avant; souvent il est obligé de garder le lit.

La maladie a été combattue par tous les moyens usités (cataplasmes, bains, sinapismes, liniments excitants, sangsues); mais constamment, qu'elle qu'ait été la médication employée, elle a eu une durée de quinze jours à trois semaines.

Le 7 mai 1849, M. G... ressent quelques douleurs lombaires, et le lendemain le lumbago se montre avec toute son intensité.

Le 9, je propose à M. G... de se soumettre au traitement hydrothérapique; il y consent par complaisance, et en me disant: « Vous ne ferez pas mieux que tous les autres; j'en ai pour mes trois semaines, soyez-en sûr. »

Amélioration notable dès la première séance. M. G... se redresse, et la douleur pendant la marche est moins vive. Après la quatrième douche, la douleur, au grand étonnement de M. G..., a complétement disparu.

Observation. — Mlle M..., âgée de 20 ans, éprouve, en se réveillant, le 8 novembre 1847, dans le côté gauche du cou, une douleur très-vive, que tous les mouvements de la tête exaspèrent au point de lui arracher des cris. L'immobilité est gardée pendant toute la journée, et le cou est entouré de ouate; mais le lendemain, la douleur a conservé toute son intensité. Une seule séance hydrothérapique l'enlève immédiatement et complétement.

Observation. — M. L..., âgé de 36 ans, ressent, le 16 septembre 1848, dans le côté droit de la poitrine, une douleur très-vive, qu'exaspèrent les mouvements du tronc, du membre supérieur correspondant, et les efforts inspirateurs; elle a son maximum d'intensité vers le mamelon, mais elle occupe toute l'étendue du muscle grand pectoral et les digitations du grand dentelé. Pendant deux jours, le malade garde le lit et fait usage de boissons chaudes et sudorifiques; des cataplasmes arrosés de laudanum, et plus tard un sinapisme, sont appliqués sur la poitrine.

Le 19 septembre, la douleur n'ayant rien perdu de son acuité, M. L... est placé dans l'étuve sèche, et reçoit, pour terminer la sudation, une douche en pluie générale, et une douche en jet, promenée sur les parties douloureuses ; le soir, seconde séance, qui enlève complétement la douleur.

OBSERVATION. — M. R..., âgé de 37 ans, d'un tempérament sanguin, a eu plusieurs attaques de goutte, et ressent habituellement des douleurs rhumatismales erratiques, ambulantes, irrégulières.

Le 3 février 1847, une douleur très-vive se fait sentir dans la région lombaire, elle occupe les deux gouttières, et se propage vers le dos et la nuque ; le lendemain, elle est devenue à peu près générale, et se fait sentir dans le muscle occipito-frontal (*gravedo*), dans les muscles des régions latérales et postérieure du cou (*torticolis* et *cervicodynie* de Valleix), dans les deux muscles deltoïdes, dans les deux côtés de la poitrine, où elle occupe principalement les intersections costales des grands pectoraux ; dans tous ces points, la douleur est continue, avec élancements, et exaspérée par les plus légers mouvements ; enfin des élancements irréguliers se font sentir dans les fesses et les membres inférieurs. Le malade souffre beaucoup, est très-impatient, et réclame avec instance un soulagement immédiat.

Le tempérament du sujet, le pouls, qui était plein, dur et fréquent, l'étendue et l'acuité de la maladie, indiquaient certainement une saignée générale : le malade la demandait, et je fus sur le point de la pratiquer ; mais, désireux de voir quel serait, dans ce cas, l'effet de la médication hydrothérapique, je demandai à M. R... de s'y soumettre, et il y consentit.

Le 5 février, le malade reste dans l'étuve pendant trois quarts d'heure ; la transpiration est extrêmement abondante, et je ne saurais peindre l'étonnement qu'éprouve M. R..., lorsque, sortant de la douche, il se trouve débarrassé comme par enchantement de toutes ses douleurs.

Je pourrais encore relater d'autres faits analogues à ceux que l'on vient de citer ; mais ceux-ci suffisent, je pense, pour établir la supériorité du traitement que je préconise. Chez tous ces malades, le rhumatisme était assez intense pour autoriser le médecin à recourir d'emblée aux émissions de sang soit locales, soit générales, et aux agents les plus énergiques de la thérapeutique usuelle ; or, je demande quelle est la médication qui aurait amené un résultat plus satisfaisant et plus prompt que celui que nous avons obtenu au moyen du calorique, de la sudation, et des douches froides.

2° *Rhumatisme musculaire chronique.* — Le rhumatisme musculaire chronique se présente sous deux formes très-différentes, qui n'ont pas été suffisamment étudiées et séparées.

Tantôt il est *fixe*, et occupe constamment et d'une manière continue, quoique avec exacerbations irrégulières, le même lieu. Son siége le plus ordinaire est la région lombaire (*lumbago chronique*), et souvent alors il est pris pour une affection de la moelle épinière, en raison de la continuité et de la gravité des accidents dont il est accompagné. Quelquefois il envahit le muscle occipito-frontal ou les muscles de la plante des pieds; et il y a lieu de s'étonner, soit dit en passant, que le *gravedo* et le rhumatisme plantaire chronique soient à peine indiqués par les auteurs, même par ceux qui se sont occupés spécialement de la matière.

D'autres fois, et cette seconde forme est de beaucoup la plus fréquente, le rhumatisme chronique est *mobile;* il est alors caractérisé par des douleurs intermittentes, irrégulières, qui se font sentir tantôt dans un point, tantôt dans un autre, tantôt en plusieurs endroits à la fois. Il se montre de préférence dans les muscles des gouttières lombaires, de la région postérieure du cou, de la poitrine et des membres; souvent il n'occupe qu'un seul muscle : le deltoïde, le soléaire, le grand pectoral, etc.

La douleur peut être lancinante, erratique, ambulante, et se porter incessamment d'un lieu à un autre, de telle sorte que, dans l'espace d'une journée, elle parcourt successivement tous les points que nous avons indiqués; d'autres fois elle persiste pendant quelque temps dans le même lieu, et ce n'est qu'au bout de trois, quatre, six ou huit jours, qu'elle disparaît brusquement, pour se faire sentir dans une autre partie du corps.

Le froid, l'humidité, les variations atmosphériques, la direction des vents, les écarts de régime, la fatigue, ont une grande influence sur la marche, l'intensité et le retour du rhumatisme chronique mobile.

Quelle que soit la forme sous laquelle il se présente, le rhumatisme musculaire chronique est toujours une maladie sérieuse, en raison des douleurs qu'il provoque, de la gêne qu'il apporte dans les mouvements, de son extrême ténacité et de sa résistance aux efforts du médecin. Presque toujours sa durée est de plusieurs années, et il n'est pas rare de le voir se prolonger autant que la vie du sujet, qu'il n'abrége point d'ailleurs par lui-même.

La thérapeutique de cette affection est assez mal établie dans les traités de pathologie, et l'on chercherait en vain des données positives et une appréciation motivée, propres à fixer le praticien sur l'efficacité et l'opportunité des nombreux modificateurs dont les auteurs se contentent de faire la stérile énumération.

Les émissions de sang locales, les vésicatoires, les cautères, les moxas, la cautérisation transcurrente, l'acupuncture, l'électro-puncture, le massage, les bains et les douches de vapeurs, les bains russes, les bains sulfureux, les bains de sublimé, les bains de mer, certaines eaux thermales, le sulfate de quinine à hautes doses, l'iodure de potassium, et beaucoup d'autres modificateurs, composent l'arsenal thérapeutique dans lequel le praticien est réduit à puiser au hasard, et le plus ordinairement sans succès. Alors est intervenue l'hydrothérapie, et il ne lui a fallu que peu de temps pour établir sa supériorité sur toutes les médications antérieures; ses détracteurs les plus obstinés et les plus aveugles ont dû lui concéder le rhumatisme musculaire chronique, et l'un de ses appréciateurs les plus éclairés et les plus impartiaux, Valleix, s'est expliqué en ces termes :

« Les faits rapportés par les auteurs sont de nature à faire considérer l'hydrothérapie comme très-utile contre le rhumatisme musculaire. Les lotions froides, pratiquées rapidement une ou deux fois par jour, peuvent suffire; et nous connaissons plusieurs personnes qui se sont débarrassées ainsi de douleurs rhumatismales datant de longtemps, et qui sont parvenues à sortir sans inconvénient, au fort de l'hiver, avec des vêtements légers, tandis qu'auparavant elles étaient obligées de se couvrir fortement, même dans l'intérieur de leur appartement. Si les douleurs musculaires ne sont pas très-fortes, on remarque qu'immédiatement après une simple lotion, elles ont complétement disparu; mais il est ordinaire de les voir reparaître dans un moment de la journée plus ou moins éloigné de celui où la lotion a été faite. Cette disposition, ou du moins ce soulagement extrême de la douleur, immédiatement après l'application de l'eau froide, ne prouvent-ils pas l'action puissante de ce moyen, et ne doivent-ils pas faire espérer qu'en persévérant dans son emploi, on viendra à bout de la maladie? Aussi est-ce là, je le répète, ce qui arrive fréquemment; mais il est des cas rebelles où, malgré l'usage persévérant des lotions froides, la douleur revient toujours. En pareil cas, il faut nécessairement recourir à l'hydrothérapie complète, c'est-à-dire à l'hydrosudopathie » (1).

Ce passage demande quelques explications. Il est très-vrai que de *simples lotions froides* procurent souvent le soulagement dont parle Valleix; mais je ne connais pas un seul cas où elles aient suffi pour amener une guérison complète, durable, et ceci est un point important sur lequel j'appelle toute l'attention du lecteur.

L'efficacité de l'hydrothérapie, subordonnée à un grand nombre de circonstances, ne se montre ici que si l'on fait usage d'eau à une température de + 8° à + 10° centigr., de douches puissantes, *ayant une grande force de projection*, et enfin si l'on varie, suivant les indications de chaque cas, les appareils et les procédés d'application.

Dans ces conditions, la médication hydrothérapique, méthodiquement appliquée, est sans contredit le traitement le plus sûrement et le plus promptement efficace que l'on puisse opposer au rhumatisme musculaire chronique, et j'ajoute qu'elle est beaucoup plus simple et moins pénible que ne l'ont faite Priessnitz et ses imitateurs. Les succès obtenus à Bellevue ont été aussi satisfaisants que possible, et cependant les malades n'ont pas été abreuvés d'eau, ils n'ont pas été soumis à des enveloppements toujours si longs et si désagréables, ils n'ont pas subi des applications froides incessantes. Deux séances par jour de douches froides, locales et générales, précédées ou non de la sudation en étuve sèche, des bains de siége, dans les cas de lumbago, parfois des compresses mouillées appliquées *loco dolenti :* tel est le traite-

(1) Valleix, *Bull. gén. de thér.*, t. XXXV, p. 101, 102; 1848.

ment que j'ai mis en usage, et qui m'a constamment fourni les plus heureux résultats. Il faut même avoir soin de ne pas abuser du calorique, qui souvent réveille les douleurs, les rend plus vives, et dont l'application continuée éterniserait la maladie, au lieu de la guérir. Les sudations doivent être supprimées, ou tout au moins rendues très-rares (une ou deux par semaine), dès que les fonctions cutanées sont convenablement rétablies, que la transpiration est facile et abondante.

Je ne puis reproduire ici, *in extenso*, toutes les observations que j'ai recueillies, mais je résumerai les principales d'entre elles; car ce n'est que par l'exposé des faits que l'on peut arriver à établir l'efficacité d'une médication.

Observation. — M. M..., âgé de 37 ans, réfugié polonais et homme de lettres, après avoir ressenti, pendant plusieurs années, des douleurs rhumatismales ambulantes qui ont parcouru successivement toutes les régions du corps, et dont l'origine remonte à la guerre de Pologne, a éprouvé en 1841 une douleur continue qui occupait toute l'étendue de la région épicrânienne, et avait son maximum d'intensité vers l'occiput et le sommet de la tête. Cette douleur n'était pas très-violente et ne présentait point d'élancements très-vifs, mais elle était diffuse, gravative, exaspérée par les mouvements du cuir chevelu, par la pression, par la constriction exercée par le chapeau, et sa continuité la rendait extrêmement incommode; elle donnait lieu à une sensation très-pénible de compression et à une espèce d'hébétude qui rendait M. M... complétement incapable de se livrer à aucun travail intellectuel ou même de lire son journal; quelquefois la douleur disparaissait spontanément pour quelques jours, mais elle ne tardait pas à reparaître sans cause connue ou sous l'influence du froid, de l'humidité, d'une variation atmosphérique, d'un écart de régime, du travail de cabinet, du séjour dans un appartement très-chaud, dans une salle de spectacle, etc.

Pendant cinq ans, les traitements les plus divers ont été dirigés contre la maladie, qui, prise d'abord pour une névralgie, a été combattue par les pilules de Méglin, les vésicatoires, et la méthode endermique, les sangsues aux apophyses mastoïdes et à la nuque, le sulfate de quinine, etc.; considérée plus tard comme étant de nature syphilitique, on lui opposa un traitement mercuriel qui n'y apporta aucune modification.

En 1843, Marjolin fut consulté; il reconnut l'existence d'un rhumatisme occipito-frontal chronique, et conseilla les bains de vapeurs; ceux-ci ne purent pas être supportés par le malade; ils exaspéraient la douleur, produisaient de la congestion cérébrale et des palpitations violentes. Marjolin fit raser le cuir chevelu, et prescrivit divers liniments soit calmants et narcotiques, soit excitants, mais ils restèrent sans effets; de larges vésicatoires volants, recouvrant la plus grande partie du muscle occipito-frontal, ne furent pas plus efficaces; trente-six bains sulfureux n'amenèrent aucun soulagement. M. M... se rendit à Barèges, et en revint au bout de deux mois dans le même état.

En 1844, un séton fut appliqué à la nuque et porté pendant quatre mois sans résultats; plusieurs saignées générales furent pratiquées; au mois de juillet, M. M... alla prendre les eaux de Plombières.

En 1845, un cautère fut appliqué à la jambe droite, et conservé jusqu'au 11 *juillet* 1846, époque à laquelle Marjolin conseilla à M. M... d'essayer un traitement hydrothérapique, la maladie ayant plutôt augmenté que diminué sous l'influence des diverses médications employées jusque-là.

Au bout de quinze jours, une notable amélioration se fait déjà sentir; au bout de trois mois, la guérison est complète, et elle s'est maintenue jusqu'à ce jour.

Observation. — M. de B..., âgé de 40 ans, éprouve en 1841 plusieurs attaques de lumbago aigu qui l'obligent, chaque fois, à garder le lit pendant huit jours; les douleurs sont extrêmement vives et s'irradient dans les cuisses; elles sont accompagnées de fièvre, et rendent impossible toute espèce de mouvement du tronc; elles cèdent au repos, aux bains tièdes, aux cataplasmes ou aux sangsues.

En 1842 et 1843, la maladie se reproduit encore plusieurs fois, principalement pendant l'hiver, les temps froids et humides; dans l'intervalle des accès, M. de B... éprouve d'une manière continue, dans la région lombaire, des douleurs sourdes, vagues, irrégulières, et une sensation de faiblesse, qui l'empêchent de marcher, de monter à cheval, de se livrer à aucun exercice; les mouvements du tronc, et surtout ceux de flexion, amènent des douleurs vives, et le malade les redoute tellement qu'il se tient constamment roide et ne se meut que tout d'une pièce.

Le 13 juillet 1843, M. le Dr Cayol est consulté; il conseille au malade d'aller passer une saison à Vichy, d'y prendre des bains mitigés et des douches, et d'aller ensuite passer quinze jours à Néris.

Juillet 1844. Les eaux de Vichy et de Néris n'ont eu aucun résultat; les douleurs continues et la faiblesse lombaire ont augmenté, plusieurs accès ont eu lieu, et le malade éprouve en outre, depuis six mois, des accidents dyspepsiques caractérisés par des bâillements, du malaise gastrique, de l'inappétence, des rapports nidoreux, de la constipation alternant avec de la diarrhée, etc. M. Cayol prescrivit des pastilles de Vichy, de l'eau de Spa, des bols contenant 75 centigrammes de diascordium et 30 centigrammes de poudre de Colombo, des bains gélatino-sulfureux, et des frictions avec le baume opodeldoch.

1846. Depuis deux ans, la maladie s'est aggravée, et M. de B..., qui habite la province, y a consulté plusieurs médecins qui lui ont donné à entendre qu'il était affecté d'une maladie de la moelle. Au mois de juin, il vient à Paris retrouver M. Cayol, qui conseille l'application de plusieurs cautères sur les gouttières lombaires ; le malade refuse de se soumettre à ce moyen, et M. Cayol l'engage alors à essayer l'hydrothérapie, qui a été commencée à Bellevue le 25 juin 1846. — Bains de siége à eau courante, sudation, douche en pluie générale et douche en jet dirigée sur la région lombaire.

Guérison complète au bout de six semaines.

Au mois de juillet 1847, le malade fait un voyage à Paris et vient me voir. L'hiver s'est passé sans le moindre accident, aucune douleur ne s'est fait sentir, les mouvements du tronc sont libres ; la guérison s'est parfaitement maintenue, mais M. de B... veut profiter de son séjour pour prendre encore des douches pendant un mois.

Observation. — P..., âgé de 22 ans, jardinier aux environs de Paris, est atteint depuis six mois de douleurs lombaires qui le condamnent à une inaction complète, tant les plus légers mouvements du tronc provoquent de vives douleurs. Le médecin de la localité a d'abord considéré la maladie comme un rhumatisme musculaire, et l'a combattue par les topiques émollients au début, puis par des sangsues, des liniments irritants, des sinapismes, et enfin des vésicatoires volants ; mais, les douleurs devenant de plus en plus vives, les mouvements de plus en plus difficiles malgré ce traitement énergique, il a pensé qu'il pouvait avoir affaire à une affection de la moelle, et il donna le conseil au malade de se rendre à Paris et d'y entrer dans un hôpital.

P... est soumis à mon examen le 17 décembre 1848 ; je reconnais l'existence d'un lumbago chronique, et je conseille l'hydrothérapie. P... est d'une pusillanimité extrême, il est fort effrayé de l'idée d'avoir une affection de la moelle, il n'ose exécuter le plus léger mouvement, et la perspective de la douche lui inspire un violent effroi. Le traitement est néanmoins commencé le 21 décembre ; au bout de quelques jours, les douches sont prises convenablement, et au bout d'un mois la guérison est complète.

Observation. — M. J..., âgé de 57 ans, habitant Bellevue, éprouve depuis plusieurs années dans les deux bras, et principalement dans les muscles deltoïdes, des douleurs continues qui deviennent plus vives pendant la nuit, et qu'exaspèrent le froid, l'humidité, les variations atmosphériques et les mouvements; ainsi M. J... a beaucoup de peine à se raser, et c'est là, parmi les inconvénients de sa maladie, celui qui lui est le plus désagréable. Il a eu recours sans succès à toutes sortes de liniments, d'onguents, de pommades, au papier Fayard, etc., et, le 20 juin 1848, il se décide à essayer l'hydrothérapie; six semaines après, les douleurs avaient complétement disparu.

Observation. — L..., habitant Meudon, âgé de 49 ans, a éprouvé, à plusieurs reprises, des douleurs rhumatismales qui ont parcouru les différentes régions du corps, qui se sont fait sentir principalement en automne et pendant l'hiver, et contre lesquelles il n'a jamais réclamé les secours de la médecine. Depuis deux ans, ces douleurs se sont fixées d'une manière exclusive et continue dans la plante des pieds, et sont devenues extrêmement incommodes; la pression avec la main est douloureuse; lorsque, dans la marche ou la station debout, le poids du corps presse la plante des pieds contre un corps dur, des douleurs très-vives se manifestent, et le malade est obligé de garnir ses sabots d'une couche épaisse de paille. Il s'est adressé à des charlatans, qui lui ont vendu plusieurs espèces de liniments et de pommades dont il n'a retiré aucun soulagement.

Au bout de sept semaines d'un traitement hydrothérapique commencé le 9 juillet 1847, les douleurs disparaissent complétement.

Observation. — G..., âgé de 40 ans, habitant Meudon, a éprouvé, dans la nuit du 8 au 9 juillet 1846, dans les épaules et les poignets, des douleurs très-vives qui, le lendemain, se sont fait sentir également dans la nuque, la région lombaire, les fesses, les jambes et la plante des pieds. Pendant huit jours, la maladie a conservé un caractère d'acuité très-marqué. Au bout de ce temps, les douleurs ont diminué; mais depuis lors elles se sont constamment montrées, à des intervalles très rapprochés, dans l'une ou l'autre des parties du corps ci-dessus indiquées, et souvent, lorsqu'elles occupent les lombes ou la plante des pieds, elles obligent le malade à garder le lit.

Traitement hydrothérapique commencé le 13 août 1847; guérison le 15 septembre.

Au total, dans l'espace de dix années, plus de 60 malades, affectés de rhumatisme musculaire chronique, fixe ou ambulant, ont été traités par les douches froides et la sudation ; tous ont guéri, et ce résultat établit, je crois, d'une manière péremptoire, la supériorité de la médication hydrothérapique sur toutes les autres méthodes de traitement.

De la révulsion par inflammation.

Je n'ai que peu de choses à ajouter à ce que j'ai dit précédemment. Les abcès sous-cutanés ou profonds ne doivent jamais être volontairement provoqués, car ils n'ont aucun avantage, et ils peuvent donner lieu à des accidents plus ou moins fâcheux. J'en dirai autant des furoncles, auxquels je n'ai jamais pu attribuer la moindre influence critique favorable, mais que j'ai vus souvent devenir une complication, une maladie nouvelle très-désagréable. On sait la tendance qu'ont les furoncles à se multiplier, à se reproduire; et M. Denonvilliers a vu une malade sur laquelle plus de 700 clous se sont successivement développés, sans que rien ait pu mettre un terme à cette déplorable diathèse furonculeuse, dont la science possède d'ailleurs de nombreux exemples, et que l'hydrothérapie empirique a souvent fait naître, sans aucun profit pour les malades.

Parfois, au contraire, il est utile de provoquer, à l'aide de compresses excitantes et de frictions, le développement d'une éruption; on obtient ainsi une action irritante transpositive énergique et de longue durée, qui m'a rendu des services dans le traitement de plusieurs phlegmasies chroniques de l'estomac et de l'intestin, de plusieurs névralgies et rhumatismes musculaires chroniques.

L'éruption se montre d'abord sous la forme papuleuse, et un prurit très-vif l'accompagne. Si l'on suspend alors les applications froides, la peau revient en quelques jours à son état normal; si, au contraire, on continue le traitement, l'éruption devient vésiculeuse et ensuite pustuleuse. Abandonnée à elle-même, ou soumise à des applications réfrigérantes et sédatives, elle a une durée qui varie entre deux et quatre septénaires; mais, si l'on persiste dans l'emploi des applications excitantes, l'éruption peut durer indéfiniment et elle tend à se propager. L'hydrothérapie empirique fait souvent naître ainsi des éruptions générales, maladies graves et rebelles ajoutées à l'affection primitive (1); mais elle s'en console, ou même s'en applaudit, en disant qu'elle a fixé au dehors le principe morbifique qui avait élu domicile en dedans. Nous, qui ne partageons pas ces illusions, nous avons toujours évité de nous donner un pareil sujet de contentement, et nous engageons tous les praticiens à nous imiter.

Maladies chroniques du tube digestif (2).

Les trois espèces de révulsion hydrothérapique que nous venons d'étudier peuvent s'exercer simultanément par l'association des douches froides, de la sudation, et des compresses ou des frictions excitantes; et c'est principalement dans le traitement des maladies chroniques du tube digestif que cette médication, exclusivement révulsive quoique complexe en apparence, produit des résultats impossibles à obtenir par toute autre méthode de traitement. Les observations suivantes fourniront des preuves remarquables de son efficacité.

Observation. — Mme R..., âgée de 40 ans, est affectée, depuis une dizaine d'années, d'une gastro-entérite chronique qui a résisté à tous les moyens qui ont été dirigés contre elle par plusieurs médecins, et notamment par M. Chomel, pendant les dernières années.

Sans entrer dans tous les détails de cette longue observation, il me suffira de dire ici que l'amaigrissement est un des plus considérables qu'il m'ait été donné d'observer; la peau, sèche, rugueuse, aride, d'un gris terreux, est littéralement collée sur les os; l'appétit est très-irrégulier, tantôt nul, tantôt assez vif; mais la malade, qui pèse tous les jours exactement la petite quantité d'aliments qu'elle ingère, redoute constamment de le satisfaire, car la plus légère augmentation de nour-

(1) Voy. *Clinique hydrothérapique de Bellevue*, 2e fascicule.
(2) Voy. *Clinique hydrothérapique de Bellevue*, 1er et 2e fascicules.

riture amène des douleurs gastriques et intestinales, des indigestions, de la diarrhée, un malaise qui se prolonge pendant plusieurs jours. Pour éviter ces accidents, Mme R... est réduite souvent, selon ses expressions, à se laisser mourir de faim. Le choix des aliments est également entouré de vicissitudes et de difficultés; pendant un certain temps, la malade ne peut supporter que le régime maigre, l'estomac se refusant à digérer la quantité la plus minime de viande noire ou blanche ; puis la faiblesse devient extrême, les digestions sont laborieuses, douloureuses, et ce n'est qu'en ayant recours au régime gras que Mme R... obtient un peu de soulagement. Mais bientôt les organes digestifs s'irritent, la langue rougit et s'effile, la région épigastrique présente une sensibilité extrême à la pression ; il survient des vomissements, de la diarrhée, et il faut se hâter de revenir aux aliments maigres. Au milieu de ces alternatives, et malgré les précautions les plus minutieuses, les fonctions digestives s'accomplissent néanmoins très-mal ; une constipation et une diarrhée également opiniâtres se succèdent tour à tour ; la langue est tantôt chargée et humide, tantôt rouge et sèche ; les indigestions sont fréquentes, et l'émaciation fait tous les jours de nouveaux progrès.

Cette maladie, si grave et si ancienne, a plongé Mme R... dans un état d'anémie, de cachexie, qu'il est facile de comprendre. Les muqueuses sont complétement décolorées, la faiblesse est extrême ; l'exercice le plus léger amène des palpitations violentes et une courbature générale qui dure plusieurs jours ; l'écoulement menstruel n'a point paru depuis quatre ans, et l'on perçoit un bruit de souffle très-intense dans les vaisseaux du cou.

Les médications les plus diverses ont été essayées : les révulsifs (vésicatoires, cautères) sont restés sans effet, les purgatifs ont toujours été nuisibles ; le fer et les toniques n'ont jamais pu être supportés ; les eaux minérales de Vichy, de Seltz, de Spa, de Bussang, etc., sont restées inefficaces ou n'ont amené qu'une amélioration légère et peu durable.

Mme R... vient s'établir à Bellevue le 1er mai 1849, et y est soumise au traitement hydrothérapique (*sudation en étuve sèche, douches générales en pluie ou en jet, lavements froids ; compresses froides sur le ventre, excitantes ou sédatives suivant les indications,* etc.).

Au bout de deux mois, l'amélioration est manifeste ; la peau a repris sa coloration naturelle, les fonctions digestives sont plus régulières et plus satisfaisantes ; Mme R... supporte sans accidents une alimentation mixte suffisamment réparatrice, et la maigreur a diminué ; les forces rendent quelques promenades possibles ; les muqueuses sont colorées, les palpitations moins violentes.

Le traitement est continué pendant tout l'été, mais d'une manière irrégulière, interrompue; Mme R... a eu des affaires qui lui ont imposé des absences, des voyages à Paris, des fatigues; cependant sa santé a continué à s'améliorer, et la malade quitte Bellevue au mois de novembre dans un état satisfaisant, et ne présentant plus aucun symptôme d'anémie.

Pendant l'hiver de 1850, Mme R... est soumise tous les matins à une friction en drap mouillé, et, trois ou quatre fois par semaine, elle prend dans la journée une douche générale. Au mois de février, les règles, qui n'avaient point paru depuis plusieurs années, et que la malade croyait à jamais supprimées, reparaissent en petite abondance et accompagnées de douleurs assez vives; depuis cette époque, elles se montrent régulièrement tous les mois, et elles sont devenues graduellement d'une abondance raisonnable et complétement indolentes; les fonctions digestives s'accomplissent bien.

Pendant les premiers mois de cet été, Mme R... a repris des douches à Bellevue; au mois de juillet, elle a conduit sa fille à Dieppe, et elle y a pris des bains de mer, qui ont exercé une action très-favorable sur sa santé, qui aujourd'hui ne laisse rien à désirer.

L'influence exercée par le traitement hydrothérapique est ici bien évidente : par son action révulsive, il vient à bout d'une gastro-entérite chronique qui, pendant plusieurs années, a résisté à tous les efforts de l'art; par son action reconstitutive, il a prise sur l'anémie, et les deux maladies sont guéries ainsi simultanément et l'une par l'autre. Le fait de l'écoulement menstruel se rétablissant après plusieurs années d'interruption complète mérite aussi d'être particulièrement remarqué (1).

Observation. — Mme H... habite Sens; elle est âgée de 36 ans, d'une constitution grêle, d'un tempérament nerveux, d'une santé habituellement bonne. Il y a sept ans, elle perdit brusquement l'aîné de ses enfants, et la douleur qu'elle en ressentit fut si vive que pendant plusieurs mois elle ne prit presque aucune nourriture, bien que son appétit ait été jusque-là très-développé. Au bout de quatre mois, Mme H... devint enceinte; la grossesse ramena la santé, et l'accouchement fut heureux. Mais, deux mois après, la malade était frappée par la mort de son mari, et ce nouveau malheur la replongeait dans de

(1) Voy. *Clinique hydrothérapique de Bellevue*, 2e fascicule.

vives souffrances; ses règles, brusquement interrompues, devinrent de ce moment très-peu abondantes; des douleurs gastriques très-violentes réduisirent graduellement l'alimentation à son minimum possible, et, pour comble d'infortune, des douleurs de dents d'une violence extrême ne laissèrent aucun repos à la malade ni pendant le jour ni même pendant la nuit.

Cet état se prolongea pendant quatre ans, et ne fut point amélioré par trois saignées générales, l'application de plusieurs vésicatoires, l'usage des ferrugineux, et l'avulsion d'une dizaine de dents.

Les choses en étaient là lorsqu'un jour à la campagne, après son déjeuner, Mme H... éprouva tout à coup, à l'épigastre, une douleur tellement atroce, qu'elle tomba par terre privée de connaissance; au bout de dix minutes, elle revint à elle, ne ressentant plus rien que de la fatigue et de la courbature générale. Ceci se passait au mois de septembre 1848.

Pendant l'hiver, plusieurs *attaques* semblables eurent lieu; une douleur atroce se faisait brusquement sentir à l'épigastre; la malade tombait à terre, restait privée de connaissance pendant huit à dix minutes, revenait à elle, se débattait sur le plancher contre une suffocation extrêmement pénible, et le tout se terminait par une sensation d'accablement et de fatigue.

Au mois de mai 1849, eut lieu une attaque extrêmement violente; la perte de connaissance fut si profonde et si longue, que l'on crut Mme H... morte; la suffocation et les mouvements convulsifs se prolongèrent pendant une heure.

Ces accidents bizarres furent rattachés à une affection hystérique et gastralgique, et combattus par la valériane, le bismuth, la morphine, toute la série des antispasmodiques et des opiacés; mais ce traitement resta complétement inefficace.

Au mois d'août, les *attaques* devinrent d'une fréquence et d'une longueur désespérantes; elles se montrèrent d'abord tous les deux jours, puis tous les jours, et leur durée atteignit successivement trois, quatre, sept, et enfin douze heures. « Je gardais le lit, écrivait Mme H... dans une note que j'ai sous les yeux, je n'avais plus la force de me soutenir; pendant mes crises, j'étais sans parole et sans mouvement, mais j'entendais tout ce que disait le médecin, qui était fort embarrassé, et avouait ne plus savoir que faire. » Des frictions avec la pommade stibiée furent pratiquées sur la poitrine et l'épigastre, elles ne modifièrent en rien l'état de la malade.

Mme H... cessa toute espèce de traitement; les crises diminuèrent peu à peu de fréquence, d'intensité, et, vers le mois d'octobre, elles disparurent pour ne plus se reproduire ; mais alors se manifestèrent, du côté des voies digestives, des accidents qui, de ce moment, allèrent sans cesse en s'aggravant.

Les digestions devinrent très-pénibles, très-douloureuses, accompagnées d'un gonflement considérable de la région épigastrique et du ventre ; la moindre fatigue provoque des douleurs gastriques très-violentes, et la malade est amenée à manger de moins en moins.

Pendant toute l'année 1850, Mme H... fut constamment souffrante; au mois de décembre, elle vint à Paris pour un de ses fils, affligé d'une difformité de la main, et elle consulta M. le Dr Jules Guérin, qui, frappé de l'état dans lequel se trouvait la mère, lui conseilla de se soumettre à un traitement hydrothérapique, et de s'adresser à moi. Mme H... vint en effet s'établir à Bellevue.

État actuel. Amaigrissement squelettique; peau sèche, aride, écailleuse, d'un jaune terreux; agitation nerveuse considérable, qui se traduit par l'expression des yeux, la vivacité des gestes, une parole rapide et saccadée; la langue est effilée, sèche, et très-rouge à la pointe; soif vive et continuelle, anorexie complète, dégoût invincible pour les aliments, et pour les viandes en particulier. La palpation et la percussion du ventre ne fournissent que des signes négatifs; mais la plus légère pression pratiquée sur la région épigastrique, ou même sur un point quelconque de l'abdomen, est très-douloureuse. Depuis plus de six mois, Mme H... ne prend chaque jour qu'un peu de lait ou de bouillon, et cependant chaque digestion est accompagnée de douleurs vives, de malaise, de gonflement épigastrique, souvent de nausées. Une constipation opiniâtre alterne, toutes les deux ou trois semaines, avec la diarrhée.

La faiblesse est extrême, c'est à peine si Mme H... peut faire quelques pas ; les nuits se passent sans sommeil, dans l'agitation, et souvent un léger mouvement fébrile, suivi de sueur, se manifeste vers le matin.

Le traitement est commencé le 15 *décembre* 1850, et il est institué de la manière suivante: *le matin, sudation en étuve sèche suivie d'une douche; le soir, douche générale en pluie et en jet; dans la journée, bain de siége à eau courante, compresses et frictions excitantes sur le ventre.*

Au bout de trois semaines, une amélioration très-remarquable a été obtenue; l'appétit commence à se faire sentir; Mme H... mange et digère facilement du poulet, du poisson; les forces renaissent, et de petites promenades sont faites sans fatigue, sans courbature.

15 février. La constipation a disparu, les garde-robes sont quotidiennes et spontanées; l'appétit devient de plus en plus vif, les di-

gestions ne sont plus accompagnées de gonflement épigastrique, le teint se modifie.

15 mars. L'habitude extérieure de la malade est véritablement transformée quant à la coloration de la peau, à l'expression du visage, au maintien, au geste, à la parole; les règles, réduites à quelques gouttes depuis si longtemps, sont devenues plus abondantes; les nuits sont excellentes; le sommeil est continu, calme et profond. Mme H... a notablement engraissé, et je l'engage à manger du bœuf et du mouton rôtis.

15 avril. La digestion des viandes noires est parfois accompagnée de pesanteur épigastrique : pour la rendre plus facile, je conseille à Mme H... de boire, après chaque repas, un petit verre de curaçao ou d'anisette; j'ai beaucoup de peine à lui faire accepter un moyen aussi *incendiaire*, qui doit, suivant elle, ressusciter sa gastrite, mais elle cède néanmoins à mes instances, et elle ne tarde pas à s'en féliciter.

15 mai. La santé est aussi bonne que possible, l'appétit est insatiable, les digestions sont excellentes. Mme H... fait de longues courses, va souvent à Paris, s'occupe de ses affaires sans en éprouver la moindre fatigue; elle a acquis un embonpoint très-satisfaisant, et, se considérant comme entièrement guérie, elle veut retourner à Sens.

M. Guérin, qui a suivi la marche de la maladie, qui a constaté, toutes les deux ou trois semaines, les progrès de la guérison, conseille à Mme H... de consolider ce remarquable succès en continuant encore le traitement pendant deux mois; Mme H... y consent, et, le 22 juillet, elle quitte Bellevue dans un état de santé qui ne laisse rien à désirer.

Je pourrais multiplier les observations de ce genre, et j'en possède beaucoup qui offrent une grande analogie avec celles qu'on vient de lire; mais ce livre n'est point un répertoire clinique, et je dois m'arrêter. Cependant je veux encore mettre sous les yeux du lecteur un fait digne de toute son attention, en le priant de se rappeler que, s'il m'a été possible de réunir un aussi grand nombre d'observations *extraordinaires, exceptionnelles,* cela tient à ce que mes confrères ne m'ont guère adressé jusqu'à présent que leurs *incurables,* absolument comme l'on envoie à Pau ou en Italie les phthisiques dont on n'espère plus rien. La plupart des malades dont je rapporte l'histoire souffraient depuis de longues années et avaient, avant de venir à Bellevue, consulté plusieurs médecins, épuisé les ressources de la thérapeutique, et souvent celles du charlatanisme. Voici, à l'appui de cette assertion, un fait fort curieux, qui, au point de vue de l'action exercée par l'hydrothérapie sur les fonctions digestives, présente des analogies remarquables avec l'une des observations que nous avons rapportées précédemment (voy. p. 290).

Observation. — M. C... habite Dreux; il est âgé de 22 ans, d'une taille élevée, d'une constitution grêle, d'un tempérament très-lymphatique, d'une santé habituellement bonne. Pendant l'hiver de 1847, il contracta une bronchite qui devint chronique, et qui résista à l'administration de deux purgatifs, du sirop de Desessarts, et de plusieurs autres médicaments. Le matin, la toux amenait une expectoration muqueuse assez abondante; pendant la journée, elle était sèche. L'appétit se perdit, et un amaigrissement considérable eut lieu. Au mois de juin, les parents de M. C... commencèrent à s'inquiéter sérieusement, et, craignant que la poitrine ne fût compromise, ils amenèrent leur fils à Paris pour consulter M. Cruveilhier, qui les rassura, attribua en grande partie la toux à une irritation pharyngo-laryngée, et prescrivit un sirop béchique, un gargarisme astringent, et pour boisson une infusion d'hysope.

Ce traitement reste sans effet; la toux persiste, l'amaigrissement continue à faire des progrès, et des sueurs nocturnes surviennent. Au mois de septembre, nouvelle visite à M. Cruveilhier, qui, cette fois, prescrit le lait d'ânesse et plusieurs préparations de soufre.

Au mois de janvier 1848, la toux cesse tout à coup; mais il survient, du côté des voies digestives, des accidents qui, de ce moment, vont aller en s'aggravant pendant trois ans, et jeter le malade dans l'un des états morbides les plus graves que l'on puisse voir.

Sans avoir commis aucun excès de table, sans avoir rien changé à son régime, en l'absence, en un mot, de toute cause appréciable, M. C... a plusieurs indigestions à des intervalles très-rapprochés. Les digestions deviennent laborieuses, pénibles, douloureuses; l'appétit se perd, la langue devient rouge; le malade éprouve un dégoût invincible pour toute espèce de viande, et ne mange plus qu'un peu de poisson et de légumes; c'est tout au plus si l'on parvient à lui faire boire une tasse de bouillon. Au mois de mars, il ne veut plus manger de pain, et souvent il ne prend, en vingt-quatre heures, qu'un seul œuf pour nourriture. A partir du mois d'avril, chaque repas, quelque peu copieux qu'il soit, est suivi, au bout de une à deux heures, d'un vomissement très-douloureux.

En juin, M. Cruveilhier est de nouveau consulté; il prescrit un régime exclusivement lacté, le séjour à la campagne, l'exercice, les travaux de jardinage, etc. Pendant six semaines, M. C. ne se nourrit que de lait sous différentes formes, mais ce régime est loin d'améliorer son état. Après chaque repas, a lieu un vomissement abondant, douloureux; les matières sont d'une acidité extrême, formées de bile et de lait caillé. Toutes les dents s'altèrent et se carient; l'amaigrissement est extrême; c'est à peine si plusieurs lavements peuvent vaincre une constipation opiniâtre et provoquer une garde-robe tous les huit ou dix jours.

A la fin du mois de juillet, M. Chomel est consulté. Il ordonne les potages gras, les viandes noires rôties, et l'*hydrothérapie pratiquée de la manière suivante :* LE MALADE SERA PLACÉ DANS UNE BAIGNOIRE VIDE, ET ON LUI VERSERA SUR LE CORPS PLUSIEURS POTS D'EAU FROIDE. M. C... se rend à Tivoli pour subir cette opération hydrothérapique; une affusion de 5 minutes (!) produit une suffocation épouvantable, la réaction ne s'opère point, et le malade se sauve glacé, transi, jurant, mais un peu tard, qu'on ne l'y prendrait plus! Les potages gras, les viandes noires, provoquent de violentes douleurs gastriques et d'affreux vomissements; ils sont abandonnés au bout de quelques jours.

M. C... retourne auprès de M. Cruveilhier et lui fait part de sa mésaventure; cet éminent praticien déclare que L'HYDROTHÉRAPIE NE CONVIENT PAS DANS LE CAS ACTUEL, et conseille les eaux de Plombières.

M. C... se met en route; il est forcé de rester pendant quelques jours à Nancy, où on le voit s'arrêter au coin des rues pour vomir. Les eaux, prises pendant vingt et un jours, n'amènent aucun soulagement, et M. C... revient plus malade, plus maigre et plus faible qu'à son départ.

Le 15 septembre, les parents du malade se décident à consulter Bénech; celui-ci leur impose son invariable formule, mais elle exaspère tellement les accidents, qu'on est bientôt obligé de l'abandonner.

L'amaigrissement est squelettique, la plus légère friction excorie la peau; la constipation alterne maintenant avec la diarrhée. M. C... désire beaucoup chasser, mais il est tellement faible qu'on est obligé de le hisser sur un âne, et que c'est à grand'peine s'il peut tenir son fusil en joue.

Toute médication est abandonnée; une bronchite est contractée pendant l'hiver de 1849. M. le Dr Maréchal, de Dreux, qui donne habituellement des soins au malade, fait appliquer un vésicatoire au bras, et la toux cesse au bout de trois semaines. Au mois de juillet 1849, on affirme aux parents de M. C... qu'un médecin de Laigle possède un moyen de guérison infaillible, et ils se décident à y conduire leur fils : là celui-ci subit, *ex abrupto*, une cautérisation de l'urèthre suivant le procédé de M. Lallemand, sans examen préalable des urines et en l'absence de toutes pertes séminales involontaires, soit nocturnes, soit diurnes. Cette opération est suivie de vives douleurs, d'un écoulement abondant, de dysurie, et d'une irritation des organes génito-urinaires qui a persisté pendant plus de deux ans, et n'a disparu que sous l'influence du traitement hydrothérapique suivi à Bellevue.

Au mois de novembre, M. C... est ramené à Paris auprès de M. Cruveilhier, qui ordonne la suppression du vésicatoire du bras, des frictions avec la pommade stibiée sur la région épigastrique, et le vin de Malaga à haute dose (4 à 6 verres à bordeaux par jour). Sous l'influence de celui-ci, les accidents gastriques deviennent plus violents encore, et l'on est obligé d'y renoncer.

Au mois de décembre, M. le Dr Monneret est appelé à donner des soins au malade ; il prescrit un régime végéto-animal et l'usage des gouttes noires anglaises (*black drops*) à doses progressives (2 à 120 gouttes dans les vingt-quatre heures). Le régime mixte augmente les vomissements.

Des frictions avec l'huile de croton sont pratiquées, à plusieurs reprises, sur la région épigastrique, et amènent le développement d'éruptions abondantes ; des bains fortement alcalins sont pris trois fois par semaine ; 50 gouttes noires sont ingérées chaque jour. Sous l'influence de ce traitement, une amélioration notable se manifeste au mois de février 1850. Le malade reprend un peu de force et d'embonpoint ; les vomissements ont toujours lieu après chaque repas, mais ils sont moins abondants et moins douloureux.

Au mois de juin, M. Monneret prescrit des bains de Barèges. Vers le douzième bain, M. C... ressent, au côté gauche de la poitrine, une douleur assez vive, exaspérée par la respiration et les secousses de la voiture ; il n'en tient aucun compte pendant plusieurs jours, et continue à prendre ses bains ; cependant, la douleur étant devenue plus intense, M. Monneret est appelé dans les derniers jours du mois, et il constate, avec étonnement, la présence d'un épanchement pleurétique considérable remplissant les deux tiers de la cavité pleurale gauche. La manière dont l'épanchement s'est développé, la constitution et l'habitude extérieure du sujet, l'existence antérieure de plusieurs bronchites rebelles, inspirent de sérieuses inquiétudes à M. Monneret, et lui font craindre que la pleurésie ne soit liée à la présence de tubercules pulmonaires. Plusieurs larges vésicatoires sont appliqués sur la poitrine; au bout de deux mois environ, la résorption est complète, et l'épanchement n'a laissé aucune trace appréciable de son passage. L'auscultation et la percussion ne fournissent aucun signe anormal.

Pendant les quinze premiers jours de l'existence de la pleurésie, les vomissements ont entièrement disparu, bien que l'usage des gouttes noires eût été suspendu. Il faut ajouter, à la vérité, que le malade avait gardé une diète à peu près complète; ils avaient reparu dès qu'une certaine quantité d'aliments avait été introduite chaque jour dans l'estomac.

Au mois de septembre, les gouttes noires, auxquelles on substitue quelquefois le sirop de codéine, celui de chlorhydrate de morphine ou le laudanum de Rousseau, améliorent de nouveau l'état de M. C..., qui fait de petites promenades et quelques chasses. L'eau de Vichy ou de Seltz, le café, les glaces, rendent souvent la digestion plus facile, et sont pris avec plaisir par le malade.

Au mois de novembre, on essaye de rendre l'alimentation un peu plus copieuse, et aussitôt les vomissements redeviennent abondants et douloureux. Pendant quatre mois, le malade prend trois bains de Barèges par semaine; les gouttes noires sont portées à la dose énorme de 120 gouttes par jour, mais leur efficacité paraît être épuisée.

Au mois de juillet 1851, M. Monneret conseille un traitement hydrothérapique. M. C..., peu encouragé par le souvenir de Tivoli, ne s'y décide que sur l'assurance réitérée que les choses se passeront différemment à Bellevue, où il vient s'établir le 5 juillet.

État actuel. Amaigrissement squelettique, faiblesse extrême; le malade, qui est d'une taille très-élevée, se tient courbé en deux et marche à pas lents, appuyé d'un côté sur une canne et de l'autre sur le bras de son père; l'alimentation est presque réduite à rien, et cependant chaque repas est suivi d'un vomissement très-douloureux. Souvent il survient, une heure après le déjeuner, de la céphalalgie, des nausées, des efforts de vomissements qui se prolongent pendant toute la journée, et ce n'est que le soir que l'estomac est enfin débarrassé par un vomissement très-copieux. Pour se soustraire à ces souffrances, M. C... reste parfois plusieurs jours sans prendre aucune nourriture.

En présence d'un état aussi grave, aussi ancien, aussi rebelle, je dus faire toutes réserves et m'enquérir surtout de la cause assignée aux vomissements; malheureusement, à cet égard, M. Monneret ne put que me faire le récit de ses propres incertitudes. L'existence d'un ulcère simple ou tuberculeux reposait sur quelques probabilités. S'agissait-il d'un gastrite chronique ou d'un vomissement nerveux, comme Louyer-Villermay et Louis Frank (1) en ont rapporté des exemples? La palpation, la percussion, les caractères des vomissements, la nature des matières vomies, ne fournissaient aucun signe sur lequel on pût asseoir un diagnostic positif. N'existait-il qu'une gastralgie intense et rebelle?

Dans le cas actuel, c'était donc empiriquement que l'hydrothérapie allait être appliquée.

Le traitement est commencé le 7 juillet. M. C..., qui est très-affaibli, très-maigre, très-impressionnable au froid, très-effrayé par le souvenir de son premier essai hydriatique, a une appréhension extrême de l'eau froide, et les premières frictions en drap mouillé produisent une violente suffocation. Dès le quatrième jour cependant, une douche générale, en pluie et en jet, est prise très-bravement, et bientôt M. C... devient l'un des plus fanatiques amateurs de l'hydrothérapie; pour lui l'eau n'est jamais assez froide, les douches ne sont jamais assez longues ni assez multipliées.

Quinze jours de traitement amènent déjà une amélioration remarquable; les forces ont notablement augmenté, et le malade franchit maintenant, sans se reposer et sans appui, l'intervalle qui sépare son domicile de l'établissement; les vomissements sont moins abondants.

Je substitue aux douches les bains de cercles en poussière, d'une durée de trois minutes, pris deux fois par jour.

7 août. Les douches en poussière ont produit, dès les premiers jours, un effet très-remarquable; les vomissements, au lieu d'avoir lieu après chaque repas, c'est-à-dire deux fois par jour, ne se montrent plus qu'une fois, tantôt après le déjeuner, tantôt après le dîner, et parfois ils manquent complétement, bien que M. C... mange le matin de la viande, et que son dîner se compose de poisson et d'un plat de laitage.

7 septembre. L'alimentation a été graduellement rendue plus abondante et plus substantielle; les vomissements sont irréguliers et n'ont plus lieu que tous les deux, trois ou quatre jours. Le malade fait sans fatigue de longues promenades. La peau est devenue blanche, le teint se colore, et l'embonpoint commence à se développer.

7 octobre. Les vomissements sont devenus de plus en plus rares; les digestions sont quelquefois laborieuses, et je conseille à M. C... de boire de l'eau de Seltz pendant ses repas, et de les terminer par

(1) L. Frank, *Remarques sur le vomissement chronique idiopathique*, in *Journ. complém. des sciences médicales*, t. XV, p. 221.

une tasse de café ou un verre de curaçao. L'état général s'améliore tous les jours.

7 novembre. M. C... n'a point vomi depuis quinze jours; il a notablement engraissé, et on a peine à le suivre dans ses longues promenades. Ses parents sont tellement satisfaits de son état, qu'ils veulent le ramener à Dreux. M. Monneret, qui a suivi avec intérêt l'action du traitement, insiste pour que l'hydrothérapie soit continuée pendant tout l'hiver, afin de consolider la guérison, de prévenir les rechutes, et d'améliorer encore l'état général du malade.

15 janvier. M. C... n'a point vomi une seule fois depuis trois mois, et voici de quoi se compose son alimentation : à déjeuner; une douzaine d'huîtres, un plat de viande (aile de poulet, perdreau, lièvre, côtelette de chevreuil, etc.), un dessert et une tasse de café; à dîner, du poisson ou un plat de viande, un plat de légumes, un entremets sucré, un dessert et un verre de curaçao. Son teint est coloré, son embonpoint très-satisfaisant, son état général excellent. Cette remarquable guérison ne s'est pas démentie (1856).

Le bain de poussière, c'est-à-dire celui de tous les appareils hydriatriques qui exerce l'action révulsive générale la plus énergique, a sur le vomissement et sur la digestion une influence toute spéciale, qui n'appartient qu'à lui, et qui m'a rendu d'éminents services dans le traitement de la gastralgie (1). Une observation fort curieuse, qui trouvera sa place lorsque nous nous occuperons de la congestion rachidienne chronique, montrera toute la puissance de ce modificateur, qui s'est encore révélée dans un cas très-remarquable, dont les conséquences pratiques peuvent devenir d'une importance extrême.

A l'aide du bain de poussière, j'ai fait disparaître, dès le troisième jour, chez une dame enceinte, des vomissements très-pénibles. La grossesse et le vomissement étant survenus pendant un traitement hydrothérapique dirigé contre une affection utérine (*engorgement* et *déplacement*), celui-ci ne fut en rien modifié (*douche générale en pluie et en jet*), et pendant quinze jours, le déjeuner fut rejeté tous les matins peu de temps après le repas; je substitue alors, le matin, le bain de poussière à la douche; dès

(1) Voyez *Clinique hydrothérapique de Bellevue*, 1er fascicule.

le surlendemain, le vomissement est plus tardif et moins abondant; le troisième et le quatrième jour, la malade n'éprouve que du malaise et des nausées; le cinquième jour, la digestion s'opère parfaitement, et dès lors, le bain de poussière ayant été continué, tout rentre dans l'ordre.

Ne faudrait-il pas placer au rang des plus grands bienfaits de l'hydrothérapie le procédé qui fournirait un remède efficace contre le *vomissement des femmes grosses?* contre cet accident si fréquent, qui résiste presque toujours à toutes les ressources de la thérapeutique, qui est pour les femmes une source de si pénibles souffrances, et qui parfois devient une cause de mort; et si l'hydrothérapie obtenait un tel succès, ne pourrait-on pas l'opposer avec quelque espoir de réussite au *vomissement nautique,* à cet affreux *mal de mer,* auquel on a attribué tant de causes différentes sans pouvoir découvrir le moyen de le vaincre?

De la médication résolutive.

Il est, en pathologie et en thérapeutique, deux mots dont on a fait un étrange abus, et auxquels il est impossible, dans l'état actuel des choses, d'assigner un sens précis et nettement déterminé; ces mots sont ceux d'*engorgement* et de *fondant.*

Le premier a été appliqué à l'*augmentation du volume* du foie, de la rate, de l'utérus, du testicule, d'une partie quelconque, abstraction faite de la cause organique dont l'augmentation de volume n'était que la conséquence, de telle sorte que la simple congestion, l'hypertrophie, le squirrhe, le tubercule, ont été souvent confondus sous une même dénomination.

Le second, appliqué aux divers agents thérapeutiques destinés à faire disparaître l'*engorgement,* a dû nécessairement se ressentir de la fâcheuse élasticité attribuée au sens de ce mot, et il a, en effet, servi à désigner une foule de modificateurs essentiellement différents les uns des autres par leur mode d'action.

Des distinctions importantes doivent donc être établies ici, et quand Valleix appelle l'hydrothérapie UN DES MEILLEURS FONDANTS, il a certainement raison quant au fond, mais il se sert d'une expression qui a besoin d'être précisée.

Nous avons déjà montré, et nous prouverons encore mieux plus loin, que l'hydrothérapie, par sa triple action antiphlogistique, révulsive et tonique, est le plus efficace des modificateurs connus pour combattre, d'une part, l'hyperémie sthénique, active, aiguë, inflammatoire ou hémorrhagique, et, d'autre part, l'hyperémie asthénique, passive, chronique.

Dans l'un et l'autre cas, l'hydrothérapie ramène l'organe hyperémié à son volume physiologique, et peut par conséquent, en se servant du langage dont nous signalons les inconvénients, être appelée *un fondant.* C'est de cette façon qu'elle agit sur certains *engorgements* du foie, de la rate, de l'utérus, etc.

Mais l'hydrothérapie a également été appliquée au traitement du squirrhe, de l'encéphaloïde, *des produits hétérologues déposés dans la trame ou à la surface des tissus organiques,* et son effet a été constamment nul; ici elle cesse, par conséquent, de mériter le nom de *fondant,* et elle n'est pas plus efficace que tous les modificateurs nombreux et variés qui ont été mis en usage en pareille circonstance.

Enfin, des *produits morbides de sécrétion* peuvent être déposés au sein de l'organisme sous forme de sérosité, de pus, de fausse membrane, de dépôt plastique, d'induration du tissu cellulaire (tumeur blanche), et le principal caractère de ces produits est de pouvoir être *résorbés* et *éliminés,* de façon à disparaître, plus ou moins complétement, sous l'influence des phénomènes d'absorption et d'*excrétion* qui s'accomplissent au sein de l'organisme. Cette *résorption* est le but que doit se proposer le médecin; car, s'il ne parvient pas à guérir ainsi la maladie par *résolution,* il ne lui reste plus d'autre ressource que l'évacuation au dehors du produit morbide, ou l'ablation de la partie dans laquelle il a été déposé.

Or c'est précisément ici que l'hydrothérapie manifeste une puissance qui n'appartient à aucun autre modificateur, et qui doit, à juste raison, la faire considérer comme LE PLUS PUISSANT DES RÉSOLUTIFS ET DES FONDANTS.

Avant d'exposer les faits destinés à justifier cette proposition, je crois néanmoins devoir donner place à quelques considérations préliminaires sur l'*absorption*.

Sans entrer ici dans des détails qui nous entraîneraient beaucoup trop loin, qui sont du ressort de la physiologie, et qui d'ailleurs sont connus des lecteurs auxquels je m'adresse, je dirai seulement :

Soit que l'on considère l'absorption comme un acte physique, chimique, physico-chimique, électro-chimique, et qu'on la rattache à l'imbibition et à l'endosmose; soit qu'avec M. Adelon (1) et beaucoup d'autres, on la considère comme un acte organique et vital; soit qu'avec M. P. Bérard on établisse des distinctions entre les divers phénomènes de l'absorption (2), il n'en demeure pas moins constant que, sur l'homme vivant, une influence considérable, prépondérante, est exercée par le système capillaire veineux, par l'état de la circulation et des courants sanguins, par la composition du sang. Les belles expériences de MM. Magendie, Ségalas, Tiedemann et Gmelin, et de plusieurs autres physiologistes, ne permettent à cet égard aucun doute.

D'un autre côté, n'est-il pas évident que c'est au moyen de l'absorption qui s'opère sur les liquides contenus dans les cavités closes ou le tissu cellulaire, au moyen de celle qui s'exerce au sein de nos tissus (absorption accidentelle, interne ou de décomposition; absorption interstitielle de Hunter, décomposante de Bichat, organique de Buisson), et de l'élimination des produits morbides, que la nature opère la *résolution* de toutes les lésions susceptibles de présenter ce mode heureux de terminaison?

« La résolution dans les maladies, disent MM. Trousseau et Pi-

(1) Adelon, *Dictionn. de méd.*, art. *Absorption.*

(2) Bérard, *Cours de physiologie*, t. II, p. 664 et suiv.

doux, n'est en définitive que la résorption interstitielle dans un organe en particulier, comme l'amaigrissement est la résorption interstitielle dans tous les tissus de l'économie» (1).

«Si l'on considère, dit M. Adelon (2), que les progrès de l'anatomie pathologique ont considérablement restreint le nombre de ces affections que l'on croyait pouvoir appeler maladies *sine materia*, que presque toujours nous voyons quelque chose en plus dans un organe qui a été lésé, soit que des liquides y aient été exhalés en plus grande quantité ou qu'ils s'y soient extravasés, soit que des produits organiques nouveaux, ou même de véritables tissus, y aient été formés, *on concevra l'importance immense de l'absorption dans le rétablissement de l'organe à sa texture et à ses dimensions primitives.*»

Cette vue si vraie, si féconde en déductions pratiques, est restée néanmoins à l'état d'*aperçu physiologique*, et la *médication résolutive* ne figure point dans les traités de thérapeutique. Certes, ce n'est point la *médication spoliative* que l'on peut considérer comme occupant sa place; tout le monde connaît l'impuissance à peu près absolue des purgatifs, des diurétiques, des exutoires, etc., contre les congestions chroniques et les hypertrophies, contre les tumeurs blanches, etc.

Pour exposer d'ailleurs complétement l'état de la science sur ce point, nous ne pouvons mieux faire que de reproduire *in extenso* l'article suivant de Guersant.

«*Résolutif, résolvant.* Cette expression a reçu en thérapeutique deux sortes d'acceptions : tantôt on considère les résolutifs comme des moyens généraux qui tendent à favoriser le mode de terminaison des maladies externes ou internes, connu sous le nom de *résolution;* tantôt, au contraire, on réserve seulement ce nom à une certaine classe de topiques, plus spécialement indiquée dans les phlegmasies externes.

«La résolution, prise dans toute l'étendue de ce mot et de la

---

(1) Trousseau et Pidoux, ouvr. cité, t. I, p. 487.
(2) Adelon, *loc. cit.*, p. 277.

manière la plus générale, consiste dans la diminution progressive et la cessation complète de tous les symptômes morbides, généraux et locaux, sans aucune altération et sans aucune transformation morbide consécutive; c'est la solution complète ou la guérison de la maladie, sans modification notable dans l'état normal; c'est par conséquent le genre de terminaison le plus favorable, et que les médecins se proposent toujours d'obtenir... Dans cette acception générale, tous les moyens généraux qui tendent à favoriser la résolution, dans les maladies internes comme dans les externes, sont des résolutifs; il en résulte que toutes les médications antiphlogistiques, purgatives, diurétiques, vésicantes, etc., peuvent, suivant les circonstances, appartenir à la méthode résolutive, et concourir à la terminaison de toutes les maladies par résolution; *il n'y a par conséquent pas réellement de méthode résolutive spéciale.*

«Dans l'acception particulière du mot *résolutif*, on désigne sous ce nom différents topiques qui tendent à favoriser la terminaison des maladies externes par résolution, c'est-à-dire sans suppuration, gangrène ou dégénérescence du tissu. Quoique les maladies externes soient beaucoup moins nombreuses que les maladies internes, elles n'en offrent pas moins des altérations morbides de nature très-différente, et qui par conséquent réclament des moyens de résolution variés. Les topiques résolutifs, quoique beaucoup plus circonscrits que les méthodes résolutives en général, n'appartiennent cependant pas à une classe particulière de médicaments dont les propriétés immédiates puissent être identiques : ainsi les topiques émollients, excitants, astringents, toniques, peuvent, suivant les circonstances, être employés avec avantage pour favoriser la résolution des maladies externes, et peuvent par conséquent prendre le nom de résolutifs. C'est dans ce sens que les cataplasmes émollients prennent le nom de *résolutifs;* que les solutions d'acétate de plomb, d'alcool camphré, que les infusions de fleurs de sureau, de plantes vulnéraires, etc., sont considérées comme des solutions résolutives; que les pommades mercurielles, hydriodatées ou iodurées, que les emplâtres de ciguë, de Vigo, prennent dans d'autres circonstances les mêmes épithètes. *Il n'y a donc pas plus de résolutifs spéciaux que de méthodes résolutives spéciales* » (1).

Eh bien! nous allons prouver que l'hydrothérapie, et c'est là un de ses plus grands bienfaits, A CRÉÉ UNE MÉTHODE RÉSOLUTIVE SPÉCIALE, dont elle est *le seul agent possible*, parce que *seule* elle peut modifier, activer l'*absorption*, en raison de l'action qu'elle exerce simultanément sur la *circulation capillaire générale*, les *courants sanguins*, la *composition du sang*, la *transpiration cutanée* et les *sécrétions*.

C'est en envisageant la question de cette manière que l'on doit non-seulement dire, avec Valleix, que l'hydrothérapie *est un des meilleurs fondants*, mais encore qu'elle est *le plus puissant, ou plutôt qu'elle est le seul véritable fondant que possède la thérapeutique.*

Il n'est point de meilleure méthode de traitement que l'hydrothérapie contre l'*obésité*. Par l'usage bien combiné des sudations fréquentes, des douches, de l'eau froide à l'intérieur, et de l'exercice, on fait disparaître le tissu adipeux, et l'on diminue rapidement le poids du corps sans altérer la santé, sans compromettre les organes digestifs ou la nutrition, et malgré une alimentation abondante et substantielle. A ce point de vue, l'hydrothérapie est bien préférable à la *cura famis*, à l'entraînement, et à toutes les méthodes qui ont été préconisées.

L'amaigrissement n'est point général, si je puis m'exprimer ainsi; il absorbe rapidement les tissus adipeux et cellulaire; mais, à mesure que ceux-ci disparaissent, le système musculaire se développe au contraire, acquiert une fermeté et une force remarquables. J'ai vu des individus affligés d'une obésité considérable, ne pouvant faire quelques pas sans être essoufflés et fatigués, n'ayant aucune force musculaire, digérant et dormant mal, sujets à des congestions cérébrales fréquentes, être transformés, au bout de dix-huit mois ou de deux ans de traitement, en hommes mai-

(1) Guersant, *Dictionn. de méd.*, t. XXVII, p. 413, 414; 1843.

gres, mais robustes, agiles, infatigables à la marche, et jouissant de la plus excellente santé. A côté d'eux, se trouvaient des individus que la maladie avait réduits au dernier degré de l'émaciation et de l'épuisement; ceux-ci, sous l'influence d'un traitement à peu près semblable, ne revenaient à la santé qu'après avoir acquis un embonpoint plus ou moins prononcé.

C'est là un sujet fort intéressant d'étude que je n'ai pu encore poursuivre avec tout le soin qu'il mérite, mais que des recherches spéciales, faites à l'aide de la balance, me permettront bientôt de traiter avec toute la précision nécessaire en pareille circonstance.

MM. Scoutetten, Baldou, Lubansky, ne mentionnent point l'*hydropisie* dans leurs ouvrages, et Priessnitz a retranché cette affection du nombre de celles dont l'hydrothérapie entreprend la guérison. M. Schedel nous en donne la raison. «Si l'on se rappelle, dit-il, que la terminaison fatale d'une foule d'affections chroniques est précédée de l'hydropisie, les craintes que cette maladie inspire à Priessnitz paraîtront fort naturelles : l'expérience lui a appris, en effet, que l'hydropisie est en général un symptôme à la cause duquel il ne pouvait pas remonter... Quant à l'application des procédés hydrothérapiques, on comprend aisément combien elle est incertaine entre les mains d'un hydropathe sans connaissances médicales.» Mais M. Schedel a soin d'ajouter que, convenablement appliquée par un homme éclairé, l'hydriatrie pourrait ici encore rendre des services éminents, en amenant par des sueurs forcées l'évacuation de la sérosité épanchée dans certains cas d'anasarque fébrile, d'hydropisie active, d'anasarque, suite d'affection organique du cœur, etc.

Langius, Rivière, Boerhaave, Weber, Harke, citent, en effet, des exemples d'hydropisies guéries par la sudation. «C'est une remarque à faire, dit Itard, que le petit nombre des guérisons opérées par les sueurs, et consignées dans nos recueils, n'ont été obtenues que par des médications cutanées.» Le même auteur rapporte qu'il a guéri une hydrocèle commençante par des fumigations acéteuses dirigées vers les bourses, et qui provoquèrent dans cette partie une sueur abondante. « Lorsqu'on peut provoquer des sueurs dans les hydrocèles, dit encore Itard (1), il n'est pas de moyen qui les dissipe plus promptement. » M. Rapou a inséré dans son ouvrage plusieurs observations d'anasarque, d'ascite, d'hydrocèle, d'hydarthrose, guéries au moyen de sudations provoquées par des fumigations sèches ou humides.

M. Bonnet assure avoir traité avec succès par les bains froids, précédés de sueurs, des hydarthroses généralisées dans un grand nombre d'articulations, et c'est à ce propos qu'il déclare qu'on doit compter les douches parmi les moyens les plus efficaces pour opérer la résorption des liquides épanchés, et pour faire cesser les douleurs et la gêne des mouvements qui accompagnent l'hydropisie (voy. p. 31, 32).

Dans plusieurs circonstances, l'hydrothérapie m'a rendu de grands services pour obtenir la résorption de sérosité épanchée dans le tissu cellulaire ou dans certaines cavités closes. Elle m'a permis de faire disparaître des œdèmes des membres inférieurs produits par des tumeurs abdominales, et je regrette beaucoup de n'avoir pas eu l'occasion de l'appliquer au traitement de la maladie de Bright et de l'albuminurie en général.

J'ai obtenu bien des fois la résorption d'hydarthroses du genou et du poignet, d'ascites liées à des fièvres intermittentes avec intumescence considérable de la rate. Chez un malade affecté de goutte, une hydrocèle ancienne et volumineuse, ayant été à plusieurs reprises ponctionnée, mais non injectée, perdit les deux tiers de son volume sous l'influence d'un traitement de deux mois dirigé contre l'affection goutteuse, et consistant en sudations et en douches froides.

Il est une forme d'*arthrite subaiguë*, rhumatismale ou traumatique, encore peu connue et non décrite par les auteurs, qui donne souvent lieu à des exsudations plastiques, pseudo-membraneuses, lesquelles, au début et pendant un temps plus ou moins long, n'occasionnent que de la douleur et de la gêne dans les

(1) Itard, *Dictionn. des sciences méd.*, t. XXII, p. 415, 237.

mouvements; mais, comme la thérapeutique ne possède aucun agent capable d'amener la résorption de ces produits morbides de sécrétion, ceux-ci se transforment en tissu fibreux, donnent naissance à des adhérences intra ou extra-articulaires, à des encroûtements, et deviennent ainsi la cause d'ankyloses graves et rebelles. Les observations suivantes montreront que, dans tous les cas de ce genre, les douches froides ont une efficacité qui n'appartient qu'à elles.

Observation. — M. J..., demeurant à Paris, rue d'Antin, 10, est âgé de 58 ans; d'une taille élevée, d'une constitution athlétique, il a toujours joui d'une bonne santé, et n'a jamais été affecté de rhumatisme. Se trouvant à Naples pendant l'été de 1845, il fut obligé de se lever pendant la nuit pour donner des soins à un de ses enfants qui était malade, et, le lendemain matin, il se plaignit d'éprouver dans l'articulation scapulo-humérale droite une douleur assez vive, qu'exaspéraient les plus légers mouvements du membre supérieur; cette douleur persista pendant plusieurs jours, aucun traitement ne lui fut opposé, et M. J... se contenta de laisser son bras droit dans le repos.

Depuis ce moment jusqu'au mois de juillet 1847, M. J... n'a plus éprouvé que des douleurs intermittentes et peu intenses, tant que les mouvements ne dépassaient point certaines limites; mais aussitôt que celles-ci étaient franchies, des douleurs très-vives se faisaient au contraire sentir, et comme, d'un autre côté, la liberté des mouvements avait graduellement diminué au point de rendre impossibles certains actes habituels de la vie, le malade se décida à réclamer les secours de l'art. Voici ce que je constatai.

État actuel. L'articulation ne présente aucune déformation; les mouvements peu étendus sont parfaitement libres, se passent dans l'articulation et ne sont accompagnés d'aucune douleur; il n'en est plus de même au delà de certaines limites que nous allons faire connaître. Lorsque, l'avant-bras étant fléchi, le malade veut porter le bras en dehors et en haut, le coude ne peut atteindre le niveau de l'épaule, de telle sorte que M. J..., qui est grand chasseur, est fort gêné pour épauler son fusil; la main, portée en arrière et en haut, arrive à peine jusqu'à l'angle inférieur de l'omoplate; lorsque les deux membres supérieurs sont portés directement en haut, les mains étant rapprochées l'une de l'autre, il existe entre elles, au désavantage de la droite, une différence de niveau de 10 centimètres. Le malade ne peut se tenir suspendu par le bras droit, les mouvements brusques et violents lui sont entièrement interdits; ainsi il ne peut, avec le membre droit, lancer une pierre, corriger son chien de chasse, etc.; les mouvements forcés, spontanés ou artificiels, provoquent une vive douleur, et une espèce de frottement, de craquement, qui indique une modification dans la structure des organes mis en jeu.

6 juillet 1847. M. J... commence un traitement qui consiste à recevoir deux fois par jour, pendant cinq minutes environ, une douche en pluie générale, et une douche locale énergique de 3 centimètres de diamètre dirigée sur l'articulation de l'épaule droite.

15 juillet. Quelques mouvements artificiels ont été exécutés, mais non sans difficulté, en raison de la puissance musculaire du malade, et de la résistance qu'il oppose à des manœuvres qui lui causent une vive douleur.

30 juillet. Les mouvements sont plus faciles, moins douloureux; le malade cherche chaque jour à augmenter leur étendue par des efforts spontanés, auxquels il ne craint plus de se livrer.

15 août. Il n'existe plus qu'une légère différence entre les mouvements du membre supérieur droit et ceux du membre gauche, le malade peut impunément faire le simulacre de lancer une pierre, et il exécute souvent ce mouvement en lui donnant de plus en plus de force et d'étendue.

6 septembre. La guérison est complète; les mouvements du membre droit ont une étendue égale à celle des mouvements du membre gauche; il n'existe plus aucune douleur.

5 mai 1848. La guérison ne s'est point démentie; M. J... a chassé pendant tout l'automne dernier sans éprouver la moindre gêne, la moindre douleur dans l'exercice de son bras droit, dont les mouvements ont aujourd'hui toute l'étendue et toute la facilité désirables.

Observation. — M. J... est Anglais, âgé de 33 ans, d'un tempérament lymphatique très-prononcé; il a toujours joui d'une excellente santé, et n'a jamais éprouvé la plus légère douleur rhumatismale.

M. J... est grand amateur d'équitation, et il monte tous les jours, pendant plusieurs heures, un cheval très-vif, très-ardent, qu'il faut constamment retenir avec force, et qui, par des mouvements de tête brusques et saccadés, imprime souvent au bras droit du cavalier des secousses très-énergiques.

Il y a trois mois, M. J... s'aperçut qu'il ne lui était plus aussi facile qu'auparavant de maintenir son cheval, et que chaque secousse lui faisait éprouver une douleur assez vive dans l'épaule droite; il ne fit aucune attention à cette double circonstance, et continua son exercice quotidien; quinze jours après, les douleurs de l'articulation étaient plus vives, parfois spontanées, et les mouvements de l'épaule perdaient de leur étendue. M. J... éprouvait de la difficulté à se raser. Au bout de deux nouvelles semaines, M. J... fut obligé de renoncer complétement à l'équitation, et il consulta plusieurs des médecins et des chirurgiens les plus renommés de l'Angleterre.

Le membre fut condamné à un repos absolu, et, à plusieurs reprises, des sangsues furent appliquées sur l'articulation scapulo-humérale; des cataplasmes, des liniments de plusieurs sortes, furent prescrits et mis en usage pendant un mois. Ce traitement eut pour effet de rendre les douleurs spontanées moins vives et moins fréquentes, mais il ne rendit point à l'articulation la liberté et l'étendue de ses mouvements.

M. J... cessa toute espèce de médication, et ne fit mouvoir son bras que dans les limites qu'il pouvait atteindre sans éprouver de la douleur, mais bientôt il s'aperçut que ces limites se rapprochaient tous les jours davantage, et il prit la résolution de venir consulter à Paris.

Le 20 juillet 1852, M. J... vint à Bellevue réclamer mes soins et le secours de l'hydrothérapie.

État actuel. L'articulation ne présente aucune déformation; aucune douleur ne s'y fait sentir lorsque le membre est au repos, à moins toutefois qu'il ne reste longtemps pendant le long du corps; les mouvements peu étendus sont également exécutés sans difficulté et sans souffrance, mais il n'en est plus de même aussitôt que M. J... veut franchir une certaine limite, soit par un effort musculaire, soit à l'aide de son autre bras. Il lui est impossible de porter la main droite sur sa tête, sur l'épaule gauche, en arrière jusqu'à l'angle inférieur de l'omoplate, de lancer une pierre, etc.; il a dû renoncer à se raser, et, comme nous l'avons dit, il ne peut plus monter à cheval.

Si, en maintenant l'omoplate en place, on cherche à faire exécuter au bras droit des mouvements forcés, on perçoit, par le tact et par l'oreille, des bruits de craquement, de frottement, qui indiquent que les parties, soit dans l'intérieur, soit à l'extérieur de l'articulation, sont modifiées dans leur structure par un produit morbide de sécrétion qui a altéré leur élasticité, leur poli, leurs fonctions de glissement, d'extension, de contraction, etc.

Le traitement hydrothérapique est commencé le 1er août; le 15, je soumets le membre, deux fois par jour, à des mouvements graduellement forcés, qui sont peu douloureux; les bruits de craquement et de frottement ont beaucoup diminué.

Le 15 septembre, la guérison est complète.

Pour qui sait comment les ankyloses commencent et se développent, et combien les moyens dont la thérapeutique dispose pour les prévenir ou les combattre sont insuffisants, ces deux faits, bien simples en apparence, auront une grande valeur. L'observation suivante va nous montrer une lésion articulaire non moins grave, quoique de nature différente, résister à un grand nombre de médications, et ne disparaître que sous l'influence des douches froides, dont l'efficacité, dans cette circonstance, mérite de fixer l'attention des praticiens.

Observation. — M. le Dr C..., de Saint-Malo, est âgé de 40 ans, d'une constitution grêle, mais robuste, d'un tempérament nerveux, d'une santé habituelle fort bonne, si ce n'est que la plus légère impression de froid, un courant d'air, une fenêtre ouverte, etc., lui font éprouver, tantôt dans un point, tantôt dans un autre, des douleurs rhumatismales assez vives, dont la durée varie entre quelques heures et plusieurs jours. En 1845, il fait, en descendant un escalier, une chute sur le genou gauche; il en résulte une contusion à laquelle M. C... ne prête d'abord aucune attention, mais qui, au bout de huit jours, l'oblige à garder le lit pendant trois semaines, et à recourir à un traitement fort énergique. Au bout de ce temps, M. C... reprend ses occupations quotidiennes, mais il s'aperçoit bientôt que la guérison n'est pas complète. Le genou ne présente rien d'anormal à l'inspection, à la palpation, à la mensuration, mais il est le siége d'une sensation de gêne, de roideur, qui, sous l'influence de la fatigue, se transforme en douleur assez vive; le mouvement de flexion est incomplet et parfois douloureux. Pendant deux ans, cet état résista, sans présenter la moindre modification, à un grand nombre de liniments divers, aux bains de mer, à l'usage d'une genouillère, etc. etc. En 1847, M. C... fut atteint d'un rhumatisme articulaire aigu généralisé, qui fut combattu avec succès par des saignées coup sur coup, et ne laissa aucune trace de son passage ni au cœur ni dans les articulations. Le genou malade n'en ressentit aucune influence ni fâcheuse ni favorable, et se retrouva dans le même état qu'auparavant.

En 1850, M. C..., en voulant soulever un malade, pressa fortement son genou droit contre le bois de lit, et ressentit dans l'articulation une douleur assez vive qui, devenue plus intense le soir, le mit le lendemain matin dans l'impossibilité absolue de marcher. M. C... garda le lit pendant deux jours; l'accomplissement d'un douloureux devoir le força alors de se lever et de marcher pendant cinq jours, non sans beaucoup de difficulté et de douleur; au bout de ce temps, il reprit le lit pour ne plus le quitter pendant plusieurs mois.

Le genou est rouge, peu douloureux à la pression, tandis que le moindre mouvement provoque au contraire des douleurs extrêmement vives; une tuméfaction assez considérable existe principalement des deux côtés du ligament rotulien, où l'on perçoit une fluctuation manifeste. Le repos absolu, une application de sangsues, des cataplasmes émollients, n'ayant point eu raison des accidents, on a successivement recours aux vésicatoires, à diverses frictions, embrocations, etc.; à des douches et à des bains de vapeurs simples et sulfureux; à la compression, etc. etc.

Au commencement du mois de février 1851, M. C... abandonne le lit; mais la marche était à peu près impossible, et pendant trois semaines les accidents augmentèrent plutôt que de diminuer.

Le 25 février, M. C... arrivait à Paris pour y prendre les avis des hommes les plus éminents de la science, et il s'adressait successivement à MM. Bouillaud, Bégin, Jobert de Lamballe, Nélaton, Malgaigne, Sappey, etc. etc. Aucun diagnostic précis ne fut porté; l'idée d'un kyste se présenta toutefois à l'esprit de l'un des chirurgiens consultés. A l'égard du traitement, des opinions très-diverses furent émises. La compression, l'immobilité, les frictions stibiées, la pommade mercurielle, les vésicatoires, les cautères, etc. etc., furent proposés; mais notre confrère, peu désireux de recourir à des moyens qui, pour la plupart, avaient déjà été essayés sans succès, prit la résolution de se confier à l'hydrothérapie, et il y fut encouragé par MM. Sappey, Longet et de Castelnau.

Le 4 mars, M. C... vint me voir, et, me dissimulant son titre de confrère, ne faisant aucune mention des consultations qu'il avait déjà recueillies, il me pria d'examiner ses genoux et de lui dire si le traitement hydrothérapique lui était applicable avec quelques chances de succès.

État actuel. Les genoux ne présentent aucune déformation, aucune lésion appréciable. Il n'existe ni rougeur ni gonflement partiel ou général, ni fluctuation. La marche produit dans le genou gauche une sensation de fatigue et des douleurs qui obligent M. C... à se reposer, à s'asseoir après avoir fait quelques pas, et qui donnent lieu à une espèce particulière de claudication, les deux genoux étant toujours légèrement et inégalement fléchis. Les mouvements alternatifs de flexion et d'extension provoquent souvent, dans le genou gauche, un craquement qui est insupportable au malade, et d'ailleurs très-pénible; si l'on applique la main sur l'articulation, et que, par des mouvements, on fasse naître le craquement, on perçoit une sensation de frottement rude, saccadé, rugueux. Le moindre choc, la plus légère pression, provoquent de vives douleurs et obligent M. C... à un repos complet pendant un ou plusieurs jours.

Des phénomènes identiques se passent dans le genou droit; mais il existe en outre, de ce côté, une sensation de fourmillement très-pénible qui remonte jusqu'au milieu de la cuisse, et une hyperesthésie cutanée extrêmement douloureuse. Le plus léger contact, le frottement du pantalon, provoquent de vives souffrances, et M. C... est sans cesse occupé à préserver ses genoux de toute atteinte. Tout le membre pelvien est notablement amaigri, et il est plus faible que celui du côté gauche.

Après un examen attentif, je déclarai à M. C... que je considérais sa maladie comme un nouvel et curieux exemple d'arthrite subaiguë, développée sous l'influence d'une violence extérieure dont l'action fût restée nulle sans une prédisposition rhumatismale facile à constater. Cette phlegmasie, dis-je, a produit des lésions intra ou extra-articulaires qui finissent par aboutir à l'ankylose, contre lesquelles la thérapeutique ne possède aucun agent efficace, mais dont l'hydrothérapie a constamment raison. Une expérience souvent renouvelée m'autorise à regarder la guérison comme certaine.

M. C... me fit alors connaître son titre de confrère, me donna sur sa maladie les détails que j'ai reproduits plus haut, et m'annonça qu'il se livrait à moi pieds et poings liés.

Le traitement fut commencé le 5 mars. *Frictions en drap mouillé, douche générale en pluie et en jet, sudation en étuve sèche suivie d'une douche, douche mobile en pluie et en jet sur les genoux.*

Quinze jours de traitement amènent déjà une amélioration notable; la marche est plus facile, les craquements ont disparu, l'hyperesthésie a beaucoup diminué. M. C... fait assez facilement de petites promenades, et plusieurs fois il a pu aller à Paris.

15 avril. La claudication a complétement cessé; la marche est naturelle, facile, très-rapide; l'hyperesthésie a disparu, le membre droit a repris son embonpoint et sa force.

Le 5 mai, M. C... est tellement satisfait de son état, qu'il veut retourner à Saint-Malo, où l'appelle une nombreuse clientèle depuis trop longtemps privée de ses soins. Le 15 décembre, il m'écrivait :

« Depuis mon retour, j'ai mené une vie extrêmement active, marchant et montant des escaliers toute la journée sans éprouver aucun accident; lorsque le soir je rentre fatigué, il me suffit d'arroser mes genoux avec de l'eau froide, pour faire disparaître toute sensation de fatigue locale et pour pouvoir me remettre immédiatement en marche. Ce phénomène remarquable s'est manifesté si souvent pendant les premiers mois qu'il est impossible de ne pas admettre là une relation de cause à effet. Un autre fait mérite également d'être signalé : mon impressionnabilité au froid a complétement disparu ; quoique beaucoup moins vêtu que les années précédentes, quoique prenant beaucoup moins de précautions contre l'humidité, les courants d'air, etc., je n'ai pas éprouvé la plus légère douleur rhumatismale, et n'aurais-je gagné, par mon séjour à Bellevue, que cette modification survenue dans ma constitution, je m'estimerais encore très-heureux d'y avoir été. »

Nous avons dit que l'utilité de l'eau froide dans le traitement de l'*entorse* est généralement admise; il n'est pas en effet de praticien qui n'ait recours aujourd'hui à ce modificateur, et qui n'ait constaté son efficacité pour prévenir ou modérer la tuméfaction et les accidents immédiats résultant de la distension articulaire; mais, si la médication hydriatrique antiphlogistique est convenablement appréciée lorsqu'il s'agit des accidents immédiats, primitifs, et inflammatoires de la maladie, il n'en est pas de même de la médication hydriatrique résolutive, destinée à combattre les lésions consécutives chroniques, accompagnées d'une tuméfaction plus ou moins considérable de l'articulation, et de gêne dans les mouvements. M. Bonnet, qui apprécie si bien les avantages de l'eau froide dans le premier cas (1), reste muet dans le second; il blâme, avec raison, l'immobilité conseillée par quelques auteurs; il préconise, avec non moins de raison, les mouvements gradués et le massage, mais il ne fait aucune mention des douches froides (2), et cependant combien celles-ci ne sont-elles pas plus puissantes et plus efficaces que le massage!

La tuméfaction articulaire que laissent souvent après eux le

(1) Voy. Bonnet, ouvr. cité, t. I, p. 223-232.
(2) Bonnet, *ibid.*, p. 243-247.

rhumatisme et la *goutte* disparaît parfois rapidement sous la triple influence de l'eau froide, de la position, et de la compression pratiquée avec des bandelettes de diachylon. Cette méthode de traitement m'a fourni les plus heureux résultats dans plusieurs cas où l'état des articulations était tellement ancien, tellement grave, qu'il semblait devoir être rapporté à une tumeur blanche commençante. Ici se présentent, quant à la goutte, quelques considérations d'une grande importance pratique.

On sait qu'une attaque de goutte, lorsqu'elle a occupé son lieu d'élection, laisse après elle, dans l'articulation du gros orteil, une tuméfaction qui ne se résout que difficilement, en raison probablement de la position déclive de la partie malade; or, lorsque des attaques se sont reproduites plusieurs fois, à des intervalles rapprochés, la tuméfaction ne disparaît plus complétement, et augmente au contraire après chaque accès, de telle sorte qu'elle finit par devenir permanente, très-considérable, et par amener une déformation plus ou moins prononcée du pied. La tuméfaction n'occupe d'abord, et pendant un temps plus ou moins long, que les parties molles extra-articulaires, mais elle ne tarde pas à devenir plus profonde, et alors les os eux-mêmes acquièrent un développement qui souvent est poussé fort loin.

Dans cet état de choses, les *lésions locales* exercent sur la marche de la goutte une influence très-remarquable, qui n'a point été suffisamment signalée par les auteurs.

La maladie locale devient pour la maladie générale une cause occasionnelle puissante, et il suffit d'une pression, d'un coup, de la plus légère violence extérieure exercée sur l'articulation; il suffit d'une chaussure trop serrée, d'une marche trop longue, pour provoquer une attaque goutteuse.

J'ai vu des malades chez lesquels, sous l'influence des circonstances que je viens d'indiquer, des attaques très-violentes, et surtout très-fréquentes, avaient lieu depuis plusieurs années : on combattait la goutte par tous les moyens possibles, sans tenir compte de l'état de l'articulation, et sans parvenir à modifier la marche de la maladie; il m'a suffi de faire disparaître la tuméfaction articulaire pour rendre les attaques beaucoup moins intenses et surtout beaucoup plus rares.

L'observation suivante est un bel exemple d'arthrite rhumatismale chronique rapidement guérie par l'hydrothérapie.

OBSERVATION. — M. L..., maître couvreur, habitant Saint-Cloud, est âgé de 40 ans, d'une constitution athlétique, d'un tempérament sanguin très-prononcé ; sa santé a toujours été excellente. Il y a un an, un rhumatisme articulaire aigu a envahi les deux genoux; il n'a pas été très-intense, et a cédé au traitement antiphlogistique, mais il a laissé dans les articulations une gêne et des douleurs qui, depuis cette époque, ont été sans cesse en augmentant, et ont résisté à tous les moyens dirigés contre elles. M. le Dr Pigache m'adresse le malade le 30 novembre 1850.

État actuel. Le malade marche péniblement, appuyé sur une canne, les genoux légèrement fléchis, le corps courbé et penché en avant; il se porte alternativement sur l'une et l'autre jambe, ce qui fait dire à M. L... *qu'il marche comme un canard ;* deux heures lui sont nécessaires pour venir de Saint-Cloud, car il est obligé de s'arrêter plus de dix fois pendant le trajet, et de se reposer chaque fois pendant quelques minutes ; ce n'est qu'avec une peine extrême qu'il parvient à monter la côte de Sèvres, et il est toujours en nage lorsqu'il arrive à l'établissement hydrothérapique.

Les genoux présentent un empâtement considérable; leur circonférence est de 44 centimètres, l'extension complète est impossible; les tentatives faites pour la produire déterminent de très-vives douleurs.

Le traitement est commencé le 3 décembre. *Sudation suivie de douche ; douches générales en pluie ; douches en jet, de plus en plus énergiques, sur les genoux.*

Quinze jours de traitement amènent déjà une amélioration remarquable; le corps est en partie redressé, les genoux sont moins fléchis, la marche est plus facile, et accompagnée de moins d'efforts et de fatigue; M. L... ne se repose que quatre ou cinq fois en route, et fait le trajet en une heure et demie; la circonférence des genoux a diminué de 1 centimètre.

3 février 1851. La guérison est complète; M. L... vient de Saint-Cloud à Bellevue en une demi-heure, sans éprouver la moindre fatigue, la plus légère douleur ; il monte et descend la côte sans aucune difficulté, il a repris les travaux de sa profession, en un mot il se porte parfaitement bien. La circonférence des genoux n'est plus que de 38 centimètres. Cette guérison ne s'est pas démentie (1856).

En procédant du simple au composé, nous venons de montrer que l'hydrothérapie exerce une action résolutive puissante et incontestable qui, dans beaucoup de cas, peut être mise à profit par le praticien; il nous reste à examiner s'il en est de même dans une maladie contre laquelle toutes les ressources de la thérapeutique n'échouent que trop souvent, sans pouvoir obtenir une résolution d'autant plus désirable ici que son absence devient une cause de mutilation ou de mort.

Tumeurs blanches.

Nous avons vu Percy déclarer que les *luxations spontanées* peuvent être prévenues ou guéries par les applications d'eau froide, et que des tumeurs *avec induration du tissu cellulaire* cèdent parfois à l'action des douches (voy. p. 12); nous avons vu M. Ichon rapporter une belle observation de tumeur blanche du poignet, se résolvant sous l'influence d'irrigations INTERMITTENTES d'eau froide (voy. p. 31); mais, en dehors de l'hydrothérapie, la science en est restée là sur ce point, ainsi que l'attestent les paroles suivantes de M. Richet: «M. Gerdy, M. Bérard (thèse de M. Ichon), ont employé contre les tumeurs blanches, *avec apparence de succès*, les irrigations froides CONTINUES. M. Malgaigne, qui les a essayées, n'a pas à s'en louer, et je n'ai pas connaissance que depuis d'autres chirurgiens les aient employées» (1).

Ce passage montre aussi jusqu'à quel point les divers modes d'action de l'eau froide sont peu connus, mal appréciés, même par les hommes les plus instruits de notre époque. M. Richet transforme, sans y attacher la moindre importance apparemment, des *irrigations intermittentes* en *irrigations continues*, et il confond ainsi l'action réfrigérante de l'eau avec l'action excitante, la médication antiphlogistique avec la médication résolutive! En tout cas, si ce sont en effet les irrigations *continues* que M. Malgaigne a essayées dans le traitement des tumeurs blanches, nous comprenons facilement qu'il n'ait pas eu à s'en louer.

---

(1) Richet, thèse citée, p. 47.

M. Bonnet a employé avec succès, dans le traitement de l'arthrite et du rhumatisme articulaire chronique, les bains froids à la température de 8 à 11°, et d'une durée de une à dix minutes (1); mais les malades ne présentaient que de la gêne dans les mouvements, un empâtement articulaire, et des douleurs plus ou moins vives, de telle sorte qu'ils appartiennent plutôt à l'étude du rhumatisme et de l'ankylose qu'à celle des tumeurs blanches, et que leur histoire doit être rapprochée des observations que nous avons rapportées dans les pages précédentes.

A propos du traitement local de l'arthrite chronique, M. Bonnet déclare «que les douches, associées aux mouvements et au massage, constituent l'une des méthodes les plus puissantes dont on puisse disposer;» mais il ne rapporte aucune observation en témoignage de leur efficacité.

Dans le chapitre consacré à l'histoire des tumeurs fongueuses des articulations, M. Bonnet mentionne l'hydrothérapie, en s'en référant au livre de M. Scoutetten, d'où l'on peut conclure que cette médication n'a pas été mise en usage par lui-même (2); or M. Scoutetten, sous le titre de *rhumatisme chronique très-grave pris pour une coxite*, ne rapporte qu'un seul fait, dont la valeur est très-contestable (3).

Voici de quelle façon M. Schedel s'exprime à l'égard du sujet qui nous occupe.

«Plusieurs tumeurs blanches, de nature scrofuleuse, étaient en traitement, mais je n'ai vu aucun cas de guérison. L'état d'un jeune enfant de huit ans, qui était à Græfenberg depuis près de deux ans, s'était, m'a-t-on dit, grandement amélioré; la tuméfaction avait beaucoup diminué, mais je l'ai trouvée encore assez prononcée; des fragments d'os nécrosés étaient déjà sortis par l'ouverture fistuleuse qui existait au-dessous et en dedans de la rotule, mais celle-ci n'était pas mobile, et la jambe restait con-

---

(1) Bonnet, ouvr. cité, t. I, p. 418-436, 528-539.
(2) Bonnet, ouvr. cité, t. II, p. 32-41.
(3) Scoutetten, ouvr. cité, p. 483.

stamment dans la flexion, en sorte que le petit malade se servait toujours de béquilles... Un jeune médecin, affecté depuis six ans d'une tumeur blanche scrofuleuse au genou droit, et qui avait employé une foule de remèdes, m'assurait que depuis un an qu'on le traitait par l'hydrothérapie la tuméfaction du genou avait diminué considérablement, et qu'il avait l'espoir d'arriver à guérison » (1).

MM. Baldou, Lubansky, Engel, Vidart, ne rapportent dans leurs ouvrages aucun cas de tumeur blanche; je vais faire connaître quelques-uns de ceux qui se sont présentés à moi depuis dix ans, et j'en discuterai ensuite la valeur.

Observation. — Séneau, terrassier, âgé de 56 ans, d'une taille peu élevée, d'une constitution débile, a été sujet, dès l'âge de 17 ans, à des douleurs rhumatismales vagues. Il y a dix-huit mois, de la douleur et du gonflement se montrèrent subitement dans le pied droit, et persistèrent pendant près de six mois; on ne leur opposa que des cataplasmes, des applications d'eau-de-vie camphrée et des douches de vapeurs aromatiques. Peu de temps après la disparition de ces accidents, il y a environ un an par conséquent, de la douleur et du gonflement se manifestèrent dans le genou droit, et furent combattus d'abord par des sangsues, plus tard, par plusieurs applications de vésicatoires. Ces moyens amenèrent du soulagement, mais le genou resta gonflé et douloureux par intervalles; les mouvements devinrent difficiles, de moins en moins étendus, et le médecin qui donnait des soins à Séneau lui conseilla de se rendre à Paris pour s'y faire admettre dans un hôpital. Le malade se mit en route, et se dirigea d'abord sur Meudon, pour s'y reposer pendant quelques jours chez l'un de ses parents; là il fut visité par M. le Dr Baud, qui m'adressa le malade le 14 mai 1847.

État actuel. Le genou droit est notablement déformé, il est très-volumineux; mesuré au niveau de la partie *médiane* de la rotule, il présente, dans sa circonférence, 6 centimètres de plus que le genou gauche. Il n'existe aucun épanchement dans l'articulation, la peau est rouge et chaude; les parties molles sont engorgées, dures, rénitentes, mais on sent parfaitement que l'hétéromorphie est due principalement au développement des condyles du fémur, dont le tissu est ma-

(1) Schedel, ouvr. cité, p. 516.

nifestement hypertrophié ; l'aspect de l'articulation est celui d'une tumeur blanche dans la première période de son évolution. La jambe et la cuisse sont atrophiées, et forment un fâcheux contraste avec le volume du genou. Le malade assure que depuis six mois la maladie est restée stationnaire, et que l'aspect du membre n'a subi aucune modification.

La jambe est fléchie de manière à former avec la cuisse un angle d'environ 140 degrés ; le malade ne peut lui imprimer que de très-légers mouvements ; si, en fixant la cuisse, on cherche à mouvoir la jambe, on parvient à la ramener un peu dans l'extension, mais la flexion est entièrement impossible, et l'on sent que l'obstacle réside principalement dans l'augmentation de volume des condyles fémoraux.

En raison de cet état de l'articulation, la jambe droite est plus courte que la gauche, et il en résulte une claudication très-prononcée ; le malade ne peut marcher qu'appuyé sur une canne, et encore met-il plus de deux heures à faire le trajet de Meudon à Bellevue.

Séneau ne soulève son membre qu'avec peine ; il lui semble, dit-il, qu'il est de plomb ; il y éprouve des douleurs à peu près continues qui s'exaspèrent pendant la nuit et lorsque le pied touche le sol.

Le traitement est commencé le 16 mai 1847 ; deux fois par jour, une douche mobile de 3 centimètres de diamètre est dirigée, pendant dix minutes, sur le genou droit.

25 mai. Les premières douches ont été un peu douloureuses ; elles ont amené de la rougeur et du gonflement, mais des compresses froides, fréquemment renouvelées, ont fait justice de ces légers accidents ; aujourd'hui la douche est parfaitement supportée, les douleurs sont moins vives, moins continues ; le malade s'appuie moins sur sa canne, il peut exécuter sans douleur quelques petits mouvements d'extension et de flexion.

juin. Les douleurs ont presque entièrement disparu ; le volume du genou a diminué de 25 millimètres ; la peau est moins rouge, plus mobile ; les parties sous-jacentes sont moins dures. Le malade ramène complétement la jambe dans l'extension ; les mouvements de flexion sont plus faciles et plus étendus ; la marche s'est beaucoup améliorée, elle est plus rapide ; le trajet de Meudon à Bellevue s'accomplit maintenant en moins d'une heure ; Séneau boite beaucoup moins, et il peut faire plusieurs pas sans s'appuyer sur sa canne.

16 juin. Depuis quinze jours, l'amélioration a m rché moins rapidement ; les parties molles sont entièrement revenues à leur état normal, mais les condyles fémoraux, que l'on sent maintenant par-

faitement, sont toujours volumineux, et s'opposent à la flexion de la jambe. Je substitue à la douche mobile une douche verticale beaucoup plus puissante, et ayant 5 centimètres de diamètre.

26 juin. L'effet de la douche verticale a été aussi prompt qu'heureux : le volume du genou a diminué de 27 à 28 millimètres ; les mouvements de flexion sont beaucoup plus étendus, la claudication est presque nulle ; le malade est venu à Bellevue ayant sa canne sous le bras. Il n'existe plus aucune douleur.

10 juillet. Il n'existe plus qu'une différence de 3 millimètres entre le volume du genou droit et celui du genou gauche, la flexion de la jambe est à peu près complète ; le malade, qui éprouve une joie très-vive de sa guérison, et qui la manifeste avec expansion, prend plaisir à exécuter des mouvements énergiques et très-étendus ; il marche au pas gymnastique, au pas de charge, il court, etc.; il a brisé sa canne, il vient en vingt minutes de Meudon à Bellevue ; il n'existe plus de claudication, plus de douleur. Séneau veut retourner dans son pays, et, malgré mes instances, auxquelles M. le Dr Baud joint les siennes, il nous fait ses adieux, comptant bien faire ses quarante lieues à pied.

Observation. — Marie E..., demeurant rue Tronchet, 3, née au mois de mars 1844, est d'une constitution chétive, d'un tempérament lymphatique très-prononcé, d'une santé habituellement bonne. Au mois de novembre 1847, en l'absence de toute cause appréciable, l'enfant prétend que la marche la fatigue et lui fait éprouver de la douleur dans le membre pelvien droit ; les parents n'attachent d'abord que peu d'importance à des plaintes qu'ils attribuent à la paresse ; mais bientôt il survient de la claudication, et ils consultent MM. Auvity, Jobert de Lamballe, etc. Des frictions avec le benjoin, avec l'alcool camphré, et plusieurs autres substances, sont pratiquées sur le membre ; l'enfant assure ne plus souffrir, et pendant quelques jours elle ne boite plus. Au mois de décembre, les accidents se reproduisent, et M. le Dr Goupil est appelé à donner des soins à l'enfant. En date du 24 décembre, cet excellent praticien rédige la consultation suivante :

« Légère menace de coxalgie. — Faire porter un caleçon de flanelle ; matin et soir une cuillerée à bouche du mélange suivant : R. huile de foie de morue, 250 grammes ; sirop antiscorbutique, 150 grammes. — Frictionner le membre et la hanche avec la pommade suivante : R. iodure de potassium, 2,50 ; iode, 0,25 ; axonge, 25,0. — Un bain d'eau de savon toutes les semaines. — Pour boisson : décoction de feuilles de noyer et sirop de feuilles de noyer, à prendre même avec le vin aux repas. — Éviter la fatigue. — Régime de bouillons, viandes rôties, etc. »

Ce traitement, continué pendant un mois, n'amène aucune amélioration; l'articulation coxo-fémorale est gonflée, douloureuse, et le 24 janvier 1848, M. Goupil y fait pratiquer des frictions avec la pommade suivante : R. huile de croton tiglium, 1,25; résine d'euphorbe, 1,50; axonge, 5,0. Au bout d'un mois, on revient aux frictions avec la pommade iodurée. Ce traitement, continué pendant un an, reste sans effet.

Au commencement de l'année 1849, la marche devient à peu près impossible : le membre est plus court que celui du côté opposé, la claudication est considérable, l'enfant a beaucoup maigri.

M. le Dr Pilliot est consulté; il considère la maladie comme très-grave, et demande que M. Cloquet soit appelé. Une consultation a lieu, et l'on décide qu'un large vésicatoire volant sera appliqué sur l'articulation malade. L'emplâtre vésicant fait beaucoup souffrir l'enfant et ne répond pas aux espérances qu'on avait conçues; il est remplacé par quatre vastes cautères; on prescrit, en même temps, de donner tous les jours à Marie une cuillerée à bouche du sirop suivant: R. sirop antiscorbutique, 250 gram.; iodure de potassium, 3 gram.

Au mois de mai, les parents, effrayés de voir la maladie faire d'incessants progrès, provoquer des douleurs violentes qui ne laissent aucun repos à l'enfant, dont l'état général devient de plus en plus fâcheux, consultent M. le Dr Paul Guersant.

L'habile chirurgien de l'hôpital des Enfants rédige la consultation suivante :

« Coxalgie, constitution lymphatique : cette maladie sera de longue durée.

« Je conseille le traitement hydrothérapique ou bien l'application répétée de plaques de caustique de Vienne autour de l'articulation, trois par trois, à un mois ou six semaines d'intervalle, de façon à arriver ainsi à 30 ou 40 cautères. »

Mis en demeure de choisir, les parents de Marie se décident pour l'hydrothérapie, et je suis appelé le 3 juin 1849.

État actuel. L'enfant n'a pas quitté le lit depuis quatre mois; elle éprouve dans la hanche, la fesse, et toute l'étendue du membre pelvien, des douleurs continues et lancinantes, qui deviennent beaucoup plus violentes pendant les nuits, que Marie passe dans l'insomnie, l'agitation, les larmes et les cris. Le membre, convenablement mesuré, est plus court de 7 centimètres; le pied n'est pas sensiblement dévié; au niveau de l'articulation coxo-fémorale, les parties molles sont empâtées de façon à former une tumeur considérable, mais mal circonscrite : il est d'ailleurs impossible de constater exactement l'état des parties, car la plus légère pression, le moindre mouvement, provoquent des douleurs atroces et jettent la petite malade dans de véritables convulsions.

En présence d'un pareil état de choses, la première, la seule indication était manifestement de calmer la douleur : des compresses froides, incessamment renouvelées, sont placées nuit et jour sur la hanche, la fesse, et la partie supérieure de la cuisse; dès le quatrième jour, l'enfant souffre beaucoup moins : elle ne crie plus, ne pleure plus; les nuits sont calmes et Marie dort assez bien. Au bout de quinze jours, les douleurs spontanées ont entièrement disparu.—*Continuation des compresses; tous les matins, un demi-verre d'eau de Sedlitz.*

A la fin du mois, l'enfant peut s'asseoir sur son séant dans son lit; elle s'est levée plusieurs fois, et a pu faire quelques pas à l'aide de deux béquilles. J'examine alors l'articulation avec soin, et je constate l'existence d'une luxation spontanée incomplète; la tête du fémur est portée en haut et en dehors, et semble être à cheval sur le rebord de la cavité cotyloïde. Les parents, fort étonnés de la gravité que j'attribue à la maladie, manifestent le désir d'une consultation, et M. le Dr Jules Guérin est appelé.

Cet éminent praticien reconnaît l'existence de la luxation spontanée, et croit sentir une fluctuation profonde; il considère d'ailleurs la formation d'un abcès comme inévitable et imminente. « Quant au traitement, dit-il, je ne connais pas assez les effets de l'hydrothérapie pour oser conseiller cette médication; pour mon compte, je n'hésiterais pas à recourir immédiatement aux moyens dont j'ai constaté bien des fois l'efficacité; je donnerais tous les jours un verre d'eau de Sedlitz, et je pratiquerais sur la tumeur de nombreuses cautérisations avec le fer rouge. »

Les parents, qui redoutent beaucoup le cautère actuel, déclarent persister dans leur préférence pour l'hydrothérapie, et, le 3 juillet, Mme E... s'établit à Bellevue avec sa fille. Le traitement est commencé le lendemain; il consiste en douches générales et douches résolutives locales, rendues graduellement de plus en plus énergiques.

15 août. L'état général de l'enfant est transformé; l'appétit est vif, les digestions sont excellentes, le teint est coloré, et un embonpoint très-satisfaisant a remplacé l'extrême maigreur. Marie, qui se traînait à peine avec deux béquilles, se promène toute la journée avec l'une d'elles seulement ou même avec une canne; aucune douleur ne se fait sentir dans la hanche, la fesse, et le membre pelvien.

Le 15 octobre, Marie revient à Paris, et continue à prendre des douches à Tivoli pendant deux mois; l'hiver se passe fort bien. Au mois de mars 1850, l'enfant éprouve de nouveau quelques douleurs dans l'articulation coxo-fémorale : je fais appeler M. Jules Guérin. « Les résultats que vous avez obtenus, me dit mon excellent confrère, sont extrêmement remarquables et entièrement inespérés pour moi; cependant je crois que vous n'éviterez pas la formation du pus, si même un abcès profond n'existe pas déjà. »

Mme E... revient à Bellevue avec son enfant, qui subit un nouveau traitement hydrothérapique de trois mois, au bout desquels la guérison me paraît être complète et définitive.

Mes prévisions se sont réalisées; aujourd'hui, 15 février 1852, Marie jouit d'une santé générale excellente, elle est grasse et d'un teint très-coloré; elle n'éprouve aucune douleur dans la hanche, et à l'aide d'un brodequin armé d'un talon très-élevé, elle marche, court, saute sans difficulté, et se livre à tous les jeux de son âge.

L'action résolutive du traitement n'est-elle pas évidente et fort remarquable dans les deux cas que je viens de rapporter? Quelle autre médication eût été aussi efficace? L'hydrothérapie n'a-t-elle point justifié la préférence qui lui a été accordée sur les quarante cautères, considérés par M. Guersant comme son équivalent? L'action reconstitutive et tonique de l'eau froide n'a-t-elle pas été fort utile à Marie E..., et n'a-t-elle pas exercé sur la santé générale, sur le tempérament, une influence très-favorable, que n'avaient eue ni l'huile de foie de morue ni le sirop antiscorbutique, etc.?

Une guérison complète et définitive a été obtenue chez nos deux malades. En présence de lésions plus graves, les résultats ne sont pas toujours aussi heureux et surtout aussi rapides; mais l'observation suivante montrera quels sont encore les inappréciables bienfaits de l'hydrothérapie, dans les cas où l'amputation paraît être la seule chance d'arracher le malade à une mort imminente.

Observation. — Mlle L..., âgée de 23 ans, d'un tempérament très-lymphatique, d'une constitution grêle, a été réglée à 14 ans; la menstruation s'est établie facilement, a toujours été parfaitement régulière, mais très-peu abondante (deux jours).

La santé n'avait jamais été troublée par aucune maladie grave, lorsqu'à l'âge de 17 ans, étant dans un pensionnat d'Autun, Mlle L...

fit sur le genou gauche une chute qui, pendant quelques jours, laissa l'articulation douloureuse et gonflée. Deux semaines après, une nouvelle chute plus violente, accompagnée d'une sensation de déplacement dans l'articulation, fut suivie d'un gonflement considérable, de douleurs très-vives, et d'une impossibilité absolue de marcher. Mlle L... fut obligée de prendre le lit et de le garder pendant deux mois. Deux applications de 30 sangsues chacune, dix vésicatoires volants, des frictions avec des pommades et des liniments de toutes sortes, n'amenèrent que peu de soulagement, et les parents, inquiets de voir la maladie se prolonger ainsi, retirèrent leur fille de pension et la ramenèrent chez eux, à Saint-Symphorien.

Pendant six mois, Mlle L... fut soumise à un traitement énergique. Plusieurs applications de sangsues, de ventouses scarifiées, de vésicatoires; des bains, des liniments, des pommades, restèrent complétement inefficaces, et c'est-à peine si la jeune malade pouvait faire quelques pas, appuyée sur une béquille et sur une canne. Les eaux de Bourbon-Lancy furent conseillées : elles eurent pour résultat d'affaiblir beaucoup la malade et d'amener un amaigrissement notable.

Mlle L... va passer six mois à Saint-Dezer, chez l'un de ses oncles; elle y est traitée par une pommade verte dont elle ne connaît pas la composition et qui ne modifie en rien son état. La malade retourne chez ses parents et ne fait plus aucun traitement.

En 1849, le mal ayant fait des progrès, Mlle L... est conduite à Lyon, où elle reçoit, pendant trois mois, les soins de M. Pétrequin, qui applique sur le genou 4 moxas, prescrit des douches de vapeurs, des bains salés, et pratique enfin la compression au moyen d'un bandage amidonné. Ce nouveau traitement améliore l'état général, mais non celui de l'articulation, et au mois de novembre Mlle L,.. se décide à venir à Paris. Pendant six mois, elle reçoit les soins de M. le Dr Michon, qui donne à l'intérieur le sirop d'iodure de fer et pratique plusieurs cautérisations avec le fer rouge.

M. le Dr Thierry est consulté : il prescrit une pommade, du vin de gentiane et de l'huile de foie de morue.

Toutes ces médications restent complétement inefficaces. Mlle L..., découragée et impatiente de guérir, cède à de funestes conseils et va se mettre entre les mains d'une rebouteuse qui répond au nom de Mlle Figuier. Celle-ci couvre l'articulation, pendant six mois, de cataplasmes, d'herbes émollientes, d'onguents, et au bout de ce temps la malade éprouve des douleurs extrêmement violentes, et s'aperçoit que son genou est dans un état beaucoup plus fâcheux qu'auparavant.

Cette première excursion dans le domaine du charlatanisme de bas étage ne corrige pas Mlle L..., qui, pensant cette fois s'adresser à plus experte, va trouver la fameuse *dame blanche* de Châtillon. Cette femme, à l'odieuse brutalité et aux dangeureuses manœuvres de laquelle les justes sévérités de la justice auraient dû depuis longtemps mettre un terme, soumet le membre à de brusques et violents mouvements de flexion et d'extension : elle provoque ainsi des douleurs épouvantables et une inflammation articulaire intense, dont les suites ont été bien funestes, ainsi que nous le verrons bientôt

A la fin du mois de mars 1851, Mlle L... consulte M. le Dr Vernois. Cet excellent praticien estime que l'hydrothérapie est la seule médication qui offre encore quelques chances de succès, en présence d'une affection qui, dans un avenir très-prochain, doit rendre l'amputation de la cuisse inévitable; il conseille à la jeune malade de s'adresser à moi, et elle vient s'établir à Bellevue le 14 avril.

État actuel. La face est profondément altérée, le teint est d'un jaune gris, l'amaigrissement considérable. La marche est impossible, c'est à peine si la malade peut faire quelques pas avec l'aide de deux béquilles. Le genou est le siége de douleurs spontanées extrêmement vives, continues, exaspérées par le plus petit mouvement communiqué (tout mouvement volontaire étant aboli), par le plus léger contact, par le seul poids du membre dans la station debout. La tumeur est considérable et fait contraste avec la cuisse et la jambe notablement atrophiées; son étendue est de 20 centimètres; sa plus grande circonférence, vers la partie supérieure de la rotule, est de 41 centimètres; à 9 centimètres au-dessus, la circonférence est de 47 centimètres, et à 11 centimètres au-dessous elle est de 33 centimètres. Le membre du côté opposé, mesuré dans les mêmes points, présente 32 centimètres (au lieu de 41), 34 centimètres (au lieu de 37), et 28 centimètres (au lieu de 33).

La peau qui recouvre la tumeur est blafarde, vergetée, violacée en quelques points; elle porte les traces des cautères et des cautérisations. En palpant la tumeur avec précaution, on perçoit au côté interne une fluctuation très-manifeste; en maintenant la cuisse et en imprimant à la jambe des mouvements de latéralité, il se manifeste une mobilité anormale qui indique de graves lésions articulaires : cette exploration ne peut d'ailleurs être poussée très-loin, car elle provoque des douleurs extrêmement violentes.

M. le Dr Chapel, de Saint-Malo, qui lui-même est en traitement à Bellevue, examine la malade avec moi : il considère le cas comme désespéré et me déclare que, quant à lui, il n'hésiterait pas un instant à donner issue au pus.

L'appétit est nul; les nuits sont très-mauvaises, le sommeil est sans cesse interrompu par les douleurs. Souvent un mouvement fébrile se manifeste vers le soir et se termine, le matin, par une légère sueur.

Le traitement est immédiatement commencé : il consiste en irrigations continues, en compresses froides sans cesse renouvelées, le membre étant placé dans un repos absolu.

Au bout de quinze jours, les douleurs ont disparu; les nuits sont bonnes; l'appétit est assez vif; l'état général meilleur, et Mlle L... peut, au moyen de deux béquilles, se transporter à l'établissement, où elle reçoit, deux fois par jour, une douche générale en pluie et en jet.

31 mai. Le pus s'est fait jour à l'extérieur par une petite ouverture située à la partie supérieure et interne de la jambe; il est séreux et mal lié.

15 juin. L'état général s'améliore de jour en jour; le genou n'est plus douloureux, et il reçoit une ou deux fois par jour une douche résolutive en pluie. Son volume n'a pas changé.

15 juillet. Les douches résolutives locales ont produit parfois de la rougeur et des douleurs dans le genou; il a fallu alors les suspendre pendant vingt-quatre ou quarante-huit heures, pour en revenir aux applications réfrigérantes, qui ont toujours eu facilement raison des accidents.

15 août. L'état général est excellent; la tumeur a diminué notablement: à sa partie supérieure, elle n'a plus que 35 centimètres (au lieu de 37); à sa partie moyenne, 39 (au lieu de 41), et à sa partie inférieure, 29 (au lieu de 33). Le genou est parfaitement indolent et supporte sans peine une compression méthodique pratiquée avec des bandelettes de diachylon.

15 janvier 1852. Je supprime des détails sans importance pour arriver au résultat actuellement obtenu. Mlle L... est fraîche, grasse, et sa santé générale ne laisse rien à désirer; l'ouverture qui a donné issue au pus, et par laquelle s'est échappé jusqu'à présent un liquide séreux, sera cicatrisée dans quelques jours. Au niveau des parties supérieures et inférieures de la tumeur, le membre a le même volume que celui du côté opposé; au niveau de la partie médiane, il présente 33 centimètres (au lieu de 41), tandis que le membre sain n'en a dans le même point que 32.

15 mars 1852. L'état général est excellent; aucune douleur ne se fait sentir dans le genou; la malade fait à l'aide de ses béquilles d'assez longues promenades.

15 avril. Mlle L... marche facilement avec une canne; le genou est

soumis, deux fois par semaine, à des mouvements gradués qui sont parfaitement supportés.

15 mai. Malgré nos recommandations et nos vives instances, Mlle L... a fait de graves et fréquents excès de marche ; le genou est redevenu le siége d'assez vives douleurs, son volume a augmenté. La malade est condamnée à garder le lit, et des irrigations continues sont de nouveau pratiquées.

15 juillet. L'eau froide n'a pu empêcher la formation de trois collections purulentes placées, deux au côté interne du genou, et la troisième au côté externe, mais elle en a rendu le développement exempt de vives douleurs et de fièvre. Trois petites ouvertures spontanées, demeurées fistuleuses, ont donné issue au pus.

La suppuration, le repos forcé, la diminution inévitable de l'appétit, ont ramené de l'amaigrissement et de la pâleur. Les douches générales sont recommencées, et la malade est mise à l'usage des dragées d'iodure de fer de Gille.

Le 15 novembre. Mlle L... quitte Bellevue pour retourner à Saint-Symphorien. Son état général est bon, la marche assez facile avec l'aide d'une canne, et aucune douleur ne se fait sentir dans le genou, dont les ouvertures fistuleuses ne donnent plus issue qu'à une très-petite quantité de pus.

Mlle L... continua pendant assez longtemps à prendre tantôt trois, tantôt deux, plus souvent une dragée de Gille par jour ; cependant il lui sembla que ces dragées lui occasionnaient, immédiatement ou peu de temps après leur ingestion, des douleurs gastriques assez vives, durant quelquefois plusieurs heures, et ces douleurs engagèrent la malade à suspendre l'emploi du médicament.

Environ trois mois après cette suspension, c'est-à-dire vers le mois de mai 1853, des douleurs violentes se manifestèrent dans le genou, s'accompagnèrent bientôt de rougeur et de tuméfaction, et furent suivies de trois abcès, qui donnèrent lieu à trois nouvelles fistules. L'appétit, pendant la durée de ces symptômes, avait considérablement diminué ; une pâleur et un amaigrissement considérables s'en étaient suivis.

La malade eut alors de nouveau recours au proto-iodure de fer, qu'elle prit à la dose de une, deux ou trois dragées de Gille par jour. Au bout de deux mois, une amélioration sensible se manifesta, tant dans l'état général que dans l'état des trajets fistuleux. L'appétit reparut, ainsi que l'embonpoint et la coloration du visage ; la suppuration diminua peu à peu, et, au mois de janvier 1854, les six fistules étaient complétement fermées et les douleurs avaient entièrement disparu. La malade n'avait cependant pas pris l'iodure de fer sans interruption : quelques mois après en avoir repris l'usage, elle éprouva encore les douleurs d'estomac qu'elle avait déjà ressenties, et de temps en temps elle suspendait, pendant un ou plusieurs jours, les dragées auxquelles elle attribuait ces douleurs. Sa provision de médicament étant épuisée, elle le cessa définitivement au mois de novembre, c'est-à-dire environ un mois avant la complète cicatrisation des plaies.

L'amélioration fit de tels progrès, que Mlle L... marcha bientôt seule, sortit souvent, et fit encore une fois ce que font trop de malades : elle abusa de ses nouvelles forces.

Vers le mois d'avril 1854, à la suite d'une fatigue excessive, Mlle L... fut prise, dans le flanc gauche, de douleurs vives qui augmentèrent rapidement et s'accompagnèrent bientôt d'une tuméfaction considérable. Un médecin fut alors appelé pour la première fois depuis le départ de la malade de Bellevue; il constata la présence d'un vaste abcès, et crut devoir laisser à la nature le soin de donner issue au pus. L'ouverture spontanée de cet abcès eut lieu, en effet, en dedans et au-dessous de l'épine iliaque antérieure et supérieure, au commencement de mai 1854, et plusieurs litres de pus, au dire de la malade (car le médecin ne fut pas appelé de nouveau), s'en écoulèrent; cet écoulement abondant dura plusieurs jours; le pus, assez épais d'abord, devint bientôt plus clair et moins abondant. La malade se procura alors deux nouveaux flacons de dragées de proto-iodure de fer, et les prit comme par le passé, c'est-à-dire d'une manière très-irrégulière. Néanmoins l'appétit ne tarda pas à revenir; la suppuration se tarit peu à peu, les douleurs diminuèrent, et vers la fin de février 1855, la cicatrisation du nouvel abcès était complète. A ce moment, Mlle L... cessa l'usage des dragées.

La cicatrisation s'est maintenue jusqu'à ce jour, et la malade a repris des forces; son visage s'est coloré, et son embonpoint a augmenté. Vers le commencement de juin néanmoins, il y a encore eu une diminution marquée de l'appétit, des douleurs vagues et un peu d'amaigrissement; cent nouvelles dragées ont rétabli, dans l'espace d'un mois, les choses dans le meilleur état possible.

Aujourd'hui (août 1855) la malade marche parfaitement sans appui; elle ne se sert d'un bâton que quand elle veut faire une longue course, deux kilomètres par exemple.

La cicatrice du dernier abcès est solide, ainsi que toutes celles des anciennes fistules. L'articulation coxo-fémorale est parfaitement libre, celle du genou est dans un état de demi-ankylose.

Je n'ai guère rencontré de tumeur blanche plus grave que celle dont Mlle L... était affligée, et j'ai vu pratiquer un grand nombre d'amputations dans des circonstances moins fâcheuses que celles que nous avons eu à traverser ici à plusieurs reprises.

Cette observation remarquable montre ce que, dans les affections de ce genre, l'on peut attendre des effets du temps et des efforts de la nature, lorsqu'à l'aide d'un traitement efficace l'on parvient : 1° à modérer la violence des accidents locaux; 2° à soutenir les forces et à préserver plus ou moins l'économie de l'action funeste qu'exercent sur elle la fièvre, les phénomènes de réaction générale, les longues suppurations, le trouble des fonctions digestives, etc.

Les irrigations continues, les applications froides, sédatives et antiphlogistiques, nous ont fourni les moyens de remplir la première indication avec un remarquable succès; les douches froides générales, révulsives et reconstitutives, nous ont permis de satisfaire à la seconde.

Quant aux dragées de Gille, elles nous ont été un adjuvant d'autant plus utile, qu'elles ont exercé sur l'état général et sur les lésions locales une double influence qu'on ne saurait nier, qui déjà a été mise en lumière par un grand nombre d'observateurs, et à laquelle revient ici une bonne part des honneurs de la guérison; pour notre compte, nous avons eu maintes occasions d'apprécier les bons effets de ce précieux médicament.

Il n'est pas sans intérêt de constater combien la marche de la maladie a été fâcheusement modifiée, d'abord par les manœuvres brutales d'une rebouteuse, ensuite, à deux reprises différentes, par des excès de marche auxquels on doit attribuer les rechutes survenues au moment où la guérison paraissait être assurée et définitive.

Rien, dans le traitement des tumeurs blanches, n'exige plus de soins, de tact et de méthode, que la réglementation des mouvements spontanés ou provoqués, et l'on ne pourrait assez, à cet égard, se conformer aux sages préceptes qu'a établis M. Bonnet (de Lyon).

Les faits que nous venons de faire connaître suffisent pour mettre en évidence la puissance *résolutive* de l'hydrothérapie appliquée au traitement des tumeurs blanches ; ils montrent avec quels avantages on peut tirer parti des effets révulsifs, antiphlogistiques, sédatifs, de cette médication ; enfin ils prouvent que, par l'influence tonique et reconstitutive de l'eau froide, on peut modifier rapidement, et de la façon la plus heureuse, l'état morbide général qui apporte un si grand obstacle à la guérison des lésions locales, et qui, si fréquemment, devient par lui-même une cause de mort.

Il est hors de doute, pour moi, que l'hydrothérapie n'a point d'équivalent pour combattre une maladie qui, dans la presque universalité des cas, résiste à toutes les ressources de la thérapeutique ; mais, pour obtenir les résultats que cette médication peut donner, il faudra que les malades et les chirurgiens se décident enfin à la faire intervenir *dès le début*, et à ne point attendre que des désordres graves aient profondément altéré les parties molles, ou même les os, les cartilages et les synoviales. Je ne crains pas de proclamer ici l'immense supériorité de l'eau froide sur les émissions de sang locales, les vésicatoires, les cautères, la pommade au nitrate d'argent, l'iode et les iodures, et tous les autres moyens que la chirurgie met impitoyablement en usage pour se conformer aux prescriptions de l'art classique, sans en retirer, dans le plus grand nombre des cas, aucun avantage bieu constaté.

De la médication sudorifique, altérante et dépurative.

Nous avons dit qu'en mettant en œuvre le calorique, et en lui associant l'eau froide, l'hydrothérapie avait, à proprement parler, créé la médication sudorifique : en premier lieu, parce que le calorique est le seul agent qui provoque la sueur à titre d'excitant spécial et non d'excitant général et pyrétogénétique; en second lieu, parce que l'eau froide exerce sur la peau une action tonique, qui permet de la soumettre impunément, pendant fort longtemps, à un exercice exagéré de ses fonctions de perspiration (voy. p. 62, 74, 119).

La puissance de cette médication sudorifique est remarquable. J'ai vu un grand nombre de malades qui considéraient la diaphorèse comme chose impossible à obtenir chez eux, soit parce que leur peau avait toujours été naturellement aride, soit parce qu'elle était devenue telle depuis plusieurs années, en raison du développement d'un certain état morbide; chez tous, j'ai pu modifier, en peu de temps, les fonctions de l'enveloppe cutanée, et provoquer des sueurs d'autant plus abondantes et faciles, qu'elles se répétaient plus fréquemment. Au début, une heure de séjour dans l'étuve sèche était à peine suffisante pour amener une transpiration peu considérable; au bout de quelques jours, un quart d'heure suffisait pour faire ruisseler la sueur.

Sous les réserves établies plus haut (voyez p. 127-129), nous avons soumis à la médication sudorifique un nombre considérable de malades, soit pour développer, soit pour rétablir les fonctions perspiratoires de la peau, naturellement peu actives ou bien diminuées, abolies par l'état morbide.

On connaît les rapports étroits qui existent entre la peau et les principales fonctions de l'organisme. Fourcault (1) en a expérimentalement démontré l'importance; l'observation clinique les met chaque jour en lumière, et l'hydrothérapie a complété la démonstration.

Dans la plupart des affections chroniques, et spécialement celles du foie, de la rate, du tube digestif; dans les névralgies, les rhumatismes musculaires, les congestions sanguines chroniques, l'anémie, etc., la peau est sèche, écailleuse, rugueuse, parcheminée, aride; dans tous les cas de ce genre, la médication

---

(1) Fourcault, *Causes générales des maladies chroniques*, p. 117 et suiv.; Paris, 1844.

sudorifique m'a rendu de grands services et a puissamment contribué à la guérison (voyez p. **123, 124, 128, 129**). Je regrette vivement de n'avoir pas eu l'occasion de l'appliquer à des diabétiques.

La médication sudorifique *spoliative* fait, dans beaucoup de cas, partie intégrante de la médication résolutive; elle fait la base du traitement de l'obésité; elle favorise singulièrement la résorption des liquides épanchés soit dans le tissu cellulaire, soit dans certaines cavités closes; elle a rendu de grands services à plusieurs malades présentant un œdème des membres inférieurs, dû à la compression exercée par une tumeur abdominale sur les vaisseaux pelviens, portant une hydarthrose, une ascite, une hydrocèle.

L'action *dépurative* de la médication sudorifique demande à être étudiée avec plus de développements.

« C'est surtout dans les maladies chroniques, *constitutionnelles*, que l'emploi des sudorifiques est indiqué, disent MM. Trousseau et Pidoux. La vérole, le rhumatisme, la goutte, la scrofule, la cachexie mercurielle, la diathèse purulente, réclament l'emploi de ces moyens. En favorisant la tendance vers la peau, les sudorifiques présentent à chaque instant le sang et les produits morbides qu'il contient au plus vaste émonctoire de l'économie, et chaque jour, à chaque instant, un peu de la cause morbifique est éliminée. Par cela même que ces médicaments n'épurent que lentement et en détail, ils doivent, surtout dans les maladies chroniques, où la cause est si inhérente et se régénère si facilement, ils doivent, disons-nous, agir longtemps dans le même sens. Aussi, dans les véroles constitutionnelles, dans les rhumatismes, etc., les sudorifiques seront-ils continués pendant trois, six, dix mois, et quelquefois même davantage, en ayant soin d'en interrompre l'usage pendant quelque temps pour y revenir ensuite » (**1**).

Certes, si l'on admet que le sang contient un *produit morbide*,

---

(1) Trousseau et Pidoux, ouvr. cité, t. II, p. 659.

on peut concevoir que la médication sudorifique favorise l'élimination de celui-ci, et opère ainsi la *dépuration;* mais l'existence de ce produit lui-même n'est rien moins que démontrée dans beaucoup de cas, et si elle doit être admise pour la vérole et toutes les maladies virulentes, pour la cachexie mercurielle, l'infection purulente, etc., elle devient déjà problématique quant à la goutte, et elle doit être rejetée, selon moi, lorsqu'il s'agit du rhumatisme, de la scrofule, et même des dermatoses.

L'efficacité de la médication ne saurait être considérée comme une preuve, car la guérison peut être le résultat d'une action sudorifique simple, révulsive, complexe, entièrement étrangère à la dépuration. La constatation matérielle, physique ou chimique, du produit morbide pourrait seule résoudre la question d'une manière certaine; mais nous avons vu, en nous occupant de la doctrine des crises, que cette constatation n'a pas encore été faite (voyez p. 99-105).

Le lecteur appréciera l'importance de ces considérations, que nous avons voulu lui soumettre avant d'aborder l'étude des principales maladies dans lesquelles l'hydrothérapie a été considérée comme agissant, principalement, à titre de *médication dépurative.*

Syphilis.

« Pour guérir les affections vénériennes primitives, dit M. Schedel, on doit préférer le traitement qui paraît le plus capable de chasser de l'économie la cause mystérieuse du mal, et qui offre en même temps la certitude de ne pouvoir exercer sur la constitution aucune influence fâcheuse. De tous les traitements proposés contre la syphilis, l'hydrothérapie seule présente ces garanties, et je la crois le seul moyen capable d'expulser de l'économie cet agent morbifique venant du dehors. Aucun remède ne guérit plus vite, aucun ne guérit plus sûrement, aucun ne laisse comme lui l'esprit sans inquiétude pour l'avenir » (1).

(1) Schedel, ouvr. cité, p. 188, 189.

A priori, on peut, en effet, admettre l'opinion de M. Schedel; et, sans parler de ceux qui prétendent que le mercure est souvent la cause des accidents consécutifs, si l'on considère qu'il n'est pas encore démontré (1) que les mercuriaux, employés dans la curation des symptômes primitifs, soient prophylactiques des symptômes secondaires (Ricord), qu'il n'est pas même démontré qu'ils rendent ceux-ci moins fréquents et moins graves, on est porté à préférer l'hydrothérapie au mercure et surtout à la *syphilisation*, dont quelques hommes de talent n'ont pas craint de défendre les étranges et dangereuses doctrines; mais cette préférence ne peut être justifiée, jusqu'à présent, que par des hypothèses et des théories. Dire, comme le fait M. Schèdel, que, sous l'influence du traitement hydrothérapique, des chancres ont guéri en quinze jours ou trois semaines, ce n'est rien prouver du tout, car M. Desruelles et les adversaires du mercure ont montré que les choses se passent ainsi chez les malades soumis au traitement simple, c'est-à-dire à la méthode antiphlogistique ou expectante.

L'hydrothérapie, appliquée au traitement des accidents primitifs, prévient-elle le développement des accidents consécutifs, autant, moins, ou plus que le traitement mercuriel? Telle est la question; mais, pour y répondre, de longues et difficiles recherches statistiques comparatives sont encore nécessaires.

L'hydrothérapie a-t-elle des avantages mieux constatés dans le traitement des accidents secondaires et tertiaires? Doit-elle être préférée aux mercuriaux, à l'iodure de potassium? Obtient-elle des guérisons plus nombreuses, plus rapides, plus sûres? Arrête-t-elle, mieux que toute autre médication, les progrès de la diathèse syphilitique?

M. Schedel reste ici dans une réserve beaucoup plus grande. «Dans la syphilis consécutive, dit-il, il serait injuste de vouloir que l'hydrothérapie pût effectuer les miracles que nous voyons journellement se produire par l'administration des composés

(1) Voy. *Compend. de méd. prat.*, t. VIII, p. 42.

iodurés et mercuriels; mais il sera toujours convenable de débuter par un traitement hydrothérapique, car si les résultats n'étaient pas favorables, il n'y aurait qu'un peu de temps de perdu, et encore les faits semblent prouver que la modification avantageuse que les médicaments produisent sur l'économie est encore plus sûrement obtenue après un traitement hydriatrique.»

Parmi les hydropathes proprement dits, la question a soulevé des controverses et produit des assertions contradictoires.

Voyons si les faits peuvent nous conduire à une conclusion.

On trouve dans l'ouvrage de M. Scoutetten (1) une observation de syphilis secondaire traitée sans succès par Priessnitz, et M. Schedel (2) rapporte trois observations d'accidents secondaires et tertiaires contre lesquels l'hydrothérapie a également échoué.

M. Lubansky ne mentionne pas la syphilis dans son ouvrage; M. Vidart lui consacre le paragraphe suivant :

XIe Série, *Syphilis.* — N° 93. Syphilis et accidents tertiaires. Traitement, six semaines. Guérison. — N° 94. Dartres circinnées. Traitement, neuf semaines. Guérison. — N° 95. Syphilis, dartres du scrotum. Traitement, huit semaines. Guérison. — N° 96. Douleurs ostéocopes du crâne, des genoux et des tibias. Traitement, dix semaines. Guérison (3).

Le lecteur jugera sans doute, comme moi, que ces indications ne sont pas suffisantes.

M. Baldou, dans le chapitre consacré à la syphilis (4), rapporte onze observations, dont les unes ont été recueillies à Græfenberg, et les autres tirées de sa pratique. Nous allons apprécier brièvement leur valeur.

Trois observations ont trait à des accidents primitifs, et nous n'avons point à nous en occuper. Deux nous montrent des chancres réapparaissant *in situ,* quinze et vingt-cinq ans après leur

(1) Scoutetten, ouvr. cité, p. 465.
(2) Schedel, ouvr. cité, p. 456-502.
(3) Vidart, ouvr. cité, p. 168.
(4) Baldou, ouvr. cité, p. 323 et suiv.

premier développement, chez des individus ne présentant actuellement aucun accident syphilitique. Nous discuterons plus loin la puissance *évocatrice, exphorétique*, attribuée, dans les cas de ce genre, à l'hydrothérapie.

Dans une sixième observation, il s'agit *d'un ozène chronique et d'ulcérations des muqueuses bronchiques* (sic) *ayant succédé à des symptômes tertiaires*. La malade ne présente aucun caractère syphilitique, et la guérison n'est d'ailleurs pas obtenue.

Une septième observation nous montre *des douleurs ostéocopes, avec gonflement de la clavicule droite, accompagnées d'une rétraction des muscles thoraciques et dorsaux s'implantant à la partie supérieure de l'humérus*. Le malade est traité par l'hydrothérapie..... et l'iodure de potassium. Les douleurs disparaissent, mais la clavicule conserve quelques rugosités à sa surface, et l'articulation scapulo-humérale reste à demi ankylosée !

Décompte fait, nous voici par conséquent en présence de QUATRE OBSERVATIONS !

L'une (page 331) nous montre des *syphilides* (sic; M. Baldou affectionne le pluriel) guéries par l'hydrothérapie, mais l'auteur ne décrit point l'éruption, qu'il range parmi les accidents *tertiaires*.

Une autre (page 333) porte le titre d'*exostoses syphilitiques*. «Le tibia gauche est irrégulièrement gonflé dans toute sa longueur; ce gonflement est très-apparent; il l'est un peu moins au tibia droit. Les douleurs sont très-vives, surtout pendant la nuit.» Au bout de trois mois, les tibias sont revenus à l'état normal.

Enfin les dernières observations (pages 337-341) nous parlent de douleurs occupant le crâne, les genoux, les tibias, dans un cas; les clavicules, les os des épaules, des genoux et des jambes, dans l'autre. Ces douleurs sont considérées comme syphilitiques, mais les malades ne présentaient aucun autre symptôme vénérien, et il n'est point fait mention, dans leur histoire, d'accidents *constitutionnels* antécédents.

Dans presque toutes les observations rapportées par les hydropathes, il est question d'un grand nombre de chancres réapparaissant *in situ*, un grand nombre d'années après leur premier développement, tantôt chez des malades ayant actuellement des accidents constitutionnels, tantôt chez des individus ne présentant aucun symptôme vénérien.

N'ayant jamais rien observé de semblable, il m'est impossible de me prononcer sur ce point; d'autant plus que les faits produits sont tous incomplets, tronqués, dépourvus des détails et des descriptions les plus indispensables au diagnostic.

M. de Castelnau a décrit, sous le nom d'*accidents successifs* ou *consécutifs localisés*, des chancres se reproduisant autour et à une petite distance des points primitivement atteints, rarement sur ces points eux-mêmes, plusieurs semaines ou même plusieurs mois après leur complète cicatrisation, et en l'absence de tout nouveau rapprochement sexuel; j'ai vu moi-même plusieurs faits de ce genre, mais faut-il en conclure que l'hydrothérapie peut faire revivre, après vingt-cinq années, un chancre qui n'a été suivi d'aucun accident constitutionnel? Aucun fait concluant n'autorise à le penser, et nous ne connaissons aucun syphiliographe qui soit disposé à admettre une telle opinion. Dans tous les cas, des recherches nouvelles et sérieuses, des observations complétement et rigoureusement recueillies, pourront seules élucider cette question, non moins importante pour l'histoire de la syphilis que pour celle de l'hydrothérapie.

Plusieurs malades atteints d'accidents syphiliques primitifs ou consécutifs ont été reçus à Bellevue; quelques-uns d'entre eux désiraient ê re traités exclusivement par l'hydrothérapie, mais j'ai cru devoir résister à leurs instances; à plus forte raison, n'ai-je point voulu *expérimenter* cette médication sur ceux qui déclaraient s'en rapporter à moi. J'ai donc toujours eu recours aux spécifiques, mais je leur ai associé les sudations et les douches froides générales, et je m'en suis constamment fort bien trouvé.

Les hydropathes préconisent la diète, le régime lacté, et l'eau froide à haute dose à l'intérieur; je n'ai point suivi ces errements, et j'ai appliqué, quant au régime, les préceptes si bien développés par M. Ricord (1). Dans ces conditions, l'hydrothérapie m'a semblé être un adjuvant précieux du traitement spécifique; elle est fort utile pour combattre la chloro-anémie que l'on rencontre si fréquemment chez les malades atteints de vérole constitutionnelle, et qui a été particulièrement signalée par M. Ricord; elle m'a paru aussi exercer une influence très-favorable sur la marche de la maladie, et principalement sur celle des accidents secondaires et tertiaires. Cette influence s'est manifestée surtout chez les individus faibles, débilités, lymphatiques, *à tendance scrofuleuse*, suivant les expressions de M. Ricord (2).

A moins de documents nouveaux et concluants, je conseille aux praticiens de suivre la voie que je leur indique, et je puis ajouter qu'un médecin hydropathe *pur sang*, ayant constaté sur lui-même l'existence de symptômes vénériens secondaires, s'est hâté de recourir au mercure et à l'iodure de potassium; semblable en cela à ces fougueux homœopathes qui, lorsqu'une maladie grave les frappe, en appellent aussitôt à cette infâme allopathie, tant décriée par eux lorsqu'il ne s'agit que de leurs clients!

Dermatoses.

Quel plus beau champ d'exploration et de succès que celui des dermatoses l'hydrothérapie empirique pouvait-elle choisir! Quelle plus belle occasion de faire briller à tous les yeux sa puissance *évocatrice* et *exphorétique*, en présence des doctrines humorales qui font encore admettre si généralement l'existence du *vice dartreux!* C'est ici que les faits doivent être nombreux, péremptoires; c'est ici que les preuves et les démonstrations doivent se presser.

Examinons s'il en est ainsi.

---

(1) Voy. *Compendium de méd*, t. VIII, p. 83.
(2) Voy. *Clinique hydrothérapique de Bellevue*, 1er fascicule, p. 96-98.

M. Scoutetten ne mentionne point les maladies de la peau.

«L'application de l'hydrothérapie, dit M. Schedel, ne peut guère être faite que dans les affections *très-chroniques* de la peau... Le traitement est fort long, très-pénible, et Priessnitz m'a dit, à plusieurs reprises, qu'il n'aimait pas à s'en charger» (1).

M. Schedel n'a recueilli à Græfenberg que deux observations. La première a trait à un *psoriasis guttata* fort ancien, que cinq mois de traitement n'ont pas modifié. Le second malade était guéri au bout de *dix mois* de traitement, et il paraissait avoir eu un *psoriasis diffusa.*

M. Baldou, après avoir parlé de la variété des formes que présente l'affection herpétique, et avoir indiqué les *boutons,* les *pellicules* et les ÉCHAUBOULURES (sic) (2); après avoir établi *que la science du jour se trouve évidemment fourvoyée, quant à la manière de considérer les effets divers du vice herpétique sur l'enveloppe cutanée,* M. Baldou déclare qu'il fera fort peu de cas des appellations usitées dans la science, emprunts souvent bizarres, quelquefois ridicules, faits à des langues mortes, et qu'il se servira le plus souvent d'appellations *françaises* qui seront comprises par tout le monde.

Échauboulure! — est déjà un assez joli échantillon des appellations *françaises* que préfère M. Baldou; mais nous devons lui en signaler une autre, que nous avons eu le regret de ne pas rencontrer dans son livre, et qui est fort usitée parmi les citoyens *français* qui fréquentent l'hôpital Saint-Louis : c'est celle de *démangeaisons entre cuir et chair!*

Passons plusieurs pages où se trouve développée la doctrine de *l'exphorèse des détritus de l'organisme,* et arrivons aux faits.

Éruption générale de petites vésicules qui, dans quelques parties, s'élèvent sur des plaques rouges érythémateuses, surtout sur les clavicules, les hanches et les jambes, au devant des tibias.

(1) Schedel, ouvr. cité, p. 506.

(2) Baldou, ouvr. cité, p. 140.

Cette éruption a déjà disparu plusieurs fois pour reparaître au bout d'un temps plus ou moins long. Traitement de deux mois; guérison; *seulement quelques petits boutons paraissent de loin en loin sur la surface cutanée,* ce qui fait penser à M. Baldou que la maladie n'est pas aussi entièrement vaincue que le pense la malade.

Acné; nombreuses pustules sur le nez, les joues et le menton. Un mois et demi de traitement. *Il ne reste plus que deux ou trois petites pustules sur le nez et autant sur chaque joue.*

Dartres très-rouges du scrotum, fournissant un liquide très-abondant; application de compresses mouillées, disparition de la dartre.

Prurigo; *croûtes épaisses* sur le dos et la face interne des cuisses. Guérison en quatre jours! Cependant M. Baldou ne parle pas des croûtes. Il en restait probablement encore *deux ou trois petites sur le dos, et autant sur chacune des cuisses.*

Pityriasis de la face, *du larynx et de tout le tube digestif* (sic!). Traitement de trois mois; état très-amélioré; le pityriasis du larynx a disparu. — Mais celui de la face et du cuir chevelu?

De pareilles observations ne se discutent pas; il suffit de les reproduire.

M. Lubansky avoue que, dans le traitement des affections cutanées, l'hydrothérapie n'a point répondu à ses espérances, et il ne la considère que comme un puissant auxiliaire des médications ordinaires (1).

M. Vidart ne rapporte que deux observations de psoriasis; succès dans un cas, guérison incomplète dans l'autre (2).

Il nous reste à apprécier les essais tentés à Paris, en **1841**, par M. Wertheim, qui, mis en demeure d'introduire l'hydrothérapie à l'hôpital Saint-Louis, a eu la malencontreuse idée de choisir les maladies de la peau pour objet de ses expérimentations.

---

(1) Lubansky, ouvr. cité, p. 484, 485.
(2) Vidart, ouvr. cité, p. 147-150.

Voici les renseignements fournis à cet égard par M. Devergie, sous la surveillance duquel M. Wertheim a traité la plupart des malades.

Dans les premiers jours de l'année 1841, M. Wertheim, désirant appliquer l'hydrothérapie au traitement des maladies de la peau, s'adressa à M. Gibert, qui lui confia quelques malades à partir du 1er juillet. Au mois d'août, M. Wertheim demande quelques hommes affectés de maladies squameuses à M. Devergie, qui les lui confie à son tour.

« Vers la fin de septembre, dit M. Devergie, je reçus dans mes salles plusieurs des malades du service de M. Gibert, sur lesquels le traitement par l'hydrothérapie avait été commencé, la salle où ils se trouvaient ayant été fermée pour y opérer des réparations. C'est ainsi que j'ai pu suivre la presque totalité des malades sur lesquels l'hydrothérapie a été employée. »

Neuf malades ont été soumis à la médication hydrothérapique; ***tous étaient atteints de psoriasis.***

La santé générale d'un malade a paru influencée d'une manière fâcheuse par la médication, et, au bout de trois mois, M. Devergie a fait cesser l'hydrothérapie, qui n'avait nullement modifié l'affection cutanée.

Chez les huit autres malades, il n'est survenu qu'une légère diarrhée de peu de durée, ou bien, au contraire, la santé générale a été très-notablement améliorée.

Sur les neuf malades, trois seulement sont sortis guéris sous l'influence seule de l'hydrothérapie; ***encore y a-t-il eu récidive chez l'un d'eux, trois semaines après.*** Les deux autres guérisons ont-elles été durables ?

Chez six malades, M. Devergie a dû faire suspendre l'hydrothérapie (1).

Ainsi l'hydrothérapie n'est appliquée qu'à UNE SEULE maladie

(1) Devergie, Rapport fait au conseil général des hospices sur les essais tentés à l'hôpital Saint-Louis, concernant l'application de l'hydrothérapie au traitement des maladies de la peau; in *Gaz. médic. de Paris*, 1843, p. 219.

cutanée, — et à laquelle? — A celle qui disparaît souvent spontanément pour reparaître plus tard, à celle qui guérit fréquemment sous la seule influence des bains de vapeurs, — *au psoriasis*. — Et quels sont les résultats obtenus par l'hydrothérapie dans de telles conditions? — Ceux que nous venons de faire connaître.

Et ce sont ces mêmes résultats que M. Wertheim a osé évoquer tant de fois comme des titres glorieux à l'honneur d'avoir introduit l'hydrothérapie en France! Et ce sont encore ces mêmes résultats qui ont poussé M. Gibert à revendiquer une portion de la gloire de M. Wertheim, dans plusieurs articles adressés aux journaux *politiques* et dans un rapport fait à l'Académie, rapport dans lequel l'honorable ex-secrétaire annuel montre qu'il n'a qu'une connaissance fort incomplète de l'hydrothérapie empirique, et qu'il est totalement étranger aux recherches qui ont eu pour objet de ramener cette médication aux véritables notions de la science (1).

M. Gibert déclare, dans son rapport académique, que familiarisé depuis longtemps, grâce aux leçons et aux exemples de Récamier et d'Alibert, avec l'usage interne et externe de l'eau froide, il l'appliquait habituellement en lotions et en compresses à diverses maladies cutanées, et qu'en compagnie de M. Wertheim, il a retiré d'incontestables avantages des procédés hydrothérapiques contre les maladies de la peau. Pourquoi donc l'hydrothérapie a-t-elle été abandonnée à l'hôpital Saint-Louis, dans le service de M. Gibert lui-même? Où donc se trouvent consignés les succès obtenus par M. Gibert? Ce n'est point dans son *Traité pratique des maladies spéciales de la peau?* Est-ce dans son rapport au conseil général des hôpitaux à propos des tentatives hydrothérapiques de l'hôpital Saint-Louis?

Mais M. Gibert commence par déclarer lui-même que ses essais ont été trop peu nombreux et *trop incomplets* pour qu'on puisse

(1) Voy. *Gazette des hôpitaux*, 1851, n°s 114 et 115.

en tirer des conséquences bien rigoureuses; il ajoute qu'il ne peut fournir des renseignements précis que sur sept malades.

Or, de ces sept malades,

Deux étaient atteints d'ichthyose; *ils ont paru guéris*, mais il y a eu récidive au bout de quelques mois.

Deux autres, atteints de psoriasis, ont éprouvé une notable amélioration *sans arriver à une guérison entière.*

Un cinquième a dû renoncer au traitement, qui *paraissait* avoir une influence fâcheuse sur l'état de la poitrine. (Quel était cet état de la poitrine?)

Deux malades ont complétement guéri; l'un d'un prurigo, l'autre d'un psoriasis.

Eh bien! je porte à M. Gibert le défi de traiter publiquement, par l'hydrothérapie, les malades placés dans son service de l'hôpital Saint-Louis pour des maladies de la peau; et mon défi ne sera point relevé, car M. Gibert sait fort bien qu'il ne rencontrerait que des insuccès.

J'ai soumis à une étude approfondie et consciencieuse l'application de l'hydrothérapie au traitement des maladies de la peau, et voici ce que m'ont appris mes recherches.

L'hydrothérapie, quelle que soit la manière dont on l'applique, est plutôt nuisible qu'utile dans le traitement des maladies cutanées *avec sécrétion;* les affections *vésiculeuses, bulleuses, pustuleuses*, aiguës ou chroniques, se sont presque toujours aggravées sous l'influence de l'eau froide, et jamais elles n'ont guéri.

Dans les dermatoses *sans sécrétion*, les affections *papuleuses* et *squameuses*, l'hydrothérapie (sudation, immersions, douches) peut être employée sans inconvénient, ou même avec avantage, à titre d'adjuvant; mais, pour obtenir la guérison, j'ai toujours été obligé de lui associer une autre médication. Dans le psoriasis, en particulier, j'ai constamment eu recours à un moyen que j'ai préconisé il y a seize ans (1), en m'appuyant sur la

(1) L. Fleury, *Mém. et obs. sur le psoriasis*, in *Arch. gén. de méd.*, t. XI, p. 410; 1836.

pratique de feu mon excellent ami, M. le Dr Émery, et que j'ai la satisfaction aujourd'hui de voir adopté par ses plus ardents détracteurs d'autrefois; je veux parler de la pommade au goudron.

Après la guérison des maladies cutanées, l'usage intelligent et prudent de l'hydrothérapie ne peut-il pas rendre d'utiles services pour rétablir définitivement dans ses conditions normales l'état organique et fonctionnel de la peau? Ne peut-il pas ainsi prévenir les récidives ou, du moins, les rendre moins fréquentes? Je le crois, mais je ne suis pas en mesure de l'affirmer, car pour résoudre de pareilles questions il faudrait avoir suivi un grand nombre de malades pendant plusieurs années.

Les hydropathes parlent sans cesse de maladies de toute nature dues à un vice dartreux latent, et guéries au moyen du développement d'une dartre réapparue, ou née sous l'influence ***évocatrice*** ou ***exphorétique*** de l'hydrothérapie; je me suis suffisamment expliqué sur ce point (voy. p. 99-102), et je n'ai pas à y revenir ici; j'ajouterai seulement que, puisque l'hydrothérapie empirique s'attribue une si grande puissance pour découvrir et chasser le vice dartreux, alors que celui-ci se dérobe à tous les yeux, il est bien étonnant qu'elle reste complétement inefficace lorsque ce vice dartreux se présente de lui-même aux regards, et se manifeste par des phénomènes cutanés qui constituent à eux seuls toute la maladie!

Les faits et les considérations qui précèdent ne fournissent-ils pas un nouvel et puissant appui à la doctrine que je défends depuis si longtemps (1), à savoir :

Que rien n'autorise à admettre l'existence d'un vice dartreux, d'une diathèse dartreuse, due à une altération générale spéciale;

Que les maladies de la peau sont des affections locales, le plus souvent produites par des causes locales, externes, parfaitement appréciables;

---

(1) Voy. ***Maladies de la peau***, in ***Compendium de méd. prat.***, t. VI, p. 309 et suiv.

Que la médication externe locale est celle qui réussit le mieux, et que les médicaments internes n'agissent guère qu'à titre de révulsifs.

Scrofule.

M. Schedel n'a observé à Græfenberg aucun fait qui lui ait permis d'apprécier l'efficacité de l'hydrothérapie dans le traitement des affections scrofuleuses; on lui a montré à Freiwaldau une jeune fille qu'un traitement de deux ans et demi, par les sudations forcées, avait, disait-on, guérie de lésions fort graves; mais aucune vérification n'a été faite (1).

M. Scoutetten rapporte une observation peu concluante : une plaie scrofuleuse du pied droit a guéri pendant la durée d'un traitement hydrothérapique, mais la guérison a été amenée par la sortie de plusieurs esquilles, et rien ne démontre que celle-ci ait été provoquée par le traitement; on comprend encore moins quelle a pu être l'influence exercée par plusieurs abcès furonculeux et une éruption de boutons blancs, produits par des applications excitantes (2).

M. Baldou n'hésite pas à déclarer que l'hydrothérapie est le meilleur traitement que l'on puisse opposer à la scrofule, en raison des mouvements d'élimination qu'elle provoque, mais il ne cite aucun fait à l'appui de son assertion (3).

M. Lubansky (4) rapporte trois observations qui sont fort incomplètes, mais qui néanmoins présentent de l'intérêt et méritent d'être prises en considération.

J'ai trouvé dans les auteurs allemands un grand nombre d'observations de scrofule guérie par l'hydrothérapie, mais les descriptions symptomatiques sont insuffisantes, et jamais il ne m'a été possible de constater l'influence exercée par le traitement;

(1) Schedel, *loc. cit.*, p. 513 et suiv.
(2) Scoutetten, *loc. cit*, p. 449.
(3) Baldou, *loc. cit.*, p. 349 et suiv.
(4) Lubansky, ouvr. cité, p. 448 et suiv.

celui-ci d'ailleurs a toujours été, à mon avis, parfaitement absurde et irrationnel. Préoccupés du désir de chasser de l'économie le *vice scrofuleux*, les hydropathes s'efforcent de provoquer des éruptions, des furoncles, des abcès, au moyen d'applications excitantes; pour mettre en jeu l'action *exphorétique*, éliminatrice, de leur médication, ils abusent des sudations forcées, de l'eau à l'intérieur à haute dose, et j'avoue qu'il m'est impossible d'attribuer une influence favorable à une semblable méthode.

J'ai eu l'occasion d'appliquer l'hydrothérapie au traitement des affections scrofuleuses et j'en ai obtenu d'excellents résultats, non point au moyen de l'action altérante et dépurative, mais à l'aide des influences excitantes, résolutives et reconstitutives, exercées par les douches froides.

Ce n'est pas ici le lieu de discuter toutes les doctrines qui ont été émises sur la pathogénie de la scrofule; il me suffira de dire que j'adopte complétement, à cet égard, les opinions bien connues de MM. Piorry, Velpeau (1), etc., et que mes recherches ont été dirigées dans le sens qu'a si bien indiqué M. Bégin dans les termes suivants (2) :

« La tâche du médecin est de faire recouvrer au système sanguin la prépondérance d'action qu'il a perdue, d'exciter les organes élaborateurs du sang. Que l'on analyse tous les moyens qui ont procuré des succès soutenus dans le traitement des scrofules, et partout on reconnaîtra que la maladie ne se dissipe qu'alors que les élaborations rouges et que l'appareil sanguin ont acquis ou recouvré leur prédominance.

« C'est sur la gymnastique médicale que repose tout entier le succès du traitement; mais le bain froid est un des moyens les plus efficaces que l'on puisse employer, soit pour prévenir, soit pour combattre les accidents des scrofules. »

M. Bégin rappelle alors que Cullen, Tissot, Bordeu, Pujol,

(1) Voyez *Compendium de médecine pratique*, t. VII, p. 544.
(2) Bégin, *Dict. des sciences médicales*, t. L, p. 350 351.

Buchan, Leid, ont préconisé cette médication et en ont retiré d'excellents effets.

N'est-il pas à regretter que ces indications aient été mises en oubli pendant tant d'années, au profit d'un médicament dont l'efficacité est douteuse, et dont l'abus n'est point sans dangers.

Goutte.

La goutte est une des maladies dans le traitement desquelles l'hydrothérapie empirique s'attribue les succès les plus nombreux, les plus remarquables, et c'est ici surtout qu'elle fait intervenir son action *éliminatrice, dépurative, exphorétique*, etc.

C'est ici, en effet, que cette action devrait se montrer dans toute sa puissance, et de manière à lever tous les doutes; car il est à peu près généralement admis aujourd'hui que la goutte est le résultat d'une altération générale, caractérisée par la présence dans le sang d'un élément morbigène, qui, d'après les recherches de Weatheread, de Forbes, de Copland, de Lehmann, et plus récemment de Garrod, serait de l'urée, de l'acide urique ou de l'urate de soude.

Or, si l'on étudie à ce point de vue les observations produites par les hydropathes, on voit que, dans certains cas, la sueur a présenté une odeur ou une coloration particulière, un dépôt blanchâtre plus ou moins considérable; mais jamais l'analyse chimique n'a démontré d'une manière positive la présence d'un élément morbide; des débris d'épiderme, des particules provenant des compresses, les sels appartenant à la sueur normale, tels sont les seuls corps que l'analyse a découverts, lorsqu'elle a été faite. Les urines n'ont pas fourni de résultats plus satisfaisants. On a parlé de la présence de sels calcaires dans le pus des furoncles provoqués par le traitement, mais ceci n'est encore qu'une assertion dénuée de preuves.

Ceci posé, examinons quelle est la valeur de l'hydrothérapie dans le traitement de la goutte aiguë et chronique.

Goutte aiguë. — *Traitement de l'accès.* Le but de l'hydrothérapie empirique n'est point ici la sédation, mais, au contraire, l'excitation. « Basé sur une hypothèse complétement humorale, Priessnitz veut faciliter l'expulsion de l'*humeur peccante,* dit M. Schedel, et alors il s'efforce de provoquer des sueurs générales, au moyen de frictions et de compresses excitantes, pratiquées et appliquées sur diverses parties du corps, et même sur le siége du mal. »

Quels sont les effets de cette méthode? Je n'ai point trouvé dans les écrivains hydropathes des éléments suffisants pour répondre à cette question d'une manière satisfaisante; tout ce que je puis affirmer, c'est que mes recherches personnelles ne lui ont pas été favorables. La médication excitante augmente l'intensité des douleurs, exaspère tous les accidents locaux et les phénomènes de réaction générale; elle n'abrége point la durée de l'accès, même lorsque les sueurs surviennent, ce qui n'a pas toujours lieu. Après avoir expérimenté cette méthode sur plusieurs malades et sur moi-même, j'y ai complétement renoncé, et je lui ai substitué, à l'exemple de Scudamore et de Kinglake, les applications réfrigérantes, c'est-à-dire antiphlogistiques et sédatives, aidées de la *position* et des enduits imperméables (collodion élastique). Dès lors j'ai constamment obtenu les meilleurs résultats; souvent j'ai fait avorter l'abcès complétement, et dissipé tous les accidents dans l'espace de quelques heures; dans les cas moins heureux, j'ai calmé les douleurs comme par enchantement, empêché le développement de la tuméfaction, de la rougeur, et diminué considérablement la durée de l'accès (voy. p. 188, 192).

Traitement des phénomènes successifs. Ici les applications légèrement excitantes et intermittentes, les douches résolutives, sont d'une utilité incontestable et fort grande. Je suis convaincu que c'est en faisant disparaître les altérations locales qui persistent souvent après les accès de goutte, que l'hydrothérapie empirique, sans s'en douter, a souvent rendu ceux-ci moins fréquents, moins intenses, et obtenu ainsi des succès attribués par elle à une action *éliminatrice du vice goutteux.*

L'eau froide employée à titre d'agent résolutif, la position et la compression méthodique, m'ont rendu des services que j'ai déjà signalés à l'attention des praticiens (voyez p. 368), et qui seront appréciés à leur juste valeur par tous ceux qui voudront bien s'engager dans la voie que je leur indique.

Traitement curatif. Nous abordons le point véritablement important de la question. L'hydrothérapie guérit-elle la goutte? Or on entrevoit déjà toutes les difficultés qui environnent la solution.

Les accès de goutte aiguë sont très-irréguliers : tantôt ils se montrent à des intervalles très-rapprochés ; tantôt, au contraire, en l'absence de toute médication active, ils sont fort éloignés les uns des autres, séparés quelquefois par un intervalle de plusieurs années. Pour constater d'une manière certaine l'influence du traitement, il faudrait donc pouvoir suivre les malades pendant un temps fort long, et il est très-rare que le médecin soit mis en demeure de le faire.

Heureusement que la goutte aiguë se présente parfois avec des caractères particuliers, qui vont nous fournir une base plus solide pour asseoir notre jugement. On sait, en effet, que chez certains goutteux les accès se montrent très-régulièrement à des époques déterminées de l'année, et affectent ainsi une périodicité à peu près complète; j'ai connu un goutteux chez lequel, pendant 40 ans, les accès ont eu lieu exactement tous les 22 mois. Dans les cas de ce genre, l'action du traitement se manifeste d'une manière beaucoup plus évidente, et c'est en m'appuyant sur des observations concluantes que je ne crains pas de proclamer l'efficacité de l'hydrothérapie. Des malades atteints de goutte depuis longtemps, et ayant chaque année deux, trois ou quatre accès, ont vu d'abord ceux-ci diminuer de fréquence et d'intensité, et enfin disparaître complétement; chez plusieurs d'entre eux, cet état de choses se maintient depuis plusieurs années; en sera-t-il toujours de même et la guérison sera-t-elle définitive? Je n'ose l'affirmer, et il faut se demander d'ailleurs si les sujets ne feront rien qui soit de nature à provoquer de nouveaux accès;

mais ces résultats n'en sont pas moins assez remarquables pour devoir être pris en sérieuse considération.

Les sudations fréquentes suivies d'immersion ou de douche, l'eau à l'intérieur à haute dose, forment la base du traitement, surtout lorsque les sujets sont forts, sanguins, pléthoriques. Dans les cas de diathèse urique très-prononcée, j'ai souvent associé avec avantage à ces moyens l'usage de l'eau de Vichy à l'intérieur. Dans tous les cas, l'exercice, le régime peu animalisé, l'abstention des boissons fermentées, alcooliques, sont des adjuvants précieux, ou plutôt la condition du succès.

Ici encore, comme on le voit, j'ai pu, sans compromettre le succès de la médication, me tenir en dehors des excès commis par les hydropathes et fondés, comme toujours, sur leur doctrine de la *matière peccante*. On appréciera les avantages de la méthode que j'ai suivie, si l'on en compare les effets à ceux que M. Schedel expose dans les termes suivants :

« M. le Dr C..., ayant été pris d'un premier accès de goutte au printemps de 1844, se rendit à Græfenberg, après la guérison de l'accès, afin d'essayer les vertus prophylactiques de l'hydrothérapie. Lorsque je le vis pour la première fois, en août 1844, il s'y trouvait déjà depuis deux mois environ. L'éruption furonculeuse *amenée par le traitement* avait été d'une violence telle, que depuis trois semaines, il pouvait à peine marcher. Le membre inférieur gauche restait dans une flexion forcée, comme si l'articulation du genou s'était ankylosée. La partie inférieure de la cuisse gauche et le genou offraient une rougeur érysipélateuse, servant de base à des furoncles volumineux. Le long de la jambe, au devant du tibia, on voyait des points où, les bourbillons s'étant détachés, le périoste se trouvait mis à nu. Une de ces ulcérations avait l'étendue d'une pièce de 2 francs. Pendant la nuit, la chaleur du lit rendait les douleurs presque insupportables » (1).

Le résultat de cette déplorable médication est-il au moins de guérir la maladie sans retour ? Écoutons encore M. Schedel : « Un

(1) Schedel, ouvr. cité, p. 443.

goutteux, bien portant du reste, qui s'est soumis à ce traitement, dans l'intervalle des accès, pour arrêter le développement ultérieur de la goutte, doit-il être considéré comme libéré de cette maladie pour l'avenir? Non, positivement non. Les cas de rechute chez les malades qui avaient longtemps séjourné à Græfenberg sont nombreux et parfaitement constatés. »

Goutte chronique, asthénique. — Tout le monde connaît les différences nombreuses et importantes qui séparent la goutte chronique de la goutte aiguë; tous les praticiens savent aussi combien les indications varient dans le traitement de ces deux formes de la maladie (1).

Ici, en présence de phénomènes morbides permanents, irrégulièrement exaspérés par des accès plus ou moins intenses, l'action du traitement est facile à constater, et les auteurs sont unanimes pour proclamer l'efficacité de l'hydrothérapie, que mettent d'ailleurs hors de doute des observations nombreuses et concluantes.

Sous l'influence de l'eau froide, les engorgements articulaires disparaissent, les ulcérations se cicatrisent, les concrétions calcaires sont résorbées ou éliminées; par son action reconstitutive et tonique, le traitement a prise sur les phénomènes nerveux, et plus encore sur les troubles gastriques, auxquels M. Durand-Fardel attribue, avec raison, une si grande part dans le développement de la goutte; par son administration à l'intérieur, par les applications qui en sont faites à l'extérieur, l'eau froide exerce une influence très-heureuse sur les fonctions de sécrétion urinaire et cutanée, auxquelles Sydenham, Cullen, Barthez, Copland, font jouer un rôle si important dans l'histoire de la goutte chronique; enfin les sudations souvent renouvelées sont d'une utilité incontestable, qu'il n'est guère possible d'expliquer que par une action dépurative, et ici se représente, encore une fois, la question du *modus faciendi.*

Est-il nécessaire de suivre tous les errements de l'hydrothérapie

(1) Voyez *Compendium de médecine pratique*, t. IV, p. 345 et suiv.

empirique? Faut-il abreuver d'eau des sujets débilités, cacochymes? Faut-il provoquer des accès et s'efforcer de les rendre aussi violents que possible, afin de favoriser l'expulsion de la *matière peccante?* Faut-il abuser des applications excitantes jusqu'à produire ces vastes et nombreux furoncles dont nous avons dépeint, d'après M. Schedel, les affreux ravages?

Non, mille fois non; l'on peut obtenir des succès non moins fréquents, non moins complets, non moins durables, en repoussant tous ces excès, que la raison condamne et que l'observation ne justifie point; en évitant tous ces inconvénients, tous ces dangers; en se conformant, en un mot, aux principes de l'hydrothérapie rationnelle et scientifique, dont je me suis efforcé d'établir les éléments dans ce livre. Et mon opinion n'est pas une pure spéculation de l'esprit, une induction théorique; elle repose sur des faits nombreux, parmi lesquels je choisis le suivant, afin de mettre le lecteur à même de juger avec connaissance de cause.

Observation. — M. X..., habitant la Guadeloupe, est âgé de 52 ans; son père et son oncle maternel ont été goutteux. « Puisqu'il est question de mon oncle, m'écrit M. X..., je vous dirai, en passant, que ce pauvre homme, le plus goutteux que j'aie connu de ma vie, toujours enveloppé chaudement, chaussé de bas de laine, de souliers fourrés, a fini, après avoir épuisé tous les traitements imaginables et dans un véritable accès de désespoir, par se débarrasser de toutes ses enveloppes pour suivre un régime entièrement opposé à celui qui lui avait été prescrit pendant tant d'années. Demeurant à la campagne, il prit la résolution de sortir tous les matins bien avant le lever du soleil, en pantalon court, pieds et jambes nus, et de marcher ainsi dans la rosée et dans l'eau malgré l'humidité, la pluie, et le temps le plus affreux. Au bout de quelque temps, il éprouva un grand soulagement; les attaques de goutte devinrent de plus en plus rares, et il mourut à 70 ans, n'ayant éprouvé, depuis plusieurs années, aucune atteinte de la maladie qui avait empoisonné son existence. Mon père, qui ne voulut point suivre les mêmes errements, succomba à un accès de *goutte remontée* bien avant lui! »

Jusqu'à l'âge de 28 ans, M. X... a joui d'une santé excellente; il était très-robuste et fort gros. A cette époque, rentrant chez lui, après avoir chassé pendant deux mois dans des marais, exposé à la pluie, les jambes dans l'eau ou dans la vase, il fut pris, au moment où il déposait son fusil, d'une douleur très-vive dans le gros orteil droit. Cette première attaque de goutte fut très-violente, obligea M. X... à garder le lit pendant plus de quinze jours, et fut suivie, dans l'espace d'une année, de trois autres attaques non moins intenses.

En 1831, M. X... fut atteint d'une dysenterie chronique qui, pendant deux années, suspendit les attaques goutteuses, mais qui, après avoir résisté à toutes les médications, réduisit le malade à un état désespéré; cependant, l'affection intestinale ayant fini par céder, la goutte se montra de nouveau, d'abord à de longs intervalles, et puis à des époques de plus en plus rapprochées.

M. X... fit alors usage du sirop de Boubée, qui, pendant quelque temps, lui procura un soulagement notable, et fit cesser presque instantanément les douleurs; mais son efficacité ne tarda pas à s'user, et bientôt la goutte devint chronique et pour ainsi dire continue, affectant toutefois dans sa marche une périodicité très-remarquable. « Pendant dix-huit mois, m'écrivait M. X..., la maladie a conservé invariablement les caractères suivants : l'attaque avait lieu le vendredi, et me tenait au lit jusqu'au lundi; le mardi et le mercredi, je faisais quelques pas dans ma chambre; le jeudi, je sortais appuyé sur le bras de mon domestique, et le vendredi, une nouvelle attaque me forçait à me remettre au lit. La maladie était d'ailleurs devenue universelle, et se montrait alternativement aux pieds, aux genoux, aux épaules, aux mains, à la poitrine, aux lombes, à l'estomac, etc. »

En 1840, les douleurs lombaires devinrent tellement violentes et continues, que le développement d'une maladie de la moelle fut considéré comme probable.

A cette époque, M. X... commença le traitement par les pilules de Lartigue, et il n'eut d'abord qu'à s'en féliciter; mais, les attaques se reproduisant sans cesse, l'usage du médicament devint presque continuel, et dès lors ses inconvénients habituels ne tardèrent pas à se produire; une diarrhée incoercible obligea le malade à abandonner les pilules.

En 1842, la goutte étant toujours périodique, ainsi que nous l'avons indiqué, de hautes doses de sulfate de quinine furent administrées, mais elles n'eurent pour résultat que de jeter M. X... dans une atonie et une débilité profondes; toute médication fut alors abandonnée pendant deux ans. Mais, la diarrhée et les troubles des voies digestives ayant acquis une gravité extrême, l'on conseilla à M. X..., en 1845, de faire le voyage de France et d'aller à Vichy.

Ce voyage ne fut pas heureux; les eaux de Vichy, prises pendant quarante jours, à l'intérieur et en bains, rendirent les accès de goutte plus fréquents et plus intenses, et elles n'eurent aucune influence sur les voies digestives. De retour à Paris, M. X... fut traité sans succès par le Dr Comet, et il retourna aux colonies très-découragé et aussi malade qu'à son départ.

En 1846, des hémorrhoïdes se développèrent et occasionnèrent à M. X... de très-vives souffrances; mais, en même temps, les accès de goutte cessèrent d'être périodiques et ne se montrèrent plus que tous les trois ou quatre mois. Des vésicatoires volants, appliqués sur les articulations tuméfiées et douloureuses, produisirent d'assez bons résultats. Vers la fin de cette année, les hémorrhoïdes, qui avaient résisté à toutes sortes de moyens dirigés contre elles, disparurent spontanément, et les attaques de goutte redevinrent immédiatement plus fréquentes et plus intenses; en désespoir de cause, M. X... recommença l'usage des pilules de Lartigue, et le continua pendant un an, malgré les désordres graves qui se produisirent de nouveau du côté des voies digestives.

Au mois de septembre, le malade prenait la résolution de se soumettre à un traitement hydrothérapique, et s'embarquait pour la France; le 1er novembre, il s'installait à Bellevue.

État actuel. Amaigrissement squelettique, faiblesse extrême, c'est à peine si le malade peut se traîner; peau d'un gris terreux, sèche, rugueuse, écailleuse. L'appétit est très-capricieux, tantôt nul, tantôt assez vif. Lorsque M. X... cède au désir de manger, quelque modéré qu'il soit dans son alimentation, qui se compose de poisson et de viandes blanches, une pesanteur épigastrique commence à se faire sentir vers minuit et va croissant jusqu'à six heures du matin; alors des gaz fétides se font jour par la bouche, de violentes coliques se manifestent, et plusieurs selles abondantes et liquides ont lieu; alors l'appétit se perd, et pendant plusieurs jours M. X... ne prend aucune nourriture, puis il recommence à manger. Pendant deux ou trois jours, les digestions sont assez bonnes; mais alors les accidents se reproduisent, et depuis plus d'un an, le malade tourne dans ce cercle vicieux sans pouvoir en sortir. Toutes les articulations sont tuméfiées, empâtées, déformées; cependant il n'existe pas de concrétions apparentes. La goutte a repris sa périodicité, les attaques ont lieu tous les vendredis et sont extrêmement douloureuses. Le malade redoute excessivement le froid et se surcharge de vêtements chauds.

Le traitement hydrothérapique est immédiatement commencé. Pendant l'accès, on met en usage la médication réfrigérante au moyen d'immersions et de compresses sans cesse renouvelées; aussitôt que l'accès est fini, le malade prend le matin une sudation, suivie d'une douche générale, et le soir une douche en pluie et une douche en jet promenée sur les diverses articulations.

Quinze jours suffisent pour rendre les accès beaucoup moins douloureux et moins longs; dès le dimanche soir, M. X... peut prendre sa douche, et pendant les quatre jours suivants, il fait de petites promenades dans le jardin de l'établissement; ses forces ont notablement augmenté.

15 décembre. L'état général a subi une modification très-remarquable; la peau a repris son aspect normal, les forces sont satisfaisantes, et M. X... a été plusieurs fois à Paris. L'embonpoint commence à renaître; la diarrhée a complétement cessé; l'appétit est régulier, vif, et la digestion facile; les articulations sont beaucoup moins tuméfiées. Un seul accès a lieu dans l'espace de dix-sept jours.

1er février. L'amélioration fait de rapides progrès, l'état général est à peu près complétement satisfaisant, les articulations sont redevenues mobiles et ne sont plus douloureuses à la pression.

15 mars. M. X... quitte Bellevue pour retourner à la Guadeloupe; il n'a ressenti aucune atteinte de goutte depuis six semaines, les fonctions digestives s'accomplissent parfaitement, et le malade se trouve dans un état de santé et de bien-être qu'il ne connaissait plus depuis vingt ans.

De la médication antipériodique.

Dans plusieurs circonstances, des phénomènes périodiques, très-divers d'ailleurs, ont disparu sous l'influence de douches froides excitantes, révulsives, administrées peu de temps avant le retour présumé des accidents, ou même au moment de leur apparition; l'une des observations rapportées dans ce livre (voyez page 274) offre un exemple curieux de cette action antipériodique de l'eau froide, et dans beaucoup d'autres cas, j'ai fait disparaître de la même manière des céphalalgies, des douleurs névralgiques, des accès fébriles, etc. etc., se montrant d'une façon plus ou moins régulièrement intermittente, en l'absence de toute lésion appréciable de la rate.

Un fait, probablement unique dans la science, doit trouver place ici.

OBSERVATION. — Une dame, chez laquelle une tumeur de l'ovaire droit donne lieu à d'abondantes hémorrhagies mensuelles et à de fréquentes attaques hystériformes, éprouve, en 1848, une violente émotion morale. Une douleur extrêmement intense se fait sentir au sommet de la tête, et tout à coup les paupières se ferment, sans qu'il soit possible à Mme X... de les entr'ouvrir ni même de les soulever à l'aide des doigts. Plusieurs médecins sont appelés pour faire cesser une cécité qui effraye la malade et désole toute sa famille; mais leurs efforts restent impuissants, et ce n'est qu'au bout de trente-six heures que les paupières se rouvrent spontanément, le globe de l'œil et la vision n'offrant aucune espèce d'altération.

Depuis ce jour, et pendant dix-huit mois, Mme X... reste sujette à des accidents contre lesquels toutes les ressources de la thérapeutique sont épuisées en vain, et qui se présentent avec les caractères suivants :

Plusieurs fois dans la journée, et même au milieu de la nuit, pendant le sommeil, trois ou quatre fois dans les vingt-quatre heures, à table, au milieu d'une promenade, au spectacle, dans toutes les circonstances de la vie indifféremment, les paupières se ferment tout à coup, brusquement, sans qu'aucun phénomène précurseur vienne avertir la malade, et lui permettre de se prémunir contre les inconvénients ou même les dangers qu'entraîne un pareil accident. La cécité est complète; la *contracture* des muscles orbiculaires des paupières est telle, que les efforts les plus énergiques faits par la malade ne livrent pas entrée au plus petit faisceau lumineux, et ce n'est que très-difficilement que l'on parvient à écarter les paupières de 2 ou 3 millimètres. Cet écartement forcé est très-douloureux, et ne peut être maintenu au delà de quelques secondes.

L'occlusion des paupières persiste pendant un temps qui varie, en général, entre cinq et dix minutes; alors les paupières se détendent, sont agitées d'un léger tremblement convulsif, s'entr'ouvrent peu à peu, et quelques minutes après tout a disparu.

Pendant l'époque menstruelle, lorsque l'hémorrhagie est abondante, lorsque de vives douleurs se font sentir dans la tumeur ovarique, lorsque des attaques hystériformes ont lieu, l'occlusion des paupières est beaucoup plus fréquente et beaucoup plus longue; souvent elle se reproduit huit ou dix fois dans les vingt-quatre heures, et parfois elle dure un quart d'heure, une demi-heure, ou même plusieurs heures.

Au mois de juillet 1849, Mme X... commence un traitement hydrothérapique pour combattre l'anémie profonde dans laquelle l'ont plongée des métrorrhagies se renouvelant chaque mois depuis plusieurs années; anémie accompagnée d'une altération si profonde du teint, de désordres si graves de la digestion, que de sérieuses inquiétudes ont été conçues sur la nature de la tumeur abdominale, et sur l'issue d'une affection qui paraît devoir se terminer prochainement.

Sans parler ici des bienfaits obtenus du traitement quant à l'état général et aux accidents nerveux hystériformes, qui ont entièrement disparu; sans parler de phénomènes très-remarquables qui se sont produits du côté de la tumeur, je dirai seulement que six semaines ont suffi pour faire disparaître cette singulière affection spasmodique des paupières, dont je n'ai trouvé aucun exemple dans les auteurs, et qui n'a jamais été observée par aucun des nombreux confrères auxquels j'ai demandé des renseignements à cet égard.

Indépendamment des phénomènes intermittents dont il vient d'être question, j'ai appliqué les douches froides au traitement des fièvres d'accès, et ici de plus longs développements sont nécessaires.

Fièvre intermittente.

L'idée de recourir aux applications d'eau froide pour combattre la fièvre intermittente paraît appartenir à Currie, dont nous avons fait connaître les doctrines et la pratique (voyez page 48 et suiv.), et dont nous ne rappellerons que les paroles suivantes, parce qu'elles ont été le point de départ de nos recherches.

Quelquefois, dit Currie, *les accès ont été prévenus par des affusions pratiquées environ une heure avant l'époque présumée de leur retour, et la maladie a été complétement guérie après quatre ou cinq affusions de ce genre.*

Quant à Giannini, dont nous avons également exposé les idées, on a vu qu'il considérait l'immersion comme le remède de l'accès, mais non comme celui de la maladie, et que, quant à cette dernière, il n'attribuait à l'eau froide qu'une action capable de rendre l'administration du quinquina plus facile et plus efficace (voyez pages 50, 51).

Remarquons toutefois que Giannini n'a jamais eu recours aux immersions froides pendant l'apyrexie, et que ce n'est qu'à l'immersion pratiquée pendant le stade de chaleur de l'accès que s'adressent ces paroles : *L'usage exclusif du bain froid ne guérit point la fièvre intermittente.*

Il faut arriver jusqu'à l'hydrothérapie empirique pour retrouver l'eau froide appliquée au traitement des fièvres intermittentes, et voici ce que nous apprend à cet égard M. Schedel.

« Il y a quelques années, Priessnitz paraît avoir cherché à guérir la fièvre intermittente en procédant à des transpirations plus ou moins prolongées chaque matin, et en donnant ensuite les ablutions froides ou le grand bain. Actuellement il paraît avoir changé de méthode, et le traitement se divise en deux périodes : celui de l'intervalle des paroxysmes et celui de l'accès lui-même. »

Le traitement de l'accès consiste en frictions avec le drap mouillé pendant le stade de froid ; emmaillottement dans le drap mouillé, fréquemment renouvelé, pendant le stade de chaleur ; des ablutions générales ou des frictions dans un bain partiel terminent l'opération.

Le traitement mis en usage dans l'intervalle des paroxysmes diffère peu du précédent : chaque matin, emmaillottement dans le drap mouillé, frictions dans un bain partiel lorsque la chaleur s'est rétablie ; ceinture excitante placée autour de l'épigastre et des hypochondres ; eau froide à l'intérieur, à haute dose ; exercice ; quelquefois des immersions dans le grand bain et des lavements froids (1).

Ce traitement, on le voit, est celui auquel Priessnitz soumet la presque généralité de ses malades. Quelle est son efficacité ? M. Schedel n'a vu, à Græfenberg, que trois personnes atteintes de fièvre intermittente. Une jeune femme ayant une fièvre tierce était traitée sans succès depuis six semaines ; la rate était encore fortement tuméfiée. Un autre malade fut guéri d'une fièvre quotidienne au bout de deux mois. Le troisième malade, atteint d'une

(1) Schedel, ouvr. cité, p. 191-193.

affection chronique des voies digestives et d'un engorgement considérable de la rate, fut pris de fièvre tierce après un mois de séjour à Græfenberg; les accès résistèrent pendant quatre mois à l'hydrothérapie, et ne disparurent qu'après une abondante hématémèse survenue au sortir d'un bain froid.

M. Schedel rapporte ensuite neuf observations empruntées au Dr Fritz, médecin de l'hôpital militaire d'Inspruck, et au Dr Weisse. L'une est un exemple de variole précédée de quelques phénomènes intermittents (obs. 5), et deux autres nous montrent des affections complexes : fièvre tierce accompagnant une éruption *herpétique* générale, avec tuméfaction des ganglions cervicaux, et disparaissant au bout de dix jours (obs. 7); fièvre quatre d'abord, tierce ensuite, accompagnant une affection gastro-hépatique chronique, résistant pendant deux mois à l'hydrothérapie, et disparaissant après l'évacuation de nombreux calculs biliaires (obs. 8).

Six faits seulement appartiennent donc à des fièvres intermittentes proprement dites, et voici ce qu'ils nous présentent.

1° Un malade affecté de fièvre tierce est traité sans succès pendant deux mois; on est obligé de recourir au sulfate de quinine (obs. 4).

2° Un malade est guéri d'une fièvre quotidienne en dix jours, mais il avait pris du sulfate de quinine pendant les deux jours qui avaient précédé l'application du traitement hydrothérapique (obs. 2).

3° Deux malades affectés de fièvre quotidienne sont guéris, l'un au bout de neuf jours (obs. 1), l'autre au bout de dix (obs. 3).

4° Un malade affecté de fièvre tierce est guéri au bout de quatorze jours (obs. 6).

5° Enfin une malade, atteinte depuis dix mois d'une fièvre quarte, est guérie, au bout de trois mois, par un emmaillottement très-prolongé et une transpiration excessive (obs. 9).

Voilà ce que nous avons trouvé dans l'ouvrage de M. Schedel : on comprendra dès lors facilement la réserve que cet habile et judicieux médecin a mise dans ses conclusions; on comprendra qu'en présence de faits aussi peu nombreux, aussi peu concluants, pour la plupart, M. Schedel conseille aux praticiens de s'en tenir aux moyens que possède la science, et de ne considérer l'hydrothérapie que comme une de ces ressources *ultimes*, auxquelles il n'est permis d'avoir recours que lorsque la thérapeutique ordinaire a été infructueusement épuisée (1).

M. Scoutetten ne fait aucune mention des fièvres intermittentes, non plus que MM. Engel, Lubansky, et Vidart. M. Baldou s'exprime ainsi à ce sujet :

« La question de l'opportunité et de l'efficacité des applications hydrothérapiques, dans les cas ordinaires de fièvres intermittentes, ne me paraît pas résolue. Les auteurs des ouvrages qui traitent de la méthode citent fort peu d'exemples de ce genre, et les quelques observations qu'on y trouve sont si incomplètes et d'une nature si peu scientifique, qu'il est impossible d'en tirer aucune conclusion ni aucun enseignement. Les quelques essais que j'ai tentés ont eu des résultats variables, et me laissent dans la croyance que, pour arrêter une fièvre intermittente, le sulfate de quinine reste jusqu'ici le meilleur spécifique. Pourtant je conseillerai l'emploi de la méthode hydrothérapique, dans les cas qui se montreront rebelles à l'usage du spécifique indiqué » (2).

Telles étaient les données fournies par la science, lorsque je formai le projet d'appliquer l'eau froide au traitement de la fièvre intermittente, en m'éloignant également des errements de Giannini et de ceux des hydrothérapistes, mais en tenant compte de cette assertion de Currie :

Quelquefois les accès ont été prévenus par des affusions pratiquées une heure avant l'époque présumée de leur retour, et la maladie a été complétement guérie après quatre ou cinq affusions de ce genre.

Voici dès lors le terrain sur lequel je me suis placé.

(1) Schedel, *loc. cit.*, p. 205, 206.
(2) Baldou, *loc. cit.*, p. 526, 527.

J'ai laissé les accès suivre leur marche; aucun modificateur n'a été mis en usage pendant leur durée.

Pendant l'apyrexie, je n'ai eu recours à aucun agent pharmaceutique, et je me suis abstenu du régime froid, des boissons à haute dose, des sudations, des lotions, des emmaillottements, etc., prescrits par les hydrothérapistes.

Le traitement a consisté *exclusivement* en douches froides administrées une heure ou une demi-heure avant le retour présumé de l'accès, et quelquefois pendant les jours d'apyrexie.

Les malades ont reçu simultanément une douche en pluie générale, et une forte douche locale, de 3 centimètres de diamètre, dirigée sur la région splénique.

Les observations suivantes feront connaître le *modus faciendi* auquel je me suis arrêté.

Observation. — Joseph Glézy, âgé de 18 ans, habite Bellevue depuis le printemps; il est domestique chez M. Damainville, référendaire à la Cour des comptes.

D'une constitution robuste, n'ayant jamais été malade, Joseph Glézy est pris tout à coup de frisson le 21 août 1847, à midi; il survient ensuite de la chaleur, de la sueur, et l'accès se termine vers six heures du soir. Les mêmes accidents se reproduisent les jours suivants, et je suis appelé, le 28 août, auprès du malade, que je trouve couvert de sueur et se plaignant d'un mal de tête très-violent. Voici ce que je constate :

La fièvre est quotidienne et parfaitement régulière; le frisson n'est ni très-intense ni très-long, il n'est pas accompagné de claquement des dents; les stades de chaleur et de sueur sont très-prononcés, et pendant toute leur durée, le malade éprouve une céphalalgie atroce, qui lui arrache des cris aigus, et détermine parfois une grande agitation et un peu de délire : la durée totale de l'accès est d'environ six heures. Pendant l'apyrexie, le malade éprouve une céphalalgie qui, bien que beaucoup moins intense que celle de l'accès, ne laisse pas de lui être très-pénible; il a du malaise, de la courbature; l'anorexie est à peu près complète; la région splénique est légèrement douloureuse à la pression; la rate est volumineuse, elle a 14 centimètres et demi dans son diamètre vertical.

29 août. A dix heures du matin, Glézy reçoit une douche en pluie et la douche locale ; il les supporte sans répugnance, la réaction est énergique et très-prompte ; le malade se rhabille rapidement, et va faire une promenade d'une demi-heure.

30 août. L'accès a commencé à une heure, et s'est terminé vers quatre heures ; le frisson a été très-léger, la chaleur moins forte, la sueur moins abondante ; mais ce qui a surtout frappé le malade, c'est l'intensité beaucoup moindre de son mal de tête ; la rate n'a plus que 12 centimètres. — Seconde douche à onze heures.

31 août. L'accès s'est montré à une heure et demie ; frisson très-léger et très-court, chaleur peu intense, presque plus de céphalalgie ; le malade se sent plus fort, l'appétit est revenu ; la rate a 11 centimètres. — Troisième douche à onze heures.

1er septembre. La fièvre n'a pas reparu ; Glézy se sent tout à fait bien.

10 septembre. Bien que le malade n'ait pris que trois douches, la fièvre n'a pas reparu, la santé est excellente ; le diamètre de la rate est de 10 centimètres.

Observation. — Gabrielle Lucas, âgée de 15 ans, habitant Bellevue depuis trois ans, a été prise de fièvre intermittente, pour la première fois, le 12 août 1847. Les accès sont quotidiens, se manifestent à sept heures du soir, et ne finissent que vers six heures du matin ; le frisson est peu intense, mais la réaction est très-vive, accompagnée d'agitation et d'une très-forte céphalalgie. Aucune médication n'est mise en usage jusqu'au 27 août ; l'enfant a perdu l'appétit et ses forces ; elle éprouve une grande lassitude générale, qu'il faut attribuer, sans doute en partie, à tant de nuits passées sans sommeil. La région splénique est indolente ; le diamètre vertical de la rate est de 10 centimètres et demi.

Le 27 août 1847, la jeune malade prend une douche à cinq heures du soir ; elle en a une grande appréhension, et ce n'est qu'avec peine qu'on parvient à la faire descendre dans la cuve, où elle s'agite et crie.

L'accès ne se montre que vers dix heures, et se termine avant cinq heures du matin ; la chaleur, l'agitation et la céphalalgie ont été notablement moins fortes ; le diamètre splénique n'est plus que de 9 centimètres le lendemain matin.

Le 28 août, douche à sept heures du soir ; l'enfant, plus raisonnable, supporte fort bien la douche ; l'accès manque complétement ; le diamètre splénique est de 8 centimètres et demi.

La jeune malade se refuse à continuer la douche ; la fièvre ne reparaît pas, et au bout de quelques jours, la santé est entièrement satisfaisante.

Observation. — Eugène Didiot, âgé de 15 ans, d'une constitution robuste, d'une bonne santé, habite Bellevue avec ses parents. Le 7 août 1847, il est pris tout à coup de frisson vers sept heures du soir, et l'accès fébrile ne se termine que vers deux heures du matin; la fièvre se reproduit tous les jours à la même heure, et je suis appelé le 14 août. Le malade a eu sept accès; la fièvre est quotidienne, régulière; le frisson est intense, accompagné de claquement des dents, et dure environ une heure; il est suivi d'une chaleur intense et de sueur; la durée totale de l'accès est d'environ sept heures. Dans l'intervalle des accès, le jeune malade se plaint d'une céphalalgie continue très-intense; il éprouve de la courbature, un malaise général, l'appétit est à peu près nul; la langue est couverte d'un enduit jaunâtre; la région splénique est indolente; la rate n'est pas engorgée, son diamètre vertical n'est que de 8 centimètres et demi.

Le 14 août, le malade prend une douche à cinq heures du soir, il la supporte gaiement.

15 août. L'accès n'a commencé qu'à neuf heures; il a par conséquent été retardé de deux heures; le frisson a été moins fort et plus court, la céphalalgie moins intense; l'accès s'est terminé vers minuit et n'a duré ainsi que trois heures environ; le malade se sent infiniment mieux; le malaise, la céphalalgie, ne se font presque plus sentir; l'appétit a reparu.— Seconde douche à six heures du soir.

16 août. L'accès a manqué complétement; le malade se sent tout à fait bien.

30 août. Le malade, qui n'a pas continué le traitement, a repris sa bonne santé habituelle; la fièvre n'a pas reparu.

Observation. — Henriette, domestique, âgée de 37 ans, d'une taille élevée, d'une constitution robuste, habite Bellevue pendant l'été avec ses maîtres. L'année dernière, elle a été prise d'une fièvre intermittente quotidienne, qui a cédé à l'administration du sulfate de quinine.

Le 23 mai 1847, Henriette est prise de frisson vers sept heures du matin, et elle éprouve un violent accès de fièvre, qui se reproduit le 25 et le 27 mai; je vois la malade le 28 : la fièvre est tierce; régulièrement périodique; le frisson est très-intense et dure quatre heures, tandis que la chaleur et la sueur se terminent ordinairement au bout d'une heure. Pendant l'accès, la malade éprouve une très-forte céphalalgie et des douleurs lombaires; dans l'apyrexie, elle a du malaise, de l'anorexie, et une faiblesse générale qui lui permet à peine de se livrer à ses occupations; pas de douleurs dans la région splénique, le diamètre vertical de la rate est de 10 centimètres.

Le 29 mai, Henriette prend une douche à cinq heures du matin; elle la supporte fort bien : l'accès est retardé de deux heures; le frisson se fait sentir à neuf heures; il est beaucoup moins intense; les douleurs céphaliques et lombaires ont également diminué; l'accès s'est terminé vers midi et demi.

30 mai. La malade se sent plus forte; elle a mangé avec appétit; la rate n'a plus que 9 centimètres.

31 mai. Douche à sept heures du matin; l'accès se montre à midi, il est très-léger, et sa durée totale n'est que de deux heures : la malade se sent complétement bien pendant l'apyrexie.

2 juin. Douche à dix heures du matin; la fièvre ne reparaît plus, et la malade a repris sa santé habituelle.

Les douches sont administrées les 4, 6 et 8 juin; la fièvre ne s'est pas montrée; les forces, l'appétit, ont reparu; la santé est excellente; la rate a conservé son diamètre de 9 centimètres.

A l'aide de ce traitement, je me proposais : 1° d'exercer sur le système nerveux une perturbation puissante; 2° d'opposer une réaction périphérique énergique, une stimulation de toute l'enveloppe cutanée, au frisson, à la période algide de la fièvre; 3° de modifier la circulation capillaire générale et celle de la rate, afin de combattre l'engorgement de cet organe.

Onze sujets atteints de fièvre intermittente simple, sans complication aucune, ont été soumis au traitement que je viens d'indiquer; 10 de ces malades ont été traités à l'établissement hydrothérapique de Bellevue, le dernier à l'hôpital de la Charité, pendant que j'y remplaçais M. le professeur Bouillaud.

Sur ces 11 malades, on compte 8 hommes et 3 femmes. La fièvre a présenté 7 fois le type quotidien, 3 fois le type tierce, et 1 fois le type double-tierce.

Un homme chez lequel la fièvre était accompagnée d'accidents très-graves, et qui avait déjà eu dix accès, a été guéri par une seule douche. Voici cette observation, qui mérite d'être rapportée.

OBSERVATION. —Lazé, marchand de chevaux, âgé de 55 ans, demeure à Meudon depuis 35 ans; d'une constitution robuste, d'une santé habituelle excellente, il n'a jamais eu la fièvre intermittente si ce n'est une fois, il y a trois ans, et dans les circonstances suivantes : en juin 1844, Lazé reçut un violent coup de timon de voiture dans le flanc gauche; il éprouva une douleur très-vive ; son ventre se tuméfia, et il survint une fièvre intermittente tierce, dont les accès furent très-prononcés. Des sangsues d'abord, et plusieurs vésicatoires ensuite, furent appliqués sur la région splénique ; mais la fièvre persista pendant trois mois et disparut alors spontanément, sans que du sulfate de quinine ait été administré : la santé de Lazé redevint excellente.

Le 26 juin 1847, à trois heures de l'après-midi, Lazé éprouve un malaise inaccoutumé, bientôt suivi de frisson, auquel succèdent de la chaleur et de la sueur. L'accès fébrile se termine vers dix heures du soir. Le 27, accès semblable au précédent, et à la même heure; le 28, l'accès ne commence qu'à huit heures du soir, le frisson est extrêmement violent; une céphalalgie très-vive se fait sentir, et la fièvre ne cesse que vers six heures du matin : accès semblables les 29, 30 juin et 1er j illet.

Le 2 juillet, l'accès se montre à dix heures du soir ; le frisson n'est pas intense et dure peu ; mais pendant le stade de chaleur, le malade éprouve une céphalalgie atroce : il survient une agitation extrême, et enfin du délire. Lazé vocifère et veut s'élancer hors de son lit; plusieurs personnes ne parviennent qu'avec peine à l'y maintenir : l'accès se termine vers huit heures du matin, et laisse le malade dans un état d'abattement et de faiblesse extrêmes.

A partir de ce jour, la fièvre devient tierce, de quotidienne qu'elle était, et des accès, semblables à celui que nous venons de décrire, ont lieu les 4, 6 et 8 juillet : le malade vient me consulter le 10.

Depuis huit jours, la fièvre est régulièrement tierce : les accès ont une durée de dix heures et sont accompagnés, pendant la période de réaction, de désordres encéphaliques très-graves. La pression ne produit aucune douleur dans la région splénique ; la percussion, pratiquée avec soin, démontre que la rate n'est pas engorgée; son diamètre vertical n'est que de 9 centimètres ; le foie a également son volume normal.

Lazé est extrêmement faible : il éprouve dans toute la tête une sensation de vide; la face est profondément altérée : elle porte l'empreinte de la souffrance et d'une légère stupeur. Le même jour, 10 juillet 1847, le malade prend une douche à six heures du soir.

11 juillet. La fièvre a manqué complétement : Lazé n'a pas éprouvé

le plus léger phénomène morbide ; il a parfaitement dormi et ne ressent qu'un peu de fatigue dans les genoux.

Douches les 12 et 14 juillet. Lazé a repris toute sa santé.

Tous les autres malades ont pris plusieurs douches, et chez eux l'effet produit par le traitement *a été constamment le même*. Dès la première douche, l'accès fébrile est retardé, il ne commence que deux ou trois heures après l'heure habituelle de l'invasion, il est moins intense et plus court; le frisson est abrégé de moitié ou même des $5/6$. La chaleur, la céphalalgie, les symptômes généraux, subissent également une diminution très-remarquable. La durée totale de l'accès est abrégée, souvent de moitié et quelquefois même davantage. Les phénomènès morbides qui existent pendant l'apyrexie, tels que la céphalalgie, la courbature, le malaise, l'anorexie, la faiblesse musculaire, sont notablement amendés. Enfin la rate diminue graduellement de volume. L'amélioration devient de plus en plus tranchée après chaque nouvelle douche, et enfin tout rentre dans l'ordre, la rate étant ramenée à ses limites physiologiques, lorsque celles-ci avaient été dépassées.

Les observations suivantes mettront en évidence les modifications que subit la maladie sous l'influence du traitement.

Observation. — Bouvet, blanchisseur, habitant le bas Meudon, d'une forte constitution, âgé de 36 ans, a été atteint de fièvre intermittente l'année dernière, à deux reprises : la première fois, la fièvre, à type tierce, a résisté pendant six semaines à l'administration du sulfate de quinine ; la seconde fois, la fièvre, à type quotidien, a duré pendant trois semaines, et le sulfate de quinine a produit quelques accidents du côté des voies digestives.

Le 16 mai 1847, Bouvet a été repris de fièvre ; l'accès a commencé à onze heures du matin et s'est terminé vers sept heures du soir ; le 17, l'accès s'est montré à deux heures et a fini vers dix heures ; le 18, accès à onze heures ; le 19, à deux heures. Je vois Bouvet le 20 mai au matin. La fièvre affecte le type double-tierce ; elle est parfaitement régulière ; les accès sont précédés de malaise, de courbature, de douleurs lombaires, et ces prodromes ont une durée de deux heures environ : le frisson est très-intense, avec claquement de dents; il dure une heure et demie; la réaction est très-vive, accompagnée d'une violente céphalalgie ; la sueur est très-abondante : la durée totale de l'accès est d'environ huit heures. La rate est volumineuse, son diamètre vertical est de 14 centimètres. Pendant les accès, une douleur assez intense se fait sentir dans le flanc gauche : le foie est notablement augmenté de volume ; il dépasse les fausses côtes de deux travers de doigt, et s'étend dans la région épigastrique. La face est pâle, altérée, le teint jaunâtre, terreux ; les conjonctives présentent une teinte ictérique très-prononcée : le malade se plaint d'éprouver, même pendant l'apyrexie, une céphalalgie très-pénible ; les forces sont déprimées, l'appétit est nul.

Le 20 mai, Bouvet prend une douche à huit heures du matin ; la sensation ne lui est nullement désagréable ; il se sent plus fort, plus dispos ; il lui semble que la fièvre ne viendra pas. L'accès, qui devait commencer à onze heures, ne se montre qu'à une heure vingt minutes : il est, par conséquent, retardé d'environ une heure et demie ; le frisson, beaucoup moins intense, ne dure qu'un quart d'heure au lieu d'une heure et demie, l'accès se termine vers six heures du soir ; sa durée totale est abrégée, par conséquent, de trois heures et demie.

Le 21 mai, Bouvet prend sa douche à une heure : l'accès, qui devait commencer à deux heures, ne se montre qu'à cinq ; il est très-léger et se termine vers huit heures : sa durée a donc été abrégée de cinq heures ; la céphalalgie, ordinairement si violente, s'est à peine fait sentir. La rate n'a plus que 12 centimètres ; le *facies* est meilleur, l'appétit renaît, les forces sont revenues.

22 mai. Douche à deux heures, l'accès manque complétement.

31 mai. Bouvet a pris une douche chaque jour ; la fièvre n'a pas reparu ; le foie est rentré dans ses limites normales ; la teinte ictérique a disparu ; le diamètre de la rate n'est plus que de 9 centimètres et demi. Le sujet assure qu'il ne s'est jamais aussi bien porté depuis un an.

Observation. — Pauline Lambert, âgée de 18 ans, demeurant à Sèvres depuis deux mois, est employée à la manufacture de capsules de Meudon. D'une constitution assez robuste, bien réglée, ayant toujours joui d'une bonne santé, elle fut prise tout à coup, le 3 août 1847, à neuf heures du soir, d'un frisson intense suivi de chaleur et de sueur. L'accès fébrile se prolongea pendant toute la nuit ; mais, le matin, la malade se sentit assez bien pour retourner à ses travaux. Le 4, à la même heure, un nouvel accès se déclara et suivit la même marche : il se reproduisit tous les jours jusqu'au 20 août, époque à laquelle Pauline Lambert vient réclamer mes soins. Voici ce que je constate :

La malade a eu 17 accès ; la fièvre est quotidienne et parfaitement régulière ; le frisson est intense, accompagné de claquement de dents ; il dure environ deux heures ; les stades de chaleur et de sueur sont également très-prononcés, la fièvre ne cessant que vers cinq heures du matin, ce qui porte à huit heures la durée totale de l'accès. La malade n'a point cessé ses travaux, mais elle est loin de se bien porter dans l'intervalle des accès ; elle éprouve, d'une manière continue, de la céphalalgie, du malaise, de la courbature générale ; elle se sent très-faible et n'a presque plus d'appétit ; les traits sont altérés, la figure exprime la souffrance, le teint est pâle ou plutôt d'un jaune terreux ; la région splénique n'est le siége d'aucune douleur ; la rate a 13 centimètres dans son diamètre vertical.

Le 20 août, la malade prend une douche à sept heures du soir, elle la supporte très-bien et sans répugnance ; la réaction s'opère bien.

21 août. L'accès n'a commencé qu'à onze heures, le frisson a été moins intense, moins long, la chaleur moins forte, la sueur moins abondante ; en un mot, l'accès a été plus court et plus faible ; la malade se sent mieux, plus forte ; elle a mangé avec plus d'appétit ; le mal de tête, le malaise, la courbature, ne se font pas sentir au même degré ; la rate ne présente plus que 11 centimètres et demi de hauteur. — Seconde douche à sept heures du soir.

22 août. L'accès a commencé à minuit ; il a été très-faible et très-court ; frisson léger sans claquement de dents, sueur peu abondante. La malade se sent tout à fait bien. La rate n'a plus que 10 centimètres. — Troisième douche.

23 août. L'accès a manqué complétement.

15 septembre. La malade a pris goût aux douches froides, qui, dit-elle, lui donnent de la force ; la fièvre n'a pas reparu : le teint est coloré, l'appétit très-vif, la santé parfaite ; le diamètre vertical de la rate est toujours de 10 centimètres.

J'ai établi précédemment (voyez pages 297, 298) que chaque douche diminue notablement et immédiatement le volume de la rate ; que celui-ci augmente de nouveau dans l'intervalle qui sépare les douches les unes des autres, sans atteindre toutefois ses limites premières, et que c'est en passant ainsi par des alternatives d'accroissement et de décroissement que la rate revient enfin à ses dimensions normales.

Les observations suivantes mettront en évidence cette influence si remarquable et si importante des douches froides.

OBSERVATION. — Marc, jardinier, habitant Meudon, âgé de 35 ans, a été atteint d'une fièvre quotidienne le 15 août 1846; il a pris du sulfate de quinine, mais trois fois la maladie a récidivé, huit ou dix jours après le dernier accès. A chaque récidive, les deux premiers accès ont été très-violents, accompagnés de délire, de vomissement et de diarrhée; au troisième accès, la fièvre devenait plus bénigne. Pendant l'automne de 1846 et l'hiver de 1847, Marc a eu presque constamment la fièvre; il est entré à l'hôpital Beaujon, où l'on a constaté un développement considérable de la rate. Pendant dix-huit jours, Marc a pris chaque jour 60 centigrammes de sulfate de quinine; la fièvre a été coupée à la troisième dose; mais elle récidivait huit jours après la sortie de Marc de l'hôpital.

Marc rentre à l'hôpital le 18 mai 1847; il est placé dans le service de M. Legroux et couché au n° 68 de la salle Beaujon. Les accès sont quotidiens, aussi violents que ceux de l'été précédent, et se manifestent pendant la nuit. On reconnaît que la rate présente toujours un volume considérable, et l'on prescrit le sulfate de quinine à la dose de 60 centigrammes d'abord, et ensuite de 1 gramme. Au bout de huit jours de ce traitement, le malade éprouve de fortes douleurs épigastriques et une sensibilité très-vive de l'hypochondre droit. On suspend tout traitement pendant quelques jours, et l'on prescrit ensuite le vin de quinquina.

Marc quitte une seconde fois l'hôpital le 3 juin 1847; les accès sont moins violents, mais ils se manifestent régulièrement toutes les nuits. Le malade vient me consulter le 23 juin, et je constate l'état suivant, conjointement avec le Dr Baud, de Meudon. Marc présente à un haut degré tous les caractères de la cachexie paludéenne; il est très-amaigri; son teint est d'un jaune terreux; ses forces sont tellement affaiblies qu'il ne peut plus se livrer à ses occupations; la marche le fatigue et l'essouffle; ce n'est qu'à grand'peine qu'il peut faire le trajet de Meudon à Bellevue; le malade éprouve souvent des palpitations; l'examen attentif du cœur ne dénote cependant aucune lésion, mais il fait reconnaître que le premier bruit est éclatant et métallique, et que l'impulsion est très-faible. Le pouls est petit, dépressible; il existe un bruit de souffle très-marqué dans les vaisseaux du cou. L'appétit est nul. La rate forme dans le flanc gauche une tumeur appréciable à l'*œil;* la percussion et la palpation montrent que cet organe a pris un développement énorme; il descend en effet jusque vers la fosse iliaque, et s'étend jusque vers le flanc droit. Le diamètre vertical est de 23 centim., le diamètre transversal de 15. Ces limites correspondent exactement à des lignes qui ont été tracées à l'hôpital Beaujon, à l'aide du nitrate d'argent. Marc a toutes les nuits un accès fébrile qui ne cesse que vers le matin; le frisson est peu intense, mais la période de réaction est accompagnée d'agitation, de palpitations, de battements artériels, de céphalalgie.

Le 24 juin 1847, Marc prend une douche à huit heures du matin, et l'on agit énergiquement sur la région splénique. La rate, mesurée immédiatement, a diminué de 2 centimètres vers le creux axillaire, et de 7 centimètres vers la fosse iliaque. A cinq heures du soir, seconde douche; la percussion, pratiquée avant la séance, montre que la rate a repris ses limites supérieures, mais qu'inférieurement son volume primitif est moindre de 3 centimètres. Après la douche, on reconnaît que l'organe est revenu aux dimensions qui ont été constatées après la douche du matin. L'accès fébrile de la nuit a été plus court et moins intense, surtout quant à la céphalalgie et à l'agitation.

25 juin. Douche à huit heures du matin. En comparant le volume actuel de la rate à son volume primitif, on constate, avant la séance, qu'il est moindre de 1 centimètre en haut et de 3 centimètres en bas; après la séance, la diminution est de 3 centimètres en haut et de 8 en bas. — Douche à sept heures du soir.

L'accès fébrile a été très-léger. La nuit a été calme, et Marc a dormi d'un sommeil qu'il ne connaissait plus depuis longtemps.

Le 27 juin, la rate ne présente plus que 12 centimètres dans son diamètre vertical, et 8 dans son diamètre transversal; les forces sont revenues, Marc a repris son travail, et « court comme un lapin, » suivant ses expressions. L'appétit commence à se faire sentir. — 2 douches.

Le 28 juin, la fièvre a manqué complétement.

30 juin. La rate a 9 centimètres verticalement et 7 transversalement. Marc ne s'est jamais si bien porté depuis dix-huit mois; il a retrouvé toutes ses forces, et il prétend qu'il n'a plus le temps de venir prendre ses douches. Je lui prescris des pilules ferrugineuses.

20 juillet. Les palpitations, les bruits anormaux, ont disparu; Marc a notablement engraissé, le teint est coloré, la santé est parfaite.

Observation. — Chinardel, âgé de 28 ans, plombier, d'une forte constitution, d'une bonne santé habituelle, habite Paris depuis vingt-cinq ans, et n'a jamais éprouvé aucune incommodité. Il y a deux mois, il a été obligé d'aller à Tours pour des travaux de sa profession; au bout de quinze jours, il fut pris d'une fièvre intermittente fort irrégulière. Les accès, caractérisés par des frissons suivis de chaleur et de sueur, par de la courbature, de la céphalalgie, un sentiment de faiblesse générale, se montraient tantôt plusieurs fois par jour, tantôt une fois par jour, tantôt enfin de deux jours l'un seulement. Chinardel entra à l'hôpital ; on lui donna du sulfate de quinine, qui, dès le premier jour, coupa la fièvre. Au bout de quinze jours, il sortit parfaitement guéri, et, douze jours après, il se rendit à Bordeaux ; là les mêmes accidents se reproduisirent ; le malade garda le lit pendant quinze jours sans avoir recours à aucun traitement, et, au bout de ce temps, il revint à Paris, où il entra à l'hôpital de la Charité, salle Saint-Charles, n° 15, le 5 octobre 1847.

État actuel. Le malade présente un état cachectique très-prononcé ; les yeux et les conjonctives ont une teinte jaune assez intense ; les yeux sont très-ouverts et légèrement hagards ; les fonctions intellectuelles sont déprimées ; les réponses du malade sont lentes ; il existe une céphalalgie continuelle ; appétit presque nul, soif modérée, langue naturelle ; ventre souple et indolent ; respiration faible et fréquente ; pouls à 80 pulsations par minute ; les forces sont complétement anéanties ; le malade est incapable de se lever de son lit. L'examen des organes respiratoires ne fait rien découvrir d'anormal ; celui des organes circulatoires fait constater un bruit de souffle doux et moelleux au premier temps, et un bruit de souffle intermittent dans les vaisseaux du cou. La région splénique est indolente, mais la rate est très-volumineuse ; son diamètre vertical est de 18 centimètres. Le malade est mis en observation pour étudier les caractères et la marche des accès fébriles.

13 octobre. Le malade a une fièvre quotidienne parfaitement régulière ; il a eu chaque jour un accès ; celui-ci commence vers sept heures du soir ; le frisson est intense, avec claquement de dents ; la sueur est très-abondante ; le malade mouille plusieurs chemises ; l'accès ne se termine que vers six heures du matin. L'état général n'a point changé, si ce n'est que la faiblesse générale a encore augmenté.

Ce même jour, 13 octobre 1847, Chinardel prend une douche à cinq heures du soir. Elle lui cause une impression très-vive ; l'accès est retardé de quatre heures ; il ne commence qu'à onze heures du soir, et se termine au bout de deux heures ; le frisson est moins intense, la sueur beaucoup moins abondante.

14 octobre. A la visite du matin, le malade assure qu'il se sent déjà plus fort ; le *facies* est meilleur, les réponses sont plus nettes et plus vives. Le diamètre splénique n'est plus que de 15 centimètres. Douche à cinq heures du soir. L'accès commence à onze heures et demie et ne dure que trois quarts d'heure.

15 octobre. Le malade, qui mangeait à peine une portion, demande qu'on augmente la quantité de ses aliments. Jusqu'à présent

il a fallu le porter à la douche, mais il assure qu'aujourd'hui il pourra s'y rendre tout seul. La hauteur de la rate est de 14 centimètres. Douche à cinq heures du soir. L'accès ne se montre qu'à minuit et demi, et dure trois quarts d'heure.

16 octobre. La couleur de la peau et des conjonctives est moins jaune; l'état général s'améliore rapidement; le *facies* est bon; le malade a de la vivacité, de l'appétit, et ses forces reviennent; il reste levé pendant plusieurs heures. La hauteur de la rate est de 12 centimètres. Douche à cinq heures. L'accès commence à une heure un quart; il est très-léger et très-court.

Le 17, même état.

Le 18, la hauteur de la rate est de 11 centimètres et demi. L'état général est très-bon, et le malade se considère comme guéri. Douche à cinq heures du soir. La fièvre fait complétement défaut.

Le 19, même état.

Le 20, le malade mange trois portions; il s'est levé pendant toute la journée. La hauteur de la rate est de 11 centimètres.

Le 24, la fièvre n'a pas reparu; le teint est naturel; le malade est notablement engraissé; les forces sont complétement revenues, la hauteur de la rate n'est plus que de 9 centimètres. Chinardel ne veut plus rester à l'hôpital, et exige son exeat.

Observation. — Gouret, blanchisseur du bas Meudon, âgé de 20 ans, a été pris de fièvre intermittente tierce le 17 août 1846. Depuis cette époque, c'est-à-dire depuis neuf mois, les accès se sont presque constamment reproduits, ce qu'il faut attribuer peut-être à une administration peu méthodique du sulfate de quinine. En effet, la fièvre a disparu plusieurs fois sous l'influence de ce médicament; mais celui-ci étant aussitôt suspendu, celle-là reparaissait au bout de quelques jours. Le 9 avril 1847, après une apyrexie de trois semaines, intervalle le plus long qui ait été observé, la fièvre se montre de nouveau, et pendant un mois on ne lui oppose aucun traitement. Le 9 mai, on prescrit à Gouret 75 centigrammes de sulfate de quinine mélangés à 1 gramme de rhubarbe, et divisés en 12 paquets égaux. Le malade en prend deux par jour. La fièvre cesse le 13; le médicament est suspendu le 15, et la fièvre reparaît le 17, affectant cette fois le type quotidien.

Je vois le malade le 21 mai 1847 : la fièvre est régulière; les accès commencent chaque jour vers onze heures et demie du matin et ont une durée totale d'environ quatre heures. Le frisson, très-violent, accompagné de claquement de dents, dure une heure; une céphalalgie très-intense se fait sentir pendant la période de réaction. Le malade a considérablement maigri; ses forces ont diminué à tel point qu'il peut à peine se livrer à ses occupations habituelles, bien qu'elles n'exigent point de grands efforts musculaires; la marche le fatigue beaucoup; la face est altérée, le teint d'un gris sale, l'appétit presque nul. La rate est très-volumineuse; son diamètre vertical est de 15 centimètres et demi; le foie ne dépasse point ses limites physiologiques. Le même jour, 21 mai 1847, Gouret prend une douche à huit heures du matin. L'accès ne commence qu'à midi trois quarts; il se termine vers trois heures un quart, et présente, par conséquent, une durée plus courte de moitié, quoique le frisson n'ait rien perdu de son intensité.

22 mai. La rate a diminué d'un demi-centimètre. Douche à midi. Vers deux heures, le malade a quelques bâillements; il éprouve le besoin de se détirer les membres, mais le frisson ne se montre point, et tout rentre dans l'ordre au bout de dix minutes.

23 mai. Douche à deux heures. La fièvre manque complétement. Gouret sent renaître ses forces et son appétit; le *facies*, le teint, sont beaucoup meilleurs. Le diamètre de la rate est de 11 centimètres et demi.

31 mai. Gouret a pris une douche chaque jour; ses forces sont complétement revenues; la santé est parfaite; le diamètre splénique est de 10 centimètres.

L'âge et le type de la fièvre ne m'ont paru exercer aucune influence appréciable sur l'efficacité du traitement; il n'en est pas de même quant au volume de la rate. En effet, chez les malades qui ont guéri avec 1 ou 2 douches, cet organe n'avait que 8 et demi, 9 et 10 et demi cent. de diamètre vertical; chez les malades dont la fièvre n'a été coupée qu'après la 3e douche, le diamètre splénique était de 11, 13, 14, 14 et demi, et 15 et demi cent; enfin, chez deux malades qui ont dû prendre 5 douches, ce diamètre était de 18 et 23 cent.

Si maintenant, à l'aide des observations qui ont été rapportées, on cherche à apprécier l'efficacité des douches froides dans le traitement de la fièvre intermittente, voici les résultats auxquels on arrive :

Sur 11 malades soumis au traitement, 7 étaient affectés de fièvre récente et avaient éprouvé de 3 à 17 accès (nombre des accès : 3, 4, 7, 8, 10, 15, 17). La rate avait conservé 2 fois ses dimensions normales; 5 fois, au contraire, elle présentait une augmentation de volume plus ou moins considérable, son diamètre vertical variant entre 10 et 14 cent. et demi.

Ces 7 malades ont guéri. Chez l'un d'entre eux, une seule douche a suffi pour couper complétement la fièvre; chez deux autres, 2 douches ont été nécessaires pour obtenir ce résultat et pour ramener la rate à son volume normal; les 4 derniers malades ont dû prendre 3 douches.

3 malades étaient affectés de fièvre intermittente ancienne (âge de la fièvre : 2, 9, 10 et 11 mois), ayant récidivé plusieurs fois et résisté à l'administration, plus ou moins méthodique, du sulfate de quinine.

Chez 3 d'entre eux, la rate avait acquis un développement considérable, son diamètre vertical étant de 15 et demi, 18 et 23 cent.

Ces 3 malades présentaient, à un degré variable, les caractères de la cachexie paludéenne : amaigrissement, anorexie, grande faiblesse musculaire, face altérée, teint jaune et terreux, anémie.

Ces 3 malades ont guéri. 3 douches dans deux cas, 5 douches dans un autre, ont suffi pour couper la fièvre; mais 8 à 11 douches ont été nécessaires pour faire disparaître les symptômes cachectiques, et ramener un état de santé complétement satisfaisant.

Dans tous les cas, 2 à 4 douches ont suffi pour amener une amélioration très-remarquable dans les symptômes accessoires, tels que la céphalalgie, l'anorexie, la courbature, la faiblesse musculaire, etc.

Les faits que je viens de résumer m'ayant démontré l'efficacité des douches froides contre la fièvre intermittente, je dus rechercher si ce traitement était également propre à prévenir les rechutes. Or les 10 malades qui ont été traités à l'établissement hydrothérapique de Bellevue habitent tous des localités où la fièvre est endémique; et comme tous avaient reçu des soins gratuits et subi le traitement sans répugnance, j'étais certain qu'ils auraient de nouveau recours à l'eau froide, à l'apparition du premier symptôme fébrile. Aucun ne s'est présenté une seconde fois. Je ne me suis point contenté de cette donnée; j'ai revu tous ces malades au bout de plusieurs mois, et j'ai acquis la certitude qu'aucune récidive n'avait eu lieu.

Si l'on considère que ces faits pathologiques sont essentiellement comparables, que les effets produits par les douches froides ont été constamment les mêmes; si l'on tient compte de l'action exercée par elles sur les engorgements viscéraux, sur l'anémie et la cachexie; si l'on remarque que toutes ces fièvres étaient le résultat d'une endémie paludéenne, qu'elles ont été observées et traitées dans le foyer marécageux, et qu'elles n'ont point récidivé; si l'on veut bien reconnaître enfin que je me suis placé dans toutes les conditions les plus rigoureuses de l'observation clinique et de l'expérimentation thérapeutique, on ne confondra pas, je pense, la médication par les douches froides avec les nombreux modificateurs qui peuvent accidentellement guérir ou suspendre une fièvre intermittente.

L'efficacité des douches froides a d'ailleurs été constatée, dans des circonstances très-remarquables, par un médecin dont on ne suspectera pas l'impartialité, puisque ses efforts tendent à faire prévaloir un médicament nouveau, destiné, selon lui, à remplacer le quinquina.

«Pendant l'été très-chaud de 1847, dit M. le Dr Baud (1), la commune de Meudon, où j'exerçais alors la médecine, fut soumise à une épidémie de fièvres et de diverses affections paludéennes, dont toutes les phases furent évidemment calquées sur celles de l'abaissement de niveau, par évaporation, des nombreux étangs disséminés sur le territoire de la commune. Bien rares et bien privilégiés furent les malades qui n'eurent pas à lutter, par d'incessants retours à l'usage du sulfate de quinine, contre les incessantes récidives d'une fièvre incoercible.

«Je ne fus pas de ce petit nombre, et pourtant c'est avec une consciencieuse vigueur que je m'étais administré le spécifique au

(1) Baud, *Nouveau mode de traitement des maladies périodiques*, p. 5; Paris, 1850.

début, aussi bien que dans les rechutes multipliées d'une fièvre tierce, qui m'enlevait à mes malades au moment où je leur étais le plus nécessaire.

« A bout de moyens, lisant le fatal : ***Medice, cura te ipsum !*** sur la figure des nombreux récidivés qui gémissaient autour de moi de l'impuissance du quinquina, j'eus recours aux douches froides, moins désireux encore d'obtenir ma guérison définitive que de faire jouir mes compagnons d'infortune du résultat de ma tentative, si elle réussissait. Une seule douche, prise au moment même du début d'un accès qui s'annonçait très-intense, suffit pour me guérir sans retour ! Des cures radicales, un peu moins rapides seulement, furent obtenues sur divers fiévreux, cures dont le Dr Fleury, agrégé à la Faculté, a donné la relation dans une notice adressée, l'année dernière, à l'Académie des sciences. »

Je n'ai pas à rechercher ici pourquoi M. le Dr Baud, après avoir observé sur lui-même et sur beaucoup de ses malades la merveilleuse efficacité d'une médication si facile et si peu dispendieuse, s'est efforcé, au lieu de travailler à sa propagation, de découvrir un fébrifuge nouveau et de faire prévaloir l'hydro-ferro-cyanate de potasse et d'urée ; il me suffit de montrer qu'il a été mis à même de constater, dans des circonstances décisives, la supériorité des douches froides sur le sulfate de quinine.

De ce qui précède, et sauf observations nouvelles, je crois donc pouvoir déduire les propositions suivantes :

1° Dans le traitement de la fièvre intermittente récente, simple, périodique, avec ou sans engorgement de la rate, les douches froides ***peuvent être substituées*** au sulfate de quinine. En est-il de même pour les fièvres pernicieuses ? Deux de nos observations semblent le prouver, mais on ne saurait encore l'affirmer.

2° Dans le traitement de la fièvre intermittente ancienne, périodique ou irrégulière, ayant récidivé plusieurs fois et résisté à l'administration méthodique du sulfate de quinine, accompagnée d'un engorgement considérable et chronique de la rate ou du foie, de phénomènes cachectiques, anémiques, c'est-à-dire dans le traitement de l'intoxication paludéenne chronique, les douches froides *doivent être préférées* au sulfate de quinine. Plus rapidement et plus sûrement que celui-ci, elles coupent la fièvre, ramènent les viscères à leur volume normal, et font disparaître les phénomènes anémiques et cachectiques, sans que l'on ait à redouter les accidents que les hautes doses de sulfate quinique déterminent si fréquemment du côté du système nerveux et des voies digestives.

3° L'action curative des douches froides est complète; car non-seulement elle guérit la maladie, mais aussi elle en prévient les rechutes.

Je prie toutefois le lecteur de bien remarquer qu'en proclamant la supériorité des douches froides pour guérir non-seulement la fièvre et les congestions viscérales, mais encore, et ceci est plus important, l'empoisonnement miasmatique, l'anémie, la cachexie paludéenne, je n'entends établir cette supériorité qu'à l'égard du *sulfate de quinine,* et nullement quant au *quinquina,* que je n'ai pas expérimenté comparativement.

C'est qu'en effet, sans contester les précieux avantages justement attribués au sel quinique, je crois, avec tous les hommes qui ont pratiqué dans les grands foyers endémiques, que l'introduction de ce médicament dans la thérapeutique a exercé une influence funeste sur un grand nombre de médecins, en leur faisant oublier que, si le sulfate de quinine est le remède de la fièvre intermittente, le quinquina reste celui de l'intoxication paludéenne.

Pendant les quatre années qui se sont écoulées depuis l'insertion de ce paragraphe dans la première édition de notre livre, 67 malades atteints de fièvres intermittentes, d'âge, de types et d'origines divers, ayant résisté à l'administration méthodique du sulfate de quinine et du *quinquina,* ont été traités à Bellevue; 65 ont guéri conformément aux règles et aux principes que nous venons d'établir; 2 n'ont éprouvé qu'un soulagement momentané, mais ces 2 malades, impatients et indociles, affectés de fièvre ancienne, grave, rebelle au quinquina, contractée aux Indes, accompagnée d'une hépatomacrosie considérable et d'une cachexie profonde, n'ont suivi le traitement que pendant deux ou trois semaines et très-irrégulièrement, malgré mes instances et celles de mon excellent ami, M. le Dr Marchal (de Calvi), qui me les avait adressés.

Un succès aussi remarquable, aussi constant, m'imposait des *devoirs;* je les ai accomplis en faisant auprès de l'Académie de médecine, de l'administration de l'assistance publique, et du Conseil de santé des armées, des démarches dont l'historique est trop fertile en enseignements de toutes sortes pour que je ne le reproduise pas ici. Il y a deux ans, M. de Castelnau ayant bien voulu lui prêter l'impartiale et courageuse publicité du *Moniteur des hôpitaux,* je l'emprunterai aux colonnes de ce journal (1).

En 1849, je me rendis auprès de M. Dubost, secrétaire général de l'administration des hôpitaux et hospices civils de Paris, et la conversation suivante s'engagea entre nous :

Moi. — Monsieur Dubost, combien l'administration dépense-t-elle annuellement pour le sulfate de quinine ?

M. D. — Une somme énorme, mon cher monsieur !

Moi. — Eh bien ! mon cher monsieur Dubost, je viens vous offrir le moyen de réaliser, sur cette somme, une économie.... de la totalité.

M. D. — Ne plaisantez pas sur ce grave sujet. Les sangsues et le sulfate de quinine, — voilà les deux cauchemars de l'administration, les deux questions qui pèsent le plus lourdement sur les intérêts de nos pauvres malades. Nous serions trop heureux d'obtenir une économie de 50 pour cent.

Moi. — Je parle très-sérieusement et ne plaisante en aucune façon. Si l'administration veut m'envoyer, à Bellevue, tous les malades atteints de fièvre intermittente qui se présenteront soit au Bureau central, soit dans les hôpitaux, je les traiterai gratuitement, et bientôt le doute ne lui sera plus permis.

(1) *Moniteur des hôpitaux*, 1854, t. II, p. 401.

M. D. — Votre proposition est malheureusement inacceptable. Nous ne pouvons pas franchir les limites du département de la Seine; il faudrait créer un hôpital à Bellevue; mille obstacles surgissent!

Moi. — La question est assez importante pour que l'on ne se laisse pas arrêter par quelques obstacles, qu'en définitive, il ne serait pas difficile de surmonter. Mais n'en parlons plus. Voici un autre moyen. Puisque vos malades ne peuvent pas venir de Paris à Bellevue, je viendrai, moi, de Bellevue à Paris, et je traiterai vos fiévreux dans celui de vos hôpitaux que vous me désignerez.

M. D. — A la bonne heure! — Mais aucun de nos hôpitaux n'est pourvu d'appareils appropriés à votre traitement, et l'administration ne consentira point à en faire établir.

Moi. — Comment! l'administration reculerait devant une dépense de quelques centaines de francs, lorsqu'il s'agit pour elle d'en économiser plusieurs milliers! Mais cela est impossible! elle ne saurait être inintelligente à ce point; l'intérêt sacré des pauvres lui impose d'ailleurs le devoir de ne point repousser, sans examen, une question aussi importante. — Qu'à cela ne tienne toutefois : je ferai construire les appareils à mes frais.

M. D. — Ceci lève toutes les difficultés, et je ne puis qu'applaudir à votre désintéressement, à votre générosité, et... Ah! mon Dieu! mais j'y pense! vous n'êtes point médecin des hôpitaux?

Moi. — Non, mon cher monsieur Dubost, et vous savez bien pourquoi.

M. D. — Certainement! certainement. Que voulez-vous? le concours.... le jugement des hommes.... les petites infamies de la coulisse.... Ah! si vous saviez!

Moi. — Mais je ne sais que trop, mon cher monsieur Dubost!

M. D. — Certainement! certainement. Mais enfin l'obstacle n'en est pas moins insurmontable; le *règlement* est formel.

Moi. — Songez-y bien. Je n'invoque point l'intérêt de la santé publique, souvent compromise par un médicament parfois aussi funeste que le mal lui-même; mais je vous crie : une économie de....

M. D. — J'entends bien, mais le *règlement*....

Moi. — Voyons, mon cher monsieur Dubost; je suis agrégé de la Faculté, j'ai remplacé, en cette qualité, M. Bouillaud à la Charité, je puis remplacer demain M. Chomel ou M. Rostan. Il me semble....

M. D. — Mon cher monsieur, le *règlement*....

Moi. — Mais en toutes choses, et même en matière de règlement, il faut considérer l'esprit et non la lettre; si vous consultiez le Conseil....

M. D. — Monsieur, le *règlement* n'a pas d'esprit!....

Moi. — Je m'en étais toujours douté un peu, mon cher monsieur Dubost; j'en suis sûr maintenant.

La victoire resta au *règlement.*

Trois années s'écoulèrent, pendant lesquelles de nouveaux et nombreux fiévreux vinrent se faire traiter à Bellevue. *Tous* y trouvèrent une guérison prompte et radicale..

En 1852, le 2 mars, je lus à l'Académie de médecine une note destinée à appeler l'attention de cette docte compagnie sur les effets des douches froides appliquées au traitement de la fièvre intermittente. Ma lecture s'acheva paisiblement au milieu de l'inattention générale, au bruit des conversations particulières, et mon travail fut renvoyé à une commission dite *commission des succédanés du quinquina;* commission dont le rapporteur désigné est M. Grisolle.

Pour le coup, je considérai ma découverte comme bien et dûment enterrée! — Ce qui ne m'empêcha point de continuer à traiter et à guérir tous les fiévreux qui vinrent à Bellevue réclamer le secours de l'hydrothérapie.

Au mois d'août 1852, S. A. I. le Prince-Président de la République m'ayant fait l'honneur de m'interroger sur les diverses applications de l'hydrothérapie, je mentionnai les effets des douches froides appliquées au traitement de la fièvre intermittente.

Le Prince, avec la rapidité et l'étendue d'intuition qui le caractérisent, comprit immédiatement toute l'importance de la question : *Remettez-moi une note,* me dit S. A. I.; *ceci est d'un grand intérêt pour l'administration des hôpitaux militaires.* La note fut remise le lendemain matin.

Le 27 août, je reçus des bureaux du ministère de la guerre une lettre ainsi conçue :

Monsieur, vous m'avez fait connaître que vous aviez découvert un moyen de guérir les fièvres intermittentes sans recourir à l'emploi du sulfate de quinine, et vous *me priez d'en prévenir le Conseil de santé des armées pour qu'il en fasse l'essai dans les hôpitaux militaires.*

Je regrette de ne pouvoir vous accorder cette *autorisation*, puisqu'il s'agit d'un *remède secret,* et que, dans aucun cas, les militaires malades ne doivent servir de matière à expérimentation.

J'ai l'honneur de vous saluer.

Après avoir décliné le titre de débitant de remèdes secrets, et avoir répondu que je n'avais point eu à demander l'*autorisation d'adresser une prière, à l'effet d'engager le Conseil à faire l'essai de ma méthode,* je portai l'épître administrative à Saint-Cloud.

« Monseigneur, dis-je au Prince, Votre Altesse me doit une éclatante réparation; car, grâce à Elle, je viens d'être pris pour un marchand d'orviétan ! »

Le 8 septembre, M. Darricau me faisait l'honneur de m'adresser la lettre suivante :

Monsieur le Docteur, par une lettre du 27 août dernier, et en réponse à la *proposition* que vous m'adressiez de faire expérimenter, dans les hôpitaux militaires, votre nouvelle médication contre la fièvre intermittente, on avait dû vous indiquer les motifs qui paraissaient de nature à faire *ajourner* l'acceptation de vos offres.

Les explications que vous m'avez fait parvenir depuis lors ne pouvaient que me disposer à reprendre votre proposition, et à demander au Conseil de santé des armées s'il n'y aurait pas lieu de donner exceptionnellement satisfaction aux vues philanthropiques qui vous font insister sur les avantages de votre méthode de traitement.

En vous adressant ci-joint copie des conclusions du Conseil de santé, il ne me reste qu'à vous remercier de vos offres et à vous exprimer le regret de ne pouvoir revenir sur la première détermination dont il vous a été donné avis.

Recevez, Monsieur, l'assurance de ma parfaite considération.

Pour le Ministre de la guerre, et par son ordre :

Le Conseiller d'État, directeur de l'Administration,

Signé DARRICAU.

Le résultat de la bienveillante intervention du Prince-Président, et de mon *insistance*, était assez triste; mais enfin l'administration et la science avaient été mises en demeure de se prononcer; je me trouvais en présence d'une délibération du Conseil de santé des armées, composé d'hommes éminents, honorables, compétents. Tout espoir n'était donc pas perdu! Je me hâtai de prendre connaissance des *conclusions* du Conseil...

Ces conclusions, les voici :

Paris, le 1er septembre 1852.

Monsieur le Ministre,

Dans une lettre que vous avez communiquée au Conseil de santé, en lui faisant l'honneur de lui demander son avis sur la suite à y donner, M. le Dr Fleury insiste sur la demande qu'il vous a déjà faite d'être mis à même d'essayer, sur quelques militaires, le traitement qu'il préconise contre les fièvres intermittentes.

M. le Dr Fleury fait observer à ce sujet que sa méthode ne constitue pas un remède secret, et qu'elle est soumise au jugement de l'Académie des sciences et de l'Académie nationale de médecine.

M. le Dr Fleury, médecin des plus distingués, connu par des travaux justement estimés, occupant dans le monde médical un rang honorable, ne peut être confondu dans la foule des inventeurs de remèdes secrets qui tentent chaque jour la crédulité publique.

D'autre part, la méthode hydrothérapique, dont M. le Dr Fleury assure avoir constaté les avantages, n'est effectivement ni secrète ni nouvelle, mais elle a été et est encore controversée dans la science. A côté des succès dont elle s'est glorifiée, on lui a reproché des revers assez nombreux, ou du moins une inefficacité qui peut avoir de fâcheux résultats *dans les cas graves*, où *agir énergiquement et sans retard est une condition indispensable de la guérison.*

Dans cette incertitude, l'emploi de la méthode préconisée par M. le Dr Fleury ne peut avoir que le caractère de l'expérimentation.

La question étant encore pendante devant l'Académie des sciences, et surtout devant l'Académie nationale de médecine, légalement instituée pour apprécier les remèdes nouveaux, il paraît convenable d'attendre le rapport que prépare la commission chargée de l'examen du remède proposé pour remplacer le quinquina dans le traitement des fièvres intermittentes, et à laquelle le travail de M. le Dr Fleury a été renvoyé.

Dans cette situation de la question, le Conseil de santé, tout en rendant pleine justice aux lumières et aux philanthropiques intentions de M. le Dr Fleury, se voit dans l'impossibilité de se départir en sa faveur des principes qui l'ont toujours guidé, à savoir : que les militaires malades doivent être laissés en dehors de toute expérimentation médicale, et que les moyens thérapeutiques sanctionnés par une longue expérience ou par les autorités scientifiques compétentes sont les seuls qui doivent être employés contre leurs maladies.

Je suis, etc. *Le Président du Conseil de santé,*

Signé Bégin.

Pendant un an, j'eus encore la satisfaction de guérir par les douches froides un assez grand nombre de fiévreux.

Au mois d'octobre 1853, le Ministre de la guerre se rappela la note qui lui avait été transmise, un an auparavant, par les ordres du Prince-Président. « *Pourquoi,* me dit un jour M. le maréchal de Saint-Arnaud, *cette affaire n'a-t-elle pas eu de suite?*

— Mais parce que le Conseil de santé des armées a déclaré qu'il n'y avait pas lieu d'expérimenter mon fébrifuge.

— *Et sur quels motifs s'est fondé le Conseil?* »

Je glissai quelques mots dans l'oreille du Ministre...

« *Mais enfin le Conseil a dû prendre une délibération, exposer ses raisons?*

— Certainement, monsieur le maréchal, et, si vous voulez bien me le permettre, je vous représenterai cette délibération, enrichie de quelques notes et commentaires.

— *Je ne demande pas mieux; ceci est une affaire qui mérite un sérieux examen.* »

Le lendemain, 23 octobre, je remettais au maréchal la pièce suivante :

Monsieur le Maréchal,

Il y a un an environ, sur l'invitation de S. A. I. le Prince-Président, Votre Excellence eut la bonté de transmettre au Conseil de santé la proposition faite par moi de traiter gratuitement, par les procédés hydrothérapiques, les soldats affectés de fièvre intermittente, récente ou ancienne, et rebelle au sulfate de quinine.

Le Conseil de santé, par l'organe de M. le Dr Bégin, opposa à ma demande des considérations que je replace sous vos yeux et auxquelles je me permettrai d'opposer à mon tour :

1° Que l'efficacité de l'hydrothérapie *contre la fièvre intermittente* n'est nullement controversée ; qu'elle a été constatée par Currie, Giannini, M. le professeur Piorry, un grand nombre de médecins, et par tous les élèves qui suivaient l'hôpital de la Charité, pendant que j'y remplaçais M. le professeur Bouillaud; qu'elle a été établie par moi sur des observations nombreuses, authentiques, présentées à l'Académie des sciences et publiées depuis ;

2° Que cette médication n'a éprouvé aucun revers *dans l'espèce,* c'est-à-dire sur des sujets atteints de fièvre intermittente ;

3° Que la fièvre intermittente *non pernicieuse* n'est point une maladie dans laquelle il faille agir *énergiquement et sans retard*, sous peine de compromettre la vie du malade, et que d'ailleurs l'hydrothérapie a réussi parfaitement là où toutes les autres méthodes de traitement avaient échoué ;

4° Que dans l'espèce, il n'existe pas la moindre *incertitude,* et qu'on ne peut plus qualifier d'*expérimentation* l'emploi d'une méthode qui a été appliquée, un nombre considérable de fois, avec un SUCCÈS CONSTANT ;

5° Qu'il serait absurde et coupable de subordonner au bon plaisir d'un rapporteur de l'Académie une question complétement jugée, qui intéresse l'Administration à un haut degré, au double point de vue de la santé du soldat et de l'économie énorme que réaliserait la substitution de l'hydrothérapie au sulfate de quinine, médicament dont le prix est si élevé et qu'altère si souvent la sophistication.

Aujourd'hui, que le gouvernement de l'Empereur a si heureusement remplacé les lenteurs et les vaines formalités des bureaux par la volonté et l'intelligente initiative de l'administration supérieure, je crois de mon devoir de médecin, d'honnête homme et de bon citoyen, de renouveler ma proposition, en me fondant :

1° Sur ce que, depuis un an, j'ai encore traité et guéri par l'hydrothérapie un grand nombre de sujets affectés de fièvre intermittente, récente ou ancienne, rebelle au sulfate de quinine, et accompagnée d'une lésion profonde du foie et de la rate;

2° Sur ce que, parmi ces malades, se trouvaient plusieurs officiers de l'armée, et qu'il serait déplorable de refuser aux soldats les bienfaits d'une médication à laquelle les chefs sont libres de recourir, et à laquelle ils s'adressent, en effet, avec empressement.

Pour s'écarter d'ailleurs le moins possible des règlements, et pour accorder toute satisfaction aux scrupules, certainement honorables, du Conseil de santé, je propose à Votre Excellence d'établir, dans la caserne de Sèvres, une infirmerie *placée sous la direction d'un chirurgien-major,* et destinée à recevoir un nombre déterminé de soldats atteints de fièvre intermittente, non pernicieuse, récente ou ancienne.

Les malades seraient traités gratuitement par moi à Bellevue; je recueillerais les observations, conjointement avec M. le chirurgien-major, auquel je concéderais volontiers le droit de faire suspendre le traitement dès qu'il le jugerait inefficace ou dangereux; les résultats seraient placés sous vos yeux au fur et à mesure des guérisons ou des insuccès constatés.

En formulant ces propositions, qui répondent aux plus sévères exigences, qui offrent toutes garanties, et que je serais heureux de voir agréer par Votre Excellence, je n'ai pas besoin d'affirmer que je n'ai d'autre but, d'autre ambition, que de servir les intérêts de l'humanité et de l'État, et de répondre, dans les limites de mes forces, aux bontés dont il a plu à Sa Majesté l'Empereur de m'accorder tant de preuves.

Veuillez agréer, etc. *Signé* L. FLEURY.

Sur ce document, M. le Ministre de la guerre eut la bonté d'écrire de sa main: M. FLEURY A RAISON SUR TOUS LES POINTS. JE VEUX QUE L'HYDROTHÉRAPIE SOIT EXPÉRIMENTÉE.

Ma cause était gagnée! Une volonté toute-puissante avait prononcé, et le Conseil de santé ne devait plus intervenir que pour réglementer le service de l'infirmerie que j'avais proposé d'établir à Sèvres.

Le 15 février 1854, la lettre suivante m'a été remise par M. Darricau, à la suite d'une longue conversation dont je garderai un agréable et reconnaissant souvenir.

Paris, le 15 février 1854.

Monsieur le Docteur,

Les explications que vous m'avez transmises touchant l'efficacité des applications hydrothérapiques dans le traitement des affections intermittentes, les offres désintéressées que vous m'avez faites à cet égard pour le traitement d'un certain nombre de militaires à Bellevue, ne pouvaient que me disposer à proposer au Conseil de s'associer aux mesures que réclamait l'acceptation de cette offre. J'ai donc fait part de votre dernière lettre à cette Société savante; mais la réponse faite à cette communication, réponse dont je vous transmets ci-joint copie, ne me laisse que le regret de renoncer, quant à présent, à passer outre en une matière qui, je dois le reconnaître, sort en définitive de ma compétence directe.

Recevez, monsieur le Docteur, l'assurance de ma parfaite considération.

Le Maréchal de France, Ministre secrétaire d'État de la guerre.

Les ministres proposent et les conseils disposent! Il est probable qu'il doit en être ainsi dans le meilleur des mondes possibles.

Je me fais un devoir de reproduire ici, *in extenso,* le dernier document émané du Conseil de santé, en prenant toutefois la licence de placer en regard quelques observations, sur le mérite desquelles le lecteur aura à se prononcer.

Paris, 11 décembre 1853.

Monsieur le Maréchal,

Consulté par Votre Excellence, en septembre 1852, sur la suite à donner à une demande de M. le Dr Fleury, qui sollicitait l'autorisation d'appliquer à des militaires un traitement qu'il préconise contre les fièvres intermittentes, le Conseil de santé des armées eut l'honneur d'émettre l'avis que le traitement dont il était question étant encore à l'état d'essai, il n'y avait pas lieu de se départir, à son occasion, des principes qui l'ont toujours guidé, à savoir : que les militaires malades doivent être traités en dehors de toute expérimentation médicale, et que les moyens thérapeutiques sanctionnés par une longue expérience ou par les autorités scientifiques compétentes sont les seuls qui doivent être employés contre leurs maladies.

Il s'agit d'un traitement appliqué depuis *sept années* à un nombre considérable de malades, avec un succès constant. Quelle est donc la longueur du temps qui fait passer une médication de l'état d'*essai* et d'*expérimentation* à celui de moyen thérapeutique *sanctionné par l'expérience?* Il aurait fallu le dire.

Il concluait, en conséquence, à ce qu'on attendît, pour statuer sur la demande de M. le Dr Fleury, le jugement à intervenir des Académies des sciences et de médecine, ainsi que de la commission des succédanés du sulfate de quinine, qui étaient ou pouvaient être saisies de la question.

C'est précisément parce que l'on risquait d'attendre *fort longtemps*, que M. Fleury a insisté.

Dans une lettre du 22 octobre dernier, M. le Dr Fleury revient à la charge, armé, dit-il, de nouveaux faits, et opposant diverses considérations à celles sur lesquelles le Conseil de santé s'était fondé pour justifier sa délibération.

M. le Dr Fleury affirme d'abord que l'efficacité de l'hydrothérapie contre les fièvres intermittentes n'est plus controversée, et que l'emploi de cette méthode ne peut être désormais qualifié d'expérimentation. Il propose ensuite de placer, dans une infirmerie créée à cet effet dans la caserne de Sèvres, et sous la direction d'un chirurgien-major, un certain nombre de militaires atteints de fièvre intermittente. Les militaires seraient traités gratuitement à Bellevue, de concert avec le médecin-major, qui aurait le droit de suspendre le traitement s'il le jugeait insuffisant ou dangereux, et les résultats seraient placés sous les yeux de Votre Excellence au fur et à mesure des guérisons ou des insuccès constatés.

Ces tentatives vous ont paru, monsieur le Maréchal, recommandables à plus d'un titre, et vous faites au Conseil de santé l'honneur de lui demander dans quelle mesure il peut leur être donné suite.

La lettre de M. le Dr Fleury contient deux parties très-distinctes : la partie médicale ou la thérapeutique en elle-même, et le mode d'exécution de cette pratique, le lieu où elle sera mise en usage.

M. le Dr Fleury dénie que l'on puisse qualifier d'expérimentation l'emploi d'une méthode qui a été appliquée un nombre considérable de fois, *avec un succès constant*. L'efficacité de l'hydrothérapie contre les fièvres intermittentes a été constatée, dit-il, par Currie, par Giannini, par le professeur Piorry, un grand nombre de médecins, et tous les élèves qui suivaient l'hôpital de la Charité pendant qu'il y remplaçait M. le professeur Bouillaud ; elle a été établie sur des observations nombreuses, authentiques, présentées à l'Académie des sciences et publiées depuis.

Au sujet de Currie et de Giannini, il est à remarquer que le premier n'a fourni à M. le Dr Fleury que le point de départ de ses idées, et que le second, en employant les immer-

Les observations de Currie et de Giannini établissent péremptoirement l'*innocuité* de la médication, et même une efficacité relative. Là est toute la question. *Il est à remarquer* d'ail-

sions dans l'eau froide, n'avait en vue que de modérer les accès et de favoriser l'action du quinquina.

Le traitement de M. le Dr Fleury s'éloigne, quant au mode d'application et quant à tout ce qu'il se propose d'atteindre, des pratiques de Currie et de Giannini : c'est une innovation thérapeutique, et c'est à ce titre que les observations destinées à en démontrer l'utilité ont été, par M. Fleury lui-même, soumises en 1848 à l'Académie des sciences, qui nomma pour les examiner MM. Serres, Andral et Rayer.

Il serait absurde et coupable, dit M. le Dr Fleury, de subordonner au bon plaisir d'un rapporteur une question complétement jugée ; — mais par qui jugée? Il n'y a de complétement jugé, surtout lorsqu'il s'agit de la santé et de la vie des hommes, que ce qui a été vérifié et soumis à un contrôle sérieux et compétent; les inventeurs, si honorables, si judicieux qu'ils puissent être, sont exposés à des illusions contre lesquelles il sera toujours sage de se prémunir.

Quant au bon plaisir du rapporteur, M. le Dr Fleury n'ignore pas qu'il est toujours possible, par l'intermédiaire de MM. les Ministres de l'instruction publique ou de l'intérieur, d'obtenir des Académies des sciences et de médecine des rapports d'urgence, toutes les fois qu'il est question d'un grand intérêt de thérapeutique et d'humanité.

Les affusions et les immersions froides, tant vantées par les médecins anglais contre les fièvres gra-

leurs que ce paragraphe est la reproduction des paroles inscrites par M Fleury dans son mémoire.

Il est clair que, si M. Fleury n'avait introduit aucune *innovation* dans le traitement de la fièvre intermittente, le débat n'aurait pas eu de raison d'être. Mais cette innovation ne porte que sur le *modus faciendi*, sur le procédé opératoire, et elle ne change rien au fond de la question, parfaitement établie par la pratique de Currie et de Giannini.

Quelles sont les conditions d'un contrôle sérieux et compétent? — A moins que le contrôle sérieux et compétent ne soit superflu pour résoudre une question par la négative, et qu'il ne soit licite de repousser toute *innovation* sans examen, pourquoi MM. les membres du Conseil ne se sont-ils pas mis en mesure d'exercer ce contrôle? — Des *illusions* à propos d'accès fébriles qui sont ou qui ne sont plus! Des illusions à propos du volume de la rate physiquement constaté!

C'est justement parce que M. Fleury ne l'ignore pas, qu'il s'est bien gardé, et qu'il se gardera bien, de réclamer un rapport d'urgence!

A quel titre intervient ici la fièvre grave, typhoïde de notre époque? Préves (typhoïdes de notre époque), n'ont pas résisté à une expérience plus sévère, et, malgré les efforts du clinicien le plus célèbre du temps, Récamier, placé à la tête du premier hôpital de Paris, l'Hôtel-Dieu, n'ont jamais pu s'acclimater en France.

tend-on conclure de la fièvre typhoïde à la fièvre intermittente ?

Après avoir lu le passage cité plus haut de la lettre de M. Fleury, n'y a-t-il pas lieu de s'étonner que son traitement, si largement employé, ayant eu tant de témoins de ses succès, n'ait été adopté ni par les autres médecins de la Charité ni par M. Bouillaud lui-même, et qu'enfin il ne soit pas devenu de pratique générale ? Il n'a pas fallu six mois pour rendre universel l'usage de la quinine.

Pourquoi ? Si MM. les membres du Conseil le savent, il aurait fallu le dire ; s'ils ne le savent pas, ils auraient dû s'en enquérir; mais poser la question sans la résoudre n'est pas un argument dont la valeur soit facile à saisir.

M. le Dr Fleury invoque le témoignage de M. le professeur Piorry. Après avoir constaté deux fois, à Bellevue, une diminution de la rate qui survenait très-promptement, et en quelques minutes, sous l'influence d'une douche d'eau froide, M. le Dr Fleury lui ayant assuré que sous cette influence la fièvre cessait, M. le professeur Piorry voulut mieux examiner cette grande question. Plusieurs malades (4 ou 5), atteints de splénomégalie et de fièvres intermittentes qui y étaient liées, furent soumis à des douches dirigées pendant quelques minutes sur la région splénique. Il fut facile de constater que, dans l'espace de ces quelques minutes, la rate diminuait, et que ce jour-là la fièvre était moins vive. On continua les jours suivants, et malheureusement le

Une note particulière sera consacrée à ce paragraphe.

lendemain de la diminution, l'organe devenait de nouveau volumineux; la fièvre aussi reparaissait. Ces essais ne furent pas continués plus de douze à quinze jours, et les douches furent abandonnées, non pas parce qu'elles n'avaient pas d'effet, mais parce que l'engorgement splénique reparaissait, et que la curation était évidemment moins sûre que par l'action du sulfate de quinine et du sel marin.

Ces détails suffisent pour démontrer péremptoirement que, loin d'être complétement résolue, ainsi que le prétend M. le Dr Fleury, la question des fièvres intermittentes par l'usage extérieur de l'eau fraîche est encore à l'état de problème thérapeutique, qui nécessite, pour être résolu, d'ultérieures expérimentations.

Ces détails suffisent pour démontrer péremptoirement qu'aucune objection sérieuse n'a pu être opposée par MM. les membres du Conseil à la proposition faite par M. Fleury.

Il serait déplorable, dit M. le Dr Fleury, de refuser aux soldats les bienfaits d'une médication à laquelle les chefs sont libres de recourir, et à laquelle ils s'adressent en effet avec empressement. Sans vouloir entrer dans le détail du nombre des officiers ainsi traités, la question ne peut être posée ainsi. L'officier est *libre* de se faire traiter à la chambre ou ailleurs, par un médecin de son choix; le soldat, au contraire, doit aller où on l'envoie et accepter le praticien qu'il y rencontre. Si l'officier éprouve des mécomptes, il ne peut en accuser que son aveuglement; pour le soldat, la responsabilité du mal incombe sur l'autorité ordonnatrice. Le premier est imprudent, le second est victime.

C'est précisément parce que le soldat *est obligé d'aller où on l'envoie*, qu'il est de devoir rigoureux de l'envoyer là où il doit rencontrer la pratique la plus efficace et la plus sûre.

Mais en admettant, ce qui est

contesté, tout ce que prétend M. le Dr Fleury de l'efficacité de la médication aqueuse extérieure contre les fièvres intermittentes, qu'en résulterait-il au point de vue de la médecine militaire? Dans le climat de Paris, les fièvres intermittentes n'ont que très-rarement un caractère prononcé de persistance et de gravité. Le repos, le régime, quelques soins très-simples, l'éloignement des causes productrices, suffisent pour guérir un grand nombre d'entre elles dans nos hôpitaux. Les autres cèdent à des doses si minimes de sulfate de quinine, que la substitution des douches à son usage ne constituerait pas une économie sensible, si économie il y avait.

Même dans le climat de Paris, où les fièvres intermittentes ne sont pas toujours aussi bénignes que veulent bien le dire MM. les membres du Conseil, la substitution des douches froides au sulfate de quinine serait un important bienfait, au double point de vue de l'économie et de la thérapeutique.

Mais en serait-il de même dans les localités où les fièvres sont endémiques, dans la Charente-Inférieure, dans la Bresse, la Sologne, à Rome, et plus particulièrement encore en Algérie; en un mot, dans les contrées où, sans être pernicieux à leur début, les accès ont cependant une tendance prononcée à le devenir, et où la maladie se montre, dans presque tous les cas, opiniâtre et difficile à vaincre? Ici la prudence veut que, dans l'incertitude du lendemain, le médecin emploie, le jour même, le moyen le plus sûr et le plus énergique.

Il n'est aucune raison pour qu'il n'en soit pas ainsi. Mes premières observations ont précisément trait à une *endémo-épidémie grave*, développée *sous le climat de Paris*, et j'ai guéri ensuite un grand nombre de fièvres anciennes et rebelles contractées dans la Bresse, en Sologne, et *particulièrement en Algérie*. Le seul moyen d'ailleurs de résoudre la question, c'est d'expérimenter, et en ceci les douches froides sont dans les conditions de toutes les médications possibles.

Là, monsieur le Maréchal, est le problème véritable; guérir des fièvres intermittentes à Paris, au moyen des douches fraîches, ne démontrerait pas suffisamment que le même moyen réussirait ailleurs, ni qu'il fût opportun de l'y appliquer.

Cet argument, présenté avec tant de solennité et de dogmatisme, est réduit à néant dès qu'il est prouvé que l'on a guéri, *à Paris*, des fièvres *anciennes et rebelles* contractées *ailleurs*.

Quant au mode proposé par M. le Dr Fleury pour faire jouir les militaires des bienfaits de la médication qu'il préconise, il est tout à fait sans aucun avantage réel, et tout rempli des inconvénients les plus manifestes et les plus sérieux.

En principe, les soldats ne pouvant à aucun titre, sous aucun prétexte, être l'objet d'expérimentations médicales, du jour où l'on pourra croire dans le pays ou dans l'armée que nos soldats sont exposés à servir à des essais de médicaments, l'alarme sera jetée partout, les familles seront sans sécurité, le soldat prendra l'hôpital en horreur, l'administration et surtout les médecins militaires perdront la confiance qui est la première condition du succès de leur mission.

Toujours le même argument, toujours le même abus du mot *expérimentation*. Du jour où l'on pourra croire dans le pays ou dans l'armée que nos soldats sont traités d'après les méthodes les plus efficaces et les plus sûres, la sécurité sera partout et principalement dans les familles; les soldats ne redouteront plus l'hôpital; l'administration et surtout les médecins militaires seront animés de la confiance, qui est la première condition du succès de leur mission.

Si le département de la guerre obtempérait à la demande de M. le Dr Fleury, le principe établi par le Conseil de santé des armées et jusqu'à présent approuvé par tous les ministres, vos prédécesseurs, monsieur le Maréchal, serait renversé, et la porte ouverte à toutes les prétentions analogues. Nous verrions affluer de nouveau les arcanes, les spécifiques, les préservatifs, sous toutes les formes, et jusqu'à la syphilisation, qui n'ont jamais manqué de prôneurs enthousiastes et puissants, et dont il n'a été possible de préserver l'armée qu'en les renvoyant devant leurs juges naturels et compétents.

L'exception ne détruit pas la règle, et c'est *exceptionnellement* que le Ministre voulait accueillir la proposition de M. Fleury. L'administration n'y aurait rien perdu de son autorité, et la porte serait restée fermée à la *syphilisation*, aux *arcanes*, aux *spécifiques*, qui n'ont pas plus à voir ici que la *fièvre grave, typhoïde de notre époque*. Le Conseil de santé est précisément institué pour accueillir et juger les innovations, les progrès, les modifications introduits dans la science; il devient parfaitement inutile s'il ne s'agit plus que d'appliquer, brutalement et aveuglément, *un principe absolu une fois posé*.

Faire traiter des militaires atteints de fièvre intermittente simple à Bellevue est d'ailleurs complétement inutile. Nos grands hôpitaux militaires sont suffisamment pourvus de tout ce qui est nécessaire aux traitements de ce genre. Les médecins traitants ont une entière latitude pour employer les moyens divers pharmaceutiques ou agents que l'administration et les règlements mettent à leur disposition. Il n'y a dans cet emploi ni secret ni mystère, les règles en sont parfaitement établies et connues, l'ouvrage de M. le Dr Fleury pourrait, au besoin, servir de guide, et l'on n'attend que la constatation suffisante des avantages attribués à ce système pour le mettre en usage ; mais, encore une fois, ce ne sont pas nos soldats qui doivent servir aux *essais* pour les obtenir.

Les hôpitaux sont suffisamment pourvus, les médecins traitants ont une entière latitude, et cependant, depuis sept ans, rien n'a été tenté. Pourquoi ? ***Parce que, encore une fois...*** Nouvelle reproduction des mêmes arguments, sous une forme qui n'a pas même le mérite d'être neuve.

Placer des hommes en traitement à Bellevue serait aggraver tous les inconvénients inhérents à l'expérimentation médicale. La presse s'emparerait immédiatement d'un pareil fait, l'autorité militaire semblerait accorder à un système thérapeutique un patronage en dehors de ses attributions, et les hommes sérieux dans la médecine de l'armée, comme dans la médecine civile, s'affligeraient de la voir entrer dans cette voie.

Ce dont les hommes sérieux s'affligent, c'est de voir la routine, l'opposition systématique, repousser obstinément et sans examen les découvertes dont l'utilité est le mieux établie.

Le Conseil de santé des armées n'a jamais manqué, jusqu'à présent, d'accueillir et d'introduire dans la pratique médicale militaire les moyens dont l'art s'est successivement enrichi : les chlorures alcalins, le sulfate de quinine, de salicine, l'huile de foie de morue, le chloroforme, les préparations d'iode, le traitement expéditif de la gale, en témoigneraient au besoin. Rien

Ceci prouverait, tout au plus, que toute règle est soumise à de fâcheuses exceptions.

de véritablement utile n'a été ni négligé ni repoussé par lui, mais il a mis à leur adoption la prudence que commande le respect de la santé et de la vie du soldat. On ne citerait pas une médication qui, par une fortune non prévue et un succès réel, infirme ses jugements.	Si le Conseil persiste dans la voie où il s'est engagé dans l'espèce, on peut lui prédire, à coup sûr, que les douches froides infirmeront son jugement.
En résumé, monsieur le Maréchal, tout en appréciant, comme elle doit l'être, l'insistance de M. le Dr Fleury, et en faisant des vœux pour que ses efforts soient d'ailleurs couronnés de succès, le Conseil de santé, dominé par des intérêts d'un ordre supérieur, ceux de l'administration et du service de santé militaire, considérant que la question n'a pas fait de progrès manifeste depuis 1852, se voit, à regret, dans l'impossibilité d'appuyer les nouvelles propositions de cet estimable médecin, et de modifier dans ce sens l'avis rappelé dans la première lettre qu'il a eu l'honneur de soumettre à Votre Excellence à l'époque précitée.	En résumé, tout en appréciant, comme elle doit l'être, la résistance qui lui est opposée, M. Fleury fait des vœux pour que désormais le conseil chargé d'édifier l'autorité concilie, dans une mesure plus juste et plus éclairée, les exigences de l'administration, les progrès de la science, et les intérêts des soldats malades.
Je suis, etc.	
Le Président du Conseil de santé,	
Signé BÉGIN.	

J'ai dit que l'intervention de M. Piorry dans le débat serait l'objet d'une note spéciale. Ici je dois, en effet, entrer dans quelques détails.

En raison des faits dont j'avais rendu M. Piorry témoin à Bellevue, et de quelques paroles que m'avait dites ce professeur, j'avais cru pouvoir invoquer son témoignage et son autorité. Ce témoignage et cette autorité se retournaient contre moi dans l'avis de MM. les membres du Conseil. Désireux de m'éclairer sur ce point, j'écrivis à M. Piorry de vouloir bien me faire connaître les expérimentations faites par lui quant aux douches froides appliquées au *traitement de la fièvre intermittente.* Voici la lettre que m'adressa M. Piorry, en date du 12 février 1854 :

Mon cher confrère et ami,

Je n'ai d'autres faits relatifs à l'influence qu'exercent les douches froides *sur le volume du foie et de la rate* que *ceux que vous connaissez et dont je vous ai parlé.* Il s'agit de *cinq* ou *six* malades chez lesquels, pendant la dernière année de mon service à la Pitié et *en été*, j'ai eu recours à ce moyen, *alors que la température de l'atmosphère le permettait.* Ainsi que vous, j'ai vu, sous l'influence de cette médication, la rate diminuer très-promptement de volume, et cela tout aussitôt que le courant d'eau était porté sur cet organe. Quand cet effet était produit, la *fièvre* diminuait ou disparaissait. C'était *presque* comme si l'on eût donné du sel marin ou du sulfate de quinine, dont l'action n'est pas plus prompte. Seulement il y avait cette différence, *c'est que la rate reprenait le lendemain* UNE GRANDE PARTIE de son volume, *ce qui n'avait pas lieu après l'action du sel de quinine.* On recommençait *une* ou *deux fois* l'emploi des douches, et il y avait toujours diminution d'abord, et plus tard *retour de l'affection splénique et de la fièvre.* Vous m'avez dit *que, si l'on continuait ce moyen pendant plusieurs jours de suite, la fièvre et la splénomégalie n'avaient plus lieu.* Je crois complétement à votre esprit d'observation et à votre sincérité ; aussi je me reproche de n'avoir pas mis plus de suite dans ces recherches, que je suis du reste très-décidé à reprendre. Je me rappelle que chez vous, à Bellevue, j'ai vu aussi décroître, pendant la douche, et le foie et la rate. Voilà ce que je sais et ce que je me hâte de vous communiquer, en y ajoutant, etc.

Signé PIORRY.

De pareils renseignements ne coïncidaient guère avec les assertions et les inductions de MM. les membres du Conseil. Je priai donc M. Piorry de vouloir bien s'expliquer avec plus de précision, et voici la note qu'il m'a remise, en date du 22 février :

Les expériences que j'ai faites sur cinq ou six malades ne sont pas assez concluantes, elles n'ont pas été faites avec assez de suite, pour qu'il soit possible d'en tirer une conclusion de quelque valeur ; mais, dans tous les cas, elles militent en faveur des douches froides beaucoup plus qu'elles ne s'élèvent contre elles.

Signé PIORRY.

De deux choses l'une :

Ou M. Piorry a présenté à MM. les membres du Conseil, comme ayant une valeur quelconque, les renseignements que je viens de placer sous les yeux du lecteur;

Ou MM. les membres du Conseil ont attribué une valeur quelconque à des renseignements présentés tels quels par M. Piorry.

Ami lecteur,

Devine si tu peux, et choisis si tu l'oses !

Et maintenant je dirai :

A M. Piorry :

« Mon cher professeur, je prends l'engagement de vous démontrer, quand vous le voudrez :

« 1° Que les douches froides sont une médication héroïque contre la fièvre intermittente légitime, paludéenne, simple (aucun cas de fièvre pernicieuse ne s'étant présenté à moi), de tous les âges, de tous les types, de toutes les origines; trois douches ayant presque toujours suffi pour couper ***définitivement*** les accès, et le succès ayant été ***constant*** depuis sept ans;

« 2° Que les douches ramènent graduellement la rate et le foie à leurs limites physiologiques, conformément à la *loi* que j'ai établie et que vous connaissez sans doute;

« 3° ***Que les accès fébriles disparaissent sans retour bien avant que la rate ait été ramenée à son volume normal;***

« 4° Que le sulfate de quinine ne guérit pas ***autrement,*** — lorsqu'il guérit. »

***A MM.** les membres du Conseil de santé des armées:*

« Mes honorables confrères, je n'ai point pris l'initiative dans cette discussion; j'ai obéi à des invitations formelles qu'il ne m'était point permis de décliner. Je n'ai jamais eu la pensée ni le désir de l'emporter sur vous de haute lutte; le résultat m'était d'ailleurs connu à l'avance et avait été annoncé par moi à qui de droit. Je savais que la victoire vous resterait, et je ne m'en plains pas. La vérité ne perd rien à triompher tard. Si vous aviez circonscrit la question sur le terrain administratif, je ne vous y aurais probablement pas suivi ; mais vous avez envisagé la question au point de vue scientifique, et dès lors vous m'avez obligé à me défendre, et à soumettre le débat au jugement de notre cour suprême : l'opinion publique.

« J'ai répondu à vos arguments avec toute la déférence que je vous dois ; mais vous me permettrez de croire, avec M. le maréchal de Saint-Arnaud, qu'ici j'ai, contre vous, RAISON SUR TOUS LES POINTS. Le public médical en décidera. »

Tel est l'état actuel des choses. Les sociétés savantes et l'administration lui imprimeront-elles une modification qui serait un véritable bienfait pour l'humanité ? Nous le désirons sans l'espérer.

De la médication hygiénique et prophylactique.

Ce que nous avons à dire ici n'est que le corollaire de ce qui précède.

Nous avons montré l'influence exercée par l'eau froide sur le tempérament lymphatique ; il est facile d'en déduire l'utilité qu'il y aurait à recourir à ce modificateur pour combattre cette disposition organique, non-seulement chez les adultes, mais encore et surtout chez les enfants, qui, dès l'âge le plus tendre, à deux ans, par exemple, peuvent être soumis sans danger à des ablutions froides générales, et qui, à quatre ou cinq ans, prennent, pour la plupart, les douches non-seulement sans répugnance, mais encore avec plaisir.

Substituer au tempérament lymphatique un tempérament sanguin acquis ; prévenir les affections scrofuleuses ; favoriser le développement physique et intellectuel de l'enfant; rendre facile l'établissement de la puberté, de la menstruation; éloigner les causes les plus fréquentes de l'hystérie, de la chlorose, d'un grand nombre de maladies nerveuses, de la grossesse pénible, de l'avortement : tels seraient les résultats produits par l'introduction des applications froides dans l'hygiène de l'enfance.

Tous les praticiens connaissent le rôle important que joue, en pathogénie, l'état organique et fonctionnel de l'enveloppe cutanée. Or, s'il est un fait acquis, incontestable, généralement accepté, c'est que les individus les plus sujets à contracter, sous l'influence du froid, de l'humidité, des vicissitudes atmosphériques, un coryza, une bronchite, la diarrhée, une angine, une névralgie, un rhumatisme, etc., perdent complétement cette susceptibilité lorsqu'ils ont suivi pendant quelque temps un traitement hydrothérapique. J'ai vu des hommes redoutant jusqu'au ridicule le moindre courant d'air, occupés sans cesse à se préserver du froid et de l'humidité, couverts de flanelle, affublés de vêtements chauds de toutes sortes, et toujours malades, malgré tous ces soins; je les ai vus, après avoir passé une saison à Bellevue, renoncer à toutes précautions, se dépouiller de leur flanelle et de leurs vêtements supplémentaires, braver les intempéries des saisons, et ne plus être atteints d'aucune des affections dont ils avaient été sans cesse affligés pendant une partie de leur vie. L'action prophylactique exercée ici par l'hydrothérapie ne saurait être prise en trop sérieuse considération, et elle s'est manifestée d'une façon très-remarquable pendant les épidémies de grippe qui ont sévi en France. A Bellevue, la maladie régnante a constamment épargné toutes les personnes qui subissaient le traitement hydrothérapique, tandis qu'elle a frappé avec plus ou moins de violence sur celles qui n'étaient point soumises à l'action de l'eau froide. Il en a été de même à l'époque de l'épidémie de 1849. Le choléra, qui avait complétement épargné Bellevue en 1832, quoique sévissant avec violence à Meudon, au bas Meudon, à Sèvres, à Chaville, et dans beaucoup de communes environnantes, le choléra ne s'y est pas montré davantage en 1849 et en 1853-1854;

mais les diarrhées, les *cholérines*, y ont été assez fréquentes. Or la plupart des personnes attachées à l'établissement hydrothérapique ont payé ce tribut à l'épidémie, mais tous les malades suivant le traitement ont été épargnés. Moi-même, soumis à de grandes fatigues, obligé de répondre aux exigences d'une double clientèle, à Bellevue et à Paris, je fus pris d'une cholérine intense qui, pendant huit jours, résista à tous les moyens préconisés en pareille circonstance, à l'opium, aux purgatifs, etc. Je pris alors la résolution d'avoir recours à l'hydrothérapie; trois jours de sudation et de douches me débarrassèrent complétement.

L'introduction des applications froides dans l'hygiène des femmes, et principalement de celles qui appartiennent aux classes les plus riches de la société et qui habitent les grandes villes, serait un immense bienfait.

L'énorme fréquence, parmi les femmes du monde de Paris, de la chlorose, de l'anémie, de l'hystérie, des névroses, des névralgies, des gastralgies, des maladies nerveuses de toutes sortes, des palpitations, des avortements, de la fièvre puerpérale, des déplacements et des engorgements de l'utérus, n'est-elle point due à l'oubli de toutes les règles d'une bonne hygiène?

Enfermées dans des appartements hermétiquement clos, surchargés de meubles, de tapis, de rideaux, de portières, chauffés par des calorifères qui y entretiennent une atmosphère sèche, viciée, et une température beaucoup trop élevée, qui change toutes les conditions du climat; faisant du jour la nuit et de la nuit le jour; s'épuisant par des veilles, des bals, des spectacles, où, pendant plusieurs heures, elles restent exposées à l'action délétère d'un air confiné, altéré par les bougies et les lampes, par la respiration et les émanations d'un nombre d'hommes vingt fois plus considérable que ne le comporte l'étendue de l'espace qui les contient; exposées aux influences de mille causes débilitantes, que font les femmes du monde pour contre-balancer l'action d'un si grand nombre d'agents morbigènes?

Elles condamnent leur système musculaire à une inertie à peu près absolue; elles ne se permettent qu'une alimentation insuffisante et mal choisie; elles abusent, jusqu'à l'extrême excès, des *bains tièdes*, des lavements *tièdes*, des injections *tièdes*, des ablutions *tièdes*, des émollients, des débilitants; elles semblent prendre à tâche, en un mot, de favoriser l'action de toutes les causes de maladies qui pèsent sur elles.

Je suis intimement convaincu que l'eau froide, substituée à l'eau tiède, aurait des avantages considérables, et qu'elle apporterait le plus heureux changement dans un état de choses qui compromet non-seulement la santé des femmes du monde et leur bonheur domestique, mais encore le sort des générations futures.

Enfin j'ai vu des hommes âgés de 65, de 70, de 72 ans, se soumettre à un traitement hygiénique, consistant en douches générales très-courtes, et en retirer de très-bons effets au triple point de vue de l'énergie musculaire, de l'accomplissement des fonctions digestives, et de l'activité des fonctions générales et urinaires.

En résumé, il est fort à désirer que, conformément à un usage déjà très-répandu en Angleterre, en Allemagne et en Amérique, les ablutions et les bains de pluie froids s'introduisent, en France, dans les habitudes quotidiennes de l'hygiène privée, et même qu'ils interviennent dans les mesures que prend le gouvernement dans l'intérêt de l'hygiène publique et populaire.

Des médications hydrothérapiques complexes.

Nous nous sommes efforcé, dans les pages qui précèdent, de décomposer la médication hydrothérapique, afin de nous rendre un compte exact des différentes influences qu'elle exerce sur l'organisme, des indications auxquelles chacune de ces influences répond, et nous avons établi ainsi dix médications distinctes, que nous avons étudiées au double point de vue de la physiologie et de la thérapeutique.

Ce n'est qu'à l'aide d'un semblable travail qu'il devenait possible de soustraire l'hydrothérapie à l'aveugle empirisme qui avait pesé sur elle jusqu'à présent, et qui, joint à beaucoup d'autres motifs de déconsidération, avait fait fermer devant elles les portes de la Faculté de médecine, et lui avait valu, en pleine Académie, l'affront et l'injustice d'une assimilation à l'homœopathie et au magnétisme.

Ce travail de dissociation est d'ailleurs justifié par la pratique, car nous avons montré que certaines médications peuvent être, et sont en effet, souvent mises en usage isolément, de façon que l'hydrothérapie n'ait à exercer qu'une action simple et nettement déterminée. Il en est ainsi pour les médications antiphlogistique, sédative, pour toutes les médications qui n'exigent que des *applications partielles* d'eau froide.

Il n'en est plus de même lorsque les *applications générales* interviennent. L'action du traitement est alors toujours multiple : l'action tonique, reconstitutive, excitante, est alors constamment associée à toutes les autres influences, et cette médication complexe, qui présente de grands avantages, peut avoir quelques inconvénients.

Chez les sujets forts, robustes, sanguins, l'hydrothérapie produit souvent des palpitations, des congestions de la tête ou des poumons, des épistaxis, en un mot, tous les phénomènes qui accompagnent la pléthore, et l'expérience m'a appris qu'avant de commencer le traitement, il est souvent utile de tirer du sang aux individus placés dans les conditions que nous venons d'indiquer.

J'ai fait également, à cet égard, une remarque dont j'ai eu bien souvent occasion de vérifier la justesse, à savoir : que l'effet du traitement est en général beaucoup plus énergique et plus prompt chez les malades faibles et débilités que chez ceux qui ont encore conservé de la force, de l'embonpoint, une circulation active, et un sang riche en globules; aussi l'extrême débilité des sujets n'a-t-elle jamais été pour moi un motif d'appréhension ou de doute, tandis que les médecins par qui les malades m'étaient adressés s'informaient toujours, avec instance, si ceux-ci n'étaient point ***trop faibles pour pouvoir supporter le traitement hydrothérapique.***

En procédant graduellement, avec prudence et lenteur, il n'est pas un malade, quelque faible qu'il soit, auquel l'hydrothérapie ne puisse être appliquée, et M. Burguières nous a montré la réaction s'opérant chez des cholériques devenus presque des cadavres (voy. p. **60**, **61**).

Mais, si l'action multiple, complexe, de l'hydrothérapie a parfois les légers inconvénients que nous venons de signaler, et auxquels il est toujours facile de porter remède, elle présente des avantages inappréciables, auxquels cette méthode de traitement est en grande partie redevable de ses succès les plus beaux, de son efficacité inespérée dans un grand nombre de cas jugés au-dessus des ressources de la médecine, et ayant résisté à tous les agents de la thérapeutique et de l'hygiène.

Il est aisé de comprendre la puissance et les bienfaits d'une médication qui peut être simultanément tonique, reconstitutive, révulsive, résolutive, ou bien, le modificateur restant le même, réfrigérante, antiphlogistique, sédative. C'est grâce à cette action complexe que l'hydrothérapie empirique a pu obtenir des guérisons dont elle-même ne se rend pas un compte exact, et qu'elle attribue à une action ***éliminatrice*** presque toujours illusoire.

C'est cette action multiple qu'il nous reste à étudier, et nous ne pouvons mieux faire que de mettre sous les yeux du lecteur les faits dans lesquels elle s'est manifestée, en lui demandant la permission toutefois de faire, dans le domaine de la pathologie, les excursions que nous jugerons utiles ou nécessaires à la parfaite intelligence des questions dont nous aurons à nous occuper.

Des congestions sanguines chroniques.

Je n'ai pas la prétention de tracer ici une histoire définitive et complète des congestions sanguines chroniques; mais l'on reconnaîtra que j'ai du moins jeté quelques jalons sur cette route inexplorée, si l'on considère (et ceci n'est pas une critique) que dans le traité de pathologie de M. Grisolle, *vingt-deux lignes* sont consacrées à l'étude de la congestion chronique envisagée en général, et que le traitement y est formulé de la manière suivante : «Les congestions passives réclament rarement l'emploi des antiphlogistiques; elles devront, le plus souvent, être combattues par les stimulants et les toniques administrés à l'intérieur ou du moins en topiques; mais il importe, avant tout, de placer les parties hyperémiées dans une position convenable.»

Il y a longtemps déjà que M. Andral a établi nettement l'existence de la congestion sanguine chronique, et montré le rôle que jouent les capillaires dans le mécanisme de sa production, ouvrant ainsi une voie nouvelle aux investigations des observateurs; malheureusement cette impulsion s'est perdue dans le vide, et aujourd'hui encore on peut répéter ce que M. Gerdy écrivait en 1834, à savoir : que pas plus dans les livres que dans les écoles, il n'est question de l'action des capillaires, qui se révèle surtout dans les maladies, et qui intéresse tant notre art.

Si la congestion sanguine occupe dans les ouvrages d'anatomie pathologique la place qui lui revient de droit, il n'en est pas de même dans les traités de pathologie; la congestion cérébrale, quelques congestions sanguines aiguës, y sont plus ou moins complétement étudiées, mais la *congestion chronique* y est à peine indiquée, et cependant c'est à elle que j'appliquerais volontiers ces paroles de Stahl : « Hanc itaque morborum chro-«nicorum præcipuam materialem causam esse.»

Depuis douze ans, un nombre considérable de faits m'a permis d'étudier et d'apprécier le rôle immense que joue en pathogénie la congestion sanguine chronique, ainsi que l'efficacité de l'hydrothérapie contre des lésions organiques et fonctionnelles qui résistent ordinairement à tous les agents de la matière médicale; l'exposé succinct de mes observations et de mes recherches ne sera donc pas sans intérêt, et trouve naturellement ici sa place.

On connaît le rôle pathogénique que l'école hippocratique a fait jouer à la *congestion*, et surtout à la *fluxion*, en établissant que les humeurs peuvent se porter sur un organe ou vers une ouverture naturelle, et donner lieu à une congestion, à une inflammation, à une dégénérescence ou à un flux.

Galien étudie avec un soin particulier la *fluxion sanguine*; il distingue la *congestion* de l'*inflammation*, et réserve spécialement pour cette dernière les émissions de sang

Fernel tombe dans la confusion et les hypothèses en admettant que les fluxions et les congestions sont dues tantôt au sang, tantôt à la bile jaune ou noire, à la pituite, au sérum, à des gaz, etc., et en établissant entre elles des distinctions qui ne reposent que sur de vaines et obscures subtilités.

Je n'ai pas besoin d'exposer la doctrine de Stahl; tout le monde sait que cet homme illustre considère la congestion sanguine comme la principale cause des maladies soit aiguës, soit chroniques; mais je dois rappeler que Stahl n'a eu en vue que la pléthore et la congestion sanguine active : «Inter omnia ea quæ «corpori ruinam et læsionem afferre possint, nihil magis emi«neat quam sanguinis nimia copia, sive plethora... Quia san«guis ob nimiam copiam et abundantiam pervadere vasa nequeat, «nec circulari rite; sed necesse est ut hinc inde in vasis stagnet, «segnius vel plane non progrediatur, partes infarciat, obstruat «et ipse tandem in corruptelas et putredinem obeat... Hanc itaque «morborum acutorum et chronicorum præcipuam materialem «causam esse.»

Pour obvier aux dangers de cette pléthore, la nature, suivant Stahl, établit des fluxions sanguines salutaires, dont le siége varie avec le sexe et l'âge; ou bien elle a recours à un moyen extrême, c'est-à-dire à une hémorrhagie.

Frédéric Hoffmann a mis en relief l'exagération de la doctrine stahlienne, en montrant que beaucoup de maladies et d'hémorrhagies apparaissent dans des conditions entièrement opposées à celles qui appartiennent à la pléthore.

Cullen adopte, en grande partie, les idées de Stahl. Barthez définit la fluxion «tout mouvement qui porte le sang, *ou une autre humeur,* sur un organe particulier avec plus de force *ou suivant un autre ordre que l'état naturel,*» et il ajoute : «La fluxion peut être aiguë ou *chronique.*» Mais cette proposition, dit avec raison M. Dubois (d'Amiens), aurait eu besoin de développement; car on ne sait pas si l'on doit entendre par *fluxion chronique* ou une longue suite, une série de fluxions, ou un mouvement fluxionnaire continu, mais d'une lenteur remarquable.

Marandel a eu le mérite de dégager la question de toutes les théories, de toutes les hypothèses émises quant au mécanisme de la fluxion, et de la placer sur son véritable terrain, celui de l'observation et des faits : «Dans l'ignorance absolue, dit-il, où nous sommes de la nature ou de l'essence des maladies, ne devrons-nous pas, à l'exemple des auteurs qui ont écrit sur l'histoire naturelle ou la chimie, rechercher les caractères les plus constants avec lesquels chacune d'elle se présente.»

Marandel substitue au mot de *congestion* celui d'*irritation,* et il appelle ainsi *une exaltation des forces vitales organiques, résultant de l'action d'un agent extérieur ou intérieur, et dont l'effet le plus général est de produire un afflux de liquide dans la partie irritée.*

Il est évident, d'après cette définition, que Marandel ne doit s'occuper que de la congestion *active,* et il en est ainsi en effet; mais il montre que cette congestion peut être *nutritive, sécrétoire, hémorrhagique* ou *inflammatoire,* et ceci est un grand et véritable progrès.

C'est à M. Andral qu'appartient l'honneur d'avoir envisagé dans toute son étendue et sous toutes ses faces l'importante question qui nous occupe, d'avoir montré que la congestion sanguine n'est point toujours liée *à une exaltation des forces vitales,* comme le voulait Marandel; *à une exagération de la force impulsive du centre circulatoire,* comme le dit M. Jolly; *à la présence d'une cause excitante,* comme le prétend M. Martin-Solon.

M. Andral (1) définit la congestion sanguine ou hyperémie: une *accumulation insolite du sang dans les réseaux capillaires,* et il distingue une *hyperémie cadavérique,* laquelle n'est autre chose que l'effet de la pesanteur sur les liquides de l'organisme privé de vie, et placé dès lors sous l'empire exclusif des lois physiques; une *hyperémie physiologique,* dont le caractère est d'être accidentelle, passagère, quelquefois périodique, et dont on trouve des exemples dans la congestion utérine qui précède le flux menstruel et accompagne la grossesse, dans la rougeur qui se répand sur la face sous l'influence d'une émotion morale, etc.; enfin une *hyperémie pathologique,* laquelle peut être *active, sthénique, aiguë,* ou bien au contraire *passive, asthénique, chronique,* celle-ci reconnaissant pour cause une *diminution de tonicité des vaisseaux capillaires.*

M. Piorry, par ses travaux sur la *pneumonie hypostatique,* a fait connaître une forme très-importante de la congestion sanguine passive des poumons; mais là se sont arrêtées les recherches des cliniciens, ainsi que l'on pourra s'en convaincre en lisant les considérations que nous allons présenter sur les causes, les symptômes, la marche, la durée, les terminaisons, le diagnostic et le traitement de la congestion sanguine chronique, envisagée soit en général, soit dans quelques-uns des principaux organes de l'économie.

Causes de la congestion sanguine chronique. — Deux ordres de causes peuvent donner naissance à l'hyperémie. Dans le premier cas, le réseau capillaire reçoit une quantité trop considérable de sang, et ici se placent comme causes la pléthore de Stahl, l'exaltation des forces vitales de Marandel, l'exagération de la force impulsive du cœur de M. Jolly, l'épine de Van Hel-

(1) Andral, *Précis d'anatomie pathologique*, t. I, p. 11; Paris, 1829.

mont, l'agent excitant de M. Martin-Solon; toutes les causes, en un mot, de la congestion sanguine active, aiguë. Dans le second cas, l'afflux du sang n'est point modifié, mais son retour vers le cœur est incomplet, le réseau capillaire ne se débarrasse pas suffisamment du liquide qu'il a reçu, et la congestion prend le nom de *passive* ou *chronique*. Ici se placent comme causes tous les obstacles physiologiques, pathologiques ou mécaniques, au cours de la circulation veineuse; la déclivité, les altérations des veines et du solide, la ligature, la compression, etc.; ici se place, comme cause principale et la plus fréquente, la *diminution de tonicité des vaisseaux capillaires* signalée par M. Andral, et dont l'influence ne saurait plus être mise en doute, car tous les physiologistes admettent, aujourd'hui, que les capillaires concourent à l'accomplissement de la circulation par leurs propriétés vitales propres, par leur puissance de contractilité, et M. Poiseuille a démontré expérimentalement ce phénomène, en paralysant, pour ainsi dire, les vaisseaux au moyen du froid.

L'atonie des vaisseaux capillaires, l'affaiblissement de la *vis a tergo* peut dépendre d'une altération de ces vaisseaux eux-mêmes; mais, dans l'immense majorité des cas, elle se lie à une altération générale, à l'appauvrissement du sang, à sa déglobulisation, à des troubles de l'innervation. «Il est un ordre de congestions, a dit M. Dubois (d'Amiens), qu'on peut regarder comme essentiellement chroniques; ce sont celles qui sont survenues sans mouvements fluxionnaires, qui se sont établies soit par le fait d'une débilité profonde de l'économie, soit par certains états du sang» (1). Les congestions chroniques se montrent, en effet, chez les sujets lymphatiques, débiles, cacochymes, anémiques, chlorotiques, cachectiques, épuisés par une longue maladie, des pertes de sang considérables, la diète ou une alimentation insuffisante, la misère; chez les sujets en proie à la cachexie paludéenne, plombique, syphilitique; chez

(1) Dubois (d'Amiens), *Préleçons de pathologie expérimentale*, p. 139; Paris, 1841.

ceux qui ont été soumis à des fatigues excessives, à l'administration prolongée des purgatifs, des mercuriaux, des préparations iodées, des opiacés, du sulfate de quinine; elles sont très-fréquentes chez les femmes qui condamnent leur système musculaire à une inertie à peu près complète, qui passent leur vie dans des appartements trop échauffés et non suffisamment aérés, épuisent leurs forces par les veilles, les plaisirs du monde, les grandes réunions, les bals, les spectacles.

Les influences morales doivent être rangées parmi les causes les plus fréquentes et les plus énergiques des congestions chroniques. Un grand nombre de fois, nous avons dû rattacher le développement des phénomènes morbides à des chagrins, des émotions violentes et pénibles, ayant exercé pendant longtemps une action perturbatrice et débilitante sur le système nerveux. Ce fait n'a rien d'ailleurs qui puisse étonner, si l'on se rappelle avec quelle facilité des fluxions s'établissent sous l'influence de la plus simple émotion morale. M. Trousseau a particulièrement insisté sur les rapports intimes qui existent entre les fonctions intellectuelles, morales, affectives, et le développement de certaines congestions de la face et des organes génitaux. « C'est ici surtout, dit M. Dubois (d'Amiens), qu'il serait impossible de trouver quelque explication satisfaisante pour rendre compte d'un semblable phénomène, non pas tant de la propulsion sanguine en elle-même, mais de sa localisation si formelle et de ses rapports mystérieux avec certains sentiments. »

En résumé, les congestions chroniques se développent sous l'influence de toutes les causes débilitantes qui ont pour effet d'appauvrir le sang, d'abaisser le chiffre de l'élément globulaire, de déprimer l'innervation, de diminuer les forces vitales qui président à la contractilité des vaisseaux capillaires.

Des causes prédisposantes fort énergiques résident dans le développement relatif du réseau capillaire, dans les fonctions et la position de certains organes. Les congestions chroniques se montrent surtout dans les organes très-vasculaires, tels que les poumons, la rate, le foie, les reins; le phénomène de la menstruation favorise les congestions utérines; la position déclive de l'utérus, du rectum, rend très-fréquente la congestion de ces parties, et il ne faut pas oublier, ainsi que je l'ai dit ailleurs (1), que les congestions sanguines des organes déclives peuvent se développer sous la double influence de la position, qui augmente l'*action physique* de la pesanteur, et de l'affaiblissement de la *force vitale antagoniste* qui réside dans la contractilité des capillaires.

Symptômes. — Les congestions chroniques ont des ***symptômes communs, locaux*** ou ***généraux,*** constitués par des phénomènes indépendants du siége de la maladie, et des ***symptômes spéciaux,*** qui varient suivant que la lésion occupe tel ou tel organe. Nous ne parlerons ici que des premiers.

Symptômes communs. Le phénomène le plus général, celui qui se montre constamment dès que la maladie a acquis une certaine intensité et une certaine durée, est l'***anémie.*** M. Andral l'a parfaitement indiqué en disant : « Par cela seul qu'une hyperémie existe depuis un temps plus ou moins long dans un organe, elle tend à s'établir en d'autres parties du corps, car toutes sont solidaires les unes des autres; la circulation capillaire, dérangée en un point, tend à se déranger en tous. En même temps que l'hyperémie se fixe sur un ou plusieurs organes, d'autres organes, par une sorte de balancement qui s'établit dans les forces circulatoires des capillaires, reçoivent moins de sang que de coutume, et tombent dans un état anémique d'une manière passagère ou permanente. »

Il semble, en effet, que le sang abandonne toutes les autres parties du corps, et spécialement les plus périphériques, pour se porter dans l'organe affecté. La peau est pâle, blafarde, d'un blanc gris ou jaunâtre; elle est sèche, rugueuse, écailleuse, parcheminée, et lorsqu'on la plisse il s'y forme de petites rides semblables à celles que présente le cuir de Russie; ses fonctions d'exhalation sont complétement abolies, la température la plus

(1) L. Fleury, *Cours d'hygiène*, t. I, p. 21 et suiv.

élevée, l'exercice le plus violent, n'y amènent pas la plus légère moiteur, et lorsqu'on parle aux malades d'en faire disparaître l'aridité, ils vous répondent ordinairement : *Jamais, par aucun moyen, vous ne parviendrez à me faire transpirer.*

La membrane muqueuse qui revêt les paupières, les lèvres, les gencives, la bouche, la langue, est pâle, décolorée, comme le sont tous les tissus privés de sang.

L'*amaigrissement* est un symptôme commun non moins remarquable que le précédent ; les tissus adipeux et cellulaire disparaissent complétement, et les malades arrivent graduellement à un degré d'émaciation que ne dépasse point celui que l'on observe chez les phthisiques parvenus à la période ultime de leur maladie. C'est sur des malades affectés de congestion viscérale chronique que j'ai rencontré les exemples les plus tranchés d'amaigrissement extrême, squelettique, et cet état de maigreur frappe d'autant plus l'observateur, qu'il se montre sur des individus qui ordinairement ne sont pas obligés de garder le lit, qui marchent, mangent, dorment, se livrent à leurs occupations habituelles ; en un mot, conservent jusqu'à un certain point les apparences de la santé, car les forces ne subissent pas, le plus souvent, une déperdition proportionnelle à celle qui porte sur le poids et le volume du corps.

Une susceptibilité extraordinaire au froid atmosphérique existe chez presque tous les malades ; des hommes qui ne craignaient nullement les vicissitudes atmosphériques, qui les bravaient continuellement soit à la chasse, soit en voyage, s'affublent de plusieurs paires de bas de laine, de chaussures fourrées, de caleçons de flanelle, de plusieurs gilets de coton, de laine, de flanelle ; de peaux de chats, de lapins, de cygnes ; de vêtements ouatés, même pendant les chaleurs les plus intenses de l'été ; ils redoutent le moindre courant d'air, l'entre-bâillement d'une porte, d'une fenêtre ; une température d'appartement, insupportable pour tout autre, est trop basse pour eux, et on les voit se blottir près de la bouche d'un calorifère ou dans le foyer d'une cheminée. Le froid des extrémités, et principalement des pieds, devient souvent pour les malades une sensation fort pénible; malgré l'emploi de plusieurs paires de bas de laine, de chaussures fourrées ou ouatées, malgré l'usage permanent de chaufferettes, d'édredons, de tous les moyens imaginables, en un mot, les pieds restent constamment glacés pendant la nuit comme durant le jour.

Les *fonctions digestives* sont toujours troublées à divers degrés. Ordinairement il existe une anorexie plus ou moins complète, et les malades ne mangent que ce qui est rigoureusement nécessaire à la vie; il en est même dont on a peine à comprendre l'existence, en présence d'une alimentation réduite à d'aussi minimes proportions. Souvent l'appétit est irrégulier, capricieux, déréglé; les malades ne recherchent que les crudités, les acides, la salade, les fruits verts, etc.; parfois l'appétit se conserve ou même est très-vif, mais les digestions sont pénibles, douloureuses, laborieuses, et l'on observe tous les phénomènes qui caractérisent la gastro-entéralgie, compagne si fréquente de l'anémie. La constipation est à peu près constante et opiniâtre; les malades restent huit, dix, ou même quinze jours, sans aller à la garde-robe, et ils sont conduits ainsi à faire un usage quotidien, et souvent plusieurs fois répété dans un jour, de lavements émollients ou rendus excitants par l'addition d'huile, de sel, etc. La cause de la constipation est ici manifestement complexe; elle se lie à la gastro-entéralgie, à l'anémie générale, à l'atonie des organes digestifs, et à la diminution des sécrétions intestinales.

Les *organes génitaux* participent presque toujours, plus ou moins, au trouble des différentes fonctions. Chez l'homme, on rencontre souvent une anaphrodisie complète; les appétits vénériens sont éteints, l'érection est impossible, et nous avons vu des hommes jeunes, ardents, fort adonnés aux femmes, garder pendant plusieurs années une continence absolue, sans être sollicités par aucun désir. Parfois il existe des pertes séminales involontaires nocturnes, accompagnées ou non de rêves érotiques, mais ayant lieu, dans tous les cas, en l'absence de toute rigidité du pénis.

Chez les femmes, à moins de congestion utérine, la menstruation est irrégulière, douloureuse, peu abondante ou même supprimée. Chez des malades affectées d'une congestion hépatique chronique, les règles, complétement supprimées depuis plusieurs années, n'ont reparu avec régularité et abondance que lorsqu'un traitement convenablement dirigé eut obtenu raison de l'altération du foie.

Les *fonctions d'innervation* sont presque toujours profondément troublées. Parfois le désordre nerveux est *primitif*, et doit être considéré, ainsi que nous l'avons dit, comme la cause de l'état congestif; d'autres fois il est *consécutif*, et ne se manifeste que plusieurs mois, ou même plusieurs années, après le développement de la congestion. Dans tous les cas, il s'aggrave incessamment, et l'on tombe alors dans ce cercle vicieux que j'ai déjà signalé. Plus le système nerveux est ébranlé, déprimé, plus la circulation capillaire s'allanguit, et plus la congestion augmente; d'un autre côté, plus les troubles de la circulation sont considérables, plus les fonctions d'innervation s'altèrent.

Les phénomènes nerveux revêtent souvent des formes spéciales, que nous indiquerons plus loin, et qui sont en rapport avec le siége de la congestion; considérés au point de vue le plus général, ils se traduisent par une sensibilité exagérée, par une impressionnabilité extrême aux agents extérieurs, au son, à la lumière, aux vicissitudes atmosphériques; par une modification fâcheuse du caractère, qui devient quinteux, irascible, susceptible, capricieux; par des douleurs névralgiques erratiques, irrégulières; par de la gastralgie, des palpitations nerveuses, par cet ensemble de symptômes, en un mot, qui a reçu les noms de *névropathie générale*, d'*état nerveux*.

L'*augmentation de volume et de poids* de l'organe congestionné est le dernier phénomène commun à toutes les congestions chroniques qu'il importe de signaler; au point de vue de la symptomatologie, il présente une grande importance, car il modifie toujours plus ou moins la position et les rapports non-seulement de l'organe malade, mais encore des organes voisins, et devient ainsi la cause de divers troubles fonctionnels; dans certains cas spéciaux que nous indiquerons, il donne lieu à des *déplacements consécutifs,* qui ajoutent singulièrement à la gravité de la maladie. Au point de vue du diagnostic, il constitue le seul signe qui permette de reconnaître positivement la nature, le degré, la marche de l'altération, et ici, mieux que dans toute autre circonstance, on est mis en demeure d'apprécier la valeur d'un procédé d'exploration encore trop négligé : *de la plessimétrie.*

Marche, durée, terminaisons de la congestion sanguine chronique. — La marche des congestions chroniques a des caractères particuliers, spéciaux, qui méritent toute l'attention des observateurs, car ils fournissent une vive lumière au diagnostic, et de précieuses indications à la thérapeutique. Elle est *intermittente* au début et pendant un temps plus ou moins long, *rémittente* ensuite.

D'abord la congestion s'opère, disparaît et se reproduit à des intervalles plus ou moins éloignés, soit dans le même organe, soit dans divers points du corps, sans laisser aucune trace de son passage, de telle sorte que les malades ne font que peu d'attention à des indispositions peu graves, de courte durée, suivies de la disparition complète des accidents qui les caractérisaient. Mais, lorsque l'hyperémie s'est renouvelée un certain nombre de fois, lorsque les causes sous l'influence desquelles elle s'est montrée persistent ou s'aggravent, la stase sanguine ne se résout plus complétement, et il survient alors, dans l'organe affecté, une augmentation permanente de poids et de volume, et souvent un changement de position, qui donnent lieu à des troubles fonctionnels continus. Mais de nouvelles congestions se produisent, et la maladie marche alors par bonds, par saccades, et présente des exacerbations irrégulières, des accès après chacun desquels les accidents permanents acquièrent une plus grande intensité.

A moins d'un concours fort heureux et très-rare de circonstances hygiéniques, les congestions passives ne guérissent guère spontanément; la matière médicale est à peu près impuissante, et il en résulte que la maladie, bien qu'elle ne compromette que rarement l'existence, les congestions hépatique et splénique exceptées, doit être considérée comme fort grave, en raison de sa longue durée et de sa résistance aux efforts de l'art.

J'ai vu un grand nombre de malades dont les accidents remontaient à 5, 8, 10, 15 ou même 20 années, et qui avaient épuisé toutes les ressources de la médecine, tous les arcanes du charlatanisme, sans avoir pu obtenir non-seulement la guérison, mais même une amélioration de quelque durée et de quelque importance. Tous les praticiens savent combien il est de femmes dont la vie et le bonheur domestique sont empoisonnés par une congestion chronique de l'utérus, accompagnée d'engorgement, d'ulcération et de déplacement, et tous ceux qui voudront porter leur attention sur la congestion chronique du foie ne tarderont pas à reconnaître le rôle important, et encore méconnu, qu'elle joue en pathologie.

Les congestions chroniques peuvent-elles se transformer en une autre maladie? C'est là une question difficile dont nous nous occuperons dans le paragraphe consacré à l'anatomie pathologique.

Diagnostic. — « La plupart des hommes, a dit avec raison M. Malgaigne, dans une récente discussion académique, ne voient pas ce qui s'offre tous les jours à leurs yeux; il faut qu'on le leur révèle, il faut qu'on leur apprenne à voir, il faut qu'on les force à voir! » Ces paroles, que justifient tant d'exemples bien connus, s'appliquent merveilleusement aux congestions sanguines chroniques, qui tous les jours se présentent à l'observation des praticiens et des nosographes, sans que leur description ait été tracée par ceux-ci, sans que leur nom soit jamais prononcé par ceux-là! Que deviennent donc ces congestions dans les livres et dans la pratique? Elles se dissimulent sous les noms de *phlegmasie chronique*, de *dégénérescence*, de *névrose*, de *névropathie*, d'*anémie*, d'*hypochondrie*, d'*hystérie*, de *nosomanie*, de *dyspepsie*; souvent sous la dénomination, si élastique et si commode, d'*engorgement*, appliquée aux congestions de l'utérus, du foie et de la rate.

Que de congestions hépatiques prises pour des gastro-entérites chroniques, pour des cancers de l'estomac, pour des gastralgies, ou baptisées d'un nom qui ne devrait plus figurer que dans la séméiologie : celui de *dyspepsie !* Que de congestions de la moelle prises pour des myélites, des ramollissements de la moelle, des méningites rachidiennes ! Que de congestions du poumon et du cœur considérées comme des asthmes, des palpitations nerveuses, de la chloro-anémie !

Le diagnostic des congestions chroniques est souvent entouré de difficultés ; mais il me semble néanmoins qu'il est possible de l'asseoir sur des bases assez solides pour rendre les erreurs et les méprises peu fréquentes.

Les antécédents, l'ensemble des circonstances étiologiques, l'état général du sujet, les modifications subies par la circulation capillaire périphérique, par la calorification, par la coloration et les fonctions de la peau, l'absence de fièvre, la marche de la maladie, sont autant de signes dont on ne saurait contester la valeur et qui séparent assez nettement les congestions des phlegmasies chroniques.

Il est beaucoup plus difficile de distinguer les congestions chroniques des maladies nerveuses telles que la gastralgie, l'entéralgie, l'hystérie, l'asthme, la névropathie générale, etc., et ce n'est que par l'exploration attentive de chaque organe en particulier que l'on peut arriver à reconnaître l'existence et le siége de la congestion.

Nous avons dit que l'anémie accompagne presque constamment les congestions chroniques, et qu'elle est tantôt primitive, tantôt consécutive. Souvent elle absorbe l'attention du médecin, qui se contente de déclarer l'existence d'une chloro-anémie, sans pousser plus loin l'examen du malade. Ici encore, ce n'est que par l'exploration de chaque organe que l'on est conduit au véritable diagnostic.

Nous avons vu que toute hyperémie considérable produit une augmentation de poids et de volume, un changement de rapports et de position de l'organe affecté : ce sont ces phénomènes locaux, mécaniques, ce sont ces signes physiques, qui permettent d'établir un diagnostic positif, et ce sont eux qu'il importe de constater à l'aide d'un examen attentif et détaillé, de la palpation, de la mensuration, et surtout de la percussion plessimétrique. Combien de fois n'ai-je pas vu des médecins, souvent parmi les plus haut placés, méconnaître des congestions hépatiques et diagnostiquer une gastro-entérite chronique, une gastro-entéralgie ou une *dyspepsie*, parce qu'ils ne s'étaient livrés qu'à un examen superficiel et trop court, parce qu'ils s'étaient contentés de palper rapidement l'abdomen, parce qu'ils avaient négligé le seul procédé d'investigation qui fournit des données positives, mathématiques, si je puis m'exprimer ainsi : la plessimétrie.

Toutefois il faut se souvenir et tenir compte d'une circonstance capitale dans la marche des congestions chroniques et fort importante pour le diagnostic. Des variations fréquentes, rapides, brusques, considérables, ont souvent lieu dans le volume des organes hyperémiés; M. Andral l'avait parfaitement vu et indiqué relativement à la congestion hépatique : « Ce qu'il y a de remarquable, disait-il, c'est l'extrême rapidité avec laquelle, d'une part, le foie peut acquérir souvent un volume prodigieux, et avec laquelle, d'autre part, il reprend son volume normal, dès que la gêne de la circulation veineuse est devenue moins considérable. » Ces variations de volume ont lieu non-seulement dans le foie, mais encore dans la rate, le rein, l'utérus, le cœur; il en résulte qu'avant de se prononcer, il faut explorer les organes à plusieurs reprises, à différents moments de la journée, avant et après les repas, quand on veut constater l'état du foie; avant et après l'époque menstruelle, quand on s'occupe de l'utérus. Souvent la maladie est méconnue parce que le médecin se contente d'un seul examen, fait dans le moment où le volume de l'organe a diminué et repris, plus ou moins, ses limites physiologiques.

Il est encore une circonstance dont il importe que le médecin soit prévenu; souvent, lorsque la maladie est récente, la congestion se déplace et occupe tantôt un organe, tantôt un autre, de telle sorte qu'en ne la cherchant que dans un seul point, on court le risque de ne pas la rencontrer. Une jeune femme, dont la curieuse observation sera publiée en temps et lieu, me disait, en se préparant à recevoir la douche : *aujourd'hui c'est le tour du foie;* ou bien : *aujourd'hui c'est le tour de l'utérus.* C'est qu'en effet, chez elle, la congestion se déplaçait souvent du matin au soir, et occupait alternativement l'un ou l'autre de ces deux organes. La malade, chloro-anémique au plus haut degré, avait parfaitement là conscience de ce déplacement, et me donnait ainsi un avertissement dont l'examen plessimétrique et manuel venait attester l'exactitude.

Mais, à moins de se contenter de ce mot *engorgement*, dont le sens peut recevoir et a reçu tant d'interprétations diverses, il ne suffit pas d'avoir reconnu l'augmentation de volume subie par l'organe, il faut encore déterminer si elle est due à une simple congestion, à une lésion de nutrition telle que l'hypertrophie, ou bien à une dégénérescence, à la présence d'une matière hétérologue : cancer, tubercule, kyste hydatique, etc.

Cette distinction est souvent fort difficile à établir ; la nature des symptômes généraux, la *marche intermittente de la maladie*, l'absence de douleurs locales très-vives, de bosselures, d'inégalités, de tumeurs à la surface de l'organe affecté, les *variations qui se montrent dans son volume*, fournissent des indications précieuses, mais ne suffisent point toujours pour lever tous les doutes, toutes les perplexités du praticien. Nous avons vu maintes fois des *engorgements* du foie, de la rate, de l'utérus, considérés, par des médecins très-éclairés, comme devant être rattachés à une dégénérescence organique, disparaître complétement sous l'influence d'une médication appropriée, et fournir ainsi la preuve qu'ils n'étaient dus qu'à une simple congestion chronique.

Dans les cas douteux, on trouve dans le traitement hydrothérapique une pierre de touche non moins sûre que celle fournie par les mercuriaux et les iodures au diagnostic de certains accidents syphilitiques, dont la nature ne se dévoile pas tout d'abord aux regards de l'observateur.

Les douches froides, en effet, amènent *instantanément* dans les organes hyperémiés une diminution de volume que l'on n'obtient point lorsqu'il s'agit d'une dégénérescence organique, et qui s'accomplit suivant une LOI que nous avons fait connaître (voy. p. 297).

Anatomie pathologique. — Je n'ai rien à ajouter aux descriptions anatomiques qui ont été tracées par MM. Andral, Dubois (d'Amiens), Vogel, etc., et je ne veux ici que signaler les points encore obscurs sur lesquels nous ne possédons pas de données suffisantes.

Dans quelles limites la congestion sanguine disparaît-elle après la mort sans laisser aucune trace de son existence pendant la vie? On ne saurait répondre à cette question, dans l'état actuel de la science. Pour arriver à une solution rigoureuse, j'ai entrepris, sur une vaste échelle, des recherches qui, je l'espère, me conduiront à un résultat satisfaisant.

Sous quelles conditions différentes la congestion sanguine produit-elle l'hypertrophie, l'induration, le ramollissement, cette altération que M. Jobert a décrite, quant à l'utérus, sous le nom d'*état fongueux*, l'inflammation, la gangrène? Quelles sont les lésions de sécrétion et de nutrition auxquelles elle peut donner lieu? Quelles sont les relations qui existent entre elle et certains produits hétérologues, tels que le cancer, le tubercule, etc.? Tous ces points si importants sont autant de *desiderata* sur lesquels nous ne pouvons qu'appeler l'attention et les recherches des observateurs; il ne nous a pas été donné de pouvoir les élucider.

Traitement des congestions sanguines chroniques. — Les divers modificateurs dont le praticien peut disposer pour combattre les congestions sanguines chroniques doivent être partagés en deux classes, car les uns ne s'adressent qu'au symptôme, à l'effet, tandis que les autres remontent jusqu'à la cause et aspirent à la faire disparaître.

Traitement palliatif. En présence d'une congestion sanguine, l'idée de recourir à des *émissions de sang* se présente naturellement à l'esprit; mais, si ce moyen réussit en effet parfaitement contre les congestions actives, sthéniques, aiguës, par pléthore, il est bien loin d'en être de même dans les congestions passives, asthéniques, chroniques, par anémie.

Les *saignées générales* sont constamment nuisibles et proscrites par tout le monde; les *saignées locales* amènent parfois un soulagement momentané; mais, comme elles augmentent la débilité générale, les accidents ne tardent pas à se produire avec une nouvelle intensité; les modifications qu'elles apportent d'ailleurs dans les conditions de quantité et de composition du liquide sanguin n'exercent aucune influence heureuse sur le développement de la congestion. Le sang ne serait plus représenté que par une goutte de sérosité, qu'il semble que cette goutte irait stagner dans l'organe habituellement congestionné. J'ai vu maintes fois des congestions chroniques du foie et de l'utérus augmenter de fréquence et d'intensité, en raison directe du nombre de saignées locales subies par le malade.

Les *révulsifs* constituent le véritable traitement palliatif des congestions sanguines, mais il faut que leur action soit puissante et qu'elle puisse être facilement et fréquemment renouvelée. Les *ventouses* remplissent toutes les conditions désirables, soit qu'on ait recours aux verres à ventouses ordinaires, placés en grand nombre, soit qu'on fasse usage des appareils Junod, dont l'application exige des précautions et des ménagements.

On a cité des cas de guérisons complètes obtenues par des applications longtemps et souvent répétées de ventouses; je n'entends pas les contester, mais j'affirme qu'on ne les obtiendra que rarement, à moins que l'on n'adjoigne aux révulsifs un traitement général énergique.

Les *purgatifs* doux, longtemps répétés, l'eau de Sedlitz, le calomel; les purgatifs violents, drastiques, tels que la médecine Leroy; l'eau-de-vie allemande; les *vomitifs*, ont souvent été opposés avec succès aux congestions chroniques du foie. N'ont-ils agi qu'à titre de révulsifs? Je ne le pense pas. Dans les cas de ce genre, la congestion était certainement liée à un trouble survenu dans les fonctions sécrétoires du foie, et c'est en rétablissant l'intégrité de celles-ci, c'est en agissant comme évacuants, que les purgatifs et les vomitifs ont dû amener la guérison. L'emploi de ces moyens exige d'ailleurs beaucoup de prudence; car bien souvent, au lieu d'être utiles, ils sont fort nuisibles, et aggravent singulièrement la maladie, en raison de l'irritation qu'ils provoquent dans les parties supérieures du canal digestif. On a voulu obvier à cet inconvénient, se prémunir contre ce danger, en ayant recours à l'aloès et aux purgatifs, qui, comme lui, exercent leur action sur les dernières portions du canal intestinal; mais alors la médication n'a plus la même efficacité, et nous avons vu beaucoup de malades sur lesquels elle avait complétement échoué.

Lorsque l'emploi des évacuants est indiqué par l'état saburral de la langue, par la teinte ictérique de la peau, par les signes évidents d'un embarras des premières voies, il est utile, en général, de commencer par l'administration de 5 à 10 centigr. de tartre stibié, et de prescrire ensuite l'usage quotidien et longtemps continué de purgatifs doux, tels que l'eau de Sedlitz et le calomel, pris à petites doses.

Une malade affectée d'une congestion chronique du foie, dont il sera question plus loin, et à laquelle j'ai donné des soins en 1840 conjointement avec M. Andral, n'a guéri qu'après trois années d'un pareil traitement, pendant lequel une centaine de bouteilles d'eau de Sedlitz ont été ingérées, l'émétique ayant été administré, en outre, sept ou huit fois.

Traitement curatif. Notre tâche est ici fort restreinte, et nous n'avons guère qu'à constater l'insuffisance de la matière médicale. Les stimulants et les toniques sont à peu près les seuls agents médicamenteux auxquels on puisse s'adresser avec quelque chance de succès. Mais que de difficultés, que de déceptions, que de dangers, environnent leur administration! tantôt ils n'atteignent pas le but, tantôt ils le dépassent; ici ils restent complétement insuffisants, là ils produisent des accidents qui obligent à en suspendre l'emploi; souvent ils ne sont pas supportés par les organes digestifs; souvent, loin d'améliorer l'état du maladie, ils l'aggravent, et favorisent la congestion en augmentant la force de contraction du cœur, en activant la circulation artérielle des gros troncs, sans modifier l'action des capillaires, sans venir en aide à la *vis a tergo,* sans rendre la circulation de retour plus satisfaisante.

Si l'on réfléchit aux conditions organiques, anatomiques, des congestions sanguines chroniques, si l'on tient compte des causes générales qui président à leur développement, on reconnaît *a priori* que le meilleur traitement, le plus efficace, doit être celui qui serait en même temps *révulsif* et *reconstitutif,* celui qui, en débarrassant l'organe du sang qui l'obstrue, agirait en même temps sur la composition de ce liquide et sur l'innervation, de manière à rétablir les fonctions de nutrition, à régulariser la circulation, à rendre aux vaisseaux capillaires la *tonicité* qu'ils ont perdue.

Quels sont les *médicaments* qui répondent à cette double indication? Les praticiens éclairés savent bien qu'il n'en existe guère; ils savent dans quelles limites on peut compter sur le fer, sur le quinquina, sur les toniques, et ils n'hésitent pas à placer de préférence leur confiance dans les ressources que présente l'hygiène; dans l'EXERCICE MUSCULAIRE, la gymnastique, le *séjour à la campagne,* une *alimentation bien dirigée, les* BAINS FROIDS *de rivière ou de mer.*

C'est à l'aide de ces derniers moyens, en effet, que l'on peut espérer obtenir une guérison réelle, durable, et ce sont eux que conseillent tous les médecins qui ont secoué le joug du système de Broussais, et de la funeste doctrine du *repos absolu,* propagée par Lisfranc au grand détriment des femmes affectées de congestion chronique de l'utérus.

Mais ce traitement hygiénique, si simple, si facile en apparence, rencontre souvent, lui aussi, des obstacles sérieux sur sa route, et je ne crains pas de répéter ici ce que j'ai déjà dit plus haut.

«Souvent, lorsque la maladie est ancienne, le système musculaire, les fonctions digestives, l'innervation, ont subi une

modification si profonde, que l'économie reste opprimée, sans pouvoir supporter l'application des agents propres à la relever. L'exercice est impossible, ou provoque, malgré toute la prudence possible, une fatigue extrême, de la courbature, des douleurs musculaires et articulaires, de la fièvre, qui viennent encore augmenter la faiblesse générale. L'estomac a complétement perdu la faculté de digérer; l'alimentation la plus légère, la plus modérée, provoque des douleurs gastriques, des mouvements fébriles, des phénomènes de réaction générale, qui obligent d'en revenir à une diète plus ou moins sévère. Il est des malades qu'on ne parvient ni à faire marcher ni à faire digérer, quels que soient les soins, la graduation qu'on apporte dans l'usage de l'exercice et des aliments. Les bains de mer sont trop excitants, augmentent les accidents nerveux, et ne tardent pas à ne plus pouvoir être supportés; les bains de rivière ne sont pas suivis d'une réaction suffisante, et sont alors beaucoup plus nuisibles qu'utiles, en repoussant le sang de la circonférence au centre et en augmentant les congestions viscérales. »

Dans ces circonstances, la perplexité du médecin devient fort grande; les moyens de curation lui font entièrement défaut; il est réduit à une impuissance complète, et obligé de rester spectateur impassible d'une maladie qui va sans cesse en s'aggravant. — L'*hydrothérapie* le mettra désormais à l'abri de cette triste situation, et l'en fera sortir lorsqu'il y sera tombé. Les DOUCHES FROIDES RÉVULSIVES, EXCITANTES, TONIQUES, RECONSTITUTIVES, lui fourniront un agent curatif d'autant plus précieux qu'il n'a pas de succédané, et que je le considère comme infaillible; car, par leur action révulsive, les douches combattent la lésion locale, la stase sanguine, tandis que, par leur action tonique et reconstitutive, elles font disparaître les causes générales de la maladie, causes qui se rattachent, comme nous l'avons dit, au sang, à la circulation, et au système nerveux.

Envisagée d'une manière générale, l'action des douches froides dans le traitement des congestions sanguines chroniques est très-facile à exposer et à comprendre.

Cette action est *double*, elle s'exerce *simultanément* sur l'organe hyperémié et sur l'état général du malade.

L'action locale se traduit par une diminution graduellement progressive du volume anormal de l'organe affecté, et par le retour définitif de celui-ci à ses limites et à ses fonctions physiologiques.

L'action générale se traduit par l'activité de la circulation capillaire, la coloration de la peau et des muqueuses, la régularisation du flux menstruel, le rétablissement des digestions, de la nutrition et des forces musculaires, le développement de l'embonpoint, la cessation des troubles nerveux; en un mot, par la disparition de tous les phénomènes liés à l'anémie, et par le retour à un état de santé complétement satisfaisant.

Ce double effet sera mis en lumière dans les observations que nous allons mettre sous les yeux du lecteur, en faisant l'histoire particulière des différentes congestions sanguines que nous avons eu l'occasion d'étudier.

Congestion chronique de l'utérus

L'utérus est, comme chacun le sait, le siége de congestions sanguines physiologiques, périodiques, qui se résolvent chaque fois par l'hémorrhagie menstruelle; lorsque, par une cause quelconque, la congestion utérine physiologique *hémorrhagipare* dépasse ses limites normales, l'écoulement des règles est précédé et accompagné de divers accidents. Les femmes accusent une sensation de poids, de tension, de gêne, de corps étranger volumineux dans le petit bassin; elles éprouvent de la difficulté à marcher, à s'asseoir, à rester debout; une sensation de chaleur, de gonflement, se manifeste dans le vagin, où s'établit, par voie de propagation, par continuité de tissus, une congestion *sécrétoire* qui donne lieu à une leucorrhée vaginale plus ou moins abondante; parfois la congestion occupe également la vulve, les petites lèvres, le clitoris, et quelques femmes sont alors tourmentées par un prurit vulvaire voluptueux et par d'incessants désirs vénériens. Dans les parties externes, la congestion est souvent *nutritive* et aboutit à l'hypertrophie, de telle sorte que dans certaines circonstances il se présente un phénomène très-curieux, à savoir : que les organes génitaux de la femme offrent à l'observateur la réunion de trois espèces de congestion sanguine : *hémorrhagique, sécrétoire,* et *nutritive.*

Chez une femme à laquelle je donne des soins depuis près de vingt ans, j'ai vu la congestion nutritive augmenter graduellement le volume du clitoris, et donner aux petites lèvres des dimensions telles que j'ai dû, il y a huit ans, en réséquer une grande partie, pour les ramener à leurs proportions primitives.

L'hypercongestion mensuelle de l'utérus est souvent accompagnée de douleurs excessivement vives, de tranchées, de contractions utérines, qui, pour ainsi dire, transforment la menstruation en un accouchement; je connais plusieurs femmes qui préfèrent les douleurs de l'enfantement aux souffrances atroces qu'elles endurent chaque mois, pendant quarante-huit ou soixante-douze heures. Il n'est pas rare de voir survenir, dans ces circonstances, des accidents nerveux et des attaques hystériformes plus ou moins graves.

Lorsque l'abondance de l'hémorrhagie mensuelle est proportionnelle à l'intensité de la congestion utérine, tous les accidents disparaissent avec l'écoulement sanguin, et les femmes dont la menstruation est la plus pénible, la plus douloureuse, jouissent d'une santé parfaite pendant les intervalles qui séparent les époques menstruelles; mais fréquemment la résolution n'est pas complète, l'utérus reste, après les règles, le siége d'une congestion qui augmente chaque mois, et qui donne ainsi naissance à un état morbide permanent.

Nous venons d'indiquer une des causes de la congestion chronique de l'utérus; il en est beaucoup d'autres : la grossesse, l'accouchement, les excès vénériens, le coït accompli dans certaines conditions de disproportion entre les organes génitaux de l'homme et de la femme; nous l'avons rencontrée chez presque toutes les femmes de petite taille mariées à des hommes robustes, d'une stature élevée, ayant un pénis volumineux et d'une grande longueur.

Ainsi que je l'ai déjà dit, la position déclive qu'occupe l'utérus prédispose puissamment cet organe aux congestions sanguines, et l'état morbide dont nous nous occupons ne tarde pas à se produire lorsqu'un agent quelconque vient, par une action souvent répétée, augmenter l'effet physique de la pesanteur, diminuer l'énergie de la force vitale antagoniste, ou apporter un obstacle mécanique à la circulation. Ici viennent se placer, comme causes déterminantes fréquentes, la constipation, l'usage des corsets, l'abaissement de la taille par les vêtements de la femme, l'inertie musculaire, l'abus des lavements et des bains tièdes, l'abus de l'équitation, de la danse, surtout pendant l'époque menstruelle, etc. etc.

Quelle que soit la cause qui ait amené le développement d'une congestion utérine chronique, celle-ci augmente le volume de l'organe, et surtout celui du col, qui atteint parfois des dimensions considérables; l'augmentation de volume entraîne nécessairement l'augmentation de poids, et celle-ci, lorsqu'elle rencontre une femme amaigrie, débile, anémique, des ligaments utérins affaiblis, a pour conséquence l'*abaissement* de l'organe, et souvent un second déplacement qui, d'après mes observations, est beaucoup plus souvent une *antéversion* qu'une *rétroversion*; parfois même la matrice subit encore une inclinaison latérale, et présente ainsi un triple déplacement.

L'antéversion utérine met la surface du col en contact direct avec le rectum, et l'intestin, ordinairement distendu par des matières fécales plus ou moins dures, exerce sur la muqueuse si fine du col utérin des pressions, des frottements, qui finissent par en amener l'ulcération; de telle sorte que l'on rencontre, sur la même malade, l'état congestif, un déplacement unique, double ou triple, et une ulcération. Tous les praticiens qui ont observé les affections utérines savent combien cet état complexe se présente fréquemment; pour ma part, je l'ai constaté un grand nombre de fois, et j'en rapporterai des exemples remarquables.

Si quelques auteurs, et M. Duparcque en particulier, confondent, sous le nom d'*engorgement utérin*, des altérations très-diverses et très-nombreuses, il est certain que la plupart des auteurs réservent, au contraire, cette dénomination pour désigner exclusivement la congestion utérine chronique, et l'existence simultanée de l'engorgement, du déplacement et de l'ulcération, est signalée par tous les auteurs. Ne vaudrait-il pas mieux toutefois faire disparaître du langage médical une expression dont le sens anatomo-pathologique n'est pas nettement défini, unanimement accepté, et qui a servi de prétexte à des discussions qui sont restées stériles pour la science?

La relation de cause à effet entre la congestion chronique et les déplacements est généralement acceptée; la dénégation est d'ailleurs impossible, en présence des faits nombreux qui prouvent qu'on ne peut obtenir le redressement complet et définitif de l'organe qu'après l'avoir ramené à ses dimensions normales. La question de fréquence soulève seule quelques dissidences; pour ma part, je crois, avec Lisfranc, avec Émery, et beaucoup d'autres observateurs, que toute congestion qui a produit une augmentation notable dans le volume et le poids de l'utérus doit fatalement amener un changement plus ou moins considérable dans la position de l'organe.

L'influence de l'état congestif et du déplacement sur le développement et la persistance de l'ulcération est un fait non moins évident. Tous les praticiens savent qu'une ulcération, même superficielle, résiste ordinairement aux traitements les plus énergiques, tant qu'elle est accompagnée d'engorgement et de déplacement; tandis qu'elle guérit pour ainsi dire spontanément, aussitôt qu'on est parvenu à rendre à la matrice son volume et sa position.

La congestion chronique de l'utérus est souvent accompagnée de phénomènes nerveux qui, en raison de leur gravité et de leur persistance, finissent par devenir la maladie principale, celle qui attire exclusivement l'attention du médecin et exige le plus impérieusement son intervention. Les accidents hystériformes, l'hystérie proprement dite, constituent la forme névropathique appartenant spécialement à la congestion utérine; mais souvent on observe, en outre, l'ensemble de symptômes que nous avons indiqués dans notre description générale des congestions chroniques: la gastralgie, les douleurs névralgiques ambulantes, l'*état nerveux*, la *névropathie protéiforme* en un mot.

La nature des relations qui existent entre les affections utérines dont nous venons de parler et la névropathie générale est diversement appréciée par les auteurs. Les uns n'admettent entre les deux ordres de phénomènes qu'une simple coïncidence; les autres les rattachent tous deux à une altération générale primitive dont ils ne seraient que les effets, à la débilité, à l'anémie, etc.; d'autres enfin considèrent les phénomènes nerveux comme essentiellement liés à l'affection utérine, et comme le résultat des modifications, mécaniques et sympathiques, que celle-ci apporte dans l'exercice des diverses fonctions de l'économie.

Je ne prétends pas rejeter d'une manière absolue les deux premières doctrines, qui sont justifiées par un certain nombre de faits; mais je crois que c'est la dernière qui est applicable à l'immense majorité des cas. Qu'on veuille bien considérer en effet: 1° que la névropathie générale est extrêmement rare chez l'homme; 2° que chez la femme elle est *presque toujours* accompagnée d'une affection utérine; 3° que *presque toujours* encore elle est consécutive à cette affection, et ne se montre souvent que longtemps, que plusieurs années après elle; 4° que souvent elle est consécutive à une affection utérine produite par une cause mécanique, chez une femme dont l'état général est excellent et se maintient tel, pendant un temps plus ou moins long; 5° qu'on ne parvient à la faire complétement et définitivement disparaître qu'en ramenant l'utérus à ses conditions normales; 6° que si le traitement qui s'adresse simultanément à l'affection générale et à la lésion locale est celui qui amène la guérison la plus prompte et la plus sûre, il est vrai de dire néanmoins que parfois on modifie fort heureusement les accidents nerveux par la seule application d'un moyen mécanique destiné à n'agir que sur l'utérus : par celle d'un pessaire, par exemple.

Pour me résumer, je dirai que la congestion utérine chronique est *ordinairement* primitive, et qu'elle a pour effet de produire un déplacement de la matrice, lequel devient souvent, à son tour, la cause d'une ulcération et d'accidents nerveux plus ou moins graves : des observations nombreuses m'ayant démontré que la névropathie liée aux affections utérines est produite beaucoup plus fréquemment par les déplacements que par l'engorgement congestif ou les ulcérations.

La congestion chronique de la matrice est presque toujours accompagnée d'un dérangement de la menstruation ; les douleurs, les accidents que nous avons signalés plus haut, se montrent avant et pendant l'écoulement menstruel, mais c'est surtout la quantité de celui-ci qui est modifiée. Tantôt l'écoulement menstruel est excessivement abondant et devient une véritable hémorrhagie ; tantôt, au contraire, il est réduit à une très-petite quantité, à quelques gouttes de sang. J'ai vainement cherché à me rendre compte de l'état organique local ou général qui correspond à l'une ou à l'autre de ces modifications, lesquelles se sont montrées dans les conditions les plus opposées. Plus fréquemment néanmoins, on observe l'aménorrhée chez des femmes jeunes, robustes, sanguines, chez lesquelles une congestion mensuelle active, énergique, vient s'enter sur la congestion chronique de l'utérus ; et la métrorrhagie chez des femmes débiles, anémiques, dont l'état général est alors singulièrement aggravé par les pertes de sang et *vice versa*. Dans ces dernières circonstances, le médecin doit rechercher avec soin s'il n'existe pas quelque complication ; plusieurs fois j'ai pu rattacher les métrorrhagies à la présence méconnue d'une affection ovarique ou d'un polype utérin.

Quels sont les moyens dont le praticien dispose pour combattre la congestion chronique de l'utérus et tous les accidents qui en dérivent?

Malgré les travaux récents qui ont imprimé une si heureuse impulsion à la thérapeutique des affections utérines, l'engorgement est encore un écueil contre lequel viennent chaque jour se heurter les praticiens. Le fer rouge, qui a fourni à M. Jobert de si beaux résultats, peut à juste titre être considéré comme le remède héroïque de l'engorgement avec ramollissement du col (*état fongueux*); mais son action n'est plus ni aussi sûre ni aussi puissante lorsqu'il s'agit de l'hypertrophie ou de l'engorgement avec induration; ajoutons cependant, pour être juste, que de tous les moyens employés jusqu'à présent, c'est celui qui compte le plus grand nombre de succès; nous avons vu M. Jobert obtenir, et nous avons obtenu nous-même, à l'aide de *cautères* pratiqués avec le fer rouge, la guérison complète d'engorgements indurés volumineux, qui pendant plusieurs années avaient résisté aux traitements les plus variés et les plus énergiques.

En dehors du fer rouge, on ne trouve guère dans les auteurs que contradictions et incertitudes; le repos absolu de la malade, encore conseillé par quelques médecins, favorise la congestion utérine, et augmente par conséquent l'engorgement.

Les sangsues, appliquées sur l'hypogastre, les lombes, les reins, les cuisses, à l'anus ou sur le col utérin lui-même, sont pour M. Duparcque le traitement curatif essentiel de quelques engorgements utérins, et le traitement préparatoire indispensable de la plupart des autres; mais Boivin et Dugès, Lisfranc, M. Chomel, sont bien loin de partager cette opinion; quant à nous, notre expérience personnelle nous porte à rejeter les saignées locales d'une manière à peu près absolue.

Les saignées générales spoliatives (250 à 300 grammes), préconisées par M. Duparcque, reposent sur une théorie erronée qui rattache l'engorgement utérin à l'état phlegmasique; elles ont presque constamment un résultat fâcheux; plus on tire de sang, plus celui qui reste semble avoir de tendance à se précipiter vers l'utérus congestionné.

Les saignées générales, dérivatives ou révulsives (15 à 180 grammes), tant prônées par Lisfranc et par quelques-uns de ses élèves, sont tombées dans un juste discrédit; elles sont aujourd'hui à peu près complétement abandonnées.

La ciguë, vantée par Récamier, l'iodure de potassium, prescrit par Lisfranc, les alcalins, les ferrugineux, les mercuriaux, n'ont qu'une efficacité douteuse, et, dans tous les cas, très-exceptionnelle.

Les vésicatoires, placés aux environs des organes sexuels; les exutoires, établis au bas des reins, au-dessus des ligaments de Fallope, sur les cuisses ou sur les jambes; le séton, posé autour de la cavité pelvienne ou sur l'hypogastre, sont des moyens auxquels peu de malades veulent se soumettre, et dont l'efficacité n'est point suffisamment démontrée pour en compenser les graves inconvénients.

Parlerai-je de l'abstinence prolongée (*cura famis*), qui, de l'aveu de M. Duparcque lui-même, ne réussit qu'en produisant l'amaigrissement, le dépérissement, le marasme, et l'atrophie (1)?

Priessnitz ne paraît pas avoir appliqué l'hydrothérapie au traitement des affections utérines, que probablement d'ailleurs il ne savait point reconnaître. MM. Scoutetten, Schedel, et Engel, ne les mentionnent point dans leurs ouvrages.

M. Baldou assure qu'il a eu souvent occasion d'admirer les beaux résultats obtenus par lui dans le traitement des maladies des organes génito-urinaires de la femme; mais il ne produit aucun fait de déplacement utérin, et quant à l'*engorgement*, on ne trouve dans son ouvrage qu'une seule observation fort incomplète, dont voici le résumé:

Une dame éprouvait depuis trois ans des *douleurs utérines* très-vives, et elle était arrivée à un tel point d'amaigrissement

(1) Duparcque, *Traité théor. et prat. des altérations organiques simples et cancéreuses de la matrice*, p. 280 et suiv.; Paris, 1831.

et de dépérissement *qu'elle effrayait toutes les personnes qui la voyaient*. Cette malade, que *tous les médecins* avaient regardée jusque-là comme atteinte d'une *affection organique de l'utérus*, avait fait des injections de diverses natures et *avait été cautérisée un grand nombre de fois;* elle était affligée, en outre de sa maladie utérine, d'un catarrhe chronique et d'hémorrhoïdes.

Un examen attentif fit reconnaître à M. Baldou «que le col de la matrice était dur et résistant, *un peu plus volumineux que l'état normal, mais il avait conservé sa forme ordinaire;* la matrice *paraissait être dans un état analogue*. La muqueuse qui recouvre le col de la matrice et celle qui tapisse la partie supérieure du vagin présentaient une demi-douzaine de points rouges, avec ulcérations superficielles très-douloureuses au toucher.»

Cette malade fut soumise au traitement hydrothérapique : enveloppement dans des couvertures de laine, avec linges mouillés sur la poitrine et le bas-ventre; affusions avec frictions pendant une minute; injections, bains de siége de vingt minutes, bains entiers, douches, etc.

Les résultats de ce traitement furent les suivants :

Le cinquième jour, les douleurs utérines cessent; le dixième, le *toucher* ne fait plus reconnaître les *ulcérations du vagin* (et celles du col utérin?); le trente-deuxième, la malade gagne à vue d'œil de l'embonpoint et des couleurs. Le traitement est continué jusqu'à la fin de mars (malheureusement nous ne savons point quand il a été commencé), et M. Baldou déclare qu'à cette époque le succès est complet (1).

Nous voulons le croire sur parole; cependant nous aurions été désireux de savoir si la vue concordait avec le toucher quant aux ulcérations, si le col avait cessé d'*être un peu plus volumineux que l'état normal*, et si la matrice ne *paraissait plus être dans un état analogue*.

(1) Baldou, *loc. cit.*, p. 294-298.

Telle est cette observation que l'auteur place dans le chapitre consacré aux maladies des organes génito-urinaires, et que, quelques lignes plus bas, il présente comme un exemple de catarrhe chronique guéri par l'hydrothérapie; le lecteur en appréciera la valeur.

M. Lubansky a eu souvent occasion d'appliquer l'hydrothérapie au traitement des affections utérines, mais il avoue qu'il s'est préoccupé surtout de l'état général des malades, et que les troubles locaux ne lui ont fourni que des indications secondaires; de là, probablement, des résultats qui nous paraissent ne pas avoir été complétement satisfaisants.

En effet, M. Lubansky nous apprend, avec une louable franchise, que le traitement a échoué sur trois malades, dont l'une présentait une antéversion de l'utérus, l'autre un engorgement du col accompagné de douleurs névralgiques; la maladie de la troisième n'est pas indiquée (1). A côté de ces insuccès, se place néanmoins un fait qui mérite d'être signalé.

Une femme atteinte d'un engorgement, d'un abaissement, et d'une antéversion de l'utérus, ayant été traitée pendant plusieurs mois par Lisfranc, ayant subi l'introduction d'un pessaire par les mains de M. Hervez de Chégoin, présentant depuis plusieurs années des symptômes locaux et généraux fort graves, a été notablement soulagée par un traitement de quatre mois et demi; l'antéversion subsistait toujours, mais l'engorgement et l'abaissement avaient disparu (2).

Ayant traité, depuis vingt années, un grand nombre d'affections utérines, j'ai dû rechercher si quelques indications locales et générales n'avaient pas été jusqu'alors trop négligées ou méconnues, et voici ce que j'écrivais dans le *Compendium de médecine :*

«Les bains froids ont pour effet primitif de congestionner l'utérus, et, pour effet consécutif ou réactionnel, de ramener le sang

(1) Lubansky, *loc. cit.*, p. 324-326.
(2) Lubansky, *loc. cit.*, p. 300-307.

du centre vers la circonférence, et par conséquent d'activer la circulation capillaire périphérique. Lisfranc, ne tenant compte que de l'effet primitif, rejette l'emploi de ce moyen dans le traitement de l'engorgement utérin, parce que, selon lui, il ne peut qu'augmenter la congestion dont la matrice est le siége. Les craintes de Lisfranc ont été souvent justifiées par l'usage des bains de rivière, des bains en cuve, des bains de siége; mais elles ne seront jamais réalisées, si l'on a soin de ne point prolonger outre mesure l'effet primitif de l'eau froide et de provoquer une réaction suffisamment énergique. Les procédés dans lesquels l'eau froide frappe toute l'enveloppe cutanée avec une certaine force de projection remplissent parfaitement ces deux conditions. Les bains de pluie, les douches, sont extrêmement utiles contre les indurations résultant de congestions antérieures; ils modifient rapidement et fort heureusement l'état général et l'affection locale.

«Depuis que ces lignes ont été écrites, ajoutais-je en 1849, j'ai vu les douches froides exercer une action remarquable sur la digestion, la nutrition, la circulation et l'innervation; je les ai vues amener, en peu de temps, la résolution de congestions spléniques considérables, d'hypertrophies anciennes de la rate et du foie; je les ai vues modifier la vitalité des parties fibreuses qui unissent les os entre eux, et faire disparaître des engorgements articulaires de la nature la plus grave, et je me suis demandé alors si les douches froides ne seraient pas appelées à jouer un rôle important dans le traitement des affections utérines; je me suis demandé si, par l'activité qu'elles impriment à la circulation capillaire périphérique, elles ne combattraient point la congestion de l'utérus aussi efficacement que celle de la rate, du foie, du poumon, etc.; si, par l'énergie qu'elles impriment à l'absorption interstitielle, elles ne résoudraient point des engorgements utérins, hypertrophiques ou indurés, aussi bien que des hypertrophies spléniques, hépatiques, que des engorgements articulaires; si elles n'exerceraient pas une action heureuse sur les ligaments de l'utérus comme sur ceux de l'épaule ou du genou; si, en ramenant l'appétit, l'embonpoint, si, en régularisant l'innervation, elles ne combattraient pas efficacement les symptômes généraux et sympathiques, quelquefois si graves, qui accompagnent les maladies de l'utérus; je me suis demandé enfin si, rationnellement administrées, les douches froides ne répondraient pas aux indications locales et générales qui occupent la première place dans le traitement des engorgements de l'utérus» (1).

Le succès a justifié mes prévisions; un grand nombre de femmes, affectées d'engorgement utérin, s'étant présentées à l'établissement hydrothérapique de Bellevue, je les ai soumises à un traitement dans lequel j'ai eu recours exclusivement à des douches froides, générales et partielles, internes et externes, c'est-à-dire à des douches en pluie ou en nappe, à des douches ascendantes rectales et vaginales, à des bains de siége à eau courante ou dormante, ne croyant pas devoir suivre les errements des hydropathes, qui accordent la préférence aux boissons à haute dose, aux sudations forcées, aux compresses excitantes, etc., et j'ai presque constamment obtenu la résolution des engorgements qui ont été soumis à cette médication, dont les observations suivantes prouveront l'efficacité.

Observation. — Mme D... est âgée de 34 ans, d'une constitution robuste, d'un tempérament sanguin très-prononcé. La menstruation s'est établie à l'âge de 13 ans et demi, mais fort difficilement; pendant un an, elle fut régulière, douloureuse, et donna lieu à des métrorrhagies très-abondantes plutôt qu'à un flux menstruel physiologique. Au bout de cet espace de temps, survinrent des symptômes de chlorose qui ne firent que s'aggraver pendant trois années, et qui, après avoir diminué graduellement l'abondance des règles, finirent par amener une aménorrhée complète : les menstrues furent supprimées pendant sept mois. La malade fut envoyée aux eaux de Plombières et n'y trouva aucun soulagement; à son retour, elle reçut les soins de M. Trousseau, qui prescrivit le fer à haute dose. Sous l'influence de ce médicament, les symptômes chlorotiques s'amendèrent et le flux menstruel se rétablit; mais depuis cette époque, il a tou-

(1) L. Fleury, *Mém. sur les douches froides appliquées au traitement des affections utérines*, in *Gazette médicale de Paris*, 1849.

jours été accompagné de douleurs très-vives, se faisant sentir pendant les trois premiers jours de l'écoulement.

A l'âge de 21 ans, la malade se maria et devint grosse immédiatement. La grossesse fut très-pénible; pendant les trois premiers mois, il y eut une incontinence d'urine qui résista à tous les moyens employés pour la combattre, et pendant toute la durée de la gestation, Mme D... éprouva des douleurs vives et presque continuelles dans la région hypogastrique.

L'accouchement eut lieu le 18 septembre 1835 par les mains de M. Lebreton; il fut long et pénible, le travail ayant duré soixante-treize heures; il ne fut suivi cependant d'aucun accident, et Mme D... se leva le dixième jour pour reprendre sa vie habituelle; pendant l'hiver, elle alla beaucoup dans le monde et au bal.

Peu de temps après l'accouchement, se manifestèrent des accidents qui, d'abord légers, allèrent en augmentant pendant l'espace de douze années, sans avoir été combattus par aucun traitement; ils finirent par amener un état morbide grave, caractérisé par les phénomènes suivants : douleurs hypogastriques fréquentes, tiraillement dans les aines et dans les cuisses; pendant la marche, et surtout en s'asseyant, sensation au périnée d'un corps étranger volumineux et pesant; la marche est difficile, pénible, elle provoque des douleurs très-vives, et une lassitude insupportable qui se fait particulièrement sentir dans les jambes; impossibilité presque complète de supporter le cahot de la voiture la mieux suspendue; la menstruation est irrégulière, trop abondante, et très-douloureuse. Mme D... est obligée de garder le lit pendant les trois ou quatre premiers jours de l'écoulement cataménial, qu'elle craint sans cesse de voir se transformer en perte utérine. Les fonctions digestives n'ont éprouvé aucun dérangement, mais la respiration et la circulation présentent, au contraire, des troubles nerveux qui ont fait croire à une altération organique du cœur. La malade a souvent des accès de dyspnée, des quintes de toux très-fatigantes, des palpitations, des migraines, des lassitudes spontanées, etc. En 1837, les règles se sont brusquement supprimées, et n'ont reparu qu'au bout de huit mois.

M. le professeur Cruveilhier fut consulté en 1847; il constata un engorgement et une ulcération du col utérin, il prescrivit un repos absolu, et il pratiqua, à différents intervalles, neuf cautérisations avec le nitrate d'argent : ce traitement ne fut suivi d'aucun soulagement.

En janvier 1848, je fus appelé à donner des soins à Mme D...

État actuel. Depuis six mois, la malade n'a guère quitté le lit, et toutes les fois qu'elle l'a abandonné pour quelques heures, elle a éprouvé à un haut degré les accidents ci-dessus mentionnés. Aux approches et pendant la durée des règles, des douleurs intermittentes, lancinantes, extrêmement vives, se font sentir dans l'utérus et dans les seins; en dehors de l'époque menstruelle, elles sont parfois provoquées par la fatigue, une émotion morale vive, les variations atmosphériques, et présentent tous les caractères des douleurs névralgiques; elles sont devenues, en raison de leur fréquence, de leur acuité, l'une des principales préoccupations de la malade. Les règles sont toujours trop abondantes et accompagnées de douleurs très-vives; à chaque époque menstruelle, Mme D... est fortement émotionnée par la crainte d'une perte utérine. Les accès de dyspnée, de toux nerveuse, de palpitations, se montrent à des intervalles assez rapprochés; le sang se porte souvent avec violence vers la tête, et ces congestions sont accompagnées d'une céphalalgie intense. L'examen de la poitrine, l'auscultation des vaisseaux du cou, ne fournissent que des signes négatifs; l'embonpoint est assez considérable, mais les digestions ont subi néanmoins, depuis quelques mois, un dérangement notable; Mme D... ne digère la viande que difficilement, et son régime est à peu près exclusivement lacté et végétal; les digestions sont laborieuses; le ventre est dur, très-météorisé; la langue est naturelle, l'épigastre non douloureux. Il existe une constipation habituelle et opiniâtre.

Le toucher, pratiqué la malade étant debout, fournit les signes suivants : l'utérus est légèrement abaissé, sans avoir subi aucun autre déplacement; le col est très-volumineux, très-dur, mais lisse et sans bosselures; le corps de l'utérus ne présente aucune altération appréciable; l'orifice utérin, largement étendu transversalement, est assez béant pour permettre d'y introduire l'extrémité du doigt indicateur.

La vue confirme ces données. Le spéculum à quatres valves, ouvert à son maximum, ne peut embrasser le col dans toute son étendue; l'engorgement est général, uniforme, et porte également sur les deux lèvres. Mesuré avec soin, à l'aide d'un instrument que M. Charrière a bien voulu confectionner sur mes indications (voyez pl. IV, fig. 1), le col utérin présente en tous sens 4 centimètres de diamètre (voy. pl. IV, fig. 2); toute sa surface est couverte par une ulcération superficielle non granulée, saignant légèrement au contact du plumasseau de charpie.

En présence d'un pareil état de choses, je pensai : 1° qu'il était inutile de diriger actuellement aucun traitement contre l'ulcération considérée en elle-même, et par conséquent, de continuer les cautérisations superficielles avec le nitrate d'argent; 2° que le repos ne pourrait exercer d'autre action que celle de congestionner l'utérus et d'augmenter encore l'engorgement ; 3° que la bonne thérapeutique serait ici celle qui attaquerait l'ulcération et l'engorgement sans négliger l'un ou l'autre.

Mais à quelle médication avoir recours ? « Tout le monde connaît, ai-je dit ailleurs (1), les difficultés que présente le traitement des ulcérations accompagnées d'un engorgement primitif : en effet, l'ulcération entretient l'engorgement, et le rend rebelle aux médications que l'on dirige contre lui ; d'un autre côté, l'engorgement s'oppose à la cicatrisation de l'ulcère et contre-indique la cautérisation superficielle ; or le fer rouge permet de sortir de ce cercle vicieux, car il guérit en même temps et l'engorgement et l'ulcération. » Espérant obtenir de la cautérisation actuelle, pour Mme D..., les bons effets que je lui avais vu produire dans des cas analogues, je me décidai pour cette opération, qui fut acceptée sans hésitation par la malade.

Le 21 janvier 1848, je pratiquai sur l'une et l'autre lèvre du col une eschare profonde, arrondie, ayant 15 millimètres de diamètre ; aucune douleur ne fut resentie, les choses se passèrent comme de coutume, et le quatrième jour, je conseillai à Mme D... de se lever, de sortir, de vaquer à ses occupations ; en un mot, de rentrer dans les usages habituels de sa vie, en évitant toutefois la fatigue, la station debout ou assise longtemps prolongée, les longues courses en voiture, etc.

18 février. Pendant le mois qui vient de s'écouler, Mme D... a souffert moins qu'elle ne s'y attendait, et elle s'est convaincue que le séjour au lit ne lui était ni indispensable ni même utile. Les eschares se sont détachées le cinquième jour, l'état local ne s'est point modifié. Une nouvelle cautérisation est pratiquée avec le fer rouge.

17 mars. Une amélioration notable s'est manifestée dans l'état général de la malade ; l'appétit est plus vif, les digestions sont meilleures, et Mme D... a pu reprendre, sans en souffrir, un régime plus substantiel et plus animalisé ; les accès de toux, de dyspnée, de palpitations, sont moins fréquents, plus courts, et moins intenses. L'époque menstruelle a été beaucoup moins pénible que de coutume, les douleurs névralgiques de l'utérus et des seins ont diminué ; le volume du col utérin n'a pas changé, et l'ulcération présente toujours le même aspect et la même étendue. Troisième cautérisation avec le fer rouge, qui est promené sur toute la surface du col ; une eschare plus profonde est établie sur chacune des lèvres du col.

1er avril. La santé de Mme D... est beaucoup plus satisfaisante ; les

(1) *Compendium de médecine pratique*, t. VIII, p. 391, 392.

accidents généraux se sont encore amendés, mais il existe toujours, surtout après la marche, l'usage de la voiture, etc., de la pesanteur, des douleurs dans les lombes, l'hypogastre, les aines, les cuisses; la constipation persiste, et tous ces accidents s'expliquent par l'engorgement du col utérin, dont le volume n'a pas diminué d'une manière sensible; l'ulcération n'a également subi aucune modification; l'écoulement menstruel présente toujours les mêmes caractères.

Trois mois d'un traitement énergique n'avaient donc point modifié l'état du col utérin; l'engorgement induré, si considérable et si ancien, de cet organe avait résisté à trois cautérisations avec le fer rouge; l'ulcération, liée à un engorgement primitif, était restée stationnaire en raison de la persistance de celui-ci, résultat conforme à ce que l'observation nous a montré un grand nombre de fois et à ce qui a été établi par M. Gosselin. Quelle conduite fallait-il tenir dans cette circonstance? Recourir encore au fer rouge? Mais son action, impuissante jusqu'à présent, serait-elle plus efficace?

Modifier, activer les phénomènes d'absorption interstitielle de manière à ramener le col utérin à son volume et à sa consistance physiologiques, empêcher le développement de nouvelles congestions utérines: telle était l'indication, et pour la remplir, je me décidai en faveur des douches froides. Mme D... vint s'établir à Bellevue, et commença, le 15 avril, un nouveau traitement, dont il me reste à faire connaître les effets.

15 avril. Mme D... reçoit deux fois par jour, pendant cinq minutes environ, une douche révulsive très-énergique; la réaction est prompte, la peau est fortement rougie à la suite de chaque opération.

30 avril. Les douches sont prises avec plaisir, et suivies d'une sensation de bien-être, de légèreté, qui donne de l'espoir à la malade, découragée par l'inefficacité des traitements qu'elle a déjà subis; il n'existe pas encore d'amélioration marquée et durable, mais lorsque Mme D... éprouve un surcroît de pesanteur et de tiraillement dans les aines, ou bien des douleurs névralgiques, les accidents sont immédiatement calmés par la douche, que la malade réclame alors avec instances. Quelques douches ascendantes vaginales ont été prises, mais elles ont provoqué des douleurs utérines et vaginales assez vives, et nous avons renoncé à ce moyen.

25 mai. Des douleurs assez intenses se sont manifestées aux approches et pendant la durée de l'époque menstruelle; elles ont été calmées par la douche. Les règles ont coulé avec abondance pendant huit jours.

30 juin. La malade éprouve une amélioration très-sensible; elle peut, sans ressentir de douleur, marcher, aller en voiture, monter

et descendre des escaliers ; la constipation a disparu, et le météorisme habituel avec elle. Le ventre est moins gros et la taille plus mince, à tel point que Mme D... est obligée de faire refaire ses robes. La malade n'accuse plus qu'une sensation de pesanteur, et quelques douleurs légères se faisant sentir par intervalles. L'ulcération ne s'est point modifiée, mais le volume du col a notablement diminué, car il ne présente plus que 3 centimètres et demi de diamètre (pl. IV, fig. 3). Les règles ont été moins abondantes et non accompagnées de douleurs ; Mme D... n'a point été obligée de garder le lit.

30 juillet. L'amélioration a fait de nouveaux progrès ; Mme D... marche, court, fait de longues promenades à pied ou en voiture, sans éprouver la plus légère douleur, la moindre pesanteur, la moindre gêne ; l'appétit est vif, les digestions sont bonnes, la dyspnée, les quintes de toux, les palpitations, ont disparu. La malade n'a éprouvé pendant son époque menstruelle que quelques douleurs névralgiques mammaires, qui ont été immédiatement enlevées par une douche en pluie dirigée sur les seins. Les règles ne coulent plus avec cette abondance qui inspirait de si vives inquiétudes à Mme D... L'ulcération utérine n'a subi aucun changement ; mais la consistance, la dureté du col a beaucoup diminué, et le diamètre de cet organe n'est plus que de 3 centimètres.

30 septembre. Mme D... se considère comme parfaitement guérie, car elle n'éprouve plus aucune incommodité, si ce n'est, de temps à autre, quelques douleurs névralgiques ; le volume du col utérin a encore diminué de quelques millimètres, et dans la pensée que l'on peut maintenant obtenir la cicatrisation de l'ulcération, je pratique une cautérisation avec l'acide azotique.

25 octobre. Mme D... a fait un voyage de quinze jours, pendant lequel elle a fait beaucoup d'exercice et a éprouvé de la fatigue, sans ressentir ni douleurs ni pesanteur ; le diamètre du col n'est plus que de 2 centimètres et demi ; l'ulcération est complétement cicatrisée dans les sept huitièmes de son étendue.

25 novembre. Le rétablissement est complet, le col ne présente plus que quelques points disséminés non encore cicatrisés ; je les touche avec de l'acide azotique étendu d'eau.

10 décembre. La cicatrisation est parfaite (pl. IV, fig. 4). La santé de Mme D... ne laisse plus rien à désirer.

On reconnaîtra, je pense, que cette observation est intéressante à plus d'un titre, et qu'elle fournit plus d'un enseignement utile ; elle nous montre un engorgement induré considérable, remontant à douze années, ayant donné lieu à des accidents locaux et sympathiques graves, ayant résisté à un traitement de six mois, dirigé par M. Cruveilhier, et à trois applications de fer rouge, pratiquées dans l'espace de trois mois. Que restait-il à tenter? à quelle médication avoir recours? la maladie ne pouvait-elle pas, à bon droit, être considérée comme étant au-dessus des ressources fournies par la thérapeutique? Eh bien! sous l'influence des modifications imprimées par les douches froides à l'absorption interstitielle, cet engorgement se résout peu à peu, et au bout de sept mois, le col utérin, qui a perdu plus de la moitié de son volume, est revenu à ses dimensions normales. Mais, si ce résultat a pu être obtenu, c'est parce que, sous l'influence des douches froides, la circulation capillaire s'est régularisée de manière à faire cesser les congestions utérines mensuelles et les troubles de la menstruation. Nous voyons encore, tant que l'engorgement persiste, une vaste ulcération résister à neuf cautérisations avec le nitrate d'argent et à trois applications du cautère actuel; mais, aussitôt que l'engorgement a cédé, deux cautérisations avec l'acide azotique suffisent pour amener une cicatrisation parfaite. Dès ce moment, la guérison est complète, tous les accidents disparaissent, les douleurs névralgiques utérines et mammaires ne se font plus sentir, toutes les fonctions s'accomplissent de la manière la plus satisfaisante, et Mme D... retrouve un état de santé qu'elle croyait avoir à jamais perdu. Un fait bien digne d'attention est encore la multiplicité des congestions sanguines auxquelles était soumise Mme D... Le sang se porte tantôt vers la tête, tantôt vers les seins, qui deviennent turgescents et douloureux, tantôt vers la matrice; aujourd'hui vers le cœur, et alors surviennent des palpitations qui font croire à une lésion organique; demain vers les poumons, et alors la malade subit un véritable accès d'asthme. Toutes ces congestions disparaissent lorsque le traitement hydrothérapique a régularisé la circulation capillaire.

OBSERVATION. — Mme L..., Anglaise, est âgée de 32 ans, d'une taille élevée, d'une constitution très-robuste, d'un tempérament lymphatique aussi prononcé que possible. A 16 ans, il s'est développé une chlorose qui, depuis cette époque, a résisté au fer et à tous les moyens divers qui lui ont été opposés (*séjour à la campagne, équitation, bains de mer,* etc.), et aujourd'hui encore Mme L... présente tous les symptômes d'une profonde chloro-anémie (décoloration de la peau et des muqueuses, palpitations, souffle carotidien et veineux, gastralgie, constipation opiniâtre, écoulement leucorrhéique très-abondant, etc.). La menstruation a toujours été irrégulière, accompagnée de douleurs fort vives, tantôt très-abondante, tantôt au contraire réduite à quelques gouttes d'un liquide décoloré. Mme L... s'est mariée à l'âge de 22 ans; elle a eu plusieurs enfants, et, depuis son avant-dernière couche, elle a éprouvé des accidents qui ont été sans cesse en augmentant et qui aujourd'hui sont caractérisés par les phénomènes suivants.

État actuel. Indépendamment des phénomènes chloro-anémiques que nous avons indiqués, Mme L... éprouve, d'une manière permanente, des douleurs vives, des tiraillements dans la région lombaire, les aines, l'hypogastre et les cuisses; une sensation de pesanteur au périnée; la station debout ou assise, la marche, l'usage de la voiture, augmentent à tel point les souffrances de la malade, que celle-ci est obligée de se condamner à un repos à peu près absolu, et qu'elle passe la plus grande partie de ses journées étendue sur une chaise longue.

Les règles sont toujours précédées, pendant plusieurs jours, accompagnées et suivies de douleurs très-vives; depuis environ un an, l'écoulement est très-abondant, et, pendant les quinze jours qui suivent chaque époque, il existe une recrudescence très-marquée de tous les symptômes chloro-anémiques.

Le toucher montre que le col utérin a subi un abaissement médiocre, sans aucun autre déplacement de l'organe; qu'il est très-volumineux, lisse, et de consistance plutôt diminuée qu'augmentée. Le spéculum le plus large ne l'embrasse qu'avec peine; son diamètre est de 5 centimètres, c'est-à-dire un des plus considérables que j'aie rencontrés; la muqueuse est pâle et ne présente aucune trace d'ulcération.

Le traitement hydrothérapique est commencé le 12 octobre 1850.

12 novembre. La gastralgie a disparu; l'appétit est vif, la digestion excellente; le teint est meilleur, les chairs sont plus fermes, la bouffissure a diminué; la taille est beaucoup plus fine, parce que l'épigastre et le ventre ne sont plus ballonnés, et ce résultat, que l'on observe très-fréquemment, fait en même temps la joie et l'étonnement des femmes, qui ne comprennent point qu'elles puissent, tout à la fois, engraisser et *devenir plus minces de taille.*

Les douleurs spontanées ont disparu; celles qui accompagnent les règles ont été beaucoup moins vives; l'abondance de l'écoulement a été notablement diminuée par les douches révulsives. Le diamètre du col n'est plus que de 4 centimètres. La malade fait maintenant, sans souffrir, d'assez longues promenades à pied.

30 novembre. L'état général s'est de plus en plus amélioré. Le diamètre du col est de 3 centimètres, et le 12 décembre il est réduit à 2 et demi.

12 janvier. Tous les phénomènes qui se rattachaient aux congestions périodiques de l'utérus et à l'augmentation du volume de cet organe ont disparu ; Mme L... fait de longues promenades à pied et en voiture sans en éprouver la moindre incommodité ; la menstruation s'accomplit dans les conditions les plus satisfaisantes ; les digestions ne laissent rien à désirer. La malade veut consolider sa guérison par deux mois encore de traitement, et, le 12 mars 1851, elle quitte Bellevue dans un état de santé complétement satisfaisant.

Je pourrais multiplier les observations (1), mais les faits de ce genre se ressemblent tellement que je fatiguerais sans profit l'attention du lecteur ; celles que je viens de rapporter sont un *specimen* suffisant. J'ajouterai seulement que, dans la presque totalité des cas, la guérison a été obtenue, que la durée du traitement a varié entre 4 et 18 mois, selon l'ancienneté de la maladie, le volume et la consistance du col utérin, le degré de l'anémie, la gravité des symptômes généraux, l'état des forces, la nature de la constitution et du tempérament, etc.

Pour résumer les enseignements qui ressortent des considérations et des faits qui précèdent (voyez p. 252 et suiv.), je crois pouvoir formuler les propositions suivantes :

1° L'hydrothérapie, les douches froides, locales ou générales, ne guérissent point *directement* les ulcérations du col utérin.

2° Les douches froides permettent d'obtenir la résolution complète d'engorgements soit hypertrophiques, soit indurés, de l'utérus, alors même que ces engorgements sont anciens, considérables, et qu'ils ont résisté aux différentes médications usuelles, et notamment à l'application du fer rouge.

(1) Voy. *Clinique hydrothérapique de Bellevue*, 3e fascicule.

3° En résolvant l'engorgement de l'utérus, les douches froides rendent facile la cicatrisation d'ulcérations qui, liées à cet engorgement et entretenues par lui, ont résisté à des applications réitérées de divers caustiques et même au cautère actuel; elles permettent également d'obtenir le redressement complet et définitif de la matrice, lorsque le déplacement est causé ou maintenu par l'augmentation de volume et de poids subie par la matrice.

4° L'action exercée par les douches froides est double; elle s'adresse simultanément aux accidents locaux et mécaniques, et aux symptômes généraux et sympathiques; elle combat directement, et l'un par l'autre, ces deux ordres de phénomènes, et amène ainsi une guérison solide.

5° En faisant disparaître l'engorgement, en ramenant l'utérus à sa direction normale, les douches froides font disparaître une cause fréquente de stérilité.

6° Par l'action qu'elles exercent, d'une part, sur l'organe gestateur, et, d'autre part, sur l'organisme tout entier, les douches froides éloignent plusieurs causes fréquentes d'avortement.

7° Les douches froides, convenablement administrées, sont le meilleur modificateur que l'on puisse opposer à l'hyperesthésie utéro-vulvaire.

8° Les douches froides *générales* peuvent être administrées pendant l'époque menstruelle non-seulement sans danger, mais encore avec avantage; elles exercent sur la circulation utérine et générale une action régulatrice, qui a pour effet de ramener le flux cataménial à ses conditions physiologiques, toutes les fois qu'il s'en est écarté.

9° Les douches froides sont le modificateur le plus efficace qu'on puisse employer pour prévenir ou combattre la congestion utérine, cause si puissante et si commune des engorgements, des déplacements et des ulcérations de la matrice.

Congestion chronique de la rate.

La congestion chronique simple de la rate est presque constamment d'origine paludéenne; elle a été bien étudiée dans ces dernières années, et je n'ai que peu de choses à ajouter aux descriptions des auteurs.

La congestion splénique chronique, qu'il ne faut point, ainsi qu'on l'a fait souvent, confondre, sous le nom d'*engorgement de la rate*, avec des altérations très-diverses, se montre avec une fréquence qu'il faut attribuer en partie, ainsi que l'a dit avec raison M. Piorry, à la mauvaise méthode suivant laquelle beaucoup de médecins administrent le sulfate de quinine. Les petites doses, les doses décroissantes, sont malheureusement encore employées par le plus grand nombre des praticiens, et combien de fois n'ai-je pas vu dans les campagnes, ou même aux environs de Paris, des confrères, des pharmaciens, se récrier à la vue d'une prescription qui portait la dose à 1 gramme et demi ou 2 grammes.

Sous l'influence de cette mauvaise médication quinique, la fièvre n'est point nettement coupée; elle se prolonge pendant plusieurs mois, et devient alors atypique, anomale, la rate conservant ou acquérant un volume considérable. Des accès mal caractérisés se reproduisant à différents intervalles, le sulfate de quinine est administré à plusieurs reprises, sans plus de méthode, sans plus de succès, et le malade tombe dans une cachexie qui est en même temps paludéenne, splénique et *quinique;* car le médicament, loin d'exercer ici une action heureuse, a sur le système nerveux une influence perturbatrice et débilitante, qui favorise la congestion splénique, au lieu de la combattre, et qui hâte le développement de la chloro-anémie.

Dans cet état de choses, l'administration méthodique du sulfate de quinine fait parfois promptement justice de la splénomégalie et des accidents fébriles, et alors il ne reste plus qu'à faire disparaître la chloro-anémie au moyen de l'alimentation, du séjour à la campagne, de l'exercice musculaire, des ferrugineux, etc.; mais il arrive souvent que le médicament reste sans action, et j'ai vu 3 ou 4 grammes de sel quinique n'amener aucune diminution dans le volume de rates énormément distendues. Il faut alors avoir recours au quinquina lui-même, dont l'efficacité est moins prompte, mais plus sûre, quoique cependant je l'aie vu aussi souvent échouer. Il est des cas où l'économie, saturée de quinquina, devient complétement rebelle à l'action du fébrifuge, sous quelque forme qu'on l'administre. Un fait très-important, mis en relief dans ces derniers temps par les médecins militaires d'Afrique, prouve d'ailleurs que le sulfate de quinine reste souvent complétement inefficace tant que les malades séjournent dans les localités paludéennes, dans le climat où ils ont contracté la fièvre, tandis qu'il recouvre toute son action aussitôt qu'on les transporte dans des lieux plus salubres. Je n'ai pas besoin de répéter que je considère le sulfate de quinine non comme le remède de l'intoxication paludéenne, mais comme celui de la fièvre et de l'engorgement splénique, et que ce n'est qu'à ce titre que j'en parle ici.

Les caractères symptomatiques de la congestion splénique sont connus. Il me suffit de rappeler la coloration hâve, grise, terreuse de la peau, et son aridité; l'anorexie, la gastralgie, l'amaigrissement; les palpitations, la dyspnée, les phénomènes nerveux qui se rattachent à l'état chloro-anémique; l'anéantissement des forces musculaires, les épanchements, etc.

Or c'est précisément pour combattre tous ces phénomènes morbides que les douches froides n'ont pas d'équivalent.

Par leur action antipériodique, elles mettent fin aux accès fébriles plus ou moins régulièrement intermittents (voy. p. 412); par leur action révulsive, elles ramènent définitivement la rate à ses dimensions physiologiques (voy. p. 297-298); par leur action reconstitutive et tonique, elles font disparaître la chloro-anémie, et tous les troubles de la digestion et du système nerveux (1).

---

(1) Voy. *Clinique hydrothérapique de Bellevue*, 1er et 2e fascicules.

Congestion chronique du foie (1).

Malgré sa grande fréquence, la congestion chronique du foie est une des moins connues par les praticiens et une des plus incomplétement décrites par les nosographes, bien que son existence ait été nettement établie par M. Andral, il y a déjà fort longtemps.

« Les congestions chroniques du foie, avait dit M. Andral (2), peuvent persister très-longtemps sans qu'il en résulte dans cet organe aucune altération grave de nutrition, ou sans que des sécrétions morbides y prennent naissance ; elles peuvent se terminer par la mort en raison du dépérissement progressif qu'elles occasionnent ; elles peuvent aussi se terminer par le retour à la santé, après avoir donné lieu à la plupart des symptômes qui marquent ordinairement les plus graves dégénérations du foie. »

Pour justifier ce résumé, d'une si parfaite exactitude, M. Andral rapportait plusieurs observations fort intéressantes, dans l'une desquelles on voit une femme de 35 ans succomber misérablement sans présenter d'autre altération, à l'autopsie, qu'un foie plus volumineux que de coutume et une coloration brune ou rouge d'une petite partie du tube digestif. Et, à ce propos, M. Andral écrivait ces paroles remarquables, trop souvent mises en oubli par les médecins appartenant à l'école anatomo-pathologique :

« Ne cessons de le répéter : la gravité et la nature des symptômes dépendent souvent beaucoup moins de la gravité et de la nature des lésions que des dispositions variées des individus chez lesquels surviennent ces dernières, du degré de sensibilité des malades, des sympathies plus ou moins nombreuses, plus ou moins actives, qui entrent en jeu. »

Eh bien ! aujourd'hui encore la congestion chronique du foie

---

(1) Voy. *Clinique hydrothérapique de Bellevue*, 2e fascicule.

(2) Andral, *Clinique médic.*, 3e édit., t. II, p. 371, 372 ; Paris, 1834.

n'est décrite dans aucun traité de pathologie, et voici comment s'exprime à cet égard M. Grisolle :

« M. Andral est *porté à croire* que la congestion hépatique peut exister, d'une manière continue, pendant des mois et même des années, et donner lieu, dans ces cas, à des symptômes de dépérissement. L'opinion de M. Andral est *assez fondée*, et *semble confirmée par un fait curieux observé par M. Monneret* » (1).

En 1840, j'ai donné des soins, conjointement avec M. Andral, à une jeune femme qui, après avoir présenté pendant *trois ans* les accidents les plus graves, après avoir été considérée comme atteinte d'une dégénération hépatique nécessairement mortelle, a fini par guérir complétement d'une maladie que nous avons dû rattacher plus tard à une simple congestion chronique du foie. Éveillée par ce fait si remarquable, mon attention s'est portée, depuis cette époque, vers l'étude de cet état morbide ; une exploration très-étendue dans le champ des maladies chroniques a multiplié les occasions de l'observer, et m'a mis en mesure d'affirmer que cette altération *très-fréquente* mérite d'autant plus d'être signalée aux praticiens qu'elle est fort souvent méconnue. J'ai vu un grand nombre de malades qui depuis 3, 5, 8, 10 années, épuisaient en vain toutes les ressources de la thérapeutique, parce que des médecins, très-haut placés d'ailleurs, les considéraient comme atteints de *dyspepsie* (sic), de gastro-entéralgie, de gastro-entérite chronique, d'hypochondrie, etc. etc., méconnaissant complétement la lésion hépatique.

La congestion chronique du foie est ordinairement *consécutive*, et succède soit à une maladie du cœur, soit à une affection gastro-intestinale, à la dysenterie, aux diarrhées chroniques, à la fièvre jaune, au choléra, à la fièvre typhoïde. Casimir Broussais a montré qu'il existe une liaison très-intime entre les lésions du duodénum et celles de l'organe jécoral.

Beaucoup plus souvent qu'on ne le pense communément, la congestion hépatique est produite par l'intoxication paludéenne,

---

(1) Grisolle, *Traité de pathologie interne*, t. I, p. 181 ; Paris, 1844.

et accompagne ou remplace la congestion de la rate; elle se montre aussi dans l'empoisonnement saturnin.

Dans ces diverses circonstances, il se manifeste fréquemment un phenomène pathologique très-important et non encore signalé. La congestion symptomatique ne disparaît point avec la maladie qui lui a donné naissance; elle lui survit, elle persiste sans être accompagnée désormais d'aucune autre lésion, et on la prend alors pour une congestion primitive, si l'on n'interroge pas le malade avec assez de soin sur ses antécédents. En raison de sa structure et de ses fonctions, le foie est peut-être de tous les organes celui où la congestion sanguine a le plus de tendance à se reproduire, à se perpétuer, lorsqu'elle s'y est développée une fois sous l'influence d'une cause quelconque.

Très-souvent la congestion chronique du foie est *primitive*, et ceci est un point d'autant plus important à établir qu'il est peu connu, et qu'il sera probablement contesté. L'observation et le temps pourront seuls former à cet égard la conviction des praticiens.

La congestion hépatique primitive se montre sous l'influence des causes générales que nous avons indiquées, mais principalement sous celle des modificateurs qui se rattachent aux fonctions digestives et à celles de la peau. Un grand nombre des malades que j'ai observés avaient habité les pays chauds pendant plusieurs années, avaient exercé des professions dans lesquelles on est exposé à une température artificielle très-élevée, à un exercice musculaire violent, à des transpirations fréquentes et excessives; d'autres avaient commis des écarts de régime, des excès alcooliques, et souvent les deux ordres de causes avaient agi simultanément, sans toutefois avoir donné lieu à aucun phénomène morbide antécédent, à aucune maladie pouvant être considérée comme le point de départ de la congestion du foie. Les causes morales, les chagrins prolongés, les émotions vives, m'ont paru jouer également un rôle très-important dans le développement de la congestion hépatique.

Ainsi que l'a dit M. Andral, la congestion chronique du foie peut donner lieu à tout l'ensemble de manifestations morbides qui caractérise la dégénérescence la plus grave, et conduire lentement les sujets à la mort par suite d'un dépérissement progressif (1).

J'ai constamment noté, à un degré plus ou moins prononcé, une coloration morbide de la peau, qu'il ne faut pas confondre avec l'ictère; principalement sur la face, elle a un cachet tout particulier, pathognomonique, qui permet de soupçonner à distance l'existence de la maladie; elle diffère de la coloration jaune-paille des affections cancéreuses, de la couleur jaune verdâtre de l'ictère proprement dit; de la coloration plombique, de la couleur blafarde de la chloro-anémie et de certaines cachexies; elle se rapproche de la coloration qui accompagne la cirrhose du foie, mais elle est plus teintée de jaune, elle se montre surtout au niveau des pommettes et au pourtour de la bouche. L'examen chimique des urines, à moins d'un véritable ictère, n'y fait point découvrir la présence de la matière colorante de la bile.

C'est du côté de la digestion et de la nutrition que l'on observe constamment les phénomènes les plus graves.

La langue est ordinairement large, saburrale, couverte d'un enduit jaunâtre, épais, surtout vers la base de l'organe; parfois quelques-unes des papilles de la pointe sont rouges et saillantes.

L'appétit peut n'être point modifié; mais ordinairement il est diminué, aboli, perverti, ou bien au contraire considérablement augmenté.

L'inappétence a plusieurs degrés, et ce n'est que dans le plus petit nombre des cas qu'on observe une anorexie complète; souvent l'appétit n'est excité que par les acides, les crudités, la salade, etc.

La boulimie est fréquente; le besoin de manger est plutôt une sensation morbide qu'un appétit de bon aloi, et il se fait sentir si impérieusement, que les malades sont obligés de le satisfaire à

(1) Voy. *Clinique hydrothérapique de Bellevue*, 2e fascicule.

l'instant même, sous peine d'éprouver des douleurs gastriques plus ou moins vives. Ordinairement ils multiplient leurs repas outre mesure, mangent le matin dès qu'ils se réveillent, déjeunent, goûtent, dînent, soupent, de telle façon que le ventricule est presque constamment en travail.

La digestion est toujours douloureuse, tantôt rapide, tantôt très-longue, accompagnée de rapports acides, nidoreux, de flatuosités, de gaz. Dans la plupart des cas, les régimes maigre, lacté, végétal, sont mal supportés; les malades se nourrissent de viandes noires rôties, font un usage immodéré de poivre, de sel, de moutarde, de condiments excitants, et ont recours, pour faciliter la digestion, aux eaux minérales de Vichy, de Seltz, de Bussang; souvent la quantité d'aliments ingérée à chaque repas est fort peu considérable, et ne peut être dépassée sans qu'il survienne des douleurs gastriques, de la fièvre, des vomissements. J'ai vu des malades qui pesaient rigoureusement leurs aliments de chaque jour, et qu'un gramme de plus ou de moins incommodait gravement.

La nutrition est toujours fortement compromise, quel que soit d'ailleurs l'état de l'appétit et de la digestion. Ce sont les malades atteints de congestion chronique du foie qui m'ont présenté le plus fréquemment la maigreur squelettique dont j'ai parlé, le degré extrême de l'anémie, du refroidissement, de l'anaphrodisie.

Les troubles de l'innervation atteignent aussi leur maximum, et présentent souvent un caractère particulier, déjà connu comme appartenant aux affections hépatiques. La plupart des malades sont hypochondriaques, s'exagèrent leurs souffrances, se croient atteints successivement des affections les plus diverses, lisent des livres de médecine, n'apportent aucune persévérance dans les divers traitements qu'ils commencent, changent souvent de médecins, et finissent par se livrer aux mains des charlatans, qu'ils n'abandonnent, pour revenir à la médecine rationnelle, qu'après que l'expérience leur a démontré l'inutilité, le danger, de leurs tentatives, et que leur état est devenu sérieusement grave. La plupart des malades que j'ai observés avaient passé par l'homœopathie, le magnétisme, et une foule d'autres médications empiriques et systématisées, principalement de celles qui ont pour base certains purgatifs, tels que la médecine Leroy, les pilules de Frank, les pilules du Dr Montalegri, etc.

Les faits de congestion chronique du foie, consécutive ou primitive, qui se sont présentés à Bellevue depuis dix ans, sont très-nombreux, et ont été l'objet d'un travail spécial; ici, après avoir mis quelques observations sous les yeux du lecteur, je résumerai, d'une manière générale, les considérations qui se rattachent aux effets produits, dans ce cas, par la médication hydrothérapique.

Observation. — Joachim est un mulâtre âgé de 35 ans. Il y a douze ans, il habitait Bordeaux, et il y fut pris d'une fièvre tierce qu'il conserva pendant dix-huit mois sans lui opposer aucun traitement. Au bout de ce temps, il partit pour Londres, où la fièvre ne tarda pas à disparaître spontanément. Trois mois après, il revint dans le Bordelais, et habita pendant dix ans le Médoc, c'est-à-dire une des localités les plus fiévreuses, sans éprouver aucun accès fébrile. En juin 1846, Joachim vient habiter Bellevue, et au bout de quelques jours une fièvre tierce se déclare; du sulfate de quinine est administré; il modifie ou coupe les accès, mais des récidives ont lieu toutes les fois que le médicament est suspendu. Au mois d'août, le malade part pour la Normandie, dans l'espoir que ce voyage lui sera aussi favorable que celui de Londres; mais son espoir est trompé.

Vers le 15 avril 1847, pendant un court intervalle apyrétique, Joachim est pris tout à coup d'une vive douleur dans le côté gauche de la poitrine. M. le Dr Baud, de Meudon, est appelé; il reconnaît une névralgie intercostale, et fait appliquer des vésicatoires volants. La névralgie disparaît vers le dixième jour, mais elle est immédiatement remplacée par la fièvre intermittente. Les accès sont très-intenses, accompagnés d'accidents cérébraux, de délire, d'agitation, de vomissements. Le 5 mai, l'accès est assez violent pour inspirer de sérieuses inquiétudes au Dr Baud, qui veut recourir au sulfate de quinine à haute dose; mais le malade se refuse obstinément à prendre le médicament, et M. Baud m'adresse Joachim le 9 mai 1847.

État actuel. Depuis onze mois, malgré des quantités considérables de sulfate de quinine prises à différents intervalles, Joachim a eu presque constamment la fièvre ; c'est à peine s'il compte cinq ou six semaines d'apyrexie. Le type tierce s'est toujours maintenu. Les accès sont très-violents ; ils commencent à neuf heures du matin. Le frisson est long et intense ; la réaction est accompagnée de phénomènes cérébraux ; la durée totale des accès est ordinairement de vingt-quatre heures, et quelquefois davantage.

Le malade présente un état cachectique très-prononcé ; il a beaucoup maigri, l'appétit est nul, le teint fortement ictérique, la face exprime la souffrance, les forces sont complétement anéanties ; Joachim ne peut plus se livrer à ses occupations, et c'est à peine s'il peut se soutenir ; pendant l'apyrexie, il éprouve du malaise, de la courbature, de la céphalalgie ; la rate, percutée avec soin, n'a que 8 centimètres et demi dans son diamètre vertical et 6 centimètres transversalement ; le foie est, au contraire, très-volumineux ; il dépasse les fausses côtes de quatre travers de doigt et s'étend jusque vers l'hypochondre gauche.

Le 9 mai 1847, jour de fièvre, Joachim prend une douche à sept heures du matin ; la réaction s'opère très-bien ; l'accès est retardé d'une heure et demie ; il commence à dix heures et demie par des nausées et de la chaleur ; le frisson manque complétement ; la fièvre est modérée et n'est point accompagnée d'agitation, de délire ; elle se termine vers sept heures du soir, et ne dure par conséquent que neuf heures et demie, au lieu de vingt-quatre.

Le 10 mai, Joachim prend deux douches ; il se sent plus fort ; il est tout joyeux, et il est persuadé que ce traitement le guérira.

Le 11 mai. Douche à neuf heures et demie du matin. L'accès vient à onze heures, il est très-faible ; pas de frisson ni de nausées, presque point de céphalalgie ; il se termine à sept heures du soir.

Le 12 mai. Deux douches ; le malade a repris des forces, de la gaieté et de l'appétit ; il prétend qu'il n'a plus qu'une demi-fièvre.

Le 13 mai. Douche à dix heures du matin ; seconde douche à cinq heures du soir, l'accès ayant manqué complétement.

Joachim continue à prendre deux douches par jour ; sa santé s'améliore rapidement, l'appétit est vif, les forces sont revenues, le teint est meilleur ; il y a longtemps que Joachim ne s'est trouvé dans un état aussi satisfaisant. *Le foie ne dépasse plus les fausses côtes que d'un travers de doigt, et il a complétement abandonné la région épigastrique.*

Le 25 mai, peu de temps après la douche du soir, Joachim est pris d'un frisson léger qui dure une demi-heure, il est suivi de chaleur et de sueur ; l'accès, fort peu intense d'ailleurs, se termine vers neuf heures du soir, n'ayant eu que trois heures de durée.

Les 27, 29 et 31 mai, Joachim a encore des accès très-légers et très-courts après les douches du soir.

Le 2 juin, la fièvre fait de nouveau défaut.

Le 18 juin. La fièvre n'a pas reparu ; la santé de Joachim est excellente; le foie est rentré complétement dans ses limites physiologiques. Depuis quatre ans, la guérison ne s'est pas démentie un instant.

Observation.—M. C..., âgé de 45 ans, commissaire de police attaché au chemin de fer de Versailles, rive gauche, présente tous les caractères d'une profonde anémie ; l'amaigrissement est considérable, le teint est fortement ictérique, les forces sont réduites au point de rendre le plus léger exercice très-pénible : c'est à peine si le malade peut monter quelques marches d'un escalier, et il prévoit qu'il va lui être impossible de remplir les fonctions de sa charge. Les muqueuses sont pâles ; l'appétit est peu développé, et les aliments, quoique pris en très-petite quantité, ne sont digérés qu'avec peine (*douleurs gastriques, flatuosités, rapports acides*, etc.); il existe une constipation opiniâtre. Cet état dure depuis six mois environ ; mais il a été précédé par plusieurs années de malaise, d'embarras gastrique, d'indigestion, etc.

Depuis cinq mois, M. C... est soumis à un traitement destiné à combattre une hypertrophie du foie constatée par plusieurs médecins (*eau de Vichy, usage habituel de purgatifs, pommades fondantes, cautères volants sur la région hépatique,* etc.); mais tous les moyens mis en usage n'ont amené aucune amélioration, et le malade sent ses forces décroître de jour en jour. Le foie est très-volumineux, il occupe toute la région épigastrique et descend jusque vers la fosse iliaque droite ; la palpation ne fait découvrir d'ailleurs aucunes bosselures.

M. C... commence le traitement hydrothérapique le 17 août 1847.

Au bout de quinze jours, la percussion montre que le volume du foie a diminué de deux travers de doigt dans toute l'étendue de sa circonférence antérieure ; la teinte ictérique est notablement moins prononcée ; l'appétit est plus vif, la digestion plus facile, la constipation moins opiniâtre ; les forces renaissent, et le malade peut non-seulement remplir ses fonctions sans trop de fatigue, mais encore faire quelques courtes promenades. Le 19 octobre, la guérison est complète ; le foie est revenu à ses limites normales, le teint est excellent, les fonctions digestives s'accomplissent régulièrement, et M. C..., qui est un homme robuste et très-actif, a recouvré toute l'intégrité de ses forces.

Observation. — M. C..., employé supérieur de l'enregistrement et des domaines, a habité pendant longtemps les pays chauds, et il y a contracté la plupart des affections qui y sont endémiques : la fièvre intermittente, la dysenterie, et enfin la fièvre jaune. Ces maladies successives ont profondément altéré sa santé, et depuis deux ans il a éprouvé des accidents continus, caractérisés par un amaigrissement progressif, des digestions difficiles, douloureuses, de l'anorexie, des céphalalgies fréquentes, une constipation opiniâtre, une diminution graduellement croissante des forces musculaires, etc.

Cet état morbide faisant d'incessants progrès, M. C... demande un congé et vient à Paris, où il consulte MM. Chomel et Cruveilhier. L'usage fréquent de purgatifs doux, l'eau de Vichy, et un régime principalement végétal et lacté, lui sont conseillés; ce traitement, suivi pendant plusieurs mois, ne produit aucune amélioration, et M. C..., n'obéissant qu'à sa propre inspiration, se décide à recourir à l'hydrothérapie. Le traitement est commencé à Bellevue le 27 janvier 1851.

État actuel. Amaigrissement très-considérable; teinte ictérique générale très-prononcée; décoloration des muqueuses; anémie profonde, palpitations, souffle carotidien; faiblesse musculaire qui rend la marche impossible au delà de quelques minutes; perte à peu près absolue de la faculté de digérer; le malade ne mange que deux côtelettes par jour, seule viande qui soit tolérée par l'estomac; constipation incoercible; céphalalgie fréquente; impossibilité complète de se livrer à aucun travail intellectuel. Le foie a 21 centim. de diamètre vertical au niveau du mamelon, et il dépasse la ligne médiane de 13 cent., s'avançant ainsi jusque dans l'hypochondre gauche. La rate a conservé son volume normal.

Quatre mois de traitement font disparaître graduellement tous ces phénomènes morbides. Les fonctions intestinales se rétablissent en premier lieu; la constipation est remplacée, pendant un mois, par une diarrhée abondante, et ensuite par des évacuations régulières et quotidiennes. La digestion s'améliore progressivement, et M. C... mange avec appétit et suit sans inconvénient un régime mixte ordinaire; le teint s'éclaircit et finit par se débarrasser complétement de la coloration ictérique; les symptômes de l'anémie s'effacent; les forces musculaires renaissent, et le malade fait sans fatigue de longues promenades; l'embonpoint se développe. Cette amélioration correspond à une diminution de plus en plus considérable du foie, dont le volume est enfin ramené à ses limites physiologiques. Le 28 mai, M. C... quitte Bellevue dans un état de santé qui ne laisse rien à désirer.

Observation. — M. B..., banquier piémontais, est tombé, à la suite d'une variole confluente, dans un état semblable à celui que nous venons de décrire, et ici c'est manifestement à une anémie primitive qu'il faut rattacher les congestions hépatiques, qui ont fini par amener une augmentation permanente du volume du foie, et des troubles graves de la digestion et de la nutrition. Après avoir essayé sans succès diverses méthodes de traitement, M. B... vient à Bellevue le 14 septembre 1850, pour demander à l'hydrothérapie une guérison qu'il obtient, en effet, très-rapidement; car, le 21 novembre, il quitte Bellevue dans un état de santé complétement satisfaisant.

Je m'arrête, et ne donnerai place qu'à une dernière observation, destinée à montrer la gravité extrême des accidents que peuvent produire les congestions hépatiques chroniques et à mettre en lumière l'action exercée par les douches sur le volume du foie.

Observation. — M. G..., âgé de 39 ans, homme de lettres, d'une constitution robuste, d'un tempérament nerveux, a ressenti, il y a vingt ans, du côté des organes de la digestion, des accidents qui, sous l'empire des idées dominantes de l'époque, ont été attribués à une *gastrite* et combattus par de nombreuses saignées locales et une diète sévère. Depuis cette époque, M. G... est resté constamment préoccupé de l'idée de *gastrite*, et il en est résulté que son alimentation a été très-irrégulière et très-mal dirigée. Tantôt son régime était exclusivement végétal ou lacté, tantôt principalement animal et composé de viandes noires; tantôt M. G... mangeait avec appétit et abondamment, tantôt il s'imposait une diète plus ou moins sévère ou même complète; un jour il faisait usage d'excitants, de vin, de café, de liqueurs; le lendemain il ne buvait que de l'eau. Malgré cette hygiène si mal entendue, la santé se maintint assez bonne pendant plusieurs années, et M. G... était poursuivi par les sarcasmes de ses amis, qui faisaient de sa prétendue gastrite l'objet continuel de leurs plaisanteries.

En 1847, M. G... commit de grands excès vénériens, et pour porter remède à la fatigue qu'il ne tarda pas à en éprouver, il fit usage, d'une manière continue, d'un régime très-substantiel et très-excitant, mettant de côté, pour cette fois, la peur de la gastrite, et justifiant les vers du fabuliste :

> Amour, Amour, quand tu nous tiens,
> On peut bien dire : Adieu, prudence.

Au bout de quelques mois, les digestions commencèrent à devenir laborieuses, pénibles, accompagnées de douleurs gastriques assez vives, et M. G... abandonna son régime tonique, sans modifier toutefois l'exercice très-exagéré de ses fonctions génitales.

Sous la double influence d'une dépense séminale considérable et d'une alimentation insuffisante, M. G... tomba bientôt dans une anémie qui ne tarda pas à se compliquer elle-même de troubles graves de la digestion et de la nutrition, principalement caractérisés par une constipation incoercible et un amaigrissement progressif.

Pendant trois ans, l'état de M. G... devient de plus en plus grave, et comme le malade s'inquiète outre mesure et n'a aucune persévérance, aucune suite dans ses tentatives de traitement, il en résulte qu'il consulte successivement un grand nombre de médecins, et subit sans succès l'application des modificateurs les plus divers et les plus multipliés : saignées locales et générales, vésicatoires, cautères, purgatifs, depuis les plus doux jusqu'aux drastiques les plus violents; eaux de Vichy, d'Ems, homœopathie, etc. etc.

Le 25 novembre 1850, M. G... vient à Bellevue pour se soumettre à un traitement hydrothérapique, et je constate l'état suivant :

État actuel. Amaigrissement extrême, effrayant; on dirait un squelette ambulant, tellement toutes les surfaces osseuses sont apparentes. La peau présente une coloration d'un gris jaunâtre, qui est plus prononcée à la face que partout ailleurs; elle est parcheminée, sèche, aride; jamais la moindre trace de sueur ne vient l'humecter. La plus petite contraction des muscles du visage, le plus léger sourire y produit des plis saillants et des sillons très-profonds, qui donnent à la figure une expression très-singulière et fort pénible à voir; on dirait le visage d'une momie, d'un singe empaillé, et cette comparaison se présente à tous les esprits. Les yeux sont profondément excavés, largement ouverts, et brillent d'un éclat morbide qui les fait ressembler aux yeux de certains aliénés.

Les forces musculaires sont complétement anéanties; c'est à peine si le malade peut faire quelques pas avec le double appui d'une canne et d'un bras.

La susceptibilité au froid atmosphérique est extraordinaire : M. G... est sans cesse occupé à regarder si une porte n'est pas entre-bâillée, une fenêtre entr'ouverte; pendant l'été, au moment des plus fortes chaleurs, malgré les vêtements les plus épais, il a du feu dans ses appartements, et se tient constamment blotti auprès de la cheminée.

Depuis six mois, les désirs vénériens sont entièrement éteints, et M. G... n'a eu ni une seule érection ni une seule perte séminale.

Du côté de la digestion, on observe des phénomènes très-singuliers; l'appétit est assez vif et se fait sentir plusieurs fois dans la journée avec une telle violence que, s'il n'est pas immédiatement satisfait, le malade éprouve un grand malaise et une tendance à la syncope; aussi les heures du repas sont-elles l'objet d'une très-vive préoccupation pour M. G..., qui redoute excessivement le plus léger retard. L'estomac ne digère que les viandes rôties, et le malade se nourrit à peu près exclusivement de côtelettes de mouton et de pommes de terre; les autres légumes et le laitage ne sont point tolérés; l'eau de Seltz, le café, et souvent un verre de liqueur, sont nécessaires à l'accomplissement du travail digestif, qui est troublé par l'exercice et le mouvement, de telle sorte qu'après chaque repas M. G... est obligé de rester pendant une heure environ dans une immobilité à peu près absolue. Il existe une constipation opiniâtre, qui rend nécessaire l'usage quotidien de plusieurs lavements.

Le pouls est petit, faible, irrégulier; il s'accélère vers le soir et pendant la nuit; pas de bruit anormal au cœur, mais le malade a souvent des palpitations violentes; souffle dans les vaisseaux du cou.

L'exploration attentive de tous les organes, des poumons, du cœur, de l'estomac, de la rate, n'y fait découvrir aucune altération appréciable. Il n'en est pas de même à l'égard du foie, qui présente un volume énorme; à l'aide de la percussion plessimétrique et du nitrate d'argent, je constate que son étendue verticale au niveau du mamelon est de 25 centim., et qu'horizontalement il dépasse la ligne médiane de 16 centim. La surface est d'ailleurs lisse et n'offre pas de bosselures appréciables.

Le traitement hydrothérapique est immédiatement commencé, mais il est nécessaire de procéder très-lentement et très-graduellement pour vaincre l'horreur que le malade a pour l'eau froide, et ce n'est que le 6 décembre qu'une douche méthodique peut enfin être administrée. Mesuré *immédiatement après*, le foie n'a plus que 19 centim. verticalement, et 11 horizontalement.

7 décembre. Le foie a repris exactement ses premières dimensions; la douche reproduit la diminution de volume de la veille, mais *deux heures après*, l'organe augmente de nouveau, et au bout de *trois heures et demie*, il est revenu à son point de départ.

Les choses continuent à se passer de cette façon pendant dix jours; mais cependant le malade se sent déjà plus dispos, plus fort, et moins impressionnable au froid atmosphérique.

18 décembre. Les dimensions du foie sont, *avant la douche*, de 23 centim. verticalement, et de 13 centim. horizontalement. Après

la douche, je trouve 15 centim. dans le premier sens et 6 dans le second.

22 décembre. M. G... éprouve des coliques extrêmement vives suivies d'une diarrhée abondante qui persiste pendant trois jours, et que je ne cherche pas à arrêter, malgré les inquiétudes et les instances du malade.

15 janvier 1851. Le foie, *avant la douche*, a 20 cent. verticalement et il ne dépasse plus la ligne médiane que de 9 centim. *Après la douche*, ses dimensions sont de 13 centim. dans le premier sens et de 4 dans le second. Le malade, qui, jusqu'à présent, avait été obligé de continuer l'usage des lavements, a eu aujourd'hui une selle spontanée. Je lui recommande de ne plus provoquer les évacuations, de se présenter tous les matins, en se levant, à la garde-robe, et de faire pendant quelques minutes des efforts de défécation, dussent-ils rester stériles.

Les forces renaissent; M. G... fait sans fatigue de petites promenades; les digestions sont plus faciles, le malade mange du poisson, et quelques plats de légumes et de laitage; le teint est beaucoup plus clair, la peau a changé d'aspect; enfin la maigreur n'est évidemment plus aussi considérable.

15 février. Nous avons obtenu un résultat très-remarquable; après quelques alternatives de constipation et de diarrhée, les selles se sont régularisées, et elles sont maintenant quotidiennes et spontanées; l'appétit est vif, la digestion facile, et le malade suit le régime mixte habituel de la maison; le teint est naturel, la peau souple; M. G... s'est dépouillé de l'amas de flanelle, de laine, de ouate, qu'il portait sur lui, et supporte bravement le froid; les palpitations ont disparu, les forces ne laissent rien à desirer, et M. G..., qui était grand marcheur, fait de longues promenades; enfin l'embonpoint commence à devenir satisfaisant

Le foie a complétement recouvré ses limites physiologiques.

Le traitement est encore continué pendant trois mois, pour consolider cette guérison presque inespérée, et le 15 mai M. G... quitte Bellevue dans un état de santé parfait.

Dans cette observation si curieuse, comme dans toutes les autres d'ailleurs, on aperçoit nettement la double action du traitement hydrothérapique. L'effet tonique général se fait sentir dès les premiers jours, et avant toute modification survenue dans la lésion locale; puis celle-ci est modifiée, et alors les deux ordres de phénomènes marchent ensemble, s'améliorant l'un par l'autre, de manière à rendre la guérison complète et définitive.

Congestion chronique du poumon et du cœur.

Sous le nom de *pneumonie hypostatique*, M. Piorry a décrit, il y a longtemps déjà, la congestion sanguine passive qui s'opère dans les poumons pendant les fièvres graves et quelques autres maladies soit aiguës, soit chroniques, chez les sujets débilités, et surtout chez les vieillards, sous la double influence de la position déclive et de l'affaiblissement général. La plus grande part d'action, sinon l'action tout entière, dans le développement de la stase sanguine, a été attribuée ici à la force physique de la pesanteur, et cependant, sans nier la puissance bien réelle de cette influence, il est facile de voir que le principal rôle appartient à la force *a tergo*, à la force vitale antagoniste qui réside dans la contractilité des vaisseaux capillaires, car le décubitus dorsal le plus continu et le plus prolongé ne produit point l'hypostase sanguine des poumons chez un sujet jeune, dont les forces et la vitalité n'ont pas subi une déperdition considérable.

On sait que les maladies organiques du cœur, et principalement celles du cœur droit, donnent souvent naissance à une congestion mécanique des poumons, dont l'histoire est suffisamment connue pour que je ne m'y arrête point.

La présence, dans le poumon, de matière tuberculeuse est la cause fréquente d'une congestion sanguine qui souvent favorise le développement et le ramollissement des tubercules, provoque des hémoptysies, des accès de dyspnée, de douleurs thoraciques, de fièvre, et à laquelle se rattache un grand nombre des accidents qui accompagnent les deux premières périodes de la phthisie pulmonaire. Nous reviendrons dans un chapitre spécial sur cette importante question de pathologie et de thérapeutique.

Existe-t-il une autre forme de congestion pulmonaire chronique, indépendamment de celles que nous venons d'indiquer?

M. Fournet a décrit une congestion pulmonaire active, et il s'est efforcé de la différencier de la congestion chronique; mais il ne s'est point suffisamment expliqué sur les causes et les caractères symptomatiques de celle-ci, qu'il paraît considérer exclusivement comme soumise aux influences physiques, au mode de décubitus et à la déclivité des parties (1).

Quant à la congestion chronique du cœur, elle n'est mentionnée par aucun auteur.

Or il existe un grand nombre de lésions fonctionnelles, plus ou moins graves, qui n'ont pu être rattachées à aucune lésion organique matérielle constatée soit pendant la vie, soit après la mort, et que les nosographes ont été conduits à considérer, les uns comme des maladies essentielles, *sine materia*, produites par un trouble de l'*âme*, du *principe vital;* les autres, comme des affections produites par une altération matérielle, quoique non encore appréciable par nos moyens d'investigation, du système nerveux.

Je crois que la plupart de ces lésions fonctionnelles reconnaissent pour causes organiques des congestions sanguines méconnues pendant la vie, disparues après la mort; et, à l'appui de cette opinion, je veux montrer que ces lésions apparaissent au milieu des circonstances qui président au développement de toutes les congestions sanguines passives, qu'elles ont avec celles-ci une parfaite analogie de symptômes de marche de durée, de terminaisons, et enfin qu'elles cèdent au même traitement. Je laisserai aux praticiens le soin de tirer la conclusion; mais, si ma conviction ne parvient pas à entraîner la leur au point de vue de la pathogénie, je les prie de ne pas, du moins, perdre de vue les résultats thérapeutiques; ceux-ci ont une valeur réelle, indépendante de toute interprétation doctrinale, et ils sont assez remarquables pour mériter une attention sérieuse.

Les progrès de l'anatomie pathologique; le perfectionnement

(1) Fournet, *Recherches cliniques sur l'auscultation*, t. I, p. 292; Paris, 1839.

de nos moyens d'exploration; l'introduction de l'auscultation et de la percussion dans l'examen plus approfondi, plus méthodique, plus positif des malades; l'étude plus attentive et plus éclairée des affections du poumon et du cœur, ont singulièrement rétréci le domaine de l'*asthme nerveux* ou *essentiel* des anciens auteurs; mais il n'en est pas moins vrai que l'on rencontre encore assez fréquemment des dyspnées intermittentes qu'on ne peut rattacher ni à l'emphysème pulmonaire, ni à une affection du cœur, ni à aucune autre lésion organique nettement dessinée, et que les pathologistes sont obligés de ranger parmi les *névroses*. Or c'est précisément chez les sujets placés dans les conditions que nous avons indiquées comme causes prédisposantes des congestions chroniques que l'on rencontre ces accès d'asthme prétendu nerveux, et c'est encore sous l'influence des causes occasionnelles des congestions que l'on voit ces accès se manifester; souvent ils coexistent ou alternent avec des congestions parfaitement caractérisées, et suivent la même marche, présentent les mêmes caractères que celles-ci, cèdent au même traitement. Ne pourrait-on pas d'ailleurs soutenir, en se fondant sur les signes fournis par l'auscultation et la percussion, sur la présence presque constante d'une expectoration plus ou moins abondante, sur l'efficacité des révulsifs et sur bien d'autres considérations, que les accès d'asthme reconnaissent toujours, dans tous les cas, pour cause organique, une congestion pulmonaire? Et alors pourquoi cette congestion ne pourrait-elle pas être quelquefois primitive, au lieu d'être symptomatique d'une lésion du cœur ou du poumon? M. Andral a dit, il y a longtemps déjà: «N'y a-t-il pas hyperémie asthénique des bronches chez certains individus atteints d'un catarrhe pulmonaire chronique, et chez lesquels les symptômes de catarrhe s'amendent ou cessent sous l'influence d'une médication tonique?» Nous n'hésitons pas à répondre par l'affirmative à la question posée en ces termes par l'illustre professeur, et nous croyons que c'est à une congestion pulmonaire chronique, asthénique, qu'il faut rapporter presque tous les catarrhes chroniques que l'on observe chez les vieillards.

Tout ce que nous venons de dire de l'*asthme nerveux* est applicable à certaines *palpitations* dites également *nerveuses*, parce qu'elles se montrent en l'absence de toute altération organique du cœur, de toute modification appréciable de la composition du sang; car il est bien entendu que nous ne confondons point les palpitations nerveuses avec celles des chlorotiques et des anémiques. Pourquoi le cœur ne serait-il pas, comme tous les autres viscères de l'économie, susceptible de devenir le siége d'une congestion sanguine? A quel titre ferait-il exception, et n'est-il pas surprenant que les praticiens et les nosographes n'aient pas même songé à poser la question? (1)

Un grand nombre de troubles fonctionnels, qui se manifestent pendant les attaques d'hystérie ou d'épilepsie, est certainement dû à des congestions sanguines des centres nerveux et des principaux viscères de l'économie.

La névralgie, le rhumatisme musculaire, ne peuvent-ils pas être considérés comme des congestions sanguines, et cette hypothèse ne vaut-elle pas celle qui fait intervenir un fluide nerveux ou électro-vital, dont l'existence, qui n'a jamais pu être démontrée par les expérimentateurs les plus habiles, est contestée par les physiologistes et par les physiciens? «En mettant de côté, dit M. Gavarret, le courant propre de la grenouille, il n'existe pas dans la science un seul fait avéré qui démontre l'existence de courants électriques dans le système nerveux des animaux.

Bichat et Chaussier n'ont-ils pas rencontré, dans plusieurs cas de névralgie, la dilatation variqueuse des vaisseaux qui se distribuaient au nerf douloureux? La congestion sanguine n'a-t-elle point dû être le point de départ des altérations qui ont été décrites par Cotugno, Siebold, Cyrillo, Ollivier (d'Angers), MM. Martinet, Van de Keer, etc.? Si l'on étudie avec soin et comparative-

(1) Voy. *Clinique hydrothérapique de Bellevue*, 2e fascicule.

ment les formes aiguës et chroniques de la névralgie et du rhumatisme musculaire, ne rencontre-t-on point tous les caractères de causes, de symptômes, de marche, qui appartiennent aux congestions sanguines actives et passives ?

Encore une fois, je ne m'abuse pas sur la valeur de ces opinions de pathogénie ; je sais qu'elles sont loin d'être rigoureusement démontrées, et je partage complétement l'opinion de Van Swieten, lorsqu'il dit : « Præstat in morborum causis indagandis « progredi tantum, quousque per fidelia observata et cognitam « humani corporis fabricam licet, et in reliquis ignorantiam fateri, « quam fictis hypothesibus, quantumlicet etiam ingeniosis, « ludere ; » mais je crois que cet aphorisme lui-même est en ma faveur, car mes opinions reposent sur une observation attentive, sur des analogies incontestables, sur des inductions sévères ; et comme, d'un autre côté, c'est en m'appuyant sur elles que j'ai été conduit à une médication dont les résultats ont été remarquablement heureux, je pense qu'il est utile de les signaler à l'attention des praticiens, et de provoquer de nouvelles recherches sur une question qui est en même temps l'une des plus importantes et l'une des plus obscures de la médecine.

La plupart des sujets qui ont été traités à Bellevue pour des congestions chroniques de l'utérus, de la rate, du foie, etc., éprouvaient souvent des palpitations violentes et des accès dyspnéiques très-pénibles, c'est-à-dire des phénomènes que l'on considère généralement comme des *accidents nerveux*, bien que les antispasmodiques et les opiacés n'aient point sur eux la plus légère action. Après avoir moi-même employé pour les combattre l'opium, la belladone, la digitale, le datura stramonium, le musc, le castoréum, l'asa fœtida, la valériane, l'éther, le chloroforme, etc. etc., sans avoir obtenu le moindre résultat favorable, je me suis demandé si ces phénomènes morbides, au lieu d'être purement nerveux, ne seraient point dus à des congestions intermittentes et passagères des poumons et du cœur, et j'avoue qu'*a priori*, et hypothèse pour hypothèse, celle-ci satisfaisait davantage mon esprit que l'autre, et me semblait réunir en sa faveur de nombreux arguments tirés de la physiologie, de la pathologie, de coïncidences connues, d'analogies évidentes. Préoccupé de cette idée, et pensant que, si ma supposition était juste, les douches froides révulsives devaient m'offrir un moyen très-efficace, je pris la résolution de les expérimenter à la première occasion, et bientôt une jeune femme, affectée d'un engorgement congestif de l'utérus, ayant été prise d'une dyspnée très-gênante, d'un accès d'asthme pour ainsi dire, je la plaçai immédiatement, et non sans quelque hésitation, je l'avoue, sous l'eau froide ; l'effet dépassa mes espérances, car ma jeune malade sortait de la douche complétement soulagée. Enhardi par ce premier fait, j'ai appliqué le même moyen à tous les malades qui, depuis plusieurs années, m'ont présenté des dyspnées ou des palpitations INDÉPENDANTES DE TOUTE LÉSION APPRÉCIABLE DES POUMONS ET DU COEUR, et se montrant chez des sujets anémiques ou affectés d'une congestion sanguine chronique de l'utérus, du foie, d'un organe quelconque ; le succès a été constant, et les douches froides ont eu, dans tous les cas, une action identique qu'il importe de bien connaître.

Le premier effet de la douche est un effet de concentration; le sang est refoulé de la périphérie du corps vers les organes profonds, et il en résulte une *aggravation* de la dyspnée et des palpitations qui souvent épouvante les malades, et pourrait inspirer une vive appréhension au médecin qui ne serait pas suffisamment initié aux pratiques de l'hydrothérapie et familiarisé avec les phénomènes que j'indique; j'ai vu des malades présenter une suffocation effrayante, de l'orthopnée, chanceler sur leurs jambes, être sur le point de tomber; au bout de QUELQUES SECONDES, les accidents diminuent, le calme renaît, le malade éprouve une grande sensation de soulagement, de bien-être, et il quitte la douche ayant la respiration complétement libre et le cœur parfaitement calme.

Pour obtenir ce résultat, il est indispensable que certaines conditions soient rigoureusement remplies, et le procédé opératoire, le *modus faciendi*, a ici une importance extrême.

La température de l'eau doit être basse, et ne point s'élever au-dessus de + 8 à + 10° centigr.

La douche doit être puissante, c'est-à-dire que l'eau doit être douée d'une très-grande force de projection, afin d'agir non-seulement par le froid, mais encore par la percussion; je fais usage, à cet effet, du bain de poussière, dans lequel des tuyaux circulaires lancent avec force des jets d'eau très-déliés et très-rapprochés les uns des autres, lesquels frappent perpendiculairement tous les points de la surface cutanée.

La durée de l'opération est le point capital; si la douche est trop courte, le malade reste sous le coup de la concentration, et comme la réaction ne s'accomplit que d'une manière incomplète et insuffisante, il en résulte qu'au lieu d'être soulagé le malade éprouve une sensation très-pénible de malaise et d'oppression.

Si la douche est trop longue, la réaction qui s'accomplit et doit s'accomplir sous la douche, en succédant au premier effet de concentration, est remplacée par un second mouvement de concentration, lequel n'est plus suivi d'une réaction nouvelle, et qui augmente en raison directe de la durée de l'opération; souvent alors les malades restent pendant *douze* ou *vingt-quatre heures* sous une impression de froid interne, de frisson, de malaise, et d'oppression très-pénibles.

La durée de la douche varie de quelques secondes à deux minutes; mais aucune règle ne peut être tracée, et le médecin peut seul apprécier la puissance de réaction de chaque malade, et mettre en rapport avec elle la durée de la douche froide.

Indépendamment des faits que je viens de mentionner, il s'en est présenté d'autres plus significatifs, sur lesquels j'appelle l'attention des praticiens.

Observation. — M. X..., âgé de 36 ans, d'une constitution robuste, d'un tempérament sanguin, né d'une mère goutteuse, a éprouvé des accès de goutte aiguë dès l'âge de 25 ans. En 1838, il eut un accès d'asthme, et, depuis cette époque, les accidents du côté de la poitrine se sont reproduits avec des circonstances très-remarquables.

L'asthme est périodique ; il se montre tous les ans à la même époque, aux approches des premières chaleurs, c'est-à-dire dans les premiers jours du mois de juin ; il dure cinq ou six semaines, et disparaît alors complétement, pour ne plus reparaître que l'année suivante. Jamais il n'a été possible d'ailleurs d'établir un rapport bien constaté entre l'asthme et la goutte.

Pendant la période néfaste, les accès sont souvent d'une violence extrême, presque quotidiens, et se reproduisent même quelquefois quatre, cinq ou six fois dans un seul jour ; le malade passe presque toutes ses nuits appuyé sur le balcon de la fenêtre de sa chambre à coucher, qu'il est obligé d'ouvrir largement.

De 1838 à 1846, M. X..., qui est médecin, épuise toutes les ressources de la thérapeutique, sans en éprouver le moindre soulagement. Saignées générales, vomitifs, purgatifs, belladone, jusquiame, datura stramonium, éther, musc, castoréum, cautérisation pharyngienne, etc. etc.

En 1845, les accidents acquièrent une intensité extrême ; pendant trois semaines, M. X... reste plongé dans un état de suffocation presque continuelle, qui fait naître dans son esprit des idées de suicide, et qui résiste à tous les moyens que dirige contre lui M. le Dr Monneret.

En 1846, le mois de juin ramène des accès ; le malade, redoutant le retour de ses souffrances de l'année précédente, et ne sachant plus à quel moyen recourir, prend la résolution d'essayer l'hydrothérapie.

Quelques douches suffisent pour diminuer d'abord l'intensité des accès, et ensuite pour les faire cesser complétement.

Depuis dix ans, M. X..., au mois de juin de chaque année, suit le traitement hydrothérapique pendant un mois ou six semaines, et n'éprouve que trois ou quatre accès d'asthme très-courts et très-peu intenses.

Observation. — M. de M..., âgé de 22 ans, d'une constitution grêle, d'un tempérament lymphatique très-prononcé, très-maigre, et chloro-anémique à un degré très-avancé, éprouve fréquemment, et surtout pendant l'été, des accès d'asthme qui, sans être très-violents, sont néanmoins fort incommodes et l'obligent à passer la plupart des nuits assis dans un fauteuil.

Après avoir employé sans succès diverses médications, M. Andral, qui considère la maladie comme un *asthme nerveux*, puisqu'il n'existe ni emphysème pulmonaire, ni aucune lésion appréciable soit des poumons, soit du cœur, conseille l'hydrothérapie, et M. de

M... vient à Bellevue le 16 juin 1850; deux mois de traitement suffisent pour faire disparaître les accès; l'état général s'améliore, et depuis cette époque, la santé de M. de M... est devenue complétement satisfaisante.

Congestion chronique de la moelle.

L'existence de la congestion de la moelle a été établie par Ludwig, Pierre Frank, Joseph Frank, et surtout par Ollivier (d'Angers), qui lui assigna les caractères symptomatiques suivants : engourdissement plus ou moins douloureux avec affaiblissement du mouvement, s'étendant successivement des membres inférieurs aux supérieurs et au tronc; paralysie incomplète disparaissant et se reproduisant alternativement à des intervalles plus ou moins rapprochés; douleurs dorsales; tremblements et mouvements convulsifs (1).

Cependant on doit reconnaître que les descriptions tracées par les auteurs que nous venons de nommer laissent beaucoup à désirer, et, si l'on parcourt les traités de pathologie les plus récents, on voit que la congestion rachidienne y est considérée plutôt comme une création théorique que comme une lésion constatée par l'observation clinique.

« Je crois que dans l'état actuel de la science, dit M. Grisolle, on ne connaît aucun groupe de symptômes qu'on puisse regarder comme étant l'effet d'une congestion de la moelle épinière; tout ce qu'on a dit à ce sujet demande à être vérifié par de nouvelles observations » (2).

« Les symptômes de l'hyperémie myélo-rachidienne, dit M. Piorry, sont trop peu connus et trop analogues à ceux de la rachisomyélite, dont ils semblent constituer le degré le plus faible, pour que nous les reproduisions ici » (3).

---

(1) Ollivier (d'Angers), *Traité des maladies de la moelle épinière*, t. II, p. 1 et suiv.; Paris, 1837.

(2) Grisolle, *Traité élémentaire et pratique de pathologie interne*, t. I, p. 174; Paris, 1844.

(3) Piorry, *Traité de médecine pratique*, t. VIII, p. 197; Paris, 1850.

« La congestion sanguine de la moelle épinière, dit à son tour Valleix, est une des affections rachidiennes sur lesquelles nous avons les données les moins positives » (1).

Enfin la congestion rachidienne n'est point mentionnée dans le *Traité de nosographie médicale* de M. Bouillaud.

Cet état de la science a des conséquences funestes pour la pratique. La congestion rachidienne passive, asthénique, chronique, que je considère comme étant l'une des plus fréquentes altérations de la moelle, est complétement méconnue ; on attribue les phénomènes morbides dont elle est accompagnée à une myélite, à un ramollissement inflammatoire, tout au moins à une hyperémie active, phlegmasipare, et l'on se hâte alors de soumettre les malades à une médication antiphlogistique dont les effets sont ordinairement désastreux. Quel est le médecin qui n'a pas vu, immédiatement après une application de sangsues ou de ventouses, après une saignée générale, la maladie s'aggraver, la paralysie remplacer l'engourdissement ou l'affaiblissement, peu considérable encore, du système musculaire, c'est-à-dire du mouvement et des forces ? Et cependant l'on continue à suivre les mêmes errements sans essayer de secouer enfin le joug de la routine et du système ! J'en appelle à tous les praticiens de bonne foi : quel est celui qui, voyant un malade se plaindre d'une douleur rachidienne, de fourmillement, d'engourdissement, de faiblesse dans les membres, ne se fasse pas une loi de recourir à des émissions de sang plus ou moins répétées, réservant pour un temps plus éloigné les révulsifs, les vésicatoires, l'électricité, etc., modificateurs puissants qui restent souvent sans effets, mais dont l'efficacité est d'autant plus incertaine qu'ils sont employés plus tardivement, au lieu de l'être en temps opportun.

L'inflammation joue encore aujourd'hui, dans la pathologie de la moelle, le rôle qu'elle a usurpé pendant si longtemps dans la pathologie de l'estomac. Il y a là aussi une *gastrite* qu'il faut enfin détrôner, dans l'intérêt de la science et de l'humanité.

---

(1) Valleix, *Guide du médecin praticien*, t. IX, p. 455; Paris, 1847.

La congestion rachidienne chronique se montre dans les circonstances que nous avons indiquées comme présidant au développement des hyperémies passives considérées en général; on la rencontre sur les sujets faibles, débilités, s'étant livrés à des excès de marche, de masturbation manuelle, et surtout buccale, de coït, et surtout de coït opéré dans la station debout; elle accompagne souvent la spermatorrhée. Je l'ai observée chez des hommes ayant abusé de la chasse, de la natation, de l'escrime, des exercices musculaires très-violents, et l'on peut établir à cet égard que les efforts musculaires trop considérables, trop prolongés, trop fréquents, trop continus, sont aussi nuisibles que sont utiles les exercices modérés, convenablement distribués et dirigés, la gymnastique méthodique.

La nature des causes que je viens d'indiquer rend parfaitement compte de la grande fréquence avec laquelle la congestion rachidienne chronique se montre chez les hommes, et de son extrême rareté chez les femmes.

L'absence de tout mouvement fébrile et l'intermittence des phénomènes symptomatiques forment le caractère essentiel de la maladie.

Au début, les malades n'éprouvent que d'une manière fugace et irrégulière des douleurs rachidiennes peu intenses, augmentées par les mouvements du tronc et des membres; du fourmillement, de l'engourdissement dans les membres supérieurs ou inférieurs, et parfois dans les uns et dans les autres; de la courbature générale, des lassitudes spontanées, une sensation de brisure dans les articulations; les forces musculaires sont amoindries; les jambes fléchissent lorsque les malades sont restés quelque temps debout; la marche est moins assurée, vacillante, et amène, au bout de peu de temps, une fatigue qui oblige les malades à s'asseoir ou à se coucher.

Si l'exercice trop violent ou trop prolongé exaspère les accidents, il en est de même du repos trop complet, et surtout de la position horizontale; c'est le matin, en se levant, sous l'influence de la chaleur du lit, du décubitus dorsal, de l'immobilité, que la plupart des malades éprouvent la sensation la plus pénible de fatigue, de courbature générale, la difficulté la plus grande à se mouvoir. Souvent le sommeil est interrompu, troublé par des érections nocturnes continuelles, non accompagnées de rêves érotiques et de pollutions.

Plusieurs des malades que j'ai observés ont éprouvé, du côté des voies digestives, des phénomènes très-singuliers qui ont fait croire à un empoisonnement, que plusieurs médecins ont vainement essayé de rattacher à une colique plombique ou cuivreuse, et que d'autres ont baptisés du nom de *colique végétale*. A plusieurs reprises et à intervalles plus ou moins rapprochés, en l'absence de toute cause appréciable, de toute lésion apparente de l'estomac, des vomissements violents, douloureux, incessants, se sont manifestés et ont duré pendant plusieurs jours (de 2 à 15 jours); parfois ils ont été accompagnés de diarrhée. Chacun de ces *accès* a été constamment suivi d'une aggravation considérable des troubles de la sensibilité et de la motilité.

A une époque plus avancée de la maladie, il survient souvent des douleurs qui ont un caractère tout particulier; d'une intensité variable, elles sont parfois atroces et arrachent des cris aigus au malade; elles se font sentir dans toutes les parties du corps, mais principalement dans les membres; elles n'occupent jamais qu'un espace peu considérable et très-nettement circonscrit: un doigt, un orteil, un point du talon, du pied, de la main, de l'un des membres; je les ai vues avoir leur siége aux points d'attache du diaphragme, et devenir intolérables sous l'influence des mouvements respiratoires, de la toux, du rire, de l'éternument, des mouvements du tronc. Elles sont continues, intermittentes ou rémittentes; elles surviennent brusquement et disparaissent de même; la durée de chaque accès varie depuis quelques minutes jusqu'à huit, dix ou douze heures; la longueur des intervalles qui séparent les accès, et pendant lesquels aucune douleur n'est ressentie par le malade, est de plusieurs heures à plusieurs semaines; souvent les accès se montrent pendant la nuit et affectent une espèce de périodicité.

Pendant quelque temps, plusieurs mois ou même une ou deux années, les accidents sont franchement intermittents ; ils disparaissent et se reproduisent à intervalles irréguliers, pendant lesquels les malades s'imaginent avoir recouvré l'intégrité de leur santé. Tantôt le retour des accès a lieu en l'absence de toute cause occasionnelle appréciable; tantôt, et plus communément, il est provoqué par un exercice musculaire quelconque, et surtout par le coït, duquel les malades sont bientôt obligés de s'abstenir complétement.

Si la maladie continue à faire des progrès, si elle n'est point énergiquement combattue par une médication appropriée, si on lui oppose un traitement inopportun, et *spécialement des émissions de sang,* des exutoires, des cautères, la faiblesse du système musculaire devient permanente, et l'on observe alors une paralysie qui présente des caractères spéciaux fort remarquables.

Plus ou moins prononcée, et offrant à cet égard des degrés nombreux, des nuances infinies, la paralysie est toujours *incomplète,* mais affecte constamment, en même temps, le mouvement et la sensibilité.

La sensation tactile est émoussée, plus ou moins complétement abolie ; les malades ne peuvent jouer aux cartes, soulever ou tenir entre leurs doigts, dans la main, un objet quelconque; ils éprouvent une grande difficulté à se servir d'une plume, d'un verre, d'une fourchette, etc.

Les membres inférieurs sont affectés d'un tremblement qui rend la marche saccadée, incertaine, chancelante; les malades vacillent, trébuchent; leurs jambes sont projetées en avant par un mouvement brusque et comme indépendant de leur volonté; la moindre inégalité du sol, le plus léger obstacle, les fait tomber; les mouvements des membres supérieurs sont saccadés, irréguliers, n'atteignent pas le but ou le dépassent.

Il résulte de ces divers troubles de la motilité et de la sensibilité un état très-singulier, fort difficile à décrire, mais assez facile à reconnaître lorsqu'on l'a observé plusieurs fois. Il emprunte quelques caractères symptomatiques à la chorée, au *déli-*

rium tremens, au tremblement mercuriel, à la paralysie générale des aliénés, avec laquelle on le confond souvent, à la paralysie produite par l'inflammation ou le ramollissement des centres nerveux, par le développement d'un tubercule, d'une tumeur quelconque ; par l'inflammation des méninges rachidiennes; mais il s'en distingue par sa marche, par l'intégrité complète de l'intelligence et des mouvements de la langue, par l'absence de contractures, de fièvre, par l'ensemble de sa physionomie.

Même à cette période plus avancée de la maladie, et malgré la continuité des accidents que nous venons de décrire, on observe encore, à des intervalles plus ou moins rapprochés, en l'absence de toutes causes occasionnelles appréciables ou sous l'influence de celles que nous avons indiquées, de véritables *accès,* caractérisés par des douleurs, des vomissements, de la diarrhée, c'est-à-dire par un ou plusieurs des phénomènes morbides que nous avons signalés comme appartenant à la première période de l'affection rachidienne.

Chaque accès a pour résultat d'augmenter la paralysie; parfois celle-ci devient assez complète pour rendre toute espèce de mouvement impossible, et il semble alors que la faculté de se mouvoir doit rester abolie à jamais ; cependant, quelques jours, quelques heures après la fin de l'accès, le système musculaire est revenu à son état antérieur; la maladie ne s'aggrave que lentement, graduellement, et on la voit souvent rester à peu près stationnaire pendant plusieurs années, sans qu'il me soit d'ailleurs possible d'assigner un terme à sa durée, car je ne l'ai jamais vue se terminer par la mort.

Tel est le groupe de symptômes qui appartient à la congestion rachidienne chronique; il est nettement caractérisé, et il me semble qu'il établit rigoureusement l'existence de l'individualité pathologique sur laquelle j'ai cru utile d'appeler l'attention des observateurs.

Je dois ajouter, néanmoins, que la description qu'on vient de lire offre de nombreuses analogies avec celle qui a été tracée par Valleix, et rattachée par cet excellent observateur à une né-

vralgie générale, et qu'ici se présente une question de pathogénie et de diagnostic différentiel qu'il ne m'est pas encore possible de résoudre définitivement, mais que la continuation de recherches commencées depuis longtemps me permettra, j'espère, d'élucider dans un temps prochain.

Valleix a parfaitement compris que cette question pouvait être soulevée, et voici comment il s'exprime à cet égard : « L'affection à laquelle on aurait le plus de motifs de rapporter les symptômes que je viens de mentionner serait une ***espèce de congestion sanguine de la moelle,*** dont Ollivier a rapporté des observations. Dans deux cas, en effet, cet auteur a trouvé une exaltation de la sensibilité avec paralysie incomplète des mouvements, et dans l'un d'eux, des frissonnements fréquents; l'intelligence était conservée. Je rappelle ces faits, parce que, je le répète, ce sont ceux qui ont le plus d'analogie avec celui que je viens de rapporter; mais, pour tous ceux qui liront avec attention, il sera démontré que, chez notre malade, l'affection a été au moins beaucoup plus intense, et qu'elle a occupé toute l'étendue des centres nerveux, tandis qu'elle était bornée à la moelle dans les autres. D'ailleurs je ferai remarquer que la congestion sanguine de la moelle est encore, de l'avis d'Ollivier lui-même, une affection très-mal étudiée, que les symptômes qu'on lui attribue sont très-variables, et que les cas dont je viens de parler manquent de nombreux détails, ce qui rend la question beaucoup plus difficile à résoudre » (1).

Les objections formulées par Valleix ne s'appliquent pas aux faits que j'ai observés, car ceux-ci sont complets et parfaitement circonstanciés; les malades ***que j'ai soumis avec succès au traitement hydrothérapique*** étaient atteints beaucoup plus gravement, et depuis beaucoup plus de temps, que les sujets dont Valleix a rapporté l'histoire, et les phénomènes morbides avaient résisté à une foule de médications différentes, et même à la cau-

(1) Valleix, *De la Névralgie générale*, etc., in ***Bulletin général de thérapeutique***, t. XXXIV, p. 425; 1848.

térisation transcurrente. La maladie décrite par Valleix n'était-elle que le premier degré de la congestion rachidienne chronique?

D'un autre côté, les recherches de M. Duchenne (de Boulogne), et les signes diagnostiques que cet habile expérimentateur a empruntés aux effets produits par les courants électriques sur le système musculaire, soulèvent une autre question non moins grave : celle de savoir si la paralysie générale des aliénés ne peut pas, dans certains cas exceptionnels, exister, *pendant plusieurs années*, sans être accompagnée de troubles de l'intelligence, et s'il n'existe pas une paralysie générale progressive distincte de la paralysie des aliénés. Les faits observés par nous appartiendraient-ils à cette variété de la paralysie générale ?

Je ne suis pas encore en mesure, je le répète, de résoudre définitivement ces points délicats et obscurs de pathogénie; les détails dans lesquels il me faudrait entrer m'entraîneraient d'ailleurs beaucoup trop loin. J'ai établi ici dogmatiquement l'existence de la congestion chronique de la moelle et l'efficacité de la médication hydrothérapique; dans un *Traité des paralysies* actuellement sous presse et écrit en collaboration avec M. le Dr Landry, je produirai les faits sur lesquels repose ma description, et je discuterai alors les caractères qui séparent ou qui rapprochent cette individualité morbide de la paralysie générale des aliénés, de la névralgie générale, et des lésions chroniques de la moelle et des méninges rachidiennes.

De la phthisie pulmonaire.

« Croirait-on, dit Valleix, qu'on a soumis au traitement hydrothérapique des phthisiques, et des phthisiques parvenus à une période souvent très-avancée ? Il est vrai que ce n'est guère qu'à Græfenberg qu'*on a commis cette énormité*. Il va sans dire que le traitement n'a eu aucun succès. *Mais bien des médecins penseront tout d'abord qu'il en est résulté des inconvénients immenses ;* ILS AURAIENT TORT. Il y a quelques mois, un malade ayant des cavernes bien caractérisées au sommet des deux poumons est venu consulter à Paris un de nos honorables confrères, auquel il dit qu'il venait de passer deux mois entiers à Græfenberg, qu'on l'avait soumis aux principales pratiques de l'établissement, et que pendant ces deux mois, il n'avait pas pu parvenir à se réchauffer un seul instant. Eh bien, il est résulté de renseignements précis que ce malade, qui présente une phthisie à marche chronique, est sorti de Græfenberg à très-peu près dans le même état où il y était rentré, et qu'il n'avait éprouvé aucun accident notable.

«On ne saurait trop s'élever contre cette pratique barbare, quand on voit des individus dans le marasme, ayant à peine un souffle de vie, soumis à tout ce que l'hydrothérapie a de plus pénible, *lorsqu'il n'y a évidemment qu'à les laisser mourir en paix* »(1).

Ajoutons que Priessnitz, après avoir vu succomber entre ses mains un certain nombre de phthisiques, et ne sachant pas distinguer la simple bronchite de la phthisie pulmonaire, a fini par repousser impitoyablement de Græfenberg tous les sujets affectés de *toux;* disons aussi que tous les hydropathes ont placé la phthisie pulmonaire en dehors du domaine de l'hydrothérapie.

J'ai suivi d'autres errements; et ici je prie mes confrères de vouloir bien me prêter toute leur attention, car il s'agit d'une grave question scientifique et professionelle.

Je commence par déclarer qu'à mon avis, *la plus barbare des pratiques* est celle qui consiste *à laisser mourir en paix* un malheureux que la vie n'a pas encore abandonné, et pour lequel les ressources infinies de la nature ne sont pas irrévocablement taries par la mort.

Sans doute il est barbare, absurde, criminel, de soumettre de malheureux phthisiques à toutes les pratiques de Græfenberg, à des applications empiriques et systématisées qui ne leur permettent pas *de se réchauffer un seul instant pendant deux mois;* mais il est humain, raisonnable, il est du devoir du médecin de

---

(1) Valleix, *Coup d'œil sur l'hydrothérapie*, in *Bull. gén. de thérapeut.*, numéro du 15 août 1848, p. 103.

ne point désespérer de leur salut, et de ne pas rester spectateur impassible et inactif de leurs souffrances; il est de son devoir de tenter, jusqu'au dernier moment, tous les moyens qui ne sont point manifestement condamnés par la science et par la raison. Or, *a priori* déjà, les praticiens n'ont-ils pas entrevu que l'hydrothérapie rationnelle, telle que l'ont établie mes recherches, pourrait être appelée à rendre des services dans le traitement de la phthisie pulmonaire?

Des considérations de deux ordres se présentent ici:

Il est incontestable, en premier lieu, que la congestion pulmonaire joue un rôle considérable dans la production des phénomènes qui accompagnent les deux premières périodes de la phthisie; c'est à elle que sont dus le ramollissement des tubercules, l'inflammation circonscrite qui se développe autour de chacun de ces corps étrangers, la dyspnée, la fièvre, les hémoptysies; c'est elle qui imprime à la phthisie *aiguë* les caractères et la marche qui appartiennent à cette forme de la tuberculisation pulmonaire. Prévenir ou combattre cette congestion, n'est-ce point obéir à l'une des indications les plus pressantes et les plus rationnelles?

En second lieu, il est évident, pour tout homme qui a observé avec soin et qui s'est rendu un compte exact des phénomènes, que la plus grande partie des phthisiques succombent *non à la lésion locale,* mais aux troubles généraux de la circulation, de la digestion et de la nutrition. La phthisie *chronique* ne le démontre-t-elle point péremptoirement? Ne voit-on pas des individus portant de larges cavernes dans les deux poumons vivre pendant dix, vingt années? Les cas de guérison bien constatée n'appartiennent-ils pas à des phthisies chroniques, ayant laissé intactes les grandes fonctions générales de l'économie? M. Andral n'a-t-il point indiqué le rôle que jouent les altérations générales dans le développement et la marche de la tuberculisation, en disant:

«Dès le début de la tuberculisation pulmonaire, et alors que l'auscultation peut encore à peine en signaler l'existence, on trouve déjà les globules du sang peu abondants... Ainsi la condition du sang qui coïncide avec le commencement de la phthisie pulmonaire, et qui vraisemblablement la précède, c'est cette condition générale que l'on retrouve dans tous les cas où, par une cause quelconque, les forces vitales ont perdu de leur énergie. Qu'est-il besoin de dire que ces résultats de l'analyse sont parfaitement d'accord avec l'observation clinique? Qui ne connaît l'étiolement, la décoloration, l'affaiblissement, que présentent la plupart des phthisiques dès les premiers temps de leur maladie? Dans l'imminence de la tuberculisation pulmonaire, il y a des jeunes filles qui deviennent si débiles, si pâles, et qui, en même temps, ont encore si peu de symptômes locaux, qu'il arrive qu'on se méprend parfois sur la nature de leur maladie, et qu'on les prend pour des chlorotiques; réciproquement, il y a des chloroses qui, se compliquant de bronchite ou d'une simple toux nerveuse, ont pu jeter les observateurs les plus consommés dans une grande incertitude, et leur faire craindre un développement de tubercules... La diminution de la quantité des globules du sang, dès les premiers temps de la phthisie, n'est pas la cause de la tuberculisation, mais elle est pour nous un signe certain que cette maladie prend naissance au milieu d'un notable affaiblissement de la constitution, et s'ajoutant à ceux fournis par l'observation clinique de tous les temps, ce signe vient encore nous éclairer dans le choix et la direction des méthodes thérapeutiques» (1).

Si tout ce que nous venons de dire est exact, ne voit-on pas que l'hydrothérapie, par son action révulsive, tonique, reconstitutive, peut non-seulement prévenir le développement des tubercules, mais encore être fort utile dans les cas de phthisie confirmée, en combattant la congestion pulmonaire, en modifiant le sang, en maintenant l'intégrité des fonctions digestives, en prévenant les sueurs, la diarrhée, la fièvre; en localisant la maladie, en un mot, et en donnant à l'économie la puissance nécessaire pour résister à la lésion du poumon et pour attendre la cica-

(1) Andral, *Essai d'hématologie pathologique*, p. 170-172; Paris, 1843.

trisation des cavernes, si celle-ci doit s'opérer? En imprimant à la maladie la forme *chronique*, l'hydrothérapie n'augmente-t-elle point d'ailleurs les chances de cette terminaison heureuse?

Ces considérations m'ont conduit à penser qu'il n'y aurait aucune *énormité* à soumettre des phthisiques à un traitement hydrothérapique prudent, bien dirigé, et l'occasion s'est présentée de vérifier la justesse de mes prévisions.

OBSERVATION. — Mme L..., habitant le bas Meudon, est âgée de 18 ans, d'une constitution très-chétive; la poitrine est étroite, mal conformée; le tempérament est lymphatique. L'enfance a été traversée par un grand nombre de maladies, qui toutes ont revêtu des caractères graves: la rougeole, la scarlatine, la coqueluche, une *fièvre cérébrale*, des bronchites très-fréquentes et très-rebelles; la menstruation s'est établie facilement à l'âge de 13 ans; elle a toujours été très-abondante (dix jours), mais fort irrégulière, se montrant tous les quinze jours, quelquefois même après huit jours seulement d'intervalle, apparaissant sous l'influence d'une fatigue physique, d'une émotion morale.

Mme L... s'est mariée à 17 ans, jouissant depuis deux ans d'une santé assez bonne; elle est devenue enceinte immédiatement, et la grossesse a été une des plus pénibles que l'on puisse rencontrer. Dès les premiers jours, Mme L... a éprouvé des douleurs lombaires et abdominales, et une faiblesse générale portée à un si haut degré qu'elle a dû prendre le lit pour ne presque plus le quitter pendant neuf mois; des vomissements incessants ont eu lieu pendant les quatre premiers mois de la gestation, et ils ont été remplacés par une toux qui dès lors a toujours été en s'aggravant. Chaque matin, en s'éveillant, Mme L... rendait, après des efforts de toux, ou même sans avoir toussé, plusieurs gorgées d'un sang rouge et spumeux; pendant la journée, la toux, accompagnée d'une expectoration très-abondante, amenait souvent l'expulsion de crachats plus ou moins sanglants. Malgré l'état de grossesse, les règles n'ont pas cessé de se montrer irrégulièrement, et il suffisait que Mme L... quittât son lit un instant pour qu'elles parussent aussitôt.

Un accouchement à huit mois a lieu le 3 février 1847, et l'on commet la faute de permettre à Mme L... de nourrir son enfant.

La toux est devenue de plus en plus fréquente, et l'expectoration est puriforme; Mme L... est en proie à une fièvre continue, présentant des exacerbations irrégulières caractérisées par du frisson et de la sueur; elle éprouve des douleurs vives dans différents points de la poitrine, et principalement dans l'espace interscapulaire. Au mois d'avril, Mme L... est obligée de sevrer son enfant; son état s'aggrave de plus en plus ; les soins éclairés que lui prodigue M. le Dr Florence restent sans effet. Le 3 mai, je suis appelé à donner des soins à la malade.

État actuel. Amaigrissement considérable ; teint blafard, plaques rouges et circonscrites au niveau des pommettes ; yeux profondément excavés et animés d'un éclat fébrile ; peau habituellement sèche et chaude, si ce n'est aux extrémités, lesquelles sont toujours glacées; faiblesse extrême : c'est à peine si Mme L... peut faire quelques pas dans son jardin, soutenue par une personne de sa famille ; fièvre continue, exacerbations irrégulières pendant le jour, sueurs nocturnes très-abondantes ; appétit à peu près nul ; la malade suit un régime exclusivement lacté, car toute autre alimentation produit des coliques intenses, de la diarrhée, et souvent des selles sanglantes ; l'haleine est extrêmement fétide.

Palpitations fréquentes et violentes ; l'examen du système circulatoire montre qu'il existe une chloro-anémie très-prononcée.

Toux fréquente, profonde, caverneuse; expectoration très-abondante, surtout le matin après le réveil; les crachats ont un aspect purulent et une odeur nauséabonde. Par l'examen de la poitrine, on constate : au niveau de la clavicule gauche, une matité très-prononcée; la respiration est rude, surtout pendant l'expiration, qui est prolongée ; au-dessous de la clavicule droite et dans la fosse sus-épineuse, du râle muqueux à grosses bulles, des craquements humides disséminés.

Le traitement hydrothérapique est immédiatement commencé. — *Deux fois par jour, frictions en drap mouillé.*

Au bout de quinze jours, l'état général s'est déjà notablement amélioré; la fièvre a disparu, les sueurs nocturnes ont diminué, les forces permettent à la malade de faire quelques petites promenades dans son jardin; la réaction s'opère très-bien, et il devient nécessaire de faire intervenir les douches. Mais comment transporter Mme L... à Bellevue ? Après plusieurs tentatives infructueuses pour se procurer une voiture, une chaise à porteurs, ou tout autre moyen de transport, on se décide à hisser la malade sur un âne, et deux fois par jour, elle fait ainsi le trajet, non sans en éprouver une assez grande fatigue et sans être obligée de s'arrêter plusieurs fois en route.

1 juin. Les premières douches ont produit une vive suffocation ; mais bientôt le contact de l'eau froide a été parfaitement supporté, et la réaction s'est opérée facilement et promptement. Au grand étonnement de M. le Dr Daremberg, ami de la famille de Mme L...,

qui redoutait beaucoup un insuccès, moins pour la malade, qu'il considérait comme perdue, que pour moi, l'effet du traitement a été extrêmement heureux. La fièvre et les sueurs ont complétement disparu; Mme L... fait à pied et sans difficulté, quatre fois par jour, le trajet de Bellevue au bas Meudon; l'appétit commence à se faire sentir, et l'alimentation animale est maintenant très-bien supportée; la toux et l'expectoration ne présentent encore aucune modification.

15 juillet. L'état général est fort bon; les fonctions digestives s'accomplissent parfaitement, et Mme L... présente un embonpoint très-satisfaisant; la toux est moins fréquente, l'expectoration moins abondante et de meilleur aspect. Je prescris l'huile de foie de morue à doses croissantes.

Le 15 octobre, Mme L... quitte Bellevue, dans un état de santé complétement satisfaisant; depuis six semaines, elle n'a pas toussé, et l'examen de la poitrine montre que les râles muqueux ont complétement disparu; une légère matité, et un peu de rudesse dans les bruits respiratoires, sont les seuls signes qui persistent.

La guérison de Mme L... ne s'est pas démentie (1856).

Observation. — M. L..., âgé de 48 ans, demeurant à Paris, rue du Mont-Thabor, 30, est d'une taille élevée, d'un tempérament très-lymphatique. Les premiers symptômes de la phthisie pulmonaire se sont manifestés il y a huit ans, et la maladie a revêtu la forme chronique; ses ravages n'en ont pas moins été terribles, et depuis quatre ans déjà, il existe une vaste caverne au sommet du poumon droit, et plusieurs cavernes plus petites du côté gauche. Il y a trois ans, le larynx s'est pris; la phthisie laryngée a suivi également une marche chronique, mais depuis six mois le malade est à peu près complétement aphone, et il ne peut se faire comprendre que par geste ou par écrit. Enfin depuis dix-huit mois, des phénomènes d'un autre ordre et d'une gravité extrême se sont montrés. M. L... s'est plaint de ressentir de la faiblesse et des fourmillements dans le membre supérieur droit, et ces premiers accidents se sont graduellement transformés en une paralysie à peu près complète du mouvement et du sentiment; M. L... ne peut plus écrire, jouer aux cartes, et ce n'est qu'à grand'peine qu'il parvient à porter ses aliments à la bouche. L'intelligence très-remarquable et extrêmement active du malade est restée parfaitement intacte, d'où l'on a conclu, avec raison, que la paralysie était le résultat d'un tubercule développé dans la partie supérieure de la moelle épinière.

Depuis l'apparition des phénomènes de paralysie, les fonctions générales ont éprouvé des troubles profonds et croissants. Les sueurs nocturnes se sont montrées, et parfois le malade a dé la diarrhée; mais les accidents les plus graves consistent en des accès de vomissement se reproduisant tous les trois ou quatre mois, et plongeant alors M. L... dans un état désespéré. Tout à coup, sans prodromes, sans cause déterminante appréciable, il survient un vomissement bilieux, et alors pendant dix, douze ou quinze jours, M. L... a des vomissements continuels qui résistent à tous les moyens dirigés contre eux, et qui plusieurs fois ont fait considérer une terminaison funeste comme imminente.

M. L..: recevait les soins de MM. Blandin, Chomel et Rayer, qui, après avoir épuisé les moyens usuels de la thérapeutique, en étaient arrivés, eux aussi, au point de penser et de dire qu'il n'y avait plus qu'*à laisser le malade mourir en paix.*

Au mois de novembre 1847, M. L... est pris d'un accès de vomissement qui le jette dans un état affreux; désespéré de voir qu'on ne parvient point à le soulager, il déclare qu'il veut recourir à l'hydrothérapie, et ne conservant de ses trois médecins que Blandin, qui est un de ses plus intimes amis, il me fait appeler auprès de lui.

Je trouve le malade dans une position affreuse qui me jette dans une grande perplexité. Que produira l'hydrothérapie dans un cas pareil? — Rien, très-probablement; — mais le malade ne tardera pas à succomber entre mes mains, et alors l'on ne manquera pas de m'imputer sa mort, destinée à avoir un grand retentissement, en raison de la position officielle élevée qu'occupe M. L... Heureux si la bienveillance et l'équité confraternelles se contentent de dire, tout bas, que j'ai tout au moins singulièrement avancé le terme fatal!

J'exposai franchement mes craintes à Blandin, et je lui témoignai la résolution de ne point me charger du malade.

« La question, mon cher ami, est fort délicate, me répondit Blandin. Tout d'abord, êtes-vous sûr, et à cet égard je m'en rapporterai complétement à votre affirmation, êtes-vous sûr que l'hydrothérapie, appliquée par vous, ne puisse pas produire des accidents et aggraver encore la situation du malade? — J'en suis certain : je ne redoute que l'insuccès. — Alors je réclame votre intervention comme un service personnel. Arracher à M. L... la dernière planche de salut qu'il entrevoit, et à laquelle il se rattache, c'est le plonger dans le désespoir et avancer sa mort; d'ailleurs, il est à peu près certain qu'à votre refus il s'adressera à un médecin moins éclairé, moins prudent que vous; peut-être tombera-t-il entre les mains de quelque charlatan, et votre conscience ne vous reprocherait-elle pas de l'avoir réduit à cette extrémité? Que craignez-vous? M. L... n'est-il pas dans une position qui justifie toutes les tentatives? Vous redoutez d'engager votre responsabilité? Eh bien! nous serons solidaires : rédigez une consultation dans les termes et avec les réserves que vous jugerez convenables, je vais la signer ; nous suivrons le malade ensemble, et s'il meurt prochainement, comme cela est probable, je prendrai pour moi seul la responsabilité du traitement et de la terminaison funeste. »

Il n'était qu'une seule réponse possible à un si noble langage. J'essayai, séance tenante, de calmer le vomissement au moyen de la glace à l'intérieur et de compresses froides appliquées sur l'épigastre, et incessamment renouvelées ; au bout de deux heures, il s'arrêta. M. L... passa une bonne nuit, et le lendemain déjà il put prendre deux potages.

Huit jours après, nous commencions le traitement hydrothérapique. Le matin et à quatre heures de l'après-midi, M. L... étant debout et entièrement nu, on lui jette sur le corps un drap trempé dans de l'eau froide et fortement tordu ; trois personnes le frictionnent énergiquement pendant une à deux minutes, puis le malade se fait essuyer, s'habille et marche dans sa chambre autant que ses forces lui permettent de le faire. Les premières applications provoquent une suffocation intense, qu'on a quelque peine à faire disparaître, parce que la réaction est faible et tardive ; au bout de quinze jours, elle s'opère au contraire franchement, rapidement, et le malade n'éprouve plus qu'une légère oppression, qui ne dépasse point trois ou quatre secondes.

Le 15 décembre, la réaction est telle que je ne crains pas de substituer au drap mouillé des douches générales en pluie, d'une durée de vingt à trente secondes : elles sont parfaitement supportées.

15 janvier. L'effet produit par ce traitement est très-remarquable et frappe Blandin d'étonnement : les sueurs nocturnes et la diarrhée ont disparu, le teint n'est plus le même, l'appétit est très-vif, et nous sommes obligés de surveiller sévèrement le malade, qui, très-amateur de bonne chère, est tenté d'abuser de l'amélioration survenue dans ses fonctions digestives ; les forces ont augmenté au point de permettre à M. L... de faire de petites promenades lorsque le temps est beau. Un changement fort important s'est également produit du côté des phénomènes locaux ; l'oppression est moins forte, la toux moins fréquente, l'expectoration meilleure et moins abondante.

1er février. L'état général est si bon que je crois pouvoir établir sans inconvénients plusieurs exutoires ; deux cautères volants sont posés au-dessous de la clavicule droite, deux autres, plus petits, sur les côtés du larynx, deux autres enfin sur les côtés de la colonne cervicale.

La révolution de Février éclate, et frappe M. L... dans ses affections les plus chères et dans ses plus graves intérêts ; il supporte avec courage et énergie ce coup de foudre imprévu, et son état continue à s'améliorer, malgré les émotions, les chagrins, les inquiétudes, les courses, les fatigues, qui viennent l'assaillir.

1er avril. L'état général est satisfaisant; la toux est rare, l'expectoration presque nulle; la voix est revenue, et si elle est enrouée, rauque, du moins elle permet au malade de se faire entendre; la paralysie du membre supérieur a beaucoup diminué. M. L... veut réunir à sa table Blandin, moi, et plusieurs de ses amis; il a écrit lui-même ses invitations, il a parfaitement dîné, et joué au whist pendant toute la soirée.

Je prescris l'huile de foie de morue à doses croissantes, et elle est fort bien digérée.

15 mai. D'autres cautères ont remplacé les premiers; j'engage M. L... à venir passer l'été à Bellevue, mais il est tellement satisfait de son état qu'il ne veut point y consentir, et qu'il va passer la belle saison dans une propriété qu'il possède dans la vallée de Montmorency.

Je revois M. L... pendant l'hiver de 1849. Les vomissements n'ont pas reparu, les fonctions digestives s'accomplissent parfaitement, la voix est bonne; le membre supérieur est encore faible et d'une sensibilité plus obtuse, mais M. L... s'en sert facilement pour tous les usages de la vie. Du côté droit de la poitrine, la sécrétion caverneuse est maintenant tarie; du côté gauche, du râle muqueux à grosses bulles se fait encore entendre en plusieurs points. Deux cautères sont appliqués de ce côté.

Au mois de mai, M. L... succombe au choléra, qui éclate après une indigestion provoquée par une ingestion trop copieuse de glaces.

De ces deux faits je ne veux tirer aucune conclusion; je les livre à l'appréciation et aux méditations des médecins, me réservant de revenir sur cet important sujet dans un travail spécial. J'ajouterai seulement ici que depuis 1852 j'ai encore appliqué l'hydrothérapie à trois malades atteintes de phthisie pulmonaire *aiguë*, et si je n'ai pas été assez heureux pour empêcher une terminaison funeste, du moins ai-je *toujours* ralenti la marche de la maladie et calmé les principaux accidents, en particulier la toux, les douleurs thoraciques et la fièvre.

Il ne sera pas sans intérêt de rapprocher ces observations de celles qui ont été publiées par Pravaz (1).

---

(1) Pravaz, *Essai sur l'emploi médical de l'air comprimé*, p. 115; Lyon et Paris, 1850.

De l'ankylose.

« On donne le nom d'*ankylose*, dit Boyer (1), à cet état d'une articulation dans lequel les mouvements des os qui la composent sont entièrement abolis ou extrêmement gênés, soit que le membre se trouve dans la flexion ou dans l'extension. On distingue l'ankylose en vraie ou complète, et en fausse ou incomplète. Dans l'ankylose vraie, les os sont tellement réunis et soudés entre eux qu'ils ne forment qu'une seule et même pièce, en sorte que les mouvements sont abolis pour toujours ; dans la fausse ankylose, les os ne sont pas soudés, ils jouissent encore d'une certaine mobilité, et les mouvements de l'articulation peuvent se rétablir lorsque la cause qui les empêchait n'existe plus. »

Cette manière de définir, de diviser et d'envisager l'ankylose, a été attaquée récemment par M. P. Boyer (2) ; ce chirurgien définit l'ankylose : « la fusion ou la soudure des os qui constituent une articulation mobile, fusion ou soudure d'où résulte l'impossibilité complète et permanente des mouvements de l'articulation. » La maladie décrite sous le nom de *fausse ankylose* n'est pas l'ankylose, dit-il ; on a rapproché des lésions très-dissemblables, qu'il importe de ne pas confondre, et qu'il faut étudier séparément comme des maladies qui simulent l'ankylose ; sous ce titre, M. P. Boyer énumère l'inflammation des articulations, les tumeurs blanches, les luxations, les fractures, les contractures musculaires, les brides de cicatrices, les tumeurs de diverses natures situées près des articulations.

Cette nouvelle manière d'envisager l'ankylose me paraît être trop absolue, et par cela même dangereuse, au point de vue de la clinique ; elle n'est point d'ailleurs rigoureusement exacte

(1) Boyer, *Traité des maladies chirurgicales*, t. III, p. 1021, 5ᵉ édition ; 1846.

(2) P. Boyer, *De l'Ankylose*, thèse de concours pour la chaire de clinique chirurgicale, p. 3-6 ; Paris, 1848.

quant à l'anatomie pathologique, qu'elle a la prétention de prendre pour base.

Le chirurgien peut-il toujours préciser la nature et le siége de l'altération qui met obstacle aux libres mouvements d'une articulation? On sait que l'absence complète des mouvements n'est point une preuve d'ankylose vraie. Est-il constamment possible de distinguer la simple adhésion des surfaces articulaires de leur soudure? Les lésions qui accompagnent l'ankylose sont souvent complexes; elles sont simultanément extra et intra-articulaires, elles comprennent les muscles, les ligaments, les synoviales, et souvent les os eux-mêmes.

«L'ankylose, *considérée en elle-même*, dit Sanson (1), n'est point, à proprement parler, une maladie; elle n'est qu'un effet ou qu'une suite d'autres affections, et elle peut succéder à toutes celles qui détruisent quelqu'une des conditions sans lesquelles une articulation ne peut se mouvoir.»

Cette proposition est parfaitement exacte; elle montre que le mot *ankylose* appartient à la séméiologie chirurgicale, et qu'il doit y être maintenu aux mêmes titres que les mots *délire, vomissement*, etc., doivent figurer dans la séméiologie médicale; faut-il conclure qu'en présence d'une ankylose, il est inutile de rechercher la cause, la lésion, qui met obstacle aux libres mouvements de l'articulation? Non, sans doute; le premier soin du chirurgien doit être, au contraire, de constater cette lésion et de la combattre par des moyens appropriés, lorsqu'elle n'est point manifestement au-dessus des ressources de l'art; mais un autre devoir lui est également imposé : si la cause de l'ankylose lui échappe, ou si, après l'avoir reconnue et surmontée, la gêne des mouvements persiste, il doit, dans ce cas, considérer l'ankylose *en elle-même*, et lui opposer un traitement spécial; il doit faire, en un mot, la *médecine du symptôme*.

Des faits nombreux, et l'on en trouvera des exemples dans ce travail, montrent qu'en agissant ainsi on est parvenu à guérir

(1) Sanson, *Dictionn. de méd. et de chirurg. prat.*, t. III, p. 12.

complétement des ankyloses regardées comme devant être définitives par les chirurgiens les plus éminents. Le diagnostic a été infirmé par le traitement, et celui-ci a prouvé, dans les cas de ce genre, qu'au lieu d'être produite par une soudure, une fusion des surfaces articulaires, l'abolition des mouvements ne reconnaissait pour cause qu'une simple adhésion de ces surfaces, qu'une altération des synoviales, des capsules et des ligaments, des muscles ou des os.

Je ne veux m'occuper ici que des moyens curatifs à l'aide desquels on a cherché à combattre l'*ankylose incomplète considérée en elle-même.*

La plupart des chirurgiens reconnaissent que l'art est souvent impuissant à guérir l'ankylose incomplète, et cela en raison directe de la durée de son existence. « On ne peut espérer quelque résultat satisfaisant, dit M. Bonnet (1), que lorsque les surfaces articulaires ont conservé à peu près leur forme normale, qu'elles sont recouvertes d'une couche de tissu fibreux de nouvelle formation, lisse, et permettant un glissement facile, et que les adhérences intérieures ou extérieures à l'articulation dépendent uniquement d'un tissu cellulaire ou fibreux jouissant d'une certaine extensibilité; *encore est-il à remarquer que l'on ne peut obtenir, même dans ces cas favorables, que des résultats incomplets.* »

Les applications émollientes, les douches d'eaux thermales, les bains de vapeurs, indiqués par tous les auteurs, ne sont que des adjuvants d'une efficacité très-limitée.

Les mouvements artificiels opérés soit par les mains du chirurgien, soit à l'aide de machines ou d'appareils, constituent la seule méthode thérapeutique qui présente quelques chances de succès, et l'on sait qu'elle a fourni à M. Malgaigne de fort beaux résultats. Il faut reconnaître cependant que ce traitement est souvent *impossible* ou *insuffisant.*

(1) Bonnet, *Traité des maladies des articulations*, t. II, p. 140; Paris, 1845.

Impossible... Il est des malades qui ne peuvent supporter les mouvements forcés, en raison des douleurs atroces auxquelles ils donnent lieu, quels que soient d'ailleurs le soin, la prudence, la modération, qu'y apporte le chirurgien. D'autres fois les mouvements les plus restreints amènent des accidents inflammatoires intenses qui, se reproduisant à chaque tentative, finissent par devenir un obstacle insurmontable. J'ai observé ces phénomènes chez une jeune fille pour laquelle j'avais réclamé l'intervention de M. Malgaigne, et ils se sont produits également chez les malades dont l'histoire sera rapportée dans ce travail.

Insuffisant... C'est principalement comme moyen mécanique d'extension qu'agissent les mouvements forcés ; ils n'ont qu'une action médiate et peu prononcée sur les lésions qui existent dans les synoviales, les capsules, les ligaments, les muscles ; ils ne modifient ni assez promptement ni assez énergiquement la circulation capillaire, la nutrition, l'absorption de composition et de décomposition ; ils ne ramènent point complétement la synovie dans l'articulation, la souplesse et l'élasticité dans les tissus fibreux ; ils ne réveillent point suffisamment la contractilité affaiblie ou abolie des muscles. Lorsqu'on a exclusivement recours aux mouvements forcés, la durée du traitement est toujours fort longue, et souvent, comme le dit M. Bonnet, on finit par n'obtenir que des résultats incomplets.

Plusieurs malades affectés d'ankylose s'étant présentés à l'établissement hydrothérapique de Bellevue, j'ai pensé que les douches froides pourraient leur rendre quelques services, et ce sont les résultats obtenus par l'action combinée des douches froides et des mouvements forcés que je veux consigner ici.

Notons, en passant, que M. Bonnet n'a point fait usage de douches froides dans le traitement de l'ankylose, et que celle-ci n'est même point mentionnée dans les ouvrages de MM. Scoutetten, Schedel, Engel, Baldou, Lubansky, etc.

Je me suis proposé de remplir deux indications principales et différentes au moyen des douches.

1° En employant l'eau froide comme agent excitateur de la

circulation capillaire, je voulais rétablir la sécrétion de la synovie, agir sur l'absorption organique et la nutrition, de manière à rendre aux tissus fibreux leur souplesse et leur élasticité, aux muscles atrophiés et plus ou moins paralysés leur volume et leur contractilité, à replacer, en un mot, les parties molles et osseuses dans leurs conditions normales.

2° En employant l'eau froide comme agent sédatif et révulsif, je voulais rendre possibles ou moins douloureux les mouvements artificiels, et réduire à son minimum l'irritation plus ou moins intense qu'ils provoquent constamment.

Les faits suivants montreront jusqu'à quel point les douches froides m'ont permis d'atteindre ce double but.

Observation. — Mme Vittoz, femme de l'un de nos meilleurs fabricants de bronze, demeure à Paris, rue des Filles-du-Calvaire, 10; elle est âgée de 58 ans, d'une constitution grêle, d'un tempérament nerveux très-prononcé, d'une santé générale fort ébranlée par un travail très-assidu, une vie sédentaire, et la douleur que lui a causée la perte de deux enfants, morts dans l'espace de dix-huit mois. Mme Vittoz n'a jamais eu de rhumatisme, elle a une constipation habituelle et rebelle, les digestions sont laborieuses; chaque hiver, la malade contracte plusieurs bronchites qui lui causent beaucoup de fatigue.

Il y a dix ans, un abcès considérable s'est développé dans l'aisselle gauche : des incisions multiples et étendues ont été pratiquées par Larrey; elles ont été suivies de cicatrices, sous forme de brides, qui ont considérablement diminué l'étendue des mouvements du bras gauche.

Au mois de juin 1845, Mme Vittoz descendait de voiture en s'appuyant sur le bras droit, la main tenant le bord du panneau; au moment où elle posait le second pied sur le sol, le cheval fit un mouvement qui porta violemment le bras droit en arrière, et fit éprouver à Mme Vittoz une assez vive douleur. Aucune chute n'eut lieu.

Le lendemain, Mme Vittoz s'aperçut que son épaule droite était légèrement tuméfiée, douloureuse à la pression, et surtout dans les mouvements du bras; mais comme, pendant le repos, la douleur ne se faisait que peu sentir, la malade se contenta de condamner son membre à l'inaction.

Les choses restèrent dans cet état pendant cinq mois, Mme Vittoz ne se servant point de son bras, et n'éprouvant que des douleurs rares et peu vives ; mais, au mois de novembre, la malade ayant voulu commencer à se servir de son bras, des douleurs intenses se firent sentir, et bientôt, par la continuation de l'exercice, elles devinrent violentes et continuelles. Les mouvements exécutés n'avaient été cependant que peu étendus et non forcés.

Mme Vittoz consulta à cette époque M. le Dr Thillaye, qui prescrivit l'immobilité du membre, des frictions oléagineuses, et des cataplasmes ; ces moyens restèrent sans effet, la malade souffrait cruellement et d'une manière continue ; elle avait souvent un mouvement fébrile plus ou moins prononcé, et presque toutes ses nuits se passaient sans sommeil.

Vers la fin du mois de novembre, Mme Vittoz s'adressa à une somnambule, qui lui conseilla des applications continues et longtemps prolongées de bouse de vache fraîche ; sous l'influence de ce cataplasme émollient peu usité, ou tout simplement par l'effet du temps, les douleurs se calmèrent au bout d'une quinzaine de jours, et la malade cessa de souffrir, à la condition toutefois de laisser le membre dans l'inaction.

Vers la fin de janvier 1846, Mme Vittoz consulta Marjolin, qui lui conseilla des mouvements gradués et des douches aromatiques ; neuf douches furent prises, mais elles donnèrent lieu, pendant leur administration, à une grande gêne de la respiration, à de la congestion cérébrale, à une céphalalgie qui se prolongeait ensuite pendant plusieurs heures. Mme Vittoz crut devoir renoncer à ce moyen, qui d'ailleurs n'avait amené aucune amélioration.

Au mois de mars, la malade reçut les conseils du Dr Daguerre, qui prescrivit des purgatifs, et fit frictionner l'épaule avec de l'huile de croton tiglium ; il se manifesta une violente inflammation et des douleurs très-vives, sans aucun changement du côté des mouvements.

En avril, Mme Vittoz se soumit aux manœuvres de la femme Polard, la rebouteuse de Châtillon ; celle-ci, dans une première séance, porta brusquement, et avec violence, le bras dans l'élévation, et recommanda à la malade de revenir au bout de cinq jours. Le mouvement forcé opéré par la rebouteuse avait déterminé une douleur atroce, qui se prolongea pendant les jours suivants ; les nuits furent sans sommeil, et troublées par un mouvement fébrile presque continu. Malgré l'insuccès de cette première tentative, Mme Vittoz fut fidèle au rendez-vous ; mais cette fois la rebouteuse ne voulut exercer aucune manœuvre, déclarant que *la malade était trop faible, et qu'elle pourrait bien lui rester dans les mains* ; la séance fut ajournée à huit jours. Au bout de ce temps, un nouveau mouvement forcé, moins violent que le premier, fut pratiqué par la rebouteuse, et renouvelé trois fois, à quelques jours d'intervalle. Ce traitement eut un résultat déplorable : l'articulation devint chaude, rouge, gonflée, douloureuse; le plus léger mouvement arrachait des cris à la malade. Ces accidents ne se calmèrent qu'au bout de trois semaines.

En mai, une consultation eut lieu entre les Drs Thillaye et Daguerre, et, sur l'avis de ce dernier, Mme Vittoz se rendit à Tivoli pour y prendre des douches froides, dirigées sur l'épaule malade. Quinze douches furent administrées; elles n'amenèrent aucune modification dans les mouvements, mais elles rendirent de nouveau l'articulation gonflée, rouge et douloureuse.

Mme Vittoz alla consulter le professeur Roux; ce chirurgien, après avoir examiné l'articulation, et écouté la longue énumération des moyens infructueusement employés jusqu'alors, conseilla à la malade de s'abstenir de tout traitement : « Vous avez une ankylose déjà ancienne, lui dit-il; c'est probablement un ennemi avec lequel il vous faudra vivre; mais dans tous les cas, il est nécessaire d'abord que vous vous reposiez. »

Mme Vittoz suivit ce sage conseil; pour rétablir sa santé générale, faible depuis longtemps, et fortement ébranlée par les douleurs et les traitements subis depuis un an, elle résolut en outre de passer l'été à la campagne, et elle vint habiter Bellevue; là, tourmentée par le désir de se guérir, et espérant tirer profit du voisinage d'un établissement médical dont elle entendait vanter les bons effets, elle vint me consulter le 23 juin 1846, et je constatai l'état suivant:

État actuel. L'épaule droite a conservé sa forme normale; son volume a diminué par suite d'une atrophie notable du muscle deltoïde; il n'existe ni rougeur ni gonflement, mais cependant la peau est manifestement plus chaude au niveau de l'articulation. Les mouvements sont extrêmement restreints, presque nuls; le bras peut être porté en avant et en arrière, mais tout mouvement qui nécessite une élévation de l'épaule est impossible; ainsi le bras ne peut être que très-faiblement soulevé en dehors, et non sans être accompagné par l'omoplate; l'avant-bras étant porté sur la poitrine, la main n'atteint qu'avec peine le sein gauche; en arrière, la main n'arrive pas au niveau de la colonne vertébrale; en haut, elle ne peut atteindre le lobule de l'oreille qu'autant que la tête, et même le tronc, sont fortement inclinés; il résulte de cet état que la plupart des actes les plus habituels de la vie sont complétement impossibles; Mme Vittoz ne peut ni se lacer, ni s'habiller, ni se coiffer; elle ne peut saisir aucun objet placé sur un meuble de quelque élévation, etc.

Lorsque la malade a exercé quelques mouvements dans les limites que nous venons d'indiquer, elle éprouve dans l'articulation des douleurs vives, qui parfois se prolongent pendant trente-six ou quarante-huit heures; le bras étant pendant, elle ne peut porter un objet de peu de poids sans souffrir beaucoup; les mouvements forcés, quelque légers qu'ils soient, produisent des souffrances intolérables.

La santé générale est très-mauvaise; les digestions sont capricieuses, pénibles; il existe une constipation habituelle et opiniâtre; la malade est très-amaigrie, son système nerveux fortement ébranlé; la moindre impression morale pénible lui arrache des larmes et la plonge dans la mélancolie.

En présence d'une ankylose aussi grave et aussi ancienne, d'un état général aussi débile, d'une irritabilité articulaire aussi prononcée, je dus prévenir Mme Vittoz que la guérison était incertaine, que, dans tous les cas, le traitement serait long, que les douches froides employées seules seraient insuffisantes, et qu'il fallait les associer aux mouvements forcés; la malade me promit patience et courage.

La première indication était de combattre l'irritation développée dans l'articulation, afin de rendre possibles les mouvements spontanés et artificiels; à cet effet, je recommandai à la malade de laisser le membre supérieur droit dans un repos complet, et l'eau froide fut employée comme agent sédatif de la manière suivante : deux fois par jour, la malade reçoit sur l'épaule, pendant dix minutes, une douche en nappe, et pendant la nuit l'articulation est constamment couverte d'une compresse mouillée, fréquemment renouvelée.

2 juillet. Le repos et l'usage continu du froid ont produit un excellent effet; la malade n'éprouve plus aucune douleur dans l'articulation; les mouvements spontanés, exécutés sans efforts, ne la font plus souffrir; quelques légers mouvements forcés sont assez facilement supportés.

L'eau froide continuera à être appliquée de la même façon, mais la malade exécutera tous les jours le plus de mouvements que faire se pourra, sans trop souffrir.

15 juillet. Les mouvements spontanés ont commencé par ramener quelques douleurs, mais celles-ci ont cédé facilement sous l'influence des compresses sédatives; aujourd'hui la malade peut, sans souffrir aucunement, faire mouvoir son bras dans les limites que nous avons indiquées plus haut. Je recommande à la malade d'exercer le membre de plus en plus, et je pratique des mouvements forcés de la manière suivante : la malade étant assise sur une chaise, et l'avant-bras étant fléchi sur le bras, je fixe le scapulum avec la main gauche et le genou droit, je saisis le coude avec la main droite, et par un mouvement

lent et gradué, je porte le membre successivement en avant, en arrière, en dehors, et en haut.

30 juillet. Les mouvements forcés ont été exécutés deux fois par jour; ils provoquent une douleur très-vive, mais celle-ci est bientôt calmée par une douche en nappe prise immédiatement, et par des compresses sédatives, appliquées pendant plusieurs heures à la suite de chaque séance.

1er août. Les mouvements spontanés ont manifestement gagné en étendue, ils ne sont nullement douloureux; la malade exerce son bras pendant une grande partie de la journée. Je fais suspendre dans le jardin une corde portant des nœuds très-rapprochés les uns des autres, et je fais adapter à une poignée en cuir des plaques de plomb mobiles, de manière à pouvoir augmenter graduellement le poids du corps destiné à être soulevé; les mouvements forcés, de plus en plus énergiques, sont bien supportés par la malade. Les douches en nappe sont remplacées par une douche très-forte, de 3 centimètres de diamètre, dirigée pendant cinq minutes sur l'articulation ankylosée; Mme Vittoz reçoit en même temps une douche en pluie générale. Ce traitement ne produit que quelques rares douleurs, bientôt calmées par des compresses sédatives, appliquées dans l'intervalle des séances ou pendant la nuit.

25 août. Trois nœuds ont été conquis sur la corde, et un poids de 1 kilogramme est facilement soulevé. La main atteint sans effort, en avant, l'épaule gauche; en arrière, l'angle inférieur de l'omoplate; en haut, le sommet de l'oreille.

25 septembre. Le même traitement a été continué, les douleurs ont entièrement disparu; la malade soulève et maintient pendant plusieurs minutes un poids de 2 kilogrammes; les mouvements en avant et en arrière ont à peu près leur étendue normale; lorsque je porte le bras en dehors et en haut, le mouvement est également à peu près complet, mais la malade ne peut maintenir le membre dans cette position, ce qui tient manifestement à la faiblesse du muscle deltoïde, qui n'a pas encore recouvré son volume, et dont les fibres ne se contractent pas assez énergiquement; quatre nœuds ont néanmoins été gagnés sur la corde.

Même traitement; des douches mobiles énergiques, en jet et en pluie, sont dirigées sur le deltoïde.

15 octobre. La guérison est complète; les mouvements ont toute l'étendue, toute la facilité, toute la force désirables; le deltoïde a repris son volume et sa contractilité; Mme Vittoz se sert de son bras comme avant l'accident dont les suites lui ont été si funestes. Sous

l'influence des douches en pluie, la santé générale a également subi une heureuse modification; l'appétit est vif, les digestions sont excellentes; la constipation a disparu, toutes les fonctions s'accomplissent régulièrement, l'amaigrissement a fait place à l'embonpoint; Mme Vittoz est pour ainsi dire transformée, au physique comme au moral.

Quelques mots suffisent pour faire ressortir toute l'importance de cette observation. La maladie a une année d'existence, la perte des mouvements est presque complète; il est évident que la guérison ne peut être obtenue qu'à l'aide des mouvements forcés. Ceux-ci sont impossibles, en raison des accidents locaux et des phénomènes de réaction générale qu'ils provoquent; toutes les tentatives faites dans cette direction ont échoué, ou même ont aggravé la maladie, et Roux conseille avec raison de s'abstenir de toute nouvelle manœuvre. Les émollients et les révulsifs n'ont pu triompher de la sensibilité exagérée dont l'articulation est le siége.

L'eau froide, employée comme agent de sédation et de révulsion, nous rend un premier et immense service; elle fait disparaître les douleurs spontanées ou provoquées par le plus léger mouvement; elle ramène l'articulation dans des conditions telles, que les mouvements forcés deviennent non-seulement possibles, mais encore faciles, et moins douloureux qu'ils ne le sont dans les circonstances ordinaires chez les sujets les plus favorisés à cet égard.

Ce point important obtenu, on change le mode d'application de l'eau froide de manière à mettre en jeu l'action résolutive et excitatrice, et les douches deviennent alors un adjuvant puissant des mouvements forcés; elles modifient la vitalité des tissus musculaire et fibreux; elles ramènent à ses conditions normales le deltoïde, en partie atrophié et paralysé; elles rendent prompte et complète une guérison qui, sans elles, se serait certainement fait attendre longtemps, et cela, sans amener peut-être un résultat aussi satisfaisant.

OBSERVATION. — Le 23 février 1849, je reçus de M. Malgaigne le billet suivant :

« Mon cher Fleury,

« J'ai à l'hôpital une malade portant une fausse ankylose coxo-fémorale que je ne peux mouvoir sans inflammation. La voulez-vous traiter? Je serais singulièrement curieux de voir ce que feraient vos douches froides dans ce cas.

« A vous,

« MALGAIGNE. »

Je me transportai le lendemain à l'hôpital Saint-Louis, et je trouvai là une jeune fille d'apparence scrofuleuse, très-amaigrie, n'ayant point quitté le lit depuis plusieurs mois, éprouvant dans la hanche droite des douleurs spontanées très-vives et presque continues, lesquelles devenaient intolérables, et s'accompagnaient de réaction fébrile, par l'effet de la plus légère traction; il existait en outre une contracture musculaire permanente, qui donnait lieu à une différence de près de 12 centimètres dans la longueur des deux membres inférieurs. La marche était complétement impossible, même avec deux béquilles, le poids du membre suffisant pour amener des douleurs extrêmement vives.

Le sujet n'était pas engageant, et M. Malgaigne eut la loyauté de me déclarer qu'il considérait comme à peu près impossible une guérison que quatre mois d'efforts ne lui avaient pas permis d'obtenir. J'hésitai quelques instants entre le désir de le convaincre de l'efficacité des douches froides et la crainte d'échouer; je résolus cependant de tenter l'entreprise, et la jeune malade vint s'établir à Bellevue le 21 mars.

Victoire Picot est âgée de 22 ans, d'une constitution grêle, d'un tempérament lymphatique très-prononcé; jusqu'à l'âge de 14 ans, elle n'a eu ni rhumatisme, ni aucune autre maladie dont elle ait gardé le souvenir; elle a été réglée à 17 ans; la menstruation est irrégulière et peu abondante, l'écoulement ne dure que deux ou trois jours et reste souvent trois ou quatre mois sans paraître.

Vers l'âge de 14 ans, en l'absence de toute cause appréciable, une douleur assez vive se fit sentir dans la hanche, la cuisse et le genou du côté droit, et, pendant six ans, elle se reproduisit un grand nombre de fois, à des intervalles de deux ou trois mois, et avec les caractères suivants : la douleur est exaspérée par le repos et la chaleur du lit ; elle est à son maximum le matin, et rend la marche pénible, claudicante ; elle diminue d'intensité pendant le jour, sous l'influence du mouvement, de l'exercice : elle dure ainsi quinze jours ou trois semaines, et disparaît alors spontanément pour se montrer de nouveau au bout de quelque temps.

A la fin de décembre 1846, la malade étant à Paris, la douleur se fit sentir tout à coup avec une acuité extrême et inaccoutumée ; le genou devint rouge, tuméfié et très-douloureux à la pression ; la marche est complétement impossible ; Victoire est obligée, pour la première fois, de garder le lit, et elle y reste pendant plusieurs mois. Soixante sangsues sont placées dans l'aine, où la douleur se fait sentir avec le plus d'intensité ; huit vésicatoires volants sont successivement appliqués ; on pratique des frictions avec l'essence de térébenthine ; on pose un emplâtre de goudron ; la malade est condamnée à un repos absolu, des bains tièdes sont pris en grand nombre.

Ce traitement affaiblit beaucoup la malade et ne lui procure que peu de soulagement : ce n'est qu'au mois de juin 1847 que Victoire peut enfin se lever, faire quelques pas dans la maison, ou de petites courses en s'appuyant sur une canne.

En mars 1848, Victoire fait une chute sur les genoux et éprouve une douleur extrêmement violente dans la hanche et l'aine du côté droit ; elle reste couchée pendant plusieurs jours et se retrouve alors à peu près dans le même état qu'avant sa chute : cependant elle s'aperçoit que le membre est plus court que l'autre et que le raccourcissement fait d'incessants progrès.

Au mois de novembre, Victoire entre à l'hôpital Saint-Louis, dans le service de M. Malgaigne.

L'amaigrissement est considérable, la marche entièrement impossible ; des douleurs très-vives et continues se font sentir dans la hanche, l'aine, et à un moindre degré dans le genou ; le membre est plus court que l'autre de 9 centimètres, mais ce raccourcissement est dû à l'action des muscles ; le pied n'est nullement dévié ; le membre malade est notablement atrophié.

Pendant quatre mois, M. Malgaigne essaye de combattre la maladie par les mouvements forcés : mais malgré tous les soins, toute la modération, toute la prudence possibles, malgré l'usage du chloroforme et de divers appareils, chaque tentative provoque des douleurs atroces, de la fièvre, et une inflammation articulaire aiguë, qui obligent à suspendre toute manœuvre.

C'est dans cet état de choses que Victoire vient à Bellevue.

Sous l'influence de la médication antiphlogistique et sédative, c'est-à-dire de compresses froides incessamment renouvelées nuit et jour, l'extrême sensibilité de la hanche et du genou s'amende ; au bout de quinze jours, les douleurs spontanées, continues et intermittentes, ont entièrement disparu, et la malade reçoit, deux fois par jour, une douche générale en pluie et en jet qu'elle vient prendre, ne se traînant qu'avec peine, appuyée sur deux béquilles.

Le 20 avril, la malade supporte, sans de trop vives douleurs, quelques mouvements de traction ; et comme il me paraît indispensable de vaincre avant tout la contracture musculaire et de rétablir la longueur du membre, j'installe un appareil à extension continue et graduée, que la malade conserve nuit et jour.

Pendant deux mois et demi, ce traitement est continué sans interruption, mais il exige des soins et une attention de tous les instants; le matin, et à quatre heures de l'après-midi, Victoire prend sa douche ; pendant le reste du temps elle reste couchée, le membre étant dans l'appareil à extension ; mais la manœuvre de celui-ci est très-difficile : il faut procéder avec beaucoup de lenteur et de prudence. Lorsque les douleurs se font sentir, des compresses sédatives sont appliquées, l'extension est diminuée ; quelquefois l'appareil est enlevé pendant plusieurs heures, ou même un jour tout entier.

Le 15 juillet, toute différence de longueur a disparu entre les membres pelviens, et pendant quinze jours, la malade ne fait autre chose que de prendre ses douches biquotidiennes.

Le 1er août, je m'occupe enfin de l'état des articulations de la hanche et du genou, et je constate l'existence de deux ankyloses : celle du genou est peu prononcée, cependant les mouvements de flexion ne sont évidemment pas complets; celle de la hanche est considérable : les mouvements d'abduction, d'adduction, de circumduction sont entièrement abolis, la cuisse ne peut être que très-peu fléchie sur le bassin. La malade se tient parfaitement sur le membre gauche, la jambe droite étant relevée; mais lorsque sur mes instances, et étant soutenue par les bras, elle essaye d'en faire autant du côté opposé, elle éprouve une douleur extrêmement violente dans la hanche, qui l'oblige à s'appuyer immédiatement sur le membre pelvien gauche, lequel, dans la station debout, supporte seul tout le poids du corps.

Les mouvements graduellement forcés sont commencés le 3 août.

Je passe par-dessus les détails multipliés de cette longue et intéressante observation ; on devine sans peine combien le traitement a exigé de soins; quelle modération, quelle prudence il a fallu apporter dans l'exécution des mouvements; combien de fois il a fallu les suspendre, pendant un jour ou deux, pour en revenir aux applications réfrigérantes et révulsives, etc. etc.

Je résumerai les résultats obtenus en disant qu'au bout de quinze jours la malade ne se sert plus que d'une seule béquille; qu'au bout de cinq semaines elle marche appuyée sur une canne; qu'à la fin du deuxième mois elle n'a plus qu'une légère ombrelle; et enfin qu'au mois de novembre elle quitte Bellevue, marchant sans appui, n'éprouvant plus la moindre douleur, ayant plusieurs fois parcouru à cloche-pied, sur le membre droit, le long corridor de l'établissement, toute différence de volume entre les deux membres pelviens ayant disparu, et enfin la constitution et le tempérament ayant subi la plus heureuse transformation. Victoire est retournée dans son pays ; elle est aujourd'hui, 15 février 1852, sur le point de se marier, et se porte parfaitement bien.

Dans cette observation remarquable, les choses se sont passées comme dans le fait précédent.

Sous l'influence antiphlogistique et sédative de l'eau froide, l'inflammation articulaire s'apaise, les douleurs spontanées disparaisent, et la malade arrive graduellement à pouvoir supporter sans accidents, et même sans souffrances violentes, des tractions de plus en plus énergiques, et enfin un appareil à extension continue.

Plus tard, lorsque la contracture a été vaincue, lorsque le membre a été ramené à sa longueur normale, l'action révulsive des douches froides excitantes permet de pratiquer, plusieurs fois par jour, des mouvements gradués de plus en plus étendus. Sous l'influence de ces mouvements et des douches résolutives, les parties intra et extra-articulaires reviennent à un état satisfaisant; l'action stimulante des douches réveille alors la contractilité et la puissance des muscles de la cuisse, et, conjointement avec l'exercice, rend au membre son volume; enfin l'action reconstitutive de la médication modifie la nutrition et transforme le tempérament.

« L'ankylose incomplète, disent MM. Denonvilliers et Gosselin, doit être soumise à l'emploi de moyens analogues à ceux dont nous avons parlé comme préservatifs, c'est-à-dire aux mouvements de plus en plus étendus, que l'on communique à l'articulation. On peut augmenter les bons effets de cette méthode par les douches, les onctions mercurielles, les bains sulfureux, *et* MÊME *l'hydrothérapie.* M. Fleury a publié dernièrement un travail sur le traitement de l'ankylose par l'eau froide; on y trouve *une observation* dans laquelle ce moyen PARAÎT avoir eu des effets avantageux» (1).

Si MM. Denonvilliers et Gosselin ont cru ne pas devoir tenir compte des trois autres observations contenues dans le travail qu'ils ont bien voulu citer, et reproduites dans ce livre (voy. p. 362 et suiv.), j'espère qu'ils accorderont quelque valeur au fait nouveau que je viens de rapporter, et si l'eau froide leur PARAÎT avoir eu, ici encore, des effets avantageux, ils reconnaîtront, je pense, qu'elle a droit à ne pas être mise sur la même ligne que les onctions mercurielles et les bains sulfureux!

Mais l'ankylose n'est pas toujours *solitaire;* elle peut être *multiple,* et occuper plusieurs articulations : des faits d'ankylose *générale* ont même été cités par Cooper, M. Velpeau, et il en existe deux exemples au musée Dupuytren. Quelles sont, dans les cas de ce genre, les ressources sur lesquelles le chirurgien peut compter ?

«Les ankyloses générales et multiples, disent MM. Denonvilliers et Gosselin, sont la conséquence de diathèses goutteuses et rhumatismales, qui rentrent plutôt dans le cadre des maladies internes; *elles ne peuvent d'ailleurs être soumises aux moyens thérapeutiques applicables à l'ankylose solitaire*» (2).

Nous protestons contre cette assertion, qu'il est difficile de s'expliquer *a priori,* et contre laquelle s'élève l'observation clinique; les deux curieuses observations suivantes prouveront

(1) Denonvilliers et Gosselin, *Compendium de chirurgie pratique*, t. II, p. 474.

(2) Denonvilliers et Gosselin, *loc. cit.*, p. 472.

que dans les ankyloses multiples ou générales, il faut, au contraire, appliquer à chacune des articulations immobilisées les moyens thérapeutiques applicables à l'ankylose solitaire.

Observation. — Mme A... demeure à Paris, rue Charlot, 16; elle est âgée de 36 ans, de petite taille, d'une constitution grêle, d'un tempérament nerveux très-prononcé; elle a été réglée à 14 ans, et depuis cette époque, elle a toujours eu des flueurs blanches abondantes; la santé a constamment été bonne, si ce n'est quelques douleurs rhumatismales erratiques, attribuées au séjour habituel dans une chambre très-humide, située au nord, et ne donnant que peu accès aux rayons lumineux.

Au mois de décembre 1842, Mme A... consulte, pour ses flueurs blanches, un médecin qui prescrit des injections astringentes, et celles-ci sont pratiquées plusieurs fois par jour, et sans interruption, pendant cinq mois.

Un jour du mois d'avril 1843, immédiatement après une injection, Mme A... éprouve tout à coup, au sommet de la tête, une sensation de chaleur et de pression, accompagnée d'étourdissement, d'injection de la face, et de tendance à la lipothymie; ces accidents se prolongent pendant un quart d'heure, et cessent alors brusquement, la sensation perçue au sommet de la tête émigrant vers le nez, où elle finit par disparaître à son tour. Ces *attaques nerveuses* ont lieu tous les jours, à moins que l'attention de la malade ne soit fortement distraite, cas dans lequel elles manquent quelquefois.

Au commencement de mai, la marche devient incertaine, chancelante; il semble toujours à la malade qu'elle va trébucher, tomber en avant; cette crainte, qui n'est d'ailleurs pas justifiée par le fait, acquiert un tel degré d'exagération, que Mme A... n'ose plus faire un pas dans sa chambre sans être soutenue. L'incertitude de la marche est notablement augmentée par toute émotion morale un peu vive.

A la fin du mois de mai, Mme A... éprouve, surtout pendant la nuit, des douleurs oculaires très-vives; elle ne peut ouvrir les paupières qu'avec peine, et celles-ci lui paraissent être en contact avec une surface sèche et rugueuse. La muqueuse palpébrale sécrète une matière épaisse et gluante, qui tous les matins agglutine les bords libres des paupières; la vue se trouble et s'affaiblit.

Au mois de juillet, les yeux reviennent à leur état normal, si ce n'est que la vue demeure faible; mais les accidents dont ils étaient le siége sont brusquement remplacés par des douleurs très-vives, occupant les articulations temporo-maxillaires; ces douleurs sont exaspérées par la mastication, qu'elles rendent presque impossible;

elles se calment au bout de trois jours, mais les mouvements de la mâchoire restent difficiles et très-restreints.

Vers le mois d'août, des douleurs subites, de courte durée mais très-intenses, se font sentir en différents points du corps, tantôt dans les masses musculaires, tantôt dans les articulations; elles ne sont accompagnées ni de rougeur ni de gonflement.

En décembre, la malade éprouve un jour, en se réveillant, des douleurs très-vives dans les talons; lorsqu'elle appuie les pieds sur le sol, il lui semble que des milliers d'épingles pénètrent dans les tissus; trois ou quatre jours après, les articulations tibio-tarsiennes deviennent très-douloureuses.

En janvier 1844, Mme A..., qui jusque-là n'avait point fait intervenir la médecine, alla demander du secours à la médication empirique et aveuglément systématique du sieur Benech; celui-ci prescrivit une tisane dont la composition nous est inconnue, soumit la malade au régime que l'on sait, et fit pratiquer des affusions chaudes, suivies de frictions avec de l'ammoniaque. Ce traitement fut continué pendant cinq mois; Mme A... le cessa au mois de juin, sans en avoir éprouvé la plus légère amélioration. Pendant quatre mois, aucune médication ne fut mise en usage.

En octobre, l'état de la malade a fort empiré; les articulations tibio-tarsiennes sont douloureuses et tuméfiées, les genoux ont également été envahis; ils sont douloureux, gonflés, irrégulièrement déformés; la marche est tout à fait impossible; Mme A... a recours à l'homœopathie, qui reste complétement inefficace, et qui est abandonnée au bout de six semaines.

En janvier 1845, des douleurs très-vives se font sentir dans les épaules, les coudes, et les poignets; les mouvements sont extrêmement douloureux, et ils deviennent de plus en plus restreints.

En février, nouveau traitement homœopathique; vers le mois d'août, les genoux sont à peu près complétement privés de mouvement, les jambes sont légèrement fléchies.

Au mois d'octobre, la maladie envahit la colonne vertébrale et les hanches. Cessation du traitement homœopathique; la malade est obligée de garder presque constamment le lit.

De janvier à mars 1846, les mouvements de la colonne vertébrale et des articulations coxo-fémorales deviennent de plus en plus douloureux et restreints.

De mars à juin, Mme A... est soumise à la *médecine chimique;* on lui administre, sans aucun avantage, une grande quantité de sirops dont la composition ne peut nous être indiquée.

En octobre 1846, je suis appelé à donner des soins à Mme A...

État actuel. Depuis un an, Mme A... n'a point quitté le lit; toute espèce de mouvement lui étant impossible, elle est obligée de garder presque constamment le décubitus dorsal, et il en est résulté une eschare assez profonde au sacrum; pour modifier sa position, pour satisfaire à ses besoins, la malade est forcée de réclamer l'intervention de deux personnes, et elle pousse des cris aigus à chaque mouvement qu'on lui imprime, quelque léger qu'il soit, quelque soin que l'on apporte dans la manœuvre.

La maigreur est extrême, et la malade l'attribue au resserrement des mâchoires, qui ne lui permet que d'avaler quelques aliments liquides; l'appétit est peu prononcé, il existe une constipation habituelle et opiniâtre; la peau est sèche, rugueuse, toujours aride, d'un gris sale; la face est profondément altérée. L'habitude extérieure a de l'analogie avec celle des individus affectés d'une cachexie saturnine très-prononcée.

Les mâchoires sont resserrées au point que les dents inférieures sont placées au devant des supérieures; ce n'est qu'avec peine que l'on parvient à faire exécuter quelques mouvements très-restreints et très-douloureux au maxillaire inférieur.

Les mouvements d'élévation sont entièrement abolis dans les épaules; l'avant-bras peut être légèrement fléchi, mais l'extension n'est point complète, et les mouvements de pronation et de supination sont entièrement nuls; les mouvements des poignets sont abolis; les doigts, dans la flexion la plus forte possible, sont éloignés de la paume de la main de 15 centimètres.

Les cuisses sont un peu fléchies sur le bassin; on sent, à travers la paroi abdominale, que les muscles psoas sont contractés et rigides; les mouvements des articulations coxo-fémorales sont entièrement abolis.

Les jambes sont assez fortement fléchies, les mouvements sont impossibles; les genoux sont tellement serrés l'un contre l'autre, qu'ils se sont écorchés à leur partie interne: on a été obligé d'interposer un coussin rempli de paille d'avoine.

Les pieds ont complétement perdu le mouvement.

Le tronc est courbé; la colonne vertébrale forme un arc de cercle à convexité postérieure, et la malade ne peut ni se redresser ni se courber davantage.

En raison de l'amaigrissement, qui est extrême, les articulations paraissent être très-volumineuses; mais l'on n'y constate aucune altération.

En présence d'un état aussi grave et aussi singulier, je me demandai d'abord quelle pouvait être la cause de cette ankylose générale, dont on ne trouve dans la science que deux ou trois observations, rapportées par Samuel Cooper et par M. Velpeau, et je me demandai ensuite quelles étaient les ressources que m'offrait la thérapeutique pour triompher d'une affection aussi ancienne et aussi obscure dans sa nature. Désireux de m'éclairer sur ces deux questions, je proposai une consultation, et le 20 octobre, M. le Dr Ricord fut appelé.

M. Ricord constata que le mouvement était à peu près complétement aboli dans toutes les articulations ; il pensa que cette ankylose générale devait être principalement, sinon exclusivement, attribuée à des contractures musculaires de nature rhumatismale ou névralgique ; il conseilla pour traitement des bains, des cataplasmes, des frictions émollientes et narcotiques. La malade objecta qu'à plusieurs reprises, elle avait déjà employé ces moyens sans en avoir retiré le moindre soulagement, et comme elle connaissait la guérison opérée par l'eau froide sur Mme Vittoz, elle réclama l'application d'un traitement analogue ; j'accédai d'autant plus volontiers à son désir que je n'avais pas grande confiance, je l'avoue, dans l'efficacité des topiques émollients et narcotiques.

Le traitement fut commencé le 15 novembre, et comme il a duré onze mois, je vais être obligé d'en supprimer les détails, et de ne rapporter que les faits principaux qui en ont, pour ainsi dire, marqué les différentes phases.

La malade étant dans l'impossibilité absolue de se mouvoir, de se tenir debout ou assise, je fais passer sous elle une toile cirée, et je fais pratiquer des lotions générales et rapides avec une grosse éponge trempée dans de l'eau froide ; ces lotions sont renouvelées trois fois par jour, pendant cinq à six minutes chaque fois ; la réaction est favorisée par deux ou trois couvertures de laine, dont on recouvre la malade pendant une heure ou deux.

1er décembre. Les premières lotions ont été très-pénibles ; le froid produisait une sensation désagréable, douloureuse ; la réaction ne s'établissait que difficilement. Aujourd'hui ces inconvénients n'existent plus.

15 décembre. Les lotions sont très-bien supportées ; la réaction est prompte ; la peau n'est plus aussi sèche, aussi rugueuse ; l'appétit est plus vif ; la malade se sent plus forte.

15 janvier 1847. L'état général s'est beaucoup amélioré ; le teint est meilleur, les forces reviennent sous l'influence de l'appétit et du sommeil ; la malade n'éprouve plus que rarement des douleurs spon-

tanées dans les articulations ; lorsqu'on la soulève ou qu'on la retourne dans son lit, elle ne ressent plus les souffrances aiguës qui, deux mois auparavant, lui arrachaient des cris.

A la séance du matin, je fais usage de l'emmaillotement dans un drap mouillé et tordu recouvert de deux couvertures de laine ; la malade reste enveloppée pendant deux ou trois heures, et lorsque la sueur est établie, elle reçoit une lotion abondante.

15 février. Les dents ne sont plus serrées et superposées ; la malade peut exécuter quelques légers mouvements de la mâchoire ; les doigts ne sont plus aussi roides, les genoux peuvent être écartés l'un de l'autre de 2 ou 3 centimètres, et l'on supprime le coussin destiné à empêcher leur contact et l'écorchement de leur partie interne. Pendant la nuit, Mme A... ne glisse plus autant dans son lit, elle parvient quelquefois à prendre le décubitus latéral ; avec l'aide de deux personnes, la malade parvient à sortir de son lit, et en s'appuyant sur deux chaises, à rester debout pendant deux ou trois minutes ; le tronc est fortement fléchi sur le bassin, les cuisses sont fléchies sur le bassin, et les jambes sur les cuisses.

Emmaillotement et lotion le matin ; dans la journée, Mme A... est placée debout dans un grand baquet, et elle reçoit une douche en pluie, au moyen de deux grands arrosoirs garnis de leur pomme criblée de trous ; le soir, lotion.

1er mars. Les mouvements de la mâchoire sont beaucoup plus libres, les dents peuvent être écartées de 3 à 4 centimètres ; la malade commence à manger des aliments solides ; les doigts se meuvent plus facilement, et se rapprochent davantage de la paume de la main, les genoux peuvent être écartés de 8 à 10 centimètres ; la malade, étant placée dans un fauteuil, peut y rester pendant trois ou quatre heures sans éprouver ni douleur ni fatigue trop grandes. — Même traitement.

15 mars. La malade descend de son lit sans le secours de personne ; en disposant les meubles de manière qu'elle puisse s'appuyer sur eux, elle parvient à faire le tour de la chambre, à la condition toutefois de traîner les pieds sur le sol, car ceux-ci, en raison de l'immobilité des articulations coxo-fémorales, ne peuvent être élevés de la plus petite distance.

Le matin, emmaillottement suivi d'une douche en pluie ; dans la journée et le soir, douche en pluie ; exercice et mouvements spontanés autant que faire se pourra.

25 mars. La malade fait le tour de la chambre en s'appuyant sur deux personnes ; pendant les trois ou quatre minutes de la douche en pluie, elle reste debout sans aucun secours ; les pieds peuvent

abandonner le sol, et la malade parvient à les placer sur un tabouret haut de 6 centimètres.

Le matin, transpiration en étuve sèche suivie d'une douche en pluie; dans la journée et le soir, douche en pluie.

31 mars. Avec le secours d'une simple canne, la malade peut faire une douzaine de pas; elle soulève suffisamment les pieds pour pouvoir maintenant se placer toute seule dans le baquet, dont le bord est haut de 15 centimètres; les genoux peuvent être écartés d'environ 20 centimètres; le tronc s'est un peu redressé; quelques mouvements de flexion sont possibles dans les coudes, les poignets et les genoux. — Même traitement.

15 avril. L'amélioration n'a plus marché aussi rapidement, et l'état de la malade diffère peu de ce qu'il était il y a quinze jours. Je conseille à Mme A... de passer l'été à Bellevue, afin d'y suivre un traitement plus énergique; elle se range à cet avis, et elle loue une habitation peu éloignée de l'établissement hydrothérapique; le traitement est recommencé le 20 avril. Le matin, transpiration en étuve sèche, et douche en pluie dans la chambre de la malade; à quatre heures de l'après-midi, Mme A... se place dans un fauteuil, et on la porte à l'établissement; on est obligé de la descendre dans la piscine où tombe la douche, et de l'en remonter, car elle ne peut ni en descendre ni en monter les cinq marches; elle reçoit pendant cinq minutes une douche en pluie générale, et une douche mobile mitigée, promenée sur les différentes articulations.

30 mai. La malade franchit en marchant, et en s'appuyant sur le bras de sa domestique, le tiers de la distance qui sépare son habitation de l'établissement, c'est-à-dire environ cinq cents pas; l'écartement des genoux atteint à peu près ses limites normales; le tronc s'est sensiblement redressé; la coloration morbide de la peau a entièrement disparu; le teint est clair, animé; l'appétit est vif; la malade a notablement engraissé; la constipation a cessé.

20 juin. La malade vient à pied à l'établissement en faisant deux ou trois petites haltes, pendant lesquelles elle se repose, quelques minutes durant, sur un pliant; la douche du matin est prise à l'établissement comme celle du soir; les douches sont précédées de mouvements forcés auxquels je soumets les articulations scapulo-humérales, huméro-cubitales, radio-carpiennes, coxo-fémorales, fémoro-tibiales, et tibio-tarsiennes.

20 juillet. La malade a peu d'énergie, peu de courage, pour supporter les mouvements forcés, qui donnent lieu à des douleurs vives, mais bientôt calmées par l'application de compresses sédatives.

Je supprime la sudation du matin; la malade prend trois douches par jour.

20 août. La malade fait le trajet entièrement à pied, et en s'appuyant seulement sur une canne; plusieurs fois dans la journée, elle se promène dans son jardin, dans sa chambre; elle va et vient sans cesse; les mouvements des membres supérieurs sont assez libres pour lui permettre de se servir, de vaquer aux occupations habituelles de la vie; le tronc est à peu près complétement redressé; cependant les doigts ne s'appliquent pas encore sur la paume de la main; les mouvements de pronation et de supination sont encore assez restreints, et les pieds ne s'élèvent pas suffisamment au-dessus du sol.

20 septembre. La malade fait à pied, et sans se reposer, le trajet de l'aller et du retour; elle peut le faire sans canne; elle a fait plusieurs promenades dans Bellevue. Les mouvements de la mâchoire sont entièrement libres; le poing ne peut être complétement fermé, mais les doigts sont en contact avec la paume de la main; la malade descend les cinq marches de la piscine, marches dont chacune a de 30 à 35 centimètres de hauteur. Mme A... a repris son embonpoint ordinaire; toutes les fonctions s'accomplissent bien.

20 octobre. Les mouvements n'ont point toute l'étendue possible; mais Mme A..., qui a fort peu d'énergie, et qui redoute excessivement les douleurs provoquées par les mouvements forcés, ne veut point se soumettre à de nouvelles manœuvres. « Je suis parfaitement contente de mon état, dit-elle; les mouvements que je puis exécuter satisfont à toutes les exigences de ma vie, et je n'ai pas besoin d'en acquérir de plus étendus au prix de nouvelles souffrances. »

Le traitement est suspendu; Mme A... continue cependant à prendre chez elle, deux ou trois fois par semaine, une douche en pluie.

Voici donc une ankylose générale ayant trois années d'existence; les mouvements sont abolis dans la presque totalité des articulations. Depuis un an, la malade n'a pu quitter le lit un seul instant; elle porte une eschare au sacrum, et elle est parvenue au dernier degré de l'amaigrissement. Les mouvements forcés sont impossibles, car le simple contact produit dans les articulations des douleurs intolérables. L'eau froide est employée sous forme de lotions, d'emmaillottement en drap mouillé, de bains de pluie, et sous son influence les douleurs s'apaisent et disparaissent, quelques mouvements spontanés deviennent possibles, l'état général s'améliore rapidement; au bout de quelques mois, les mouvements forcés peuvent être pratiqués sans donner lieu à des douleurs trop violentes, à une irritation articulaire trop intense; l'eau froide est alors administrée sous forme de douches plus énergiques, et sous cette double action, la guérison ne tarde pas à devenir à peu près complète.

On ne contestera point, je pense, l'importance des services rendus dans ce cas par l'eau froide, et l'on reconnaîtra qu'elle ne pouvait être remplacée par aucun autre agent thérapeutique; quant à moi, je n'hésite pas à déclarer que sans elle la malade n'aurait pas tardé à succomber misérablement, par les progrès de l'eschare et le désordre de la nutrition.

Observation. — M. B..., opticien, demeurant à Paris, rue des Trois-Pavillons, est âgé de 57 ans, d'une constitution grêle, d'un tempérament lymphatique, d'une santé habituellement bonne. En 1830, après avoir passé un grand nombre de nuits sur une terrasse très-élevée pour essayer des lunettes astronomiques, il ressent des douleurs rhumatismales erratiques qui, pendant trois ans, parcourent les différentes parties de son corps, et auxquelles il n'oppose aucun traitement : au bout de ce temps, les douleurs disparaissent spontanément et d'une manière complète.

Pendant l'été de 1845, M. B... fait un voyage en Suisse, et s'y expose à de grandes fatigues : il fait dans la neige une chute qui a pour résultat de l'enfermer pendant plusieurs heures dans des vêtements devenus très-humides.

Au mois d'octobre, des douleurs se font sentir dans les lombes, les bras et les jambes ; M. B... ne marche qu'avec peine et éprouve beaucoup de difficultés pour élever les bras, pour monter dans une voiture; il reçoit les soins de M. le Dr Jacquemin, qui prescrit des bains de vapeurs et divers liniments; les douleurs deviennent de plus en plus vives, et les mouvements de plus en plus difficiles et restreints. Au mois de février, Marjolin et M. le Dr Cazenave sont appelés en consultation ; six vésicatoires volants sont appliqués successivement le long du rachis, mais ils n'amènent aucune amélioration dans l'état du malade.

Pendant l'été de 1846, des bains de vapeurs sont pris en grand nombre, mais sans résultat. En 1847, M. B... va prendre les eaux de Barèges qui ne changent rien à sa position ; deux mois de traitement par l'iodure de potassium, à l'intérieur et en frictions, n'ont pas un résultat plus heureux : la maladie fait, au contraire, d'incessants progrès.

Pendant l'hiver de 1848, M. B... se soumet à un traitement empirique, consistant en tisanes et en pommades d'une composition inconnue : en été, il avale, pendant trois mois, des globules homœopathiques, et il est plus malade à la fin de l'année qu'au commencement.

Au mois de mars 1849, M. le professeur Trousseau est appelé : il prescrit des bains de sublimé ; mais vingt-quatre bains n'amènent aucune amélioration. M. Trousseau conseille alors au malade de se soumettre, dans son lit, à d'énergiques transpirations, terminées par une immersion dans un bain dont la température sera graduellement abaissée de 24 à 15° R.; mais en présence des difficultés d'exécution que soulève une pareille médication, M. B... trouve plus simple de se faire traiter dans un établissement hydrothérapique, et il vient à Bellevue le 8 août.

État actuel. L'habitude extérieure de M. B... est extrêmement singulière : les jambes, très-écartées l'une de l'autre, sont fléchies sur les cuisses, celles-ci le sont sur le bassin ; le tronc est rejeté en arrière, la tête est portée en avant ; les épaules sont très-effacées, les bras éloignés du corps et les coudes dans une demi-flexion. Dans cette position, M. B... se meut tout d'une pièce, quel que soit le mouvement de tête, des membres ou du tronc, qu'il veuille exécuter.

En examinant l'état des articulations, on constate une ankylose rachidienne complète ; la tête, fixée dans la position que nous avons indiquée, est à peu près immobile ; elle exécute encore un léger mouvement de flexion, mais les mouvements de rotation et d'extension sont entièrement abolis, et M. B... a renoncé, depuis longtemps, à s'occuper de ses lunettes astronomiques, en raison de l'impossibilité où il se trouve de diriger ses regards vers le ciel.

Les ankyloses des épaules et des coudes sont très-prononcées, celles des poignets le sont moins ; les articulations coxo-fémorales et fémoro-tibiales sont privées de toute espèce de mouvement, tandis que l'on peut encore mouvoir un peu les articulations tibio-tarsiennes.

Les douleurs ont à peu près complétement disparu ; mais on devine combien doit être pénible la position d'un homme qui ne marche qu'avec peine, et qui se sent soudé dans toutes ses articulations, de façon à ne point pouvoir exécuter les mouvements les plus usuels et les plus indispensables de la vie.

Le traitement est commencé immédiatement et parfaitement supporté (*sudations suivies d'une douche générale en pluie ; douche en jet, dirigée successivement sur toutes les articulations*).

Au bout de quinze jours, je procède aux mouvements forcés, que j'applique successivement à chacune des articulations ankylosées, en apportant toutefois une prudence extrême dans l'exécution de ceux qui ont pour objet de rendre à la tête sa mobilité.

Le 23 octobre, M. B... quitte Bellevue, parce que ses occupations s'opposent impérieusement à ce qu'il y fasse un plus long séjour : il n'est point complétement guéri, mais le corps est redressé, la marche facile, et M. B... peut maintenant, sans difficulté, monter un escalier et en voiture ; les mouvements des épaules et des coudes sont suffisamment étendus ; la tête n'est pas entièrement libre : cependant M. B... la tourne assez facilement et la porte en arrière, de manière à pouvoir de nouveau contempler les astres et essayer ses lunettes.

Il est, dans le traitement de l'ankylose, un point sur lequel je crois devoir insister d'une manière toute spéciale ; il se rapporte aux mouvements forcés.

Sans parler de la méthode de M. Louvrier, heureusement abandonnée aujourd'hui, il est encore beaucoup de chirurgiens qui veulent que les mouvements forcés soient brusques, violents, de façon à rendre d'un seul coup à l'articulation toute sa mobilité, et il en est d'autres qui accordent la préférence aux machines, aux appareils mécaniques exerçant une action graduée, mais continue. Je crois que les uns et les autres sont dans une mauvaise voie.

Les mouvements forcés doivent être gradués, intermittents, et exécutés par le chirurgien lui-même ; il ne faut les pratiquer que lorsque toute douleur spontanée a disparu dans l'articulation, il faut s'arrêter aussitôt que le malade accuse une souffrance très-vive et qu'on rencontre une grande résistance ; il faut les suspendre s'ils ont déterminé une douleur persistante, et ne les reprendre que lorsque celle-ci a cessé d'exister ; en général, il n'est pas utile de soumettre le malade à plus de deux ou trois séances de mouvements par jour.

En agissant de cette façon, le traitement de l'ankylose devient, pour le malade et pour le chirurgien, une œuvre de temps et de patience ; mais le résultat est certain, à moins que l'ankylose ne soit complète et définitive, cas dans lequel les moyens proposés par MM. Louvrier et Rhea-Barton sont les seules ressources extrêmes auxquelles on puisse s'adresser.

En suivant, au contraire, la pratique contre laquelle je m'élève, on voit chaque tentative de mouvements forcés déterminer dans l'articulation des douleurs tellement violentes, des phénomènes inflammatoires tellement intenses, que l'on est obligé d'ajourner toute tentative nouvelle, et de combattre les accidents produits par la précédente pendant quinze jours, trois semaines, ou même plus longtemps encore; or, pendant ce repos et cette suspension, on perd tout le bénéfice de l'opération, et celle-ci n'a souvent alors d'autre effet que d'avoir rendu les mouvements plus restreints et plus difficiles qu'ils ne l'étaient avant l'intervention du chirurgien.

Des pertes séminales involontaires et du phimosis congénital (1).

Deux causes principales, l'*irritation* et l'*atonie*, ont été assignées à la spermatorrhée, et comme, d'un autre côté, celle-ci est accompagnée d'anémie, de troubles profonds de la digestion, de la nutrition, de la circulation, et surtout d'un ensemble de phénomènes nerveux qui parfois acquiert une gravité extrême et porte simultanément sur la sensibilité, la motilité, les facultés intellectuelles et morales, on a dû tout naturellement penser à faire intervenir l'hydrothérapie dans le traitement de cette maladie, qu'on trouve mentionnée dans tous les ouvrages qui ont été écrits sur la médication par l'eau froide.

Un grand nombre de malades affectés de spermatorrhée ont été traités à Bellevue, et je puis affirmer que l'hydrothérapie est beaucoup plus efficace que les nombreux agents médicamen-

(1) Voy. *Clinique hydrothérapique de Bellevue*, 1er et 2e fascicules.

teux qui ont été indiqués par les auteurs (1), et voire même que la cautérisation, qui souvent produit des accidents du côté des fonctions urinaires, sans modifier les pertes séminales ou même en rendant celles-ci plus fréquentes. Lallemand, qui est peu partisan des bains froids de mer ou de rivière, reconnaît cependant qu'ils sont utiles *lorsque le médecin sait apprécier convenablement la constitution, les forces de son malade, les moyens de réaction à la soustraction de calorique opérée par le bain;* il concède également que les applications froides, lotions, frictions ou douches, peuvent souvent être employées avec avantages, *à la condition qu'on apporte beaucoup de prudence dans leur administration.*

Les conditions posées par Lallemand sont nécessaires au succès d'une médication quelconque, et nous y souscrivons très-volontiers; mais nous ajoutons que le médecin qui les remplira trouvera dans l'hydrothérapie un précieux moyen de curation dont il chercherait en vain l'équivalent.

Les douches froides générales, révulsives et toniques, sont d'un emploi facile et toujours avantageux; mais les applications locales (bains de siége à eau dormante ou courante, demi-emmaillottements, compresses, etc.) exigent, au contraire, beaucoup de précautions et peuvent être plus nuisibles qu'utiles, si par un diagnostic bien établi on n'est pas arrivé à reconnaître avec certitude la cause de la maladie. Il est évident, en effet, que les applications excitantes ne conviennent pas à la spermatorrhée par irritation, et que les applications sédatives ne sont pas indiquées lorsque les pertes séminales sont le résultat de l'atonie.

Il ne faut pas croire toutefois que le succès de l'hydrothérapie, convenablement et rationnellement appliquée, soit constant, et c'est en le voyant me faire souvent défaut que j'ai été conduit à étudier une cause de spermatorrhée à peine indiquée par les auteurs; je veux parler du *phimosis congénital.* Mes recherches montreront que ce vice de conformation joue dans la pathogénie

(1) Voy. *Compendium de médecine pratique*, t. VII, p. 567 et suiv.

de l'homme adulte un rôle très-important, qui n'a pas même encore été entrevu par les praticiens; elles indiqueront le seul moyen à l'aide duquel il soit possible de porter remède à des troubles fonctionnels graves et nombreux, fort mal appréciés jusqu'à présent; elles expliqueront l'inefficacité de la matière médicale, de l'hydrothérapie, et de toutes les médications qui laissent intacte la cause physique et méconnue de la maladie; enfin elles introduiront dans la science une description nouvelle, non moins intéressante pour le nosographe que pour le clinicien.

On donne le nom de ***phimosis congénital*** à un vice de conformation dans lequel le prépuce est en même temps trop long et trop étroit, de telle sorte qu'il dépasse d'une quantité plus ou moins considérable l'extrémité du gland, qu'il ne peut être ramené qu'avec effort en arrière de celui-ci, et qu'il forme alors un anneau exerçant sur la verge une constriction, qui devient d'autant plus énergique que le membre est dans une érection plus prononcée.

Si les pathologistes ont accordé quelques développements à l'histoire du phimosis accidentel, à l'étude de ses causes, de ses symptômes, de son traitement, il n'en a pas été de même pour le phimosis congénital, que l'on trouve à peine mentionné soit dans les ouvrages de pathologie externe, soit, et à plus forte raison, dans ceux de pathologie interne, soit même dans les traités spécialement consacrés à l'étude des maladies des organes génito-urinaires.

« Lorsque dans le phimosis naturel, dit Boyer (1), l'ouverture du prépuce est assez grande pour que l'urine y passe librement à mesure qu'elle sort de l'urèthre, il n'en résulte aucun inconvénient...... Si le prépuce n'a que l'étendue nécessaire pour recouvrir le gland, celui-ci ne pouvant passer par l'ouverture trop étroite du prépuce, l'érection est douloureuse, et la douleur est

(1) Boyer, *Traité des maladies chirurgicales*, t. VI, p. 767 et suiv., 5e édition.

surtout très-grande lorsque les sujets chez lesquels cette conformation a lieu ont commerce avec les femmes. »

Boyer signale ensuite les amas de matière sébacée, la balanite, les ulcérations et les adhérences dont ce vice de conformation peut devenir la cause.

« Le phimosis congénital, dit M. Velpeau (1), ne gêne qu'en portant obstacle à l'écoulement des urines, ou, dans l'âge adulte, par les douleurs qui en résultent pendant le coït. »

Le principal inconvénient du phimosis congénital, selon Blandin (2), consiste à empêcher pour le gland l'usage des soins de propreté, et par suite de disposer au cancer de la verge.

Sabatier et Dupuytren (3) signalent les amas d'urine et les concrétions qui peuvent se former entre le prépuce et le gland, la balanite, les douleurs pendant l'érection et le coït, et l'éjaculation incomplète.

M. Lagneau (4) ajoute à ce tableau la gêne dans l'émission des urines, et la diminution de la sensation voluptueuse pendant le coït.

Dans un mémoire inséré en 1831, dans les *Archives générales de médecine*, M. Laugier ne s'est occupé que du phimosis avec adhérence chez les nouveau-nés, et de l'opération qu'il réclame (5).

Un fait, qui s'est offert à moi en 1840, ayant attiré mon attention sur cette disposition du prépuce, j'ai recueilli depuis seize ans un grand nombre d'observations d'après lesquelles je crois pouvoir établir aujourd'hui que ce vice de conformation a une importance pathologique digne d'être signalée aux praticiens, à la sagacité desquels il est vraiment étonnant qu'elle ait pu échapper jusqu'à présent.

---

(1) Velpeau, *Médecine opératoire*, t. III, p. 553; 1832.

(2) Blandin, *Anatomie topographique*, p. 448; 1834.

(3) Sabatier et Dupuytren, *Méd. opérat.*, t. IV, p. 530 et suiv.; 1832.

(4) Lagneau, *Dictionn. de méd.*, 2e édit, art. *Phimosis*.

(5) Laugier, *du Phimosis congénital*, etc., in *Arch. gén. de méd.*, t. XXVII, p. 5; 1831.

La disposition vicieuse du prépuce, soit qu'elle ne se présente pas avec tous ses caractères les plus tranchés, soit en raison de certaines conditions individuelles, peut n'exercer aucune influence fâcheuse sur les fonctions génératrices non plus que sur la santé générale du sujet, et alors elle n'est accompagnée, en effet, que des légers inconvénients qui ont été indiqués par les auteurs.

La matière sébacée s'amasse entre le prépuce et le gland, et si les soins de propreté ne sont pas très-exacts et très-rigoureux, on voit souvent se développer un herpès præputialis, une balanite plus ou moins intense, et quelquefois même des ulcérations placées soit sur le gland, soit sur le prépuce, où elles deviennent la cause de douleurs assez vives et parfois d'un engorgement des ganglions de l'aine; quelquefois le coït donne lieu à des tractions douloureuses ou même à des frottements assez énergiques pour produire des excoriations ou des vésicules herpétiques; mais, dans d'autres cas, que je suis autorisé à considérer comme très-fréquents, le phimosis congénital donne lieu à des phénomènes beaucoup plus nombreux, plus importants, plus complexes, plus graves, que l'on peut diviser en trois catégories distinctes.

Les uns, entièrement locaux, portent sur les fonctions génito-urinaires, et sur une partie des organes qui président à ces fonctions : la verge, les testicules, les conduits éjaculateurs, la prostate et la vessie.

Les autres exercent leur action sur l'encéphale, par l'intermédiaire des organes et des fonctions de la génération.

Les troisièmes enfin sont sympathiques, se font sentir sur l'innervation générale, et par conséquent sur l'économie tout entière.

Nous allons étudier séparément ces trois ordres de phénomènes, en nous appuyant sur des observations que nous rapporterons en résumé ou *in extenso*, suivant les besoins de la cause.

A. *Phénomènes relatifs aux fonctions et aux organes de la génération.* — Le phimosis congénital exerce parfois sur le sens et les fonctions de la génération une influence très-remarquable, qui peut être portée tantôt dans une direction, tantôt dans la direction diamétralement opposée, suivant que le vice de conformation est plus ou moins prononcé, et par conséquent se traduire par des phénomènes entièrement différents, selon qu'ils se lient à l'excitation du sens génital, ou bien, au contraire, à sa dépression.

1° *Excitation du sens génital.* Les auteurs ont indiqué l'excitation du sens génital parmi les phénomènes qui peuvent être produits par le phimosis congénital, et ils l'ont attribuée à l'irritation déterminée par la matière sébacée accumulée entre le prépuce et le gland. « J'ai vu un homme, dit J.-L. Petit (1), qui avait le priapisme et qui véritablement avait des désirs effrénés, qui pouvaient avoir pour cause l'agacement du gland par l'âcreté de l'humeur sébacée. » Or il suffit d'avoir observé un seul malade pour être convaincu de l'inanité de cette explication, et si J.-L. Petit eût soumis le sujet dont il parle à des soins de propreté, qui eussent rendu impossibles l'accumulation, le séjour prolongé, et par conséquent l'âcreté de l'humeur sébacée, la persistance des phénomènes n'eût pas tardé à lui montrer que la cause n'était pas là où il la plaçait. Recouverte par le prépuce et lubréfiée par la matière sébacée, soustraite au contact de l'air, au frottement des vêtements, la surface du gland, chez les individus atteints de phimosis congénital, est beaucoup plus fine, plus *muqueuse*, plus sensible, plus irritable, à ce point que, si l'opération est pratiquée, les sujets éprouvent ordinairement, pendant une quinzaine de jours, une sensation pénible ou même des douleurs assez vives, provoquées par le contact de l'air et de la chemise, et ces phénomènes ne disparaissent que lorsque le tégument a perdu les caractères que nous venons de lui assigner, pour se rapprocher de ceux qui appartiennent à la peau. Or, lorsque le phimosis n'est que médiocre, lorsque le prépuce peut se porter naturellement au delà du gland, il en résulte que la sensibilité exagérée

(1) J.-L. Petit, *OEuvr. chirurg.*, p. 695, édit. de 1837.

de celui-ci est accrue, excitée par le contact de l'air, par le frottement des vêtements ou des draps du lit, par celui qui s'exerce contre les parois du vagin dans l'acte du coït, et c'est à cette circonstance qu'il faut rapporter les désirs vénériens immodérés, les érections fréquentes, diurnes et nocturnes, auxquelles sont sujets les individus, et qui parfois deviennent un véritable état morbide. Souvent aussi ces phénomènes se rattachent à une sensation de prurit, de chatouillement, de titillation, qui se fait sentir dans le gland ou à l'extrémité du prépuce, d'une manière plus ou moins intense. J'ai vu plusieurs malades continuellement agacés par cette sensation, qui les maintenait presque continuellement dans un état de désir vénérien et de demi-érection, et c'est en agissant de cette façon que le phimosis congénital médiocre devient une cause fréquente de masturbation chez les enfants, et même chez les adultes, ainsi que le prouvera l'observation suivante.

Observation. — M. X..., âgé de 33 ans, après s'être beaucoup masturbé pendant sa jeunesse, continuait à se livrer à cette habitude, malgré un commerce très-actif avec les femmes et des pollutions nocturnes fréquentes. Tourmenté sans cesse, nuit et jour, par des érections, il les avait d'abord attribuées, pendant longtemps, à la vigueur de sa constitution et à un tempérament sanguin très-prononcé; mais, voyant que ses désirs ne faisaient qu'augmenter, au lieu de s'amortir, il se décida à me consulter. L'ardeur génératrice du sujet dépassait évidemment les limites physiologiques, et nulle cause pathologique ne venant me rendre compte de cette disposition, qui n'avait d'ailleurs aucune raison d'être morale ou intellectuelle, je pensai qu'un phimosis congénital était peut-être le point de départ des phénomènes et je proposai l'opération, en déclarant que je n'assurais point de remédier complétement par là aux accidents, mais que, dans tous les cas, l'excision du prépuce ne pouvait avoir que des résultats avantageux.

M. X... accepta ma proposition, et l'opération fut pratiquée le 17 avril 1844. Un mois après, les érections, les désirs érotiques immodérés, avaient complétement disparu, et M. X... était rentré dans les conditions ordinaires des hommes de son âge et de sa constitution.

Dans le cas que je viens de rapporter, l'excitation du sens génital était le seul phénomène produit par le phimosis, et c'est par cette raison que j'ai placé ici cette observation; chez plusieurs autres malades, le phimosis, sans exciter au même degré l'organe de la génération, avait donné lieu à des phénomènes plus complexes et plus graves, en vue desquels l'opération a été spécialement pratiquée; mais chez tous il existait cependant des érections fréquentes et fatigantes qui ont disparu après l'excision du prépuce.

Lorsque l'excitation des organes génitaux ne dépasse pas certaines limites, elle n'entraîne pas après elle d'accidents fâcheux; mais, lorsque les érections sont trop fréquentes, elles donnent lieu à une irritation continue des organes génito-urinaires, à des pertes séminales volontaires ou involontaires, qui finissent par donner lieu à tous les phénomènes pathologiques que l'on sait être la conséquence des abus de masturbation ou de coït et de la spermatorrhée. Lallemand énumère, parmi les causes déterminantes directes de la spermatorrhée, la masturbation, les excès vénériens, les érections trop prolongées, les amas de matière sébacée, et il ne fait que mentionner le phimosis naturel parmi les causes prédisposantes. Nous croyons que fort souvent c'est au vice de conformation qu'il faut rattacher ces différentes causes, et par conséquent la spermatorrhée elle-même. Cette opinion n'est pas une simple hypothèse; elle s'appuie sur des faits qui ne laissent point de doute.

Observation. — M. D..., âgé de 25 ans, d'une constitution robuste, d'un tempérament sanguin, s'est livré à la masturbation depuis l'âge de 12 ans jusqu'à celui de 18; à cette époque, il a contracté une liaison avec une jeune fille, et pendant trois ans il a eu avec elle des rapports sexuels extrêmement fréquents; mais ceux-ci, loin d'éteindre ses désirs, semblaient au contraire les exciter, et des érections presque continuelles ayant lieu soit pendant le jour, soit pendant la nuit, M. D... se livrait parfois à son habitude d'enfance. Au bout d'un an, c'est-à-dire à l'âge de 22 ans, les érections nocturnes devinrent incessantes, accompagnées de rêves érotiques et suivies de pollutions. M. D..., attribuant ce phénomène à la vigueur de sa constitution, contracta plusieurs liaisons féminines, et pendant six mois il se livra au coït presque régulièrement cinq ou six fois par jour. Mais ce régime n'amena point le résultat désiré, et pendant les nuits que M. D... passait dans la maison paternelle, et par conséquent dans l'isolement, les érections et les pertes séminales devinrent encore plus fréquentes qu'auparavant.

Bientôt des douleurs se firent sentir dans la région lombaire; les forces diminuèrent, les digestions se troublèrent, le travail intellectuel devint moins facile, plus fatigant, et M. D... se décida à consulter un médecin. Les pertes séminales furent attribuées à la masturbation, aux excès vénériens, et le malade fut condamné à la continence, aux bains tièdes, au régime lacté et végétal, à l'abstention du vin, du café, des liqueurs, etc. Ce traitement n'ayant amené aucune amélioration, on eut recours à plusieurs applications de sangsues au périnée, aux lavements camphrés, aux cataplasmes émollients appliqués pendant la nuit sur les organes génitaux, etc. Ces divers moyens n'eurent qu'un médiocre succès; sous leur influence, les érections et les pollutions devenaient moins fréquentes ou même se supprimaient complétement; mais, aussitôt qu'on cessait leur emploi, les phénomènes se reproduisaient.

Après dix-huit mois de traitement infructueux, la cautérisation fut conseillée; mais M. D... ne voulut point s'y soumettre sans avoir consulté Lallemand, et à cet effet il se rendit à Paris, où l'opération fut pratiquée deux fois par le praticien que nous venons de nommer. Le résultat en fut plus nuisible que favorable. Six mois après, c'est-à-dire au mois de mars 1848, le hasard me fit rencontrer M. D..., qui avait renoncé à tout traitement et renoué un commerce fort actif avec les femmes, malgré la fréquence toujours très-grande des pertes séminales et l'aggravation des accidents ci-dessus mentionnés. Instruit de son état, l'idée du phimosis me vint à l'esprit; je demandai au malade de me permettre de l'examiner, et ayant constaté, en effet, l'existence d'un phimosis congénital, je proposai l'opération. Elle fut d'abord repoussée avec obstination; mais enfin, vaincu par mes instances, le malade s'y résigna, et je pratiquai l'excision du prépuce le 15 mai. Trois semaines après, les érections et les pertes séminales avaient entièrement disparu. M. D... a recouvré toute sa santé, et un commerce très-modéré avec les femmes suffit amplement à satisfaire ses désirs vénériens.

Chez un autre malade, des pertes séminales diurnes avaient lieu sans érection, sous la seule influence de la vue, de l'approche d'une femme ou d'une conversation avec elle; elles résistèrent pendant plusieurs années à un grand nombre de médications diverses, et ne disparurent qu'après l'opération d'un phimosis congénital.

2° *Dépression du sens génital.* Dans d'autres cas, et spécialement lorsque le phimosis est très-prononcé, lorsque le prépuce recouvre complétement le gland, même pendant l'érection, ce vice de conformation donne lieu à des phénomènes diamétralement opposés à ceux que nous venons de décrire, et loin de provoquer des érections, loin d'exciter des désirs vénériens, de rendre les sujets plus enclins au commerce des femmes, il produit une espèce d'anaphrodisie très-curieuse, qui n'a pas été décrite jusqu'à présent et qu'il m'a été donné plusieurs fois d'observer.

Le volume de la verge et celui des testicules sont ordinairement très-petits dans les cas de ce genre, circonstance que l'on peut expliquer et par la compression exercée par le prépuce, et par le repos dans lequel l'organe reste plongé; les désirs vénériens sont peu prononcés, les érections sont rares et peu intenses; le plaisir vénérien est à peu près nul ou même remplacé par une douleur plus ou moins vive, qui tantôt, produite par les tractions exercées sur le prépuce, se fait sentir pendant toute la durée du coït, et tantôt, due à l'obstacle apporté à la libre et facile expulsion du sperme, ne se manifeste qu'au moment d'une éjaculation tardive, incomplète, peu énergique, et a son siége soit à l'extrémité de la verge, soit, et plus fréquemment, vers le périnée et la région prostatique.

Mais indépendamment des sensations douloureuses qui accompagnent le coït et qui finissent par en dégoûter les sujets, on peut expliquer l'anaphrodisie par la disposition anatomique que présente l'organe de la génération. En effet, le prépuce recouvrant constamment le gland, même pendant l'érection et le coït, il en résulte que cette portion de la verge est toujours soustraite aux causes excitatrices de l'érection et des désirs vénériens, et en particulier au contact de l'air, au frottement des vêtements, des draps, des parois vaginales, dernière circonstance qui explique aussi pourquoi, même en l'absence de toute sensation douloureuse, le plaisir vénérien est beaucoup moins intense ou même nul. D'un autre côté, la compression exercée sur la verge par le prépuce, et à laquelle nous avons attribué en partie le peu de développement de l'organe, doit entraver l'afflux du sang dans les corps caverneux, et par conséquent rendre les érections plus rares, plus difficiles, moins énergiques, et les désirs vénériens moins impérieux; d'où il résulte que, chez les sujets qui portent un phimosis congénital très-prononcé, les érections ne sont point provoquées, comme cela a lieu habituellement, par l'équitation, les cahots d'une voiture, la rétention des matières fécales dans l'intestin, et de l'urine dans la vessie.

L'observation suivante présente un tableau complet de tous les phénomènes que nous venons d'indiquer; elle démontre qu'ils sont sous la dépendance immédiate du vice de conformation, et elle offre un exemple très-remarquable de la transformation complète que subit le sujet par le fait de l'opération.

Observation. — M. N..., âgé de 35 ans, d'une constitution robuste, d'un tempérament nerveux, d'un embonpoint prononcé, a exercé le coït pour la première fois à l'âge de 25 ans, sans s'être préalablement livré à la masturbation. « Jamais, disait-il, je n'avais été tourmenté par des érections, par des désirs vénériens, par des idées érotiques; la lecture de quelques livres licencieux était même restée sans aucun effet sur moi, et lorsque je connus une femme, ce fut moins pour obéir à un besoin ou à un désir, que par curiosité et pour faire acte de virilité; il me semblait que je n'étais pas homme, et je voulais conquérir ce titre. » L'effet produit par la relation sexuelle fut loin d'être agréable; l'érection avait été lente, peu énergique, les frottements contre les parois du vagin avaient donné lieu à des tiraillements douloureux du prépuce; le plaisir avait été nul, l'éjaculation incomplète et accompagnée d'une douleur vive au périnée. Peu satisfait de cette épreuve, M. N... ne la réitéra qu'au bout de plusieurs mois, et sans plus de succès; pendant neuf ans, il n'eut alors que des relations sexuelles fort rares, amenées non par ses désirs, mais par l'entraînement de camarades, ou par la pensée que les choses devaient se modifier; il n'en fut rien. A l'âge de 34 ans,

M. N... rencontra une jeune femme d'un esprit distingué, d'un caractère fort aimable, et il noua avec elle une liaison suivie, se figurant que dans ces conditions, il trouverait plus d'agrément que dans des relations sexuelles fortuites, peu fréquentes, et ayant pour objet des filles publiques. Au bout d'un an, les choses en étaient toujours au même point; M. N... se demanda si ce n'était point un état pathologique, ou une disposition organique vicieuse, qui le rendait si différent des autres hommes, et si peu sensible à ce que, par une métaphore dérisoire, selon lui, on appelle *les plaisirs de l'amour!* Le 10 février 1840, M. N... vint me consulter; je constatai l'existence d'un phimosis congénital extrêmement prononcé; je proposai l'opération, et je la pratiquai, le 17 février, avec l'assistance de mon ami M. Marchessaux, actuellement l'un des médecins les plus éminents du Havre.

Trois mois après, M. N... avait subi une transformation complète. L'expression qui pendant tant d'années lui avait paru n'être qu'une métaphore dérisoire lui semblait maintenant n'exprimer que très-faiblement la réalité, et il était en disposition de réparer amplement le temps perdu.

3° *Lésions diverses des fonctions et des organes génito-urinaires.* Indépendamment des phénomènes que nous venons d'indiquer et qui se rattachent principalement au sens génital, le phimosis donne souvent lieu à des accidents plus ou moins graves du côté des organes génito-urinaires. La compression exercée sur la verge, les douleurs qui accompagnent l'érection et l'éjaculation, l'obstacle opposé à l'expulsion du sperme, provoquent et entretiennent une irritation qui se traduit par des uréthrites chroniques, des engorgements de la prostate, l'irritation des conduits éjaculateurs, et forme un ensemble de symptômes fort incommodes pour les sujets. J'ai vu plusieurs malades qui, après avoir, pendant de longues années, éprouvé tous ces accidents fâcheux et enduré des traitements multipliés et pénibles, ne furent guéris de leurs incommodités qu'après avoir subi l'opération d'un phimosis congénital très-prononcé, cause méconnue de tous les phénomènes morbides. L'observation suivante en est un exemple extrêmement remarquable.

Observation. — M. X... s'est livré au coït pour la première fois en

1829, à l'âge de 18 ans, et avec une jeune fille vierge, âgée de 16 ans ; malgré de violents désirs, l'érection avait été très-difficile, et au moment de l'éjaculation, une douleur extrêmement vive s'était fait sentir dans la région périnéale. Le lendemain, il existait un écoulement uréthral assez abondant, accompagné de douleurs vives pendant la miction et l'érection. Un médecin est appelé ; peu convaincu de l'état sain et encore moins de la virginité de la jeune fille, qu'il n'est point d'ailleurs mis en demeure d'examiner, il considère l'écoulement comme vénérien, prescrit un traitement antisyphilitique, des bains tièdes, des boissons émollientes, etc. La blennorrhagie dure six semaines, et n'est coupée qu'avec difficulté au bout de ce temps.

Quelques mois après, M. X... a une seconde relation sexuelle qui est accompagnée de la même douleur au moment de l'éjaculation, et qui donne lieu à un nouvel écoulement blennorrhagique qui, cette fois-ci, est coupé, au huitième jour, à l'aide du copahu. Depuis cette époque jusqu'en 1837, c'est-à-dire pendant huit ans, M. X... n'a que des relations sexuelles peu fréquentes, toujours accompagnées d'une vive douleur qui se fait sentir au périnée au moment de l'éjaculation, et donnant presque constamment lieu à des écoulements indolents, qui parfois disparaissent spontanément au bout de quelques jours, et qui d'autres fois rendent nécessaire l'usage du copahu, du cubèbe et des injections astringentes, moyens dont M. X... fait un fréquent usage, sans avoir recours à l'intervention d'un médecin.

En 1838, l'état du malade devient plus fâcheux encore. M. X... a constamment la sensation d'un corps étranger très-lourd, qui serait placé dans la région périnéale, et souvent il éprouve des élancements, des douleurs spontanées très-vives ; ces phénomènes augmentent par la marche, l'usage de la voiture, et surtout par l'équitation, qui est devenue à peu près impossible ; l'urèthre est le siége d'un suintement presque continuel (goutte militaire) qui se transforme en écoulement plus ou moins abondant, sous l'influence d'une longue marche, d'une promenade à cheval, d'un excès de table. Le coït est devenu de plus en plus douloureux, et augmente également l'abondance de l'écoulement blennorrhagique. M. Amussat est consulté ; il pratique le toucher rectal, annonce l'existence d'un engorgement de la prostate et conseille l'application d'un séton au périnée ; ce moyen, douloureux et gênant, ne produit, au bout de six semaines, aucune amélioration dans l'état du malade.

En 1840, M. X... s'aperçoit que la miction n'est plus aussi facile ; l'urine ne jaillit qu'après des efforts énergiques, le jet est faible, vrillé ; les dernières gouttes tombent perpendiculairement sur le sol ou dans le vase; la goutte militaire persiste et se transforme, plus souvent encore que précédemment, en écoulement plus abondant.

Je suis appelé à donner des soins au malade, et, soupçonnant un rétrécissement, j'introduis dans l'urèthre une bougie porte-empreinte, à l'aide de laquelle je constate l'existence de deux rétrécissements considérables : l'un à peu de distance de l'orifice de l'urèthre, l'autre vers la région prostatique.

Je combats cette double lésion organique par la dilatation et les bougies aluminées, suivant le procédé de M. Jobert; au bout de six semaines, le canal permet d'introduire une bougie du plus gros calibre, et j'en profite pour explorer la vessie; je n'y rencontre pas de calcul.

La guérison du double rétrécissement organique fait disparaître les accidents du côté de la miction et la goutte militaire; mais la pesanteur et les douleurs périnéales persistent, l'éjaculation est toujours très-douloureuse; le coït est souvent encore accompagné d'un écoulement blennorrhagique, indolent et peu abondant, qui tantôt disparaît spontanément au bout de six à huit jours, et tantôt oblige à recourir au copahu.

En 1842, M. X..., qui pense au mariage, se préoccupe sérieusement de son état, et me demande s'il n'est donc aucun moyen d'y porter remède; plusieurs faits qui venaient de se présenter à mon observation m'amènent alors, et pour la première fois, à penser que la cause de tous les accidents, qui persistent ou se renouvellent sans cesse depuis treize ans, pourrait bien être un phimosis congénital très-prononcé que porte M. X... Je lui propose l'opération; il ne s'y décide qu'avec peine et sur mes instances réitérées; elle est pratiquée par M. Ricord, au mois d'août. Six mois après, tous les accidents avaient disparu : plus de pesanteur ni de douleurs périnéales, plus de douleurs pendant l'éjaculation ni d'écoulements blennorrhagiques après le coït; le malade éprouve un bien-être qu'il n'a jamais connu depuis l'époque de la première relation sexuelle.

M. X... s'est marié en 1844; il a deux enfants. La guérison ne s'est pas démentie un instant; les fonctions et les organes génito-urinaires sont dans l'état le plus satisfaisant.

Cette observation est intéressante à plus d'un titre; elle montre combien l'irritation des organes génitaux produite par le phimosis peut amener d'accidents; elle révèle aux praticiens une cause à peu près complétement méconnue d'uréthrite chronique, d'engorgement prostatique, de phénomènes morbides de toutes sortes, et en indique le remède. Que de souffrances, d'incommodités graves, de désagréments, d'inquiétudes, eussent été épargnés au malade dont je viens de résumer l'histoire, si l'excision du prépuce eût été pratiquée quinze ans plus tôt.

Jusqu'à présent, nous avons vu l'influence du phimosis congénital s'exercer exclusivement sur les organes et les fonctions de la génération; mais, dans d'autres cas, elle porte également ou même principalement sur les organes et les fonctions urinaires. On observe alors des envies fréquentes d'uriner se faisant sentir la nuit comme le jour, interrompant le sommeil des sujets, rendant leurs nuits agitées, troublées par des rêves, des cauchemars, des érections fatigantes. La miction n'expulse qu'une très-petite quantité d'urine, dont l'émission est souvent accompagnée d'un ténesme vésical plus ou moins douloureux; les malades éprouvent parfois des douleurs vers l'extrémité libre de l'urèthre, de la pesanteur périnéale, des sensations douloureuses de diverses natures, qui sont quelquefois exaspérées par la marche, l'usage de la voiture, et qui, dans plusieurs cas, ont fait croire à l'existence d'un calcul vésical. Parmi les faits de cette nature que j'ai observés, le suivant peut être considéré comme un type, et je l'extrais de la *Gazette des hôpitaux*, dans laquelle il a déjà été publié.

Observation. — M. X..., âgé de 27 ans, s'est livré à la masturbation depuis l'âge de 12 ans jusqu'à celui de 20, sans toutefois commettre de grands excès; depuis, il a entièrement renoncé à cette habitude, et il n'a eu avec les femmes qu'un commerce peu fréquent. Les désirs vénériens sont peu intenses, et, tous les quinze jours environ, M. X... a une pollution, accompagnée de rêves érotiques, qui suffit à peu près à les éteindre; le plaisir vénérien, pendant le coït, est d'ailleurs presque nul, ou même remplacé par une sensation douloureuse, résultant des tractions qui sont exercées sur un prépuce très-étroit, fixé par un frein très-court, lequel s'insère à l'orifice même de l'urèthre, et, pendant l'érection, courbe la verge en attirant le gland en bas et en arrière. Le membre viril est peu volumineux.

En 1845, M. X... remarqua que les besoins d'uriner se faisaient sentir plus fréquemment qu'auparavant; la quantité absolue du liquide expulsé ne paraissait pas être augmentée. Il ne fit pas d'abord grande attention à ce phénomène; mais bientôt les envies d'uriner se manifestèrent plusieurs fois pendant la nuit, troublèrent le sommeil, et le malade se décida à consulter un médecin. Celui-ci prescrivit des bains tièdes, des bains de siége émollients, des cataplasmes de même nature placés sur l'hypogastre, des boissons délayantes; ce traitement n'amena aucun soulagement, et les accidents devinrent, au contraire, de plus en plus incommodes.

Au commencement de 1846, M. X... était obligé, pendant le jour, d'uriner toutes les heures ou même toutes les demi-heures, n'expulsant chaque fois qu'une très-petite quantité de liquide urinaire; pendant la nuit, il était réveillé cinq ou six fois par des envies impérieuses d'uriner, et son sommeil, ainsi interrompu, était encore troublé par de l'agitation, des rêves érotiques, des érections, et parfois des pertes séminales. Plusieurs médecins furent consultés; ils diagnostiquèrent successivement une cystite chronique, une névralgie vésicale, un engorgement de la prostate, une atonie de la vessie, et les traitements les plus divers furent mis en usage pendant le cours de l'année: eaux de Seltz, de Vichy, de Contrexeville, térébenthine à l'intérieur, bains de Barèges, usage interne et externe de la belladone, des cantharides, de la strychnine, de l'iodure de potassium, etc. Toutes ces médications étant restées sans effet, on supposa l'existence d'un calcul vésical. Désireux de connaître enfin la véritable cause de sa maladie, M. X..., qui habitait la province, résolut de se rendre à Paris, afin d'y consulter les praticiens les plus éminents. En mai 1847, il s'adressa d'abord à M. Amussat, puis à M. Civiale, qui tous deux déclarèrent qu'il n'existait point de calcul dans la vessie. Rassuré sur ce point, le malade alla consulter M. Andral, qui conseilla un traitement hydrothérapique, lequel fut commencé à Bellevue le 25 mai.

Pendant deux mois, tous les procédés hydrothérapiques (bains de siége à eau courante et dormante, douche ascendante rectale, douche périnéale, douche générale, sudation, etc.) furent mis en usage, sans amener, du côté des organes de la génération, d'autres résultats que des améliorations peu marquées et de courte durée; mais ils eurent une très-heureuse influence sur la vessie, et firent complétement disparaître les envies si fréquentes d'uriner qui incommodaient tant le malade.

Médiocrement étonné de cet insuccès, parce que, dès le premier examen, j'avais constaté l'existence d'un phimosis très-prononcé, auquel j'avais été tenté de rattacher les phénomènes morbides, je proposai l'opération, qui fut acceptée et pratiquée le 22 juillet.

Le 1er septembre, M. X... quittait Bellevue, complétement guéri et débarrassé de ses pertes séminales nocturnes.

Certes il n'est pas facile, en théorie, de comprendre comment un phimosis peut exercer une pareille influence sur les organes urinaires; mais on est obligé d'accepter les faits, et ceux-ci ont mis pour moi cette influence hors de doute.

B. *Phénomènes encéphaliques.* — Plusieurs des malades chez lesquels le phimosis avait produit une grave excitation des organes génitaux, des érections fréquentes, des excès de masturbation ou de coït, des pertes séminales, etc., éprouvaient des migraines, des douleurs de tête plus ou moins violentes, qui se faisaient principalement sentir vers la région postérieure du crâne et la naissance du cou; chez tous, ces douleurs ont disparu peu de temps après l'opération qui avait mis fin aux accidents dont la céphalée n'était elle-même qu'une conséquence. Ce résultat prévu ne mériterait certainement pas les honneurs d'un paragraphe spécial, mais la réaction exercée par les organes génitaux sur l'encéphale acquiert, dans quelques cas particuliers, une importance très-grande qui devient la source d'indications nouvelles et fort curieuses. Le fait suivant en offrira un exemple.

Observation. — M. X..., âgé de 48 ans, est sujet, depuis plus de quinze ans, à de violentes attaques d'épilepsie, qui ont cela de particulier qu'elles sont à peu près périodiques, la distance des intervalles qui les séparent ayant d'ailleurs varié plusieurs fois; qu'elles ont presque toujours lieu pendant la nuit, et qu'elles sont suivies tantôt de manie furieuse, tantôt de monomanie suicide. Ayant remarqué que les nuits du malade étaient presque constamment troublées par de l'agitation, des rêves de diverses natures, mais principalement érotiques, par des érections, des désirs vénériens, des pertes séminales; que le malade avait souvent la face congestionnée, et qu'il accusait des douleurs de tête fréquentes; que le coït était presque constamment suivi d'une attaque épileptique; que les attaques survenues en dehors de cette cause t i t accompagnées d'érection, parfois d'éjaculation spontanée, et très-souvent de masturbation accomplie instinctivement pour ainsi dire, et le plus ordinairement en dehors de toute conscience de la part du malade, je pensai qu'un phimosis congénital très-prononcé, dont je constatai l'existence chez M. X..., pouvait exercer une certaine influence sur ces phénomènes, et je pratiquai l'excision du prépuce au mois d'avril 1849. L'effet de l'opération a été extrêmement remarquable et des plus heureux : les nuits sont devenues calmes; les rêves de toute nature, les érections, les pertes séminales, ont disparu. M. X..., auquel toute relation sexuelle avec sa femme est interdite, accepte beaucoup plus facilement cette privation, parce qu'il n'est plus obsédé par d'incessants désirs vénériens. Les congestions et les douleurs céphaliques ont notablement diminué; enfin, chose plus digne d'intérêt encore, les attaques épileptiques sont beaucoup moins fréquentes, beaucoup moins intenses, et ne sont plus suivies de manie furieuse.

C. *Phénomènes nerveux généraux et sympathiques.* — Nous voici arrivé à la partie la plus intéressante et la plus neuve de ce travail, et en annonçant que dans certaines circonstances le phimosis congénital donne lieu chez l'homme à des phénomènes nerveux généraux et sympathiques, à des troubles fonctionnels, à des accidents *hystériformes,* offrant la plus grande analogie avec ceux que produisent, chez la femme, certaines affections utérines, les déplacements en particulier, et qui sont connus sous le nom de *névropathie générale,* d'*état nerveux,* j'émettrai une proposition que les praticiens n'accepteront peut-être que sous bénéfice d'inventaire, mais qui, pour moi, résulte incontestablement d'un grand nombre de faits.

Et qu'on ne s'y trompe pas; les phénomènes dont je parle ne sont pas liés à une complication ou à une spermatorrhée existant chez un sujet atteint d'un phimosis congénital; c'est en l'absence de toutes pertes séminales involontaires, ou seulement concomitamment avec des pollutions peu fréquentes, que ces accidents se montrent; c'est par lui-même que le vice de conformation les produit, et en raison de l'action qu'il exerce directement sur les organes génitaux, et sympathiquement sur l'innervation générale. Voici ce que l'observation m'a appris à cet égard.

Chez les sujets âgés de 20 à 35 ans, d'une constitution grêle, d'un système musculaire peu développé, d'un tempérament nerveux très-prononcé, le phimosis congénital produit parfois une double action, dont l'une, primitive, s'exerce sur les organes génitaux, et l'autre, consécutive, sur le système nerveux général et la circulation capillaire.

Les phénomènes locaux appartenant aux organes de la génération sont quelquefois peu saillants, et bien loin d'être en rapport avec les accidents généraux, intenses, graves, dont ils sont accompagnés, et dont ils sont, suivant moi, la cause.

Les malades éprouvent à l'extrémité du prépuce et au niveau du gland une sensation habituelle et parfois presque continue de démangeaison, de fourmillement, de titillation, qui les excite à porter souvent la main à la verge, et à la soumettre à des mouvements de pression, de frottement, de traction, destinés à modérer la sensation incommode dont elle est le siége, ainsi qu'à satisfaire le besoin de se gratter que fait naître le prurit; par suite de cette manœuvre souvent répétée, et de l'excitation des organes, ceux-ci sont rouges, d'une sensibilité exagérée, et souvent, lorsque le prépuce est ramené en arrière du gland, celui-ci ne supporte point sans douleur le contact de l'air. Ces phénomènes ont lieu malgré les soins de propreté les plus minutieux et en l'absence de toute accumulation de matière sébacée; ils sont néanmoins exagérés par la présence de cette dernière, et c'est là une des raisons pour lesquelles les accidents atteignent leur summum d'intensité pendant la nuit et le matin, jusqu'à ce que les soins de propreté aient été pratiqués.

La sensation dont les organes génitaux sont le siége provoque souvent des érections, des mouvements de masturbation, des pertes séminales nocturnes, mais dans d'autres cas, il n'existe, en l'absence de toute érection, de toute pensée libidineuse, que des espèces de désirs vagues qui deviennent très-fatigants pour le malade, et le jettent dans une inquiétude, un agacement, une excitation extrêmement désagréables et pénibles. Parfois les sujets sont réveillés pendant la nuit, au milieu de leur sommeil, par une sensation tout à fait semblable à celle qui accompagne le paroxysme vénérien, et cependant il ne s'écoule point de sperme par l'urèthre; l'état des urines ne permet pas de supposer que la semence a été versée dans la vessie, et cependant encore le sujet éprouve consécutivement une prostration, une faiblesse, un accablement non moins prononcés que s'il avait subi d'abondantes pertes séminales.

Ces accidents locaux, appartenant exclusivement aux organes et aux fonctions de la génération, sont accompagnés, comme nous l'avons dit, de phénomènes généraux beaucoup plus graves, et se rattachant à l'innervation et à la circulation capillaire générales.

La circulation est irrégulière; les malades ont des palpitations, des congestions vers la face et l'encéphale; le sang se porte brusquement tantôt vers un organe, tantôt vers un autre; le pouls est tantôt fort, fréquent, dur, tantôt au contraire lent, petit, mou.

Les troubles nerveux sont des plus remarquables, présentent une très-grande variété, et appartiennent également au système cérébro-spinal et au système ganglionnaire. Les névralgies et les viscéralgies sont fréquentes; en première ligne, se placent la gastralgie et la névralgie faciale; puis les douleurs du foie, de la vessie, du thorax, des membres inférieurs. Le principal caractère de ces accidents est d'être irréguliers, fugaces, de se déplacer facilement, et de se porter brusquement d'un point à un autre; la gastralgie fait néanmoins souvent exception à cette règle, et fréquemment elle est continue, tenace et très-intense. Du côté de la motilité, on observe ordinairement de la faiblesse musculaire, principalement dans les membres inférieurs; des lassitudes spontanées, de la brisure dans les articulations; du côté de la sensibilité, les malades accusent les sensations les plus diverses et les plus bizarres; des fourmillements, des picotements, des chatouillements, des démangeaisons, des titillations, qui se font sentir alternativement sur les différents points du corps et parfois sur l'enveloppe cutanée tout entière. Les uns sentent une chaleur interne qui les brûle, qui les dessèche; les autres sont étreints dans une enveloppe qui les comprime et qui embrasse la tête dans un cercle de fer; ceux-ci éprouvent une plénitude interne qui leur fait croire que l'enveloppe cutanée est devenue trop étroite pour les contenir, et qu'elle va se rompre; ceux-là, la sensation d'un vide intérieur qui leur fait dire que leurs organes, et principalement le cerveau, le cœur et l'estomac, flottent et nagent dans l'eau. Ces sensations sont parfois réelles; mais souvent aussi elles sont exagérées ou même imaginaires, et alors elles se rattachent à une véritable nosomanie, dont il sera question tout à l'heure.

Du côté des facultés intellectuelles et morales, il existe constamment des troubles graves; les malades sont obligés de renoncer à toute espèce de travail intellectuel. La moindre contention d'esprit amène une congestion vers la tête, de la fatigue, du trouble dans les idées; j'en ai vu, des plus intelligents, qui étaient devenus incapables même de parcourir leur journal ou de prendre part à une conversation suivie, et qui avaient été contraints de renoncer à la gestion de leurs affaires, à l'exercice de leur profession. Le caractère devient bizarre, capricieux, mélancolique; la sensibilité est exagérée à un point extraordinaire. J'ai vu des hommes énergiques s'indigner contre eux-mêmes, et faire des efforts désespérés, mais inutiles, pour combattre une impressionnabilité mise en jeu par les causes les plus légères, les plus futiles, et se traduisant par des émotions extrêmement vives, et parfois même par des larmes.

Enfin, dans quelques cas extrêmes, on voit se développer une névrose parfaitement dessinée, qui jette les malades dans une lypémanie plus ou moins profonde, ou qui les rend sujets à des accidents hystériformes caractérisés par des *attaques de nerfs*, des mouvements convulsifs, la boule et le clou hystériques, des accès de larmes, en un mot, par tous les phénomènes qui appartiennent à cette singulière affection qu'on appelle l'hystérie, et dont l'existence chez l'homme ne reconnaît souvent pas d'autre cause qu'un phimosis congénital : nouveau et curieux sujet d'étude étiologique, bien digne de fixer l'attention des praticiens et des nosographes.

Chez aucun des malades qu'il m'a été donné d'observer, l'existence d'un phimosis congénital n'avait été recherchée ni constatée; tous se sont adressés à moi pour combattre, par la médication hydrothérapique, des accidents nerveux, considérés par divers médecins comme une névralgie, une névropathie générale, une névrose, une hypochondrie, et traités vainement, pendant plusieurs mois ou même pendant plusieurs années, par les antispasmodiques, les toniques, et tous les agents thérapeutiques usités en pareille circonstance. La cause et la nature véritables des accidents m'échappèrent également chez le premier malade soumis à mon observation; mais, le hasard m'ayant fait découvrir le phimosis, après deux mois d'un traitement hydrothérapique resté inefficace, l'idée me vint de pratiquer l'exision du prépuce, et ce ne fut pas sans étonnement que je vis cette opération être suivie de la disparition graduelle de tous les accidents, et d'un retour définitif à un état de santé complétement satisfaisant. Ce premier fait fut pour moi une indication précieuse, à l'aide de laquelle j'arrivai, de prime abord, chez les malades suivants, à la connaissance de la cause organique des phénomènes morbides. Dans ces derniers temps, il m'est arrivé plusieurs fois de dire aux malades, après avoir entendu leur exposé symptomatique, et avant toute espèce d'examen : « Vous devez avoir un phimosis congénital, et c'est probablement à ce vice de conformation qu'il faut rapporter tous les accidents que vous éprouvez. » Et chaque fois l'inspection est venue justifier mon diagnostic, comme le succès est venu légitimer l'opération à laquelle j'ai soumis les sujets.

Le fait suivant mettra sous les yeux du lecteur un tableau à peu près complet de tous les phénomènes que nous avons indiqués dans ce travail, comme pouvant être rattachés à l'existence d'un phimosis congénital.

Observation. — M. H..., âgé de 25 ans, d'une constitution grêle, d'un tempérament nerveux très-prononcé, ne s'est point livré à la masturbation pendant sa jeunesse, et ce n'est qu'à l'âge de 20 ans qu'il a pratiqué le coït pour la première fois. Depuis cette époque, il n'a jamais eu qu'un commerce très-modéré avec les femmes, parce que les désirs vénériens sont peu intenses, les frottements du pénis douloureux, que l'éjaculation est souvent accompagnée d'une douleur périnéale très-vive, et que le plaisir vénérien est rendu ainsi à peu près nul.

Malgré cet état de choses, M. H... est souvent tourmenté par des érections diurnes et nocturnes, que n'accompagnent ni pensées ni rêves érotiques, et qui paraissent être déterminées par une sensation presque continuelle et fort agaçante de prurit, de titillation, qui se fait sentir au niveau du gland et du méat urinaire, malgré les soins sans cesse renouvelés de la propreté la plus minutieuse. Des pertes séminales nocturnes ont lieu une, deux ou trois fois par semaine, et sont suivies d'une grande prostration.

Depuis trois ans, des accidents se sont montrés du côté de la vessie; le malade a des envies fréquentes et tellement impérieuses d'uriner, que s'il ne se hâte point de les satisfaire, au moment même où elles se font sentir, l'urine s'écoule involontairement dans ses vêtements. Chaque nuit, M. H... est obligé d'uriner plusieurs fois; la quantité d'urine expulsée à chaque miction est d'ailleurs fort peu considérable. Ces derniers phénomènes obligent le malade à réclamer les secours de la médecine, et il consulte successivement plusieurs notabilités médicales et chirurgicales de l'Angleterre.

Les accidents sont rattachés, par les uns, à une névralgie vésicale; par les autres, à une affection de la prostate; par d'autres encore, à la présence d'un calcul dont le cathétérisme ne parvient pas toutefois à démontrer l'existence. Les émissions de sang locales, les vésicatoires, la belladone, les bains simples et sulfureux, et beaucoup d'autres moyens encore, sont employés sans succès.

M. H... a toujours été très-nerveux, très-impressionnable; mais, depuis deux ans, cette disposition a fait d'incessants progrès, et s'est graduellement transformée en un état morbide très-grave. Les digestions ont commencé par se déranger, et il s'est développé une gastro-entéralgie, caractérisée par tous les symptômes connus de cette maladie; un amaigrissement progressif a réduit le malade à un état de maigreur très-prononcé; des palpitations fréquentes, des sensations de strangulation, d'oppression, viennent souvent le tourmenter; le travail intellectuel, la lecture, sont devenus impossibles. M. H... est dans une agitation perpétuelle; il s'inquiète outre mesure de son état, et tombe dans une véritable lypémanie. A la moindre contrariété, à la plus légère secousse morale, il a des attaques hystériformes, caractérisées par des convulsions cloniques, de la suffocation, des larmes, des sanglots, etc.

Cet ensemble de phénomènes généraux ne tarde pas à devenir la préoccupation dominante du malade, et à lui faire oublier les accidents qu'il éprouve du côté des organes génito-urinaires. M. H... vient à Paris en 1850, et consulte successivement MM. Andral, Chomel, Cruveilhier, Rayer. Les ferrugineux, les antispasmodiques, les sulfureux, sont employés sans succès; M. H... se décide à recourir à l'hydrothérapie, et il vient à Bellevue le 17 juin.

Instruit par l'expérience, j'annonce au malade, après avoir écouté sa longue histoire et avant toute exploration, qu'il a probablement un phimosis congénital, et que ce vice de conformation est la cause de tous les accidents qu'il éprouve. L'examen du pénis justifie ma prévision: la verge est d'un petit volume; le prépuce est très-long, très-étroit, et forme un anneau serré lorsqu'on le ramène en arrière; la muqueuse du gland est fine, luisante et rouge.

M. H... a beaucoup de peine à admettre qu'une disposition organique, qu'il considérait comme normale, et sur laquelle son attention n'a jamais été appelée par aucun des médecins qu'il a consultés, soit un vice de conformation capable de produire les phénomènes locaux et généraux qu'il éprouve depuis si longtemps, et qu'il a combattus sans succès par tant de médications diverses. Cette incrédulité, et la pusillanimité dont il est doué, lui font repousser l'opération que je lui propose, et que je lui déclare être la condition *sine qua non* de sa guérison.

Un traitement hydrothérapique est commencé le 20 juin, et, au bout d'un mois, il n'a amené aucun changement notable dans l'état du malade; j'insiste alors de nouveau sur la nécessité de l'opération, et M. H... se décide enfin à la subir. Je la pratique le 3 août, avec la coopération de M. le Dr Froment.

Le traitement hydrothérapique est recommencé le 19 août; et, le 20 novembre, M. H... quitte Bellevue, complétement débarrassé de tous les accidents qui l'ont tourmenté pendant tant d'années.

Je n'ajouterai aucun commentaire à cette observation, et je dirai seulement que bien des faits analogues se sont présentés sur les cinquante et un malades que j'ai opérés du phimosis congénital depuis 1840.

Quelques mots maintenant sur le procédé opératoire que j'ai mis en usage.

J'ai opéré tous mes malades par circoncision.

L'opérateur trace avec de l'encre, sur le prépuce abandonné à lui-même, une ligne qui suit les contours de la couronne du gland, et se termine soit au frein, soit en arrière de lui, si celui-ci est inséré trop près de l'orifice de l'urèthre; il tire alors le prépuce en avant, place derrière la ligne tracée une pince à pansement, et coupe au devant d'elle, d'un seul coup de bistouri, tout ce qui la dépasse. Le prépuce est de nouveau abandonné à lui-même, et il ne reste plus qu'à emporter l'excès de la membrane muqueuse; celle-ci est saisie au milieu de la partie supérieure, fendue longitudinalement d'un seul coup de ciseau jusqu'au niveau de la peau, et ébarbée dans toute la circonférence de la verge. Souvent il devient nécessaire de lier l'artère du frein.

Ce procédé opératoire m'a toujours donné les plus beaux résultats qu'il soit possible d'imaginer quant à la forme nouvelle du prépuce, soit au point de vue de l'art plastique, soit au point de vue des fonctions dévolues à cet organe, et je n'hésite pas à le déclarer préférable à tous ceux qui ont été proposés.

Quant à la manière dont l'opération a été terminée, deux phases différentes se sont présentées dans ma pratique, et les résultats obtenus méritent d'être distingués avec soin.

Pendant les premières années, j'ai réuni la peau et la muqueuse au moyen de six à huit fils médiocrement serrés, et j'ai appliqué pendant les huit premiers jours des compresses froides incessamment renouvelées. Jamais la réunion par première intention n'a été obtenue; presque constamment plusieurs fils se sont détachés dès le premier ou le second jour, en déchirant les tissus; un œdème considérable s'est toujours manifesté, et une fois j'ai eu lieu de redouter le développement de la gangrène : jamais la cicatrisation complète n'a été obtenue avant le vingtième jour.

Depuis l'introduction des serres fines dans la pratique chirurgicale, j'ai substitué aux fils ces petits instruments, et j'en ai appliqué une douzaine, en recouvrant également les parties de compresses froides incessamment renouvelées. Grâce à ce nouveau mode de pansement, la réunion immédiate s'est opérée sur presque tous les points, et dès le troisième ou le quatrième jour les serres fines ont pu être enlevées; l'œdème a été fort peu considérable ou nul, et la cicatrisation complète a été obtenue vers le dizième ou le douzième jour.

Pour résumer le travail que l'on vient de lire, j'établirai les propositions suivantes :

1° Le phimosis congénital a une importance pathogénique qui a été à peu près complétement méconnue jusqu'à présent, et qui cependant doit fixer l'attention des praticiens.

2° Le phimosis congénital donne lieu à trois ordres de phénomènes morbides.

A. A des accidents se rattachant aux organes génitaux, au sens génital et aux fonctions de la génération. La verge et les testicules présentent souvent un volume très-peu considérable; la muqueuse du gland est fine, rouge, et d'une sensibilité très-exagérée; le coït est douloureux; l'éjaculation incomplète, difficile, et souvent accompagnée d'une vive douleur périnéale; des érections fatigantes et des pollutions nocturnes se montrent fréquemment, ainsi que des écoulements uréthraux, se reproduisant après les coïts les plus purs. Le sens génital est tantôt excité au point de produire des érections presque continuelles, des désirs vénériens immodérés, des manœuvres de masturbation, des pertes séminales involontaires; tantôt, au contraire, il est pour ainsi dire éteint, et l'on observe une anaphrodisie plus ou moins complète.

B. A des phénomènes se rattachant aux organes urinaires, et principalement caractérisés par des envies très-fréquentes d'uriner, des douleurs à l'orifice de l'urèthre, et d'autres accidents qui sont ordinairement attribués à une névralgie vésicale, à une maladie de la prostate, à la présence d'un calcul, ou à toute autre affection des organes urinaires.

C. A des troubles variés du système nerveux, offrant la plus grande analogie avec ceux que l'on observe chez les femmes atteintes d'une affection utérine, d'un déplacement en particulier, principalement caractérisés par de la gastralgie, des palpitations, de l'hypochondrie, des accès hystériformes, et dont la véritable cause a été jusqu'à présent complétement méconnue.

3° L'excision du prépuce est le seul moyen de faire disparaître l'ensemble symptomatique que nous avons décrit; cette opération a été suivie d'un succès complet 44 fois sur 51. Sept malades ont été soustraits à mon observation très-peu de temps après l'opération, et par conséquent avant qu'il m'ait été possible de me prononcer sur le résultat définitif de celle-ci.

4° Quelque médication qu'on mette en usage, avant d'avoir fait disparaître le vice de conformation, on ne parvient point à faire cesser les accidents. Après l'opération, les toniques, les antispasmodiques, et spécialement l'hydrothérapie, peuvent, au contraire, rendre de grands services.

5° Le procédé de la circoncision et l'usage des serres fines sont les moyens auxquels il est préférable de recourir pour pratiquer l'excision du prépuce.

NOTE. L'insertion dans la *Gazette des hôpitaux* de l'une des observations que l'on vient de lire, la lecture de ce travail à l'Académie de médecine, ont provoqué sur le même sujet des recherches et des publications confirmatives de mes assertions, et que je crois utile de placer ici sous les yeux du lecteur.

Dans un mémoire inséré dans la *Gazette des hôpitaux*, et renfermant des expressions nombreuses d'une bienveillance dont je remercie sincèrement mon honorable confrère, M. le Dr Borelli, chirurgien de l'hôpital Saint-Maurice et Saint-Lazare de Turin, établit, par plusieurs observations fort intéressantes :

1° Que le phimosis congénital peut donner lieu à des symptômes de lésions génito-vésicales.

2° Que le phimosis congénital avancé peut produire une véritable maladie de la vessie, laquelle, irritée par les contractions énergiques et répétées de ses parois sur l'urine, qui ne peut être émise par l'urèthre qu'avec une force proportionnée, se dilate, s'enflamme lentement, s'épaissit, et subit diverses autres altérations.

3° Que l'opération du phimosis est la condition indispensable de la cessation des symptômes et de la guérison des altérations vésicales.

4° Que le seul allongement du prépuce, même non démesuré, est capable de produire, du côté de la vessie, des symptômes que l'on peut confondre avec ceux de l'affection calculeuse ou d'un engorgement prostatique : à la longue, il peut aller jusqu'à déterminer une maladie de la vessie, et la raison s'en trouve dans l'obstacle, non pas considérable, mais continuel, que la partie excédante du prépuce apporte au libre écoulement de l'urine. La précaution de tirer en arrière le prépuce, afin de découvrir le méat au moment de l'émission des urines, fait cesser, à elle seule, les effets de ce vice de conformation (1).

M. Jarjavay, agrégé et chef des travaux anatomiques de la Faculté, m'a remis une note qui fait connaître une complication peu connue du phimosis congénital, et que je crois utile de mettre sous les yeux du lecteur.

« Parmi les accidents auxquels expose le phimosis congénital, il en est un sur lequel l'attention ne me paraît pas encore avoir été fixée; je veux parler de l'hydrocèle vaginale. Il n'est pas rare, en effet, de voir au Bureau central des hôpitaux, où tant de malheureux viennent demander des bandages herniaires, des enfants de 3 mois à 1 an atteints de cette double lésion; pour ma part, j'en ai observé six dans l'espace de quatre mois. L'hydrocèle qu'ils portaient n'était point due à de la sérosité péritonéale, car des tentatives plusieurs fois réitérées, et avec soin, pour faire refluer le liquide dans l'abdomen, avaient été inutiles. Ces petits malades n'urinaient que difficilement; le limbe du prépuce était plus étroit que le méat urinaire; de la rougeur, du gonflement, de la douleur à l'extrémité de la verge, annonçaient une inflammation de la muqueuse du prépuce et du gland. Je ne m'occupai point de l'épanchement de la sérosité et pratiquai la circoncision sur les trois derniers; au bout d'un mois et demi, toute trace d'hydrocèle avait disparu.

« L'observation de ces trois faits donne l'explication de la formation de l'hydrocèle, dans les cas de phimosis congénital très-étroit. Il me paraît clair qu'une inflammation de la muqueuse du gland et du prépuce peut se propager à l'urèthre et aux voies spermatiques; de là épanchement dans la tunique vaginale, ainsi que cela arrive souvent dans les cas d'orchite blennorrhagique. La preuve qu'il en est ainsi, c'est que, toute cause d'irritation étant enlevée, la guérison ne s'est pas fait longtemps attendre. J'ignore ce que sont devenus les trois premiers malades chez lesquels le phimosis était très-prononcé, et pour lesquels je n'avais conseillé que l'application de compresses trempées d'eau blanche sur le scrotum, en consolant les mères qui les apportaient dans l'idée qu'ils étaient atteints de hernies.

(1) Borelli, *Sur quelques maladies génito-vésicales produites ou simulées par le phimosis congénital*, in *Gazette des hôpitaux*, 1851, p. 566.

J'ai nettement indiqué, dans les premières pages de ce livre, le but que je me suis proposé et que je poursuis depuis dix années.

Arracher l'hydrothérapie à un aveugle empirisme;

Substituer à un système exagéré et exclusif une méthode rationnelle, en rapport avec les notions fondamentales de la physiologie, de la pathologie et de la thérapeutique;

Établir cliniquement, par des observations convenablement recueillies, l'efficacité des agents hydrothérapiques, et montrer suivant quels principes on doit en modifier l'application.

Il m'est permis de dire aujourd'hui que ce but a été atteint, et qu'en créant l'*hydrothérapie rationnelle et scientifique*, j'ai doté la thérapeutique d'un agent qui ne tardera pas à être placé au premier rang de ses plus précieuses conquêtes contemporaines.

Mes recherches se poursuivent sur une vaste échelle, ainsi qu'en témoignent les fascicules de la *Clinique hydrothérapique de Bellevue*, et elles me permettront d'ajouter chaque jour une pierre nouvelle à l'édifice; celui-ci ne tardera pas à être achevé, si les malades et les médecins veulent bien se persuader :

1° Que l'hydrothérapie n'est point un moyen extrême, empirique, ultime, auquel on ne doit avoir recours qu'en désespoir de cause, et après avoir épuisé toutes les ressources de la médecine; mais une médication scientifique, rationnelle, dont les effets seront d'autant plus prompts et plus heureux qu'elle aura été mise en œuvre à une époque plus rapprochée du début de la maladie;

2° Que l'hydrothérapie exige impérieusement une application complète, méthodique, faite par des mains intelligentes et exercées.

Dans cet ouvrage, sanctionné par la faveur du public médical, je n'ai guère tenu compte que de mes recherches personnelles; ceux qui connaissent les œuvres de mes émules en hydrothérapie ne m'en blâmeront pas.

Depuis **1852**, quelques publications ont vu le jour; mais elles ne sont que des prospectus, que des réclames plus ou moins déguisés, dans lesquels on m'a copié sans me citer, s'appropriant, avec une rare impudeur, les recherches, les doctrines, les faits, et jusqu'aux expressions qui m'appartiennent.

Il n'en sera plus de même dans un avenir prochain : des hommes honnêtes et éclairés s'engageant, de toutes parts, dans la voie que j'ai ouverte et frayée. Puissent leurs efforts être couronnés d'un succès qui sera ma plus douce récompense!

TABLE ALPHABÉTIQUE

DES MATIÈRES.

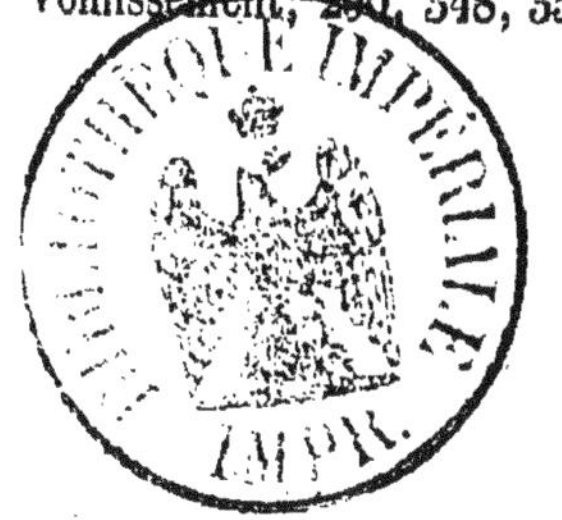
IMPÉRIALE
IMPR.

TABLE ANALYTIQUE

DES MATIÈRES.

PREMIÈRE PARTIE. — Historique et critique.

CHAPITRE PREMIER.

Des diverses applications thérapeutiques de l'eau froide et du calorique, faites en dehors du système de Priessnitz, soit avant, soit après lui.

§ I. **De l'eau froide.**

§ II. **Du calorique.**

CHAPITRE DEUXIÈME.

Du système de Priessnitz ou de l'hydrothérapie empirique.

§ I. Description de l'hydrothérapie empirique.

§ II. Appréciation de l'hydrothérapie empirique.

Seconde partie. — Pratique et dogmatique.

De l'hydrothérapie rationnelle et scientifique.

Des médications hydrothérapiques.

Pl. I.

Fig. 1.

Fig. 2.

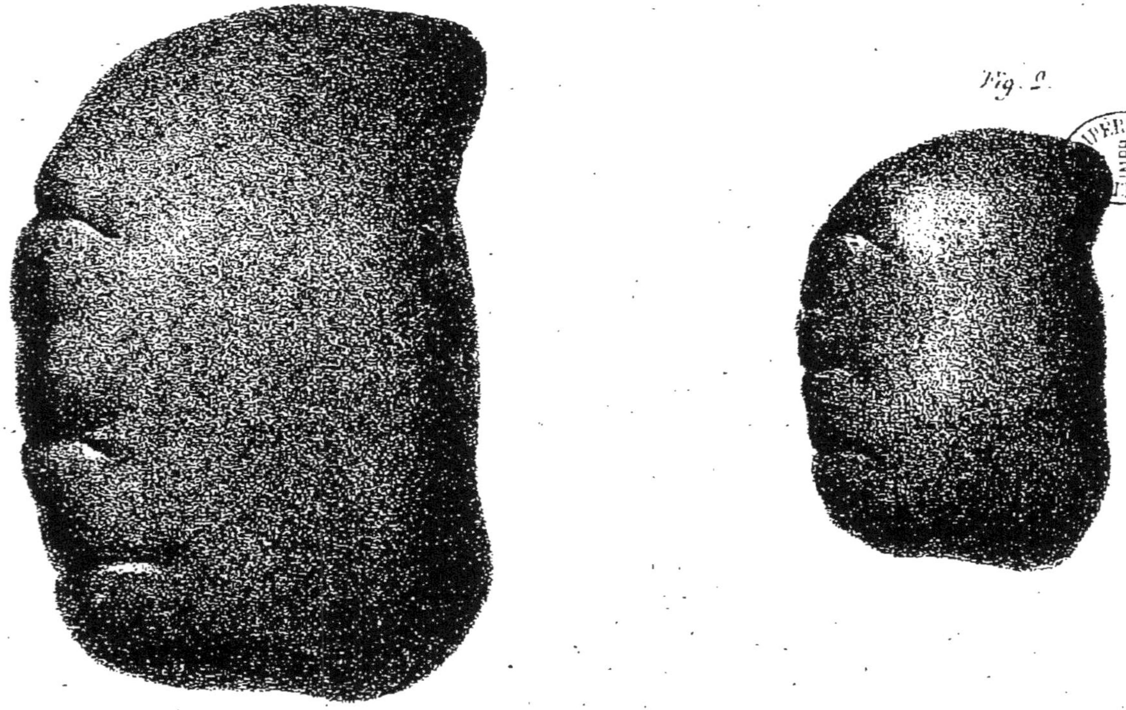

D'après nature par E. Pernet.

Lith. Fourquemin, r. Mazarine, 8 Paris

PL. II

Fig. 1.

Fig. 2.

[illegible] nature par E. Pochat.

Lith. [illegible]

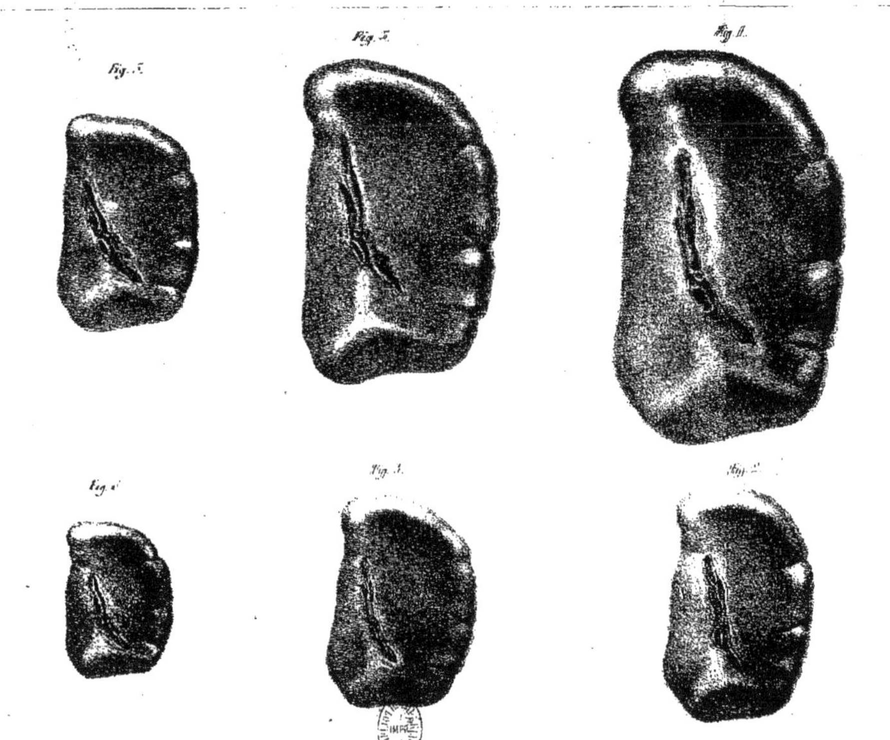

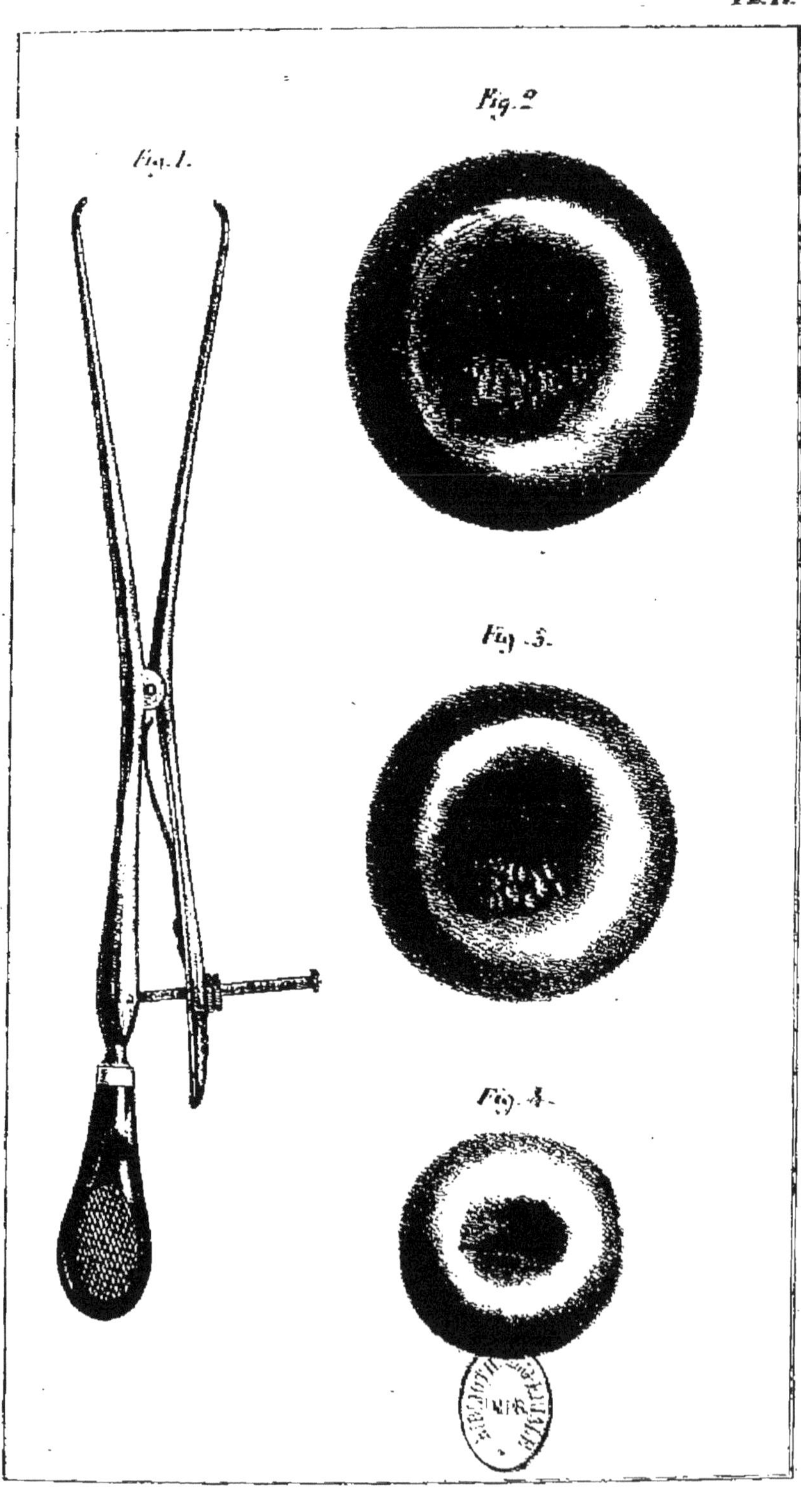

D'après nature, par E. Pochet.

Paris, Lith. Fourquemin, r. Vavin, 6.

www.ingramcontent.com/pod-product-compliance
Ingram Content Group UK Ltd.
Pitfield, Milton Keynes, MK11 3LW, UK
UKHW012140240726
13966UKWH00001B/81

9 782011 741059